老年血液病诊疗学

DIAGNOSES AND TREATMENTS
OF GERONTAL HEMOPATHIES

主　编　谢兆霞　秦　群　贺石林

副主编　祝　焱　黄程辉　贺艳娟

湖南科学技术出版社

《老年血液病诊疗学》编委会

主　编： 谢兆霞　秦　群　贺石林

副主编： 祝　焱　黄程辉　贺艳娟

编　者：（按编写内容先后为序）

赵嘉惠　李邦涛　贺石林　彭　捷

祝　焱　谢兆霞　秦　忆　欧阳文鹃

秦　群　张亚兰　童环祥　孙　争

李碧娟　徐雅靖　杨双汇　陈　聪

舒毅刚　谭达人　何　群　付　斌

聂　玲　赵谢兰　傅　敢　贺艳娟

刘　巍　李晓林　王丽惠　李晓菲

黄程辉　秦天森　肖　红　李　晶

学术秘书： 祝　焱

前　言

　　随着我国经济、文化和生活水平的不断提高，人的平均寿命日益延长，老年人在人群中所占的比例相应增多。据统计，我国人口老龄化的进程正在加速，预计到 21 世纪中叶老龄化将达到高峰期，大于 60 岁的老年人口估计会突破 4 亿，将占总人口的 30％以上。加之科学技术的迅猛发展，卫生保健事业得到相应的快速提升，大量先进的技术手段、实验研究与临床实践紧密结合，促进血液病的临床诊断水平大大提高，无疑使老年血液病的总发现率也有所增加。同时老年患者作为一个特殊人群，无论在生理特征或血液病的发生、发展、临床特点及预后等方面均与成年人有明显差异，由衰老引起的机体变化涉及面很广，几乎可以影响所有的脏器。据此，血液与衰老、免疫和长寿的关系，以及老年血液病的发生原因及其特点引起了人们的广泛关注和高度重视。因此，为适应社会和人们对老年血液病诊疗的认识与了解需求，湘雅医院资深专家和教授，结合自身数十年的临床诊疗经验，查阅大量的国内外文献资料而编成本书，以飨读者。

　　本书主要内容为老年血液病的诊断与治疗，包括老年人生理变化，老年人血液学与免疫学变化，以及衰老的影响因素与力争高寿的经验。重点阐述老年常见血液病如老年贫血、骨髓增生异常综合征、骨髓增殖性疾病、白血病、多发性骨髓瘤、淋巴瘤、出血与血栓性疾病，以及老年人血液病神经系统的损害和处理，同时简介了老年血液病的护理，等等。为方便临床，除突出老年人用药特点，较系统地介绍了血液病常用及最新药物的作用用途、用法用量、不良反应、注意事项等，对前沿性血液病特殊治疗也作了必要的阐述。本书较全面地反映了现代血液病学领域诊疗方面的若干新知识、新技术、新进展，内容紧贴临床，新颖实用，可供血液科、老年医学科及临床各科医生和相关学科的研究生参考研修。限于我们的经验和水平，不足之处甚至错误在所难免，敬请读者不吝赐教，以便再版时修订，至感至谢！

谢兆霞　秦　群　贺石林

2019 年 12 月

目　录

总　论　篇

第一章　衰老与延缓衰老 ·································· 3

　第一节　年龄分类与衰老机制 ·························· 3

　第二节　衰老的开始与体内各系统变化 ·············· 8

　第三节　老年人的血液系统变化 ······················ 15

　第四节　免疫衰老 ···································· 17

　第五节　寿命的影响因素 ······························ 21

　第六节　如何力争高寿 ································ 23

第二章　老年血液病概论 ································ 27

第三章　血液系统疾病常用药物 ······················ 33

　第一节　抗贫血药 ···································· 33

　　琥珀酸亚铁 / 33　　　　　叶酸 / 35　　　　　　左旋咪唑 / 37

　　乳酸亚铁 / 33　　　　　　司坦唑醇 / 36　　　　维生素 E / 37

　　硫酸亚铁缓释片 / 34　　　十一酸睾酮 / 36　　　维生素 B_6 / 38

　　维生素 B_{12} / 34　　　　丙酸睾酮 / 36　　　　重组人促红细胞生成素 / 38

　　腺苷钴胺 / 35　　　　　　苯丙酸诺龙 / 37　　　再造生血片 / 39

　　甲钴胺 / 35　　　　　　　达那唑 / 37　　　　　复方皂矾丸 / 39

　第二节　促白细胞及血小板增生药 ·················· 39

　　小檗胺 / 40　　　　　　　氨肽素 / 41　　　　　重组人粒细胞-巨噬细胞集

　　利血生 / 40　　　　　　　维生素 B_4 / 41　　　　 落刺激因子 / 42

　　鲨肝醇 / 40　　　　　　　参芪片 / 41　　　　　重组人粒细胞集落刺激因

　　碳酸锂 / 40　　　　　　　血美安胶囊 / 41　　　 子 / 42

　　肌苷 / 40

　第三节　细胞因子制剂与血液生物制品 ·············· 43

　　一、细胞因子制剂 / 43

　　干扰素 α-2a / 43　　　　　白细胞介素-2 / 44　　 重组人白介素-11 / 44

　　干扰素 α-2b / 44

二、血液生物制品 / 44

静脉注射用人免疫球蛋白 / 44　　凝血酶原复合物 / 46　　人血白蛋白 / 46

人凝血因子Ⅷ / 45　　重组人活化凝血因子Ⅶ / 46

第四节　肾上腺皮质激素和免疫抑制剂 ……………………………………… 47

泼尼松 / 47　　甲泼尼龙 / 48　　硫唑嘌呤 / 50

氢化可的松 / 48　　氢化泼尼松 / 49　　抗人 T 淋巴细胞免疫球蛋白

地塞米松 / 48　　环孢素 / 49　　/ 50

第五节　止血药 …………………………………………………………………… 51

维生素 K / 51　　氨甲环酸 / 54　　卡络磺钠 / 58

矛头蝮蛇血凝酶 / 51　　二乙酰氨乙酸乙二胺 / 54　　凝血酶 / 58

蛇毒血凝酶 / 52　　抑肽酶 / 55　　凝血酶原复合物 / 58

白眉蛇毒血凝酶 / 52　　罗米司亭 / 56　　人纤维蛋白原 / 59

尖吻蝮蛇血凝酶 / 52　　重组人促血小板生成素 / 56　　醋酸去氨加压素 / 59

氨基己酸 / 53　　重组人白介素 - 11 / 57　　鱼精蛋白 / 60

氨甲苯酸 / 53　　酚磺乙胺 / 57

第六节　抗凝血药 ………………………………………………………………… 60

肝素钠 / 60　　阿司匹林 / 64　　阿替普酶 / 68

低分子量肝素 / 61　　双嘧达莫 / 65　　瑞替普酶 / 68

黄达肝葵钠 / 62　　低分子右旋糖酐 / 65　　去纤酶 / 69

华法林 / 62　　阿那格雷 / 66　　纤溶酶 / 70

舒洛地特 / 63　　硫酸氯吡格雷 / 66　　利伐沙班 / 70

曲克芦丁 / 63　　奥扎格雷 / 66　　达比加群酯 / 70

藻酸双酯钠 / 64　　链激酶 / 67　　阿哌沙班 / 71

重组水蛭素 / 64　　尿激酶 / 68

第七节　抗血液肿瘤药 …………………………………………………………… 71

一、烷化剂 / 72

环磷酰胺 / 72　　苯丁酸氮芥 / 73　　氮甲 / 74

异环磷酰胺 / 72　　卡莫司汀 / 74　　福莫司汀 / 75

盐酸氮芥 / 72　　洛莫司汀 / 74　　白消安 / 75

左旋苯丙氨酸氮芥 / 73

二、抗代谢药 / 76

甲氨蝶呤 / 76　　阿糖胞苷 / 77　　地西他滨 / 79

巯嘌呤 / 76　　阿扎胞苷 / 78　　羟基脲 / 79

硫鸟嘌呤 / 76　　克拉屈滨 / 78　　安西他滨 / 79

磷酸氟达拉滨 / 77

三、抗肿瘤抗生素 / 80

柔红霉素 / 80　　表柔比星 / 81　　米托蒽醌 / 82

多柔比星 / 80　　吡柔比星 / 81　　博来霉素 / 82

阿柔比星 / 81　　去甲氧柔红霉素 / 82　　放线菌素 D / 83

四、植物来源的抗肿瘤药及其衍生物 / 83

长春新碱 / 83　　长春地辛 / 84　　高三尖杉酯碱 / 84

依托泊苷 / 84　　　　　　替尼泊苷 / 85

五、抗肿瘤靶向药物 / 85

利妥昔单抗 / 85　　　　　阿托珠单抗 / 87　　　　　硼替佐米 / 88

伊马替尼 / 86　　　　　　米哚妥林 / 87　　　　　　沙利度胺 / 89

达沙替尼 / 86　　　　　　恩西地平 / 88　　　　　　来那度胺 / 89

依鲁替尼 / 86　　　　　　博纳吐单抗 / 88　　　　　安吖啶 / 90

六、其他 / 90

门冬酰胺酶 / 90　　　　　三氧化二砷 / 91　　　　　维 A 酸 / 91

盐酸丙卡巴肼 / 91　　　　干扰素 / 91

第四章　老年人用药特点 ……………………………………………… 92
　　第一节　老年人药动学特点 ………………………………………… 92
　　第二节　老年人药物不良反应及药源性疾病 …………………… 94
　　第三节　老年人合理用药 ………………………………………… 99
　　第四节　老年人使用抗肿瘤药应注意的事项 …………………… 101

第五章　血液病特殊治疗 ……………………………………………… 104
　　第一节　血液病输血治疗 ………………………………………… 104
　　第二节　造血干细胞移植 ………………………………………… 122
　　第三节　造血细胞生长因子的临床应用 ………………………… 140

各 论 篇

第六章　老年贫血 ……………………………………………………… 157
　　第一节　概述 ……………………………………………………… 157
　　第二节　缺铁性贫血 ……………………………………………… 164
　　第三节　巨幼细胞贫血 …………………………………………… 169
　　第四节　再生障碍性贫血 ………………………………………… 174
　　第五节　自身免疫性溶血性贫血 ………………………………… 188

第七章　老年骨髓增生异常综合征 …………………………………… 193

第八章　老年骨髓增殖性疾病 ………………………………………… 207
　　第一节　真性红细胞增多症 ……………………………………… 207
　　第二节　原发性血小板增多症 …………………………………… 210
　　第三节　原发性骨髓纤维化 ……………………………………… 212

第九章 老年白血病 …………………………………………………… 218
　第一节 老年急性白血病 ………………………………………… 218
　第二节 老年慢性粒细胞白血病 ………………………………… 233
　第三节 慢性淋巴细胞白血病 …………………………………… 238

第十章 老年多发性骨髓瘤 …………………………………………… 248

第十一章 老年淋巴瘤 ………………………………………………… 263
　第一节 概述 ……………………………………………………… 263
　第二节 霍奇金淋巴瘤 …………………………………………… 267
　第三节 非霍奇金淋巴瘤 ………………………………………… 272

第十二章 老年出血性疾病 …………………………………………… 290
　第一节 血管性紫癜 ……………………………………………… 290
　第二节 血小板数量和质量异常引起的出血 …………………… 292
　第三节 凝血机制障碍引起的出血 ……………………………… 296
　第四节 纤维蛋白溶解亢进引起的出血 ………………………… 298

第十三章 老年血栓性疾病 …………………………………………… 301
　第一节 血栓形成的分类及其机制 ……………………………… 301
　第二节 老年人的血栓倾向及其预防 …………………………… 308
　第三节 静脉血栓性疾病 ………………………………………… 313
　第四节 动脉血栓性疾病 ………………………………………… 325
　第五节 弥散性血管内凝血 ……………………………………… 338

第十四章 老年血液病神经系统的损害和处理 …………………… 354

第十五章 老年血液病的护理 ………………………………………… 372

索引Ⅰ 中英文索引 …………………………………………………… 380
索引Ⅱ 缩略语英中文索引 …………………………………………… 395

总论篇

第一章　衰老与延缓衰老

衰老是一切生物包括人类不可超越的归宿。

本章简要介绍衰老的特征及其衰老发生机制，有关衰老的学说，衰老的相关基因，以及人体各系统老龄化变化。重点阐述老年人的血液系统变化、免疫衰老，以及寿命的影响因素和如何力争高寿。

第一节　年龄分类与衰老机制

一、年龄分类

（一）时序年龄

时序年龄又称历法年龄或日历年龄，是指出生后按日历计算的年龄，也称实际年龄。这是人们最常用来计算年龄的方法，也是不以人们意志为转移的客观记载。我国民间常以时序年龄"年过半百"为进入老年，并习惯以六十花甲、七十古稀、八十为耄、九十为耋代表老年不同的时期。中华医学会老年医学分会于 1982 年建议：我国以60 岁以上为老年人；老年分期按 45～60 岁为老年前期（中老年人），60～89 岁为老年期（老年人），90 岁以上为长寿老人。1994 年以前国际人口学学术界对人口问题划分标准是三个年龄段：0～14 岁为少儿；15～64 岁为劳动力人口；64 岁（中国 60 岁）以上为老年人。世界卫生组织（WHO）提出新的年龄分段：44 岁以下为青年人，45～59 岁为中年人，60～74 岁为年轻老年人，75～89 岁为老年人，90 岁以上为长寿老人。这 5 个年龄段的划分，把人的衰老期推迟了 10 年，对人们的心理健康和抗衰老意志将产生积极影响。但由于环境与生活条件变化，WHO 总部经过对全球人体素质和平均寿命进行测定，于 2018 年 5 月 4 日对人类年龄划分标准作了新的规定。该规定提出新的年龄分段：未成年人指 0～17 岁，青年人指 18～65 岁，中年人指 66～79 岁，老年人指 80～99 岁，长寿老人指 100 岁以上。

（二）生物年龄

生物年龄又称生理年龄，是根据正常人体生理学上和解剖学上发育状态所推算出来的年龄，反映个体组织结构和生理功能的实际衰老程度，可用来预计某一个体未来的健康状况，并估计其寿命概数。生物年龄是人体健康状况的综合指数，是机体老化程度的客观表述。生物年龄可以与时序年龄不相符合，它的确定有各种各样的方法和模式。心血管系统的功能强烈依赖于人体的年龄，同时也反映着机体的健康状况。换句话说，人的生物年龄取决于他的健康状况，而不是实际的时序岁数。生物年龄虽然受遗传因素的影响，但是更多地受到后天的膳食营养、生活环境、精神心理等行为与生活方式等因素的影响，所以它与时序年龄并不一定吻合。判断生物年龄和衰老程度的方法，主要是从分子生物学的角度对细胞端粒、DNA、线粒体等进行检测，同时对视觉、听觉以及对人脑血管、心肺功能及肝、肾功能进行检查等。临床实践中发现，生物年龄的许多指标与机体衰老快慢程度密切相关，有的人的生物年龄大大超过了时序年龄，他们的老化性疾病也都发生得比较早，衰老过程进行较快。反之，生物年龄明显地小于时序年龄，表明他的衰老过程进行较慢，有着长寿趋势。但对于人的生物年龄测量，迄今为止尚无公认的标准实验指标。但研究人员在长期的实践中摸索出以下一些进行检测的简易方法。

1. 简易法　测量生物年龄的 3 种简便方法。

（1）保持平衡法：单脚站立，另一只脚抬离地面 10 cm，记录单脚站立时间。30 秒以上，大约相当于 20 岁；10～30 秒大约相当于 40 岁；10 秒以下大约相当于 60 岁以上。

（2）按压法：用拇指和食指掐手背皮肤，记录颜色恢复的时间。5 秒大约相当于 30 岁，8 秒大约相当于 40 岁，10 秒大约相当于 60 岁。

（3）弯腰法：向前弯腰，尽量用手掌去撑地面，如果整个手掌能够着地，20～30 岁之间；如果只有手指能着地，40 岁左右；如果只能到膝盖，60 多岁。

2. 骨龄　骨龄是骨骼年龄的简称，是人体生物学年龄的重要内容，是用骨骼的生长发育成熟和衰老的规律来推断年龄的。在人生长发育过程中，最容易真实地反映生长时间的是骨骼系统。评价人的生长发育，衡量人的成熟水平的方法很多，唯有骨龄更能准确地反映人的真实年龄。我国将骨龄鉴定应用于法庭科学是近年的事情，在法庭科学实践中占有重要地位。现在，公安部物证鉴定中心法医病理损伤室可通过活体的肩、肘、腕、髋、膝、踝六大关节 X 线片上所示的骨骼发育情况，准确地推断个体年龄，将骨龄与实际年龄的误差控制在 ±1 岁范围。在实际检验案件中，对无名尸案、白骨化案、碎尸案的侦破，遇难者身份大多通过骨龄鉴定。

3. 尿检　通过尿液中的核糖核酸（ribonucleic acid，RNA）代谢产物 8-氧化鸟苷（8-oxidation of guanosine，8-oxoGsn）的含量可以准确检测"生物"年龄。由于基因构成和环境的不同，人们的老化程度也不同，采用时序年龄衡量生物年龄不可能是准确的。在体内，核糖核酸是一种与脱氧核糖核酸（desoxyribonucleic acid，DNA）相互作用的基本分子。8-oxoGsn 是 RNA 氧化的一种副产品，它是人体老化的标志物。老年人尿液中 8-oxoGsn 随着老化进程逐渐增多。实验研究发现老鼠等动物尿液中 8-oxoGsn 的含量也随着年龄的增长而升高。流行病学调查对 1228 名年龄从 2 岁到 90 岁的中国人的尿样中的 8-oxoGsn 含量进行了检测，结果发现这种标志物的确有助于确定成年人生物性老化程度。

4. 常用的功能测试　测试项目包括记忆力，灵活性，肺功能，心率，反应力，平衡感，皮肤紧致度。

（三）心理年龄

心理年龄是心理学"智力测验"中的术语，指根据标准化智力测验量表测得的结果来衡量人的智力水平，把心理年龄与时序年龄相对照，就能看出智力绝对水平的高低与大致相当的年龄。具体的智力测验量表较多，不同被试者可选用不同智力测验量表。

二、衰老的特征

衰老是生物随着时间的进程而发生的结构退行性变和功能的退化，表现为适应性和抵抗力减弱，逐渐趋向死亡的现象。衰老是无法抗拒的，但延缓衰老是可能办到的。人们梦想延年益寿，就应当正确认识衰老，并身体力行地延缓衰老，这是十分必要的。

不同生物体尤其是哺乳动物，衰老都具有以下特征：

（1）基因组不稳定性（genomic instability）：涉及核 DNA，线粒体 DNA，核结构。

（2）端粒缩短（telomere attrition）。

（3）表观遗传学改变（epigenetic alterations）：涉及组蛋白修饰，DNA 甲基化，染色体重塑，转录改变，表观遗传改变修复。

（4）蛋白内稳态丧失（loss of proteostasis）：涉及嵌合蛋白折叠与稳定，蛋白水解系统。

（5）营养感应失调（deregulated nutrient sensing）：涉及胰岛素与胰岛素样生长因子-1 信号途径，其他营养感应系统有 mTOR、AMPK 与 Sirtuins。

（6）线粒体功能异常（mitochondrial dysfunction）：涉及反应氧体系（reactive oxygen species，ROS），线粒体完整性与生物遗传，线粒体低毒兴奋效应（mitohormesis）。

（7）细胞衰老（cellular senescence）：涉及 INK4a/ARF locus 与 P53。

（8）干细胞耗竭（stem cell exhaustion）。

·（9）细胞间通讯改变（altered intercellular communication）：涉及炎症，其他类型细胞间通讯，细胞间通讯缺陷的修复。

据上我们面临一个重要的挑战是剖析这些候选特征的关联性以及它们对衰老的影响程度，最终寻找药物作用靶标而改善人类的健康。

三、有关衰老的学说

从目前来看，对衰老机制的认识各不相同，有人统计已有 200 种，但归纳起来，影响较为深远的学说有以下几种：

1. 程序衰老学说　此说认为衰老同发育、生长及成熟相似，都是由某种遗传程序规定而按时表达出来的生命现象，好像有个"生物钟"支配着生命现象循序展开，实验证明这个"生物钟"在细胞核内，即核内 DNA 控制着个体的衰老程序。但 DNA 如何控制衰老尚无统一认识。近来又有实验证明衰老细胞的胞膜上存在某种 DNA 抑制因子，可抑制年轻的 DNA 合成。

2. 细胞突变学说　此说认为机体的体细胞可发生突变（亦即基因的损伤），可能由于环境本底的辐射作用，或拟放射性媒质在体内的积累。支持此说的实验是接受电离辐射可缩短寿命。本说有待从现代分子遗传学角度进一步检验，但无法解释那些不受放射影响的人的寿命。

3. 错误成灾学说　奥格尔（Orgel）提出细胞在合成结构蛋白过程中完全有可能随机地发生错误，包括掺入氨基酸的种类或氨基酸的排列位置的错误。如果出错在与信息传递有关的 DNA 或 RNA 聚合酶，则会产生有差错的 DNA 或 RNA，由此会导致又一轮的合成错误。如果不断重复，可导致错误按指数增加而造成灾难，致使细胞乃至个体衰老、死亡。

4. 自由基学说　自由基是一种未配对电子的原子、原子基团或分子，它伴随着代谢过程而在体内不断产生，人体内自由基可与细胞中的蛋白质、核酸、DNA 相互作用，造成染色体畸变、细胞突变，导致癌症；也可使胶原蛋白交联变性，引起骨质疏松、皮肤皱缩与机体老化。但人体内自身存在自由基清除系统，如超氧化物歧化酶（superoxide dismutase，SOD）、谷胱甘肽过氧化酶（glutathione peroxidase，GSH PX）、过氧化氢酶（catalase，CTA），它们可以清除体内过剩的自由基，维持自由基的动态平衡。然随着年老，清除系统功能减退，自由基产生增加，加速了机体的衰老性变化。

5. 交联学说　体内异常或过多的大分子交联也是衰老的原因，这是由于蛋白质分子之间随机产生的鞣制作用的架桥而已，细胞的酶无法将桥破坏，体内蛋白鞣制积累而导致衰老。所谓"鞣制"在化学上称作交联。在正常代谢过程中经常会出现交联现象，随着年龄增长交联起的作用也在变化，老年胶原纤维不溶性化学稳定性增加，僵硬度也增加，促使交联增加的体内因素主要是自由基，体外有高温等环境因素。

6. 内分泌平衡失调学说　此说认为下丘脑、垂体、肾上腺有如机体的"生物钟"，是调节衰老过程的主要场所，若神经元及有关激素的功能下降，可导致调控的全身功能发生退行性变化而出现衰老。

7. 免疫功能下降学说　免疫系统是人体最主要的调节系统之一，主要由胸腺、骨髓、脾脏和分布全身的淋巴结组成。胸腺分泌胸腺素，制造 T 淋巴细胞，负责细胞免疫；骨髓分泌 B 淋巴细胞，形成抗体，引起有效的免疫反应。免疫系统的功能是免疫监视、免疫自稳和免疫防御。人到中年以后免疫功能下降，易感染、易患癌症、易致自身免疫性疾病，引起机体衰老和死亡。

8. 细胞凋亡学说　细胞凋亡（apoptosis）又称程序性细胞死亡（programmed cell death，PCD）。它是一个主动的、有控的、在调节机体细胞群数量和有丝分裂互补作用的过程。研究表明细胞凋亡就是细胞的衰老性死亡，因此细胞凋亡与人的衰老密切相关。

9. 微生态失衡学说 正常人体与空气直接接触的部位（口腔、呼吸道、胃肠道、泌尿系统和皮肤等）存在数以百万亿的细菌。各种细菌之间、细菌与人体之间和平共处，共同构成人体的微生态平衡，促进并维护人体健康。随着人的生命过程进行，体内微生态逐渐走向失衡，这也是人体发生衰老的原因之一。

10. 端粒变短学说 人体内有一个遗传基因来支配寿命的生物钟，通过一定控制渠道去支配染色体整个脱氧核糖核酸（DNA）结构，进而支配细胞分裂、生长、代谢及生命全过程。寿命的长短与细胞分裂次数的多少有关，分裂次数多的，寿命长。由于端粒是分布于染色体末端的结构，可保护染色体，防止染色体末端的基因丢失。但在人体生长发育过程中，细胞不断分裂；染色体 DNA 每分裂一次，端粒区就缩短一截，当短到一个极限时，细胞的繁殖就不能再继续进行，则逐步走向衰亡。

以上这些学说都有一定的道理，目前尚无共识，说明人体衰老的复杂性有待后人继续探索。

四、衰老的相关基因

人体内与寿命相关的基因包括：

1. p16 基因 p16 基因（简称 p16）属于肿瘤抑制基因，它是细胞分裂周期关键酶之一的 CDK4 的抑制因子。p16 诱导衰老的分子机制是因为 p16 充当细胞周期素依赖性激酶抑制因子，使细胞周期停滞而发生衰老。在衰老细胞中，p16 表达较年轻细胞高 10～20 倍，故可作为细胞衰老标记物。

2. Sirt 基因 Sirt1、Sirt3、Sirt6 调控均与寿命调控有关。它是通过赖氨酸去乙酰化，改变蛋白质活性及稳定性，从而调控衰老过程。研究发现将小鼠体内 sirt 家族基因逐一敲除，Sirt1 敲除小鼠部分是胚胎致死的，未出生即死亡，另一部分出生的小鼠发育出现问题，大约几天即死亡；Sirt6 敲除小鼠发育正常，但出生后衰老加速，大约1 个月内全部死亡。从而提示 Sirt1 参与发育过程，而 Sirt6 与衰老调控相关，实验表明 Sirt6 缺失的间充质干细胞表现出加速衰老的特征，提示了 Sirt6 具有抑制干细胞衰老的重要作用。

3. Klotho（KL）基因 这是一个衰老抑制基因。它的表达通过多信号途径，抑制 DNA 氧化损伤。实验发现该基因突变小鼠会过早出现与人类衰老相似的多种表现，并使其寿命缩短；KL 基因缺陷鼠的寿命仅为野生鼠的 5%～6%。然而通过转基因，使 KL 过度表达会减轻小鼠的衰老症状，并延长寿命（雌性和雄性分别延长 20% 和30%）。它的多态性主要与心血管疾病、骨质疏松及糖尿病有关。

4. FOXO3A 基因 流行病学资料表明 FOXO3A 基因是一个保护性促长寿基因。这一特性在亚裔更为明显。并且在身高 152～183 m 的人群中，还观察到身高与寿命呈反比关系。

5. 载脂蛋白（apoproteinE，ApoE）基因　ApoE 存在于 CM、VLDL、IDL 和部分 HDL 中；它的含量也与血浆三酰甘油含量呈正相关。ApoE4 等位基因表达与高胆固醇及高低密度脂蛋白有关，涉及心血管疾病与阿尔茨海默病（老年痴呆症）。因此 ApoE4 高表达是一个重要的减寿危险因素。

6. CISD2 基因　台湾学者研究发现将 CISD2 基因移植于正常小鼠，可使实验组小鼠的寿命较对照组延长 1.4 倍，相当人类 110 岁。若能找出补充该基因的物质，它将可能成为强力延寿药。

7. P53 基因　P53 与衰老关系具有两面性。一方面，它能诱导细胞凋亡，抑制癌症发生，但其结果加速衰老。另一方面，它能减缓生长和减少应激，使细胞存活，从而延缓衰老。就应激刺激而言，轻度应激促进细胞修复，重度应激引起细胞凋亡。P53 过度表达常与肿瘤转移、复发及不良预后有关。

此外，DNA 解旋酶 WRN 基因突变引起成人早衰，LANA（LaminA/C）基因突变导致儿童早衰。

由上可知，适当地调控这些衰老相关基因，对延年益寿具有战略意义。因此，深入开展这个领域的研究是必要的。

第二节　衰老的开始与体内各系统变化

人的衰老是发生于身体细胞内的主动性基因（DNA）自杀编程性破坏的过程。这个程序在人的发育完成后，便自动地启动衰老进程；人绝大部分疾病都与身体老化有关，包括癌症在内的许多致命性疾患都是身体老化的终端机制。也就是说，人在性成熟后，衰老便开始了。呼吸系统、消化系统、心血管系统、内分泌系统、免疫系统等许多疾病都是由于系统本身老化而产生的最终表现。

一、衰老开始与人寿极限

在自然情况下，任何生物都是按照"出生、发育、成熟、衰老、死亡"五个阶段，随着时间推移，逐步走完生命的全过程。这一规律是生物"内在"的属性，是生物体内某个"生物钟"控制下的程序化过程。也就是说：当今，大多数人 25 岁左右开始缓慢的老化进程，在 80 岁左右，衰老表现才会明显暴露出来。

生物学资料揭示：动物寿命的长短取决于它们心脏跳动的频率（次/min）。生物学大量调查研究发现：不同动物的心脏在一生中跳动的次数基本上是一样的，大约是 3 亿次。心脏跳动越快的动物种类，寿命将会越短；相反，心脏跳动越慢的动物种类，寿命将会越长。乌龟的心脏跳动很慢，新陈代谢就慢，细胞的更新也就慢，所以它能长寿。灵长类猴子一般寿命为 20～30 岁。人的寿命应该有多长？现代医学告诉我们是 120 岁左右。事实上，古往今来能够活到 100 岁的人都极为罕见，为什么没有人能够活到 120 岁？人的寿命是怎么算出来的？人们早就知道，猴子的最高寿命是 53 岁，大海龟的最高寿命是 400 岁，原生动物的最高寿命是 7～8 小时。它们的最高寿命是怎么计算出来的？生物科学研究事实揭示：动物的最高寿命是性成熟期的 8～10 倍。人的最高寿命也用这种方法计算，人的性成熟期是 13～14 岁，乘以 8～10 倍，即是 104～140；那么，人的寿命大概是 122 岁左右。另外，从细胞分裂学角度计算，即按照细胞分裂次数计算，人的一生细胞一般分裂 50 次，每次分裂的平均周期是 2.4 年，这样计算的结果，人的寿命也正好是 120 岁。所以，体内的细胞每分裂一次，人的生命终点就向前迈进了一步。

二、衰老变化的特点

（一）形体变化

1. 外貌的变化　老年人外貌变化通常表现为毛发变白、脱发，皮肤皱褶粗糙、弹性减弱。由于脂肪和弹力纤维的消失，皮肤松弛，眼睑下垂，耳及腭部皮肤下垂。眼窝脂肪消失，可引起眼球凹陷。

2. 身高与体重的变化　在衰老过程中，身高与体重的下降是一种普遍现象。一般认为，身高从 35 岁以后，每 10 年降低 1 cm。这是由于椎间盘脱水变薄，出现萎缩性变化，脊柱弯曲度增加，弯腰驼背，躯干变短，椎骨扁平化及下肢弯曲所致。

3. 皮肤及附属器官的变化　从 30 岁开始，皮肤出现弹性降低、变薄、松弛、皱纹加深，表面失去光泽，皮脂腺功能减退，皮下脂肪消失或萎缩，色素沉着，50 岁时白斑或老年斑增多。

（二）身体构成与水、电解质、酸碱平衡的变化

1. 水分减少　体内总水分约为体重的 60%（男）和 50%（女）。60 岁以上老年人全身含水量约为 51.5%（男）和 42%～45.5%（女）。老年人体内水的减少主要是细胞内液的减少。

2. 细胞数量减少　人体的老化可使脏器组织中的细胞数量减少，因而导致某些脏器重量减轻，体内钾、氮、脱氧核糖核酸等含量降低。75 岁老人组织细胞减少约30%。衰老可使除脂肪组织以外的其他组织与器官表现不同程度的萎缩，尤以骨骼肌、脾脏、性腺、肝脏、肾脏为著。这主要是由实质细胞总量减少和细胞的萎缩所致。

3. 脂肪增加　增龄引起人体脂肪组织增加，其增加量与地区、年龄、性别、饮食习惯和进食量等有关。老年、青年脂肪总量均为 10kg 左右，但老年脂肪占体重的百分比却不同。

上述三种变化导致老年人总体液量下降，固体比重减低。同时由于老年人维持机体内环境平衡能力差，容易发生水、电解质平衡失调。主要表现在低钾，其原因为肌肉萎缩，细胞数减少，脂肪含量增多，由于钾约 50% 分布于骨骼肌肉中，所以体内钾会减少，而钠一般不受年龄的影响，钠与钾含量比值增高，所以老年人患病时易发生缺钾和水肿。

三、体内各系统老龄性变化

（一）神经系统变化

随着增龄，老年人脑的体积变小，重量减轻，脑回缩小，脑沟增大，脑膜增厚，侧脑室扩大，脑脊液增多，脑灰质变硬、萎缩，脑的水分减少可达 20%，神经细胞减少可多达 20%～30%。许多研究表明：人在 40 岁以后，脑的体积和重量每 10 年减少大约 5%，70 岁以后这一速率还要增加。灰质的萎缩一般认为是神经元细胞死亡所致，但是否是唯一原因尚不清楚。白质也随年龄增加而减少，髓鞘变性一般在 40 岁以后，尤以髓销形成较晚的额叶白质病变（white matter lesions，WML）最为严重。脑白质疏松或 WML 可能提示局部缺血。衰老过程中，脑的各部位变化的程度也不一样，额前皮质所受影响最为明显，纹状体次之；而枕叶皮质所受的影响最小。但也有研究发现衰老对海马部位的影响最明显。

脑认知的变化主要涉及的是记忆，其中以情节记忆（episodic memory）和语义记忆（semantic memory）与衰老关系最密切。这些变化一方面与额叶的变化有关，另外与神经递质和激素水平也可能有关系。一般而言，老年人神经细胞的突触与递质囊泡数量均随增龄而减少，这可能是老年人认知能力与反应速度降低的主要原因。

衰老过程中神经递质的改变主要是多巴胺和 5 - 羟色胺。自成年始，多巴胺水平每 10 年降低约 10%，认知功能和运动功能的下降可能与此有关。5 - 羟色胺和脑神经元营养因子的减少可能与突触可塑性和神经发生的变化有关。此外，脑的单胺氧化酶水平随衰老而增加，它可以释放超过内在的抗氧化剂储备的自由基。老年人痴呆的发病率随年龄增加而上升，80 岁约为 20%，90 岁则升高到约 40%。最常见的两种痴呆是阿尔茨海默病（Alzheimer disease，AD）和血管性痴呆（vascular dementia，VaD），前者占总痴呆发病率的 40%～70%，后者为 15%～30%。近年来研究发现 AD 和 VaD 可能存在着重叠，因而可能将 AD 重新归类为血管病症或将痴呆定义为多因素疾病。

在周围神经系统中，神经束内结缔组织增生，神经内膜增生、变性。因而神经传导速度减慢，引起感觉迟钝，信息处理功能和记忆力减退，注意力不集中，性格改变，应急能力差，运动障碍等。

（二）心血管系统变化

1. 心脏

〔结构改变〕 心脏老化在结构上表现为心室容积减少，心肌细胞肥大而数量减少，心内膜和心瓣膜增厚，心肌间质结缔组织增生和脂肪浸润，传导系统纤维化和钙化，心包膜增厚。研究发现，即使在没有明显高血压和其他使后负荷增加的因素下，老化的心脏重量也有轻度增加，表现为左心室某种程度的肥大。也有人发现，心脏的形状随增龄而变化，升主动脉右移，室间隔膨出，从而导致左室流出道狭窄。

〔功能改变〕 老化的心脏在静止期，收缩功能几乎没有改变，射血分数和每搏输出量都维持在正常水平，因而心输出量也维持在正常水平。然而，舒张功能则随增龄有明显变化，舒张期早期充盈量减少，作为代偿，舒张期末充盈量增加，在超声心动图上表现为早期波/心房波（E/A）速率比进行性下降。

衰老还导致心脏对 P 肾上腺素能刺激的反应性降低。在老年人，儿茶酚胺或运动诱导的心率和心肌收缩性增加变得非常迟钝。尽管收缩性和变时性储备都不适当，老化的左心室仍可以通过 Frank-Starling 机制来提高心脏排血量以适应机体代谢需要，但老年人的心排血量峰值同年轻人比，下降 20%～30%。老年人的心脏对洋地黄的收缩反应性下降，但对钙离子则无此变化，提示这种收缩性降低的缺陷与信号途径而非收缩装置本身有关。

同时心脏的舒张性也发生变化，收缩时间延长导致舒张延缓。这种收缩时间的延长并非由被动的机械性性质或心脏儿茶酚胺含量的变化所致，而应归因于动作电位和激活状态的延长。老年人心脏的肌舒张性能减退，这可能与钙泵（Ca^{2+} ATPase）活性下降，从而引起游离钙回收功能降低有关。

2. 脉管

〔结构改变〕　老年人管壁增厚，这种增厚主要是内膜和中膜。有证据表明：尽管健康老年人的血管老化并没有表现出内皮细胞的损害和不连续性，但内皮细胞的形状变得不规则，高度也增加；还可能存在着血管平滑肌细胞的迁移或者增生，引起内皮下浸润和胶原、弹力蛋白及蛋白聚糖过度沉积，同时伴随粒细胞和巨噬细胞的异常增多。此外，研究发现老化的动脉内膜内有许许多多的参与炎症和动脉粥样硬化的物质，如黏附分子、基质金属蛋白酶、转化生长因子以及其他一些促炎症因子等。

血管老化在静脉表现为胶原纤维增生，内膜增厚，管腔扩大，静脉瓣萎缩或增厚，毛细血管则发生内皮细胞减少、基底膜增厚，且单位面积内有功能毛细血管数目减少。

〔功能改变〕　动脉在功能上随增龄的改变主要是由动脉硬化造成弹性降低，以及由此引起的主动脉及其主要分支的缓冲功能的减弱，这种减弱引起收缩压升高，舒张压降低，脉压增大，并且导致新归类为血管病症或将痴呆定义为多因素疾病。

（三）呼吸系统变化

随着年龄的增长，呼吸肌与韧带萎缩，肋骨硬化，肺和气管弹性减弱，该系统的化学与神经感受器的敏感性降低，引起呼吸道阻力增加及呼吸功能下降，对缺氧和酸碱平衡的调节能力减弱。胸廓变形，多呈桶状胸，胸廓顺应性下降和呼吸肌力量减弱，通气功能下降。肺活量、肺总量、最大呼吸量都呈直线下降，残气量逐渐增加，气体交换功能降低，氧耗减少，弥散功能减低，上呼吸道对低氧的反射减弱，呼吸中枢对二氧化碳（CO_2）反应变得迟钝。咽喉淋巴系统退行性改变并萎缩，呼吸道黏膜上皮及腺体的退行性改变致纤毛运动减弱，弹性减退，通气量下降。同时有细支气管功能普遍损伤，动脉血氧随增龄而下降，所以血气表现为血氧饱和度下降，同时由于老年人免疫功能低下，在一定的条件下则易发生呼吸道感染与肺炎。

（四）消化系统变化

表现有牙齿逐步脱落，唾液腺分泌减少。舌乳头味蕾数目明显减少，味觉减退。吞咽功能下降。食管括约肌扩张、松弛，排空迟缓。胃肠收缩力降低，蠕动减弱；胃酸分泌也减少，所以老年人不仅消化不良且常伴便秘，而消化道黏膜变薄，腺体萎缩变性，平滑肌退化，弹性降低，导致消化道张力低下，易发胃肠扩张、内脏下垂和憩室形成。肝脏体积缩小，重量减轻，肝细胞体积变大、但数量减少，纤维组织增多，血流量减少，因此肝细胞内各种酶活性降低，白蛋白合成能力下降，解毒功能减退，故药物代谢速度减慢，代偿功能降低。胆汁分泌减少，并且变浓，胆固醇含量增多，易形成胆石。胰酶分泌量和浓度下降，酶活力降低。妨碍对脂肪的吸收。

（五）泌尿系统变化

老年人泌尿系统形态与功能发生明显变化，而且日趋严重。肾脏重量逐渐减轻，体积变小，正常肾小球与肾单位也逐渐减少，肾的动脉呈螺旋状改变，与肾小球无关的小动脉增加，肾皮质血流减少。肾排出代谢废物和生物活性物质的能力减退。据报道人在 40 岁以后，大约每递增 10 岁，有效肾单位可能减少 5%～10%。肾小球滤过率下降，40 岁约为 122.8 mL/min，60 岁下降约为 90.0 mL/min。同时，肾小管重吸收功能减退，60 岁时对葡萄糖重吸收能力下降约为 47.5%。从 30 岁起肾脏排泄功能每年下降 1%。并且尿稀释与浓缩功能减低，酸碱调节作用减退。老人肾脏内分泌功能也减退，肾间质细胞和集合管细胞分泌前列腺素能力，随着年龄增长而逐年下降，使老年人易患血栓性疾病。肾脏生成维生素 D_3 的能力随之降低，导致体内钙代谢发生障碍，这也是老年人多发骨质疏松的因素之一。

此外，膀胱容量变小，出现不可控制的收缩。肌肉松弛，收缩无力，既不能充满，又不能完全排空，残余尿增加。女性尿道球腺分泌减少，抗菌能力下降，感染发生率增加。男性前列腺逐渐肥大，分泌减少，抗菌能力降低。

（六）生殖系统变化

围绝经期（更年期）的女性生殖器官已经产生明显的退化，逐渐萎缩。大阴唇及阴阜皮下脂肪减少，弹力纤维消失，组织松弛。阴毛渐稀少、灰白。小阴唇和阴蒂缩小甚至消失。阴道黏膜变薄、弹性减退，阴道变窄，阴道内 pH 上升，易发生阴道炎。子宫及宫颈萎缩，因为宫颈鳞状上皮与柱状上皮交界处是宫颈癌好发部位，所以宫颈癌好发于宫颈管内。围绝经期妇女和老年妇女产生一系列以卵巢功能衰竭为主的激素分泌的变化，主要表现在雌激素减少，垂体功能亢进，分泌大量促性腺激素、促卵泡激素、促黄体生长激素和促肾上腺皮质激素增加，导致甲状腺、肾上腺皮质功能亢进，造成一系列内分泌失调症候群。除卵巢外，其他内分泌失调，器官渐萎缩，体内激素水平普遍下降，出现一个低水平的平衡，即由围绝经期进入老年期。

男性生殖系统的突出变化是睾丸组织的萎缩。由于睾酮分泌率降低，同样出现内分泌紊乱，也可能会出现男性的更年期，主要表现在前列腺增生，性功能减退，消瘦，疲乏，情绪变化，乳腺发育等。

（七）内分泌系统变化

老年人内分泌系统从腺体组织结构到激素水平、功能活动均发生了一系列的变化。内分泌腺的组织形态学改变主要表现为：①腺体重量减轻；②结缔组织增生、纤维化；③血液供应减少。内分泌腺功能的主要变化是绝大多数内分泌腺的功能减退，其中最明显的是：①雌激素（女性）和雄激素（男性）明显减少甚至缺乏；②去氢异雄酮（dehy-droepindrosterone，DHEA）及硫酸去氢异雄酮（dehydroisoandrosterone sulfate，DHEAS，来源于肾上腺皮质）分泌减少；③生长激素（growth hormone，GH）及胰岛素样生长因子21（insulin-like growth factor，IGF21）也明显减少甚至缺乏。

1. 下丘脑 下丘脑为接收内外信息的皮质下中枢，是体内最重要的神经内分泌"换能器"，能将神经信号转变为神经激素信号，对内分泌系统起着中枢性调节作用。随着增龄，下丘脑的重量减轻，血液供应减少，结缔组织增加，细胞形态发生改变。健康人的视上核的精氨酸加压素（arginine vasopressin，AVP）或称抗利尿激素（antidiuretic hormone，ADH）含量增高，与人的昼夜节律有关，但在老年人视上核中AVP晨高夜低的现象消失或明显减弱。下丘脑昼夜节律的调节障碍是导致老年人失眠、智力下降、抑郁等的重要原因。

老年人下丘脑单胺〔包括多巴胺（dopamine，DA）、5-羟色胺（5-dydroxytryptamine，5-HT）、肾上腺素（epinephrine，E）、去甲肾上腺素（norepinephrine，NE）〕功能改变可能是老年人内分泌障碍的关键环节。某些下丘脑激素受增龄的影响，如下丘脑内促性腺激素释放激素（gonadotrophin releasing hormone，GnRH）的活性随增龄降低，生长激素释放激素（growth hormone releasing hormone，GHRH）的含量随增龄减少，垂体对外源性促甲状腺激素释放激素（thyrotropin-releasing hormone，TRH）的刺激反应随则增龄而降低，潜伏时间延长。一般认为，老年人中枢调节功能失常与这些因素有关。

2. 垂体 老年人垂体重量较中、青年人减少约20%，细胞有丝分裂锐减，其外形呈现纤维性收缩及皱褶改变，血液供应减少，结缔组织增加，嫌色性及嗜碱性细胞相对增多，嗜酸性细胞相对减少，细胞形态与细胞器结构发生紊乱或破坏。

垂体功能改变对老年人的代谢、应激、衰老等生命活动具有重要影响。但促肾上腺皮质激素（adreno-cortico-tropic hormone，ACTH）、促甲状腺激素（thyroid stimulating hormone，TSH）、促黄体素（luteinzing hormone，LH）的释放及储备功能不受增龄的影响；老年女性卵泡刺激素（follicle-stimulating hormone，FSH）、催乳素（prolactin，PRL）分泌增加，其中FSH与LH明显增高；老年男性也可见血浆PRL水平升高。

成年后随着年龄的增长，垂体的GH脉冲式分泌呈进行性下降。老年期这种与年龄有关的GH分泌减少，类似于GH缺乏综合征（somatopause syndrome）也称生长静止综合征，表现为肌肉的容量减少，脂肪容量相对或绝对增加，血清脂蛋白升高；中枢神经系统的胆碱能活动减弱，导致生长抑素分泌增多，后者抑制GH的分泌，有氧代谢能力下降，从而导致"中心性肥胖"。这种变化又可能进一步抑制GH分泌。此外，老年人垂体后叶分泌抗利尿素减少，并且远侧肾小管对抗利尿素的敏感性降低，从而造成尿浓缩功能下降，这也是老年人夜尿增多的原因之一。

3. 肾上腺 随着增龄，肾上腺皮质呈现以纤维化为特征的退行性改变和腺体增生，皮质结节多见，皮质和髓质细胞减少；脂褐素沉积，细胞微结构发生老化。

老年人皮质醇的变化规律是：①肾上腺皮质束状带对 ACTH 的反应性下降，易导致应激失当，这是老年人危重疾病的发展和转归不同于非老年人的重要基础；②皮质醇分泌的昼夜节律基本维持正常；③皮质醇的分泌速率和排泄率均减少。

老年人的肾上腺皮质网状带明显萎缩甚至消失，生成性激素的功能明显低于非老年人。分泌 DHEA 和 DHEAS 的能力随着年龄的增高而进行性下降，尤其是后者在 20 岁后随增龄而直线降低，因此常以血浆去氢异雄酮水平作为判断衰老的指标之一。

老年人肾上腺皮质球状带萎缩，血浆醛固酮水平随增龄而降低。据报道，成人每增龄 10 岁，血浆醛固酮水平约递减 10%。老年人肾素活性降低，致使血管紧张素-Ⅱ生成减少，可能是老年期醛固酮降低的重要原因，可引起继发性醛固酮减少症。这与高龄老年人对缺钠、体位改变及水分调节功能变差有关。

肾上腺髓质分泌的肾上腺素、去甲肾上腺素等儿茶酚胺类物质，随着增龄，这些激素血浓度升高。用胰岛素诱发低血糖刺激肾上腺髓质分泌儿茶酚胺，老年人呈现明显的反应延迟或反应缺失，故老年人低血糖反应表现出心动过速等交感神经兴奋症状者远不及非老年人多见。

4. 甲状腺和甲状旁腺　60 岁以上老年人，甲状腺的重量减少 40%～60%，滤泡间结缔组织增加，伴纤维化，并有炎性细胞浸润及结节形成，甲状腺滤泡缩小，滤泡内胶质染色异常。老年人甲状腺功能变化的特点是：①下丘脑-垂体-甲状腺轴的活动减弱，对外界的反应能力下降，应激能力减退；②甲状腺合成三碘甲状腺原氨酸（triiodothyronine，T_3）、甲状腺素（hyroxine，T_4）减少，但外周组织降解 T_3、T_4 的能力也下降，故一般可维持血 T_3、T_4 水平在正常或基本正常的范围内。

老年人下丘脑-垂体-甲状腺轴的活动减弱，基础代谢率和耗氧量下降，以适应新的代谢变化。老年人甲状腺对促甲状腺激素（TSH）的反应性下降，T_4、游离 T_4（free hyroxine，FT_4）、甲状腺结合球蛋白（thyroid binding globulin，TBG）无增龄变化，三碘甲状腺原氨酸（TT_3）、游离 T_3（free triiodothyronine，FT_3）随增龄降低，反式三碘甲状腺原氨酸（rT_3）增高。应激状态时，老年人 T_4 分泌及代谢仍加速，以适应机体的需求。一般老年人甲状腺[131]I 摄取率与非老年人无明显差别。

老年人甲状腺旁腺分泌甲状旁腺激素（parathyrin，PTH）和降钙素（calcitonin，CT）减少。此外，老年人血中 1,25 -二羟维生素 D_3 含量降低，可能与老年人对 PTH 的反应性减弱有关。由于血中 1,25 -二羟维生素 D_3 减少，可以导致肠道吸收功能降低，故老年人可能出现缺钙表现。尤其是老年女性雌激素缺乏，引起机体对 PTH 敏感性相对增高，因此易出现骨质疏松。

5. 性腺

（1）卵巢：女性进入围绝经期后，卵巢发生明显的退化和萎缩，最终被结缔组织所代替。一般认为女性的排卵频率从 40 岁开始下降，在此后的 15 年里，大多数女性的卵巢的生殖能力逐渐丧失。血清中雌二醇的浓度降低，而卵泡刺激素的浓度升高。有报道促黄体生成素（LH）并未发生明显改变。当卵泡活性完全丧失后，雌激素下降至 10～20 ng/mL，而 LH 和卵泡刺激素的水平则超过了绝经前。这些激素血清浓度的改变，会导致女性身体发生一系列变化，如血管舒缩的不稳定、心理状态变化、雌激素敏感组织的衰退、骨质快速丢失，以及心血管疾病风险增加等。

（2）睾丸：横向和纵向研究都发现血清睾酮水平随衰老而减少。有报道，性激素结合球蛋白随增龄而增加。血清 LH 水平轻微上升，尤其是高龄老人更加明显。血清睾酮浓度降低可能引起老年人血红蛋白、去脂肪体重和骨量的减少，还可能导致记忆功能的改变。

6. 胰岛　老年人血浆胰岛素水平不随增龄而减少，但对内生胰岛素的敏感性较青年人明显降低。据组织学观察，大鼠胰岛 B 淋巴细胞与 A 细胞和 D 细胞的比例随增龄而变化，胰岛增生能力随增龄而下降。胰岛素的生成能力受损，胰岛素释放减少；此外，机体对胰岛素的敏感性随着增龄而降低，故老年人易于发生胰岛素抵抗，糖耐量进行性减低，甚至发生 2 型糖尿病。由于老年人胰岛素敏感性下降及 PP 细胞储备功能不足，因此，一旦出现危重病应激，较易诱发糖尿病或发生应激性高血糖症。

（八）运动系统变化

由于机体各部分功能减退，使老年人肌肉运动明显减少，肌细胞内脱水，组织间液增多，肌肉弹性减低，并有不同程度的废用性萎缩，韧带与肌腱变硬、僵直、易撕裂，出现退行性变化及纤维化。同时由于动脉硬化，使肌肉供血减少，也导致肌无力。

老年人骨质代谢进入退行性改变时期，表现为骨吸收和骨生成之间的不平衡，引起骨皮质变薄，骨胶原减少或消失，骨密度降低，骨质疏松、脆性增加，骨重量减轻，老年人骨钙丢失明显增加。随着增龄，细胞膜功能下降，导致细胞内环境的失调，同时也影响了细胞酶的活性，尤其是降钙素的感受性减弱。性激素水平的下降也直接影响骨的转化。导致骨钙大量丢失，骨质分解增加，骨生成不足，骨量减少，最终导致骨质疏松。随增龄蛋白多糖含量下降，同时长时期生存环境的刺激，包括机械性刺激和外伤等易出现退行性骨关节炎。关节软骨细胞数减少，同时骨质增生，关节腔变窄，滑膜萎缩变薄，代谢功能减弱，出现软骨损害，运动范围缩小。最近研究表明，软骨原本是一个无血管的封闭屏障，当软骨受损后这种屏障被打破，在体液和细胞的媒介之间，产生各种软骨抗原抗体的免疫反应。另外自由基对软骨细胞的损伤也越来越引起人们的重视。所以，在老年人群中关节炎的发病率较高。

（九）免疫系统变化

免疫系统功能逐渐下降，防御能力低下，免疫监护系统失调，自我识别能力异常。详述请参考本章第四节。

第三节　老年人的血液系统变化

造血系统受年龄影响，其年龄相关性变化大多起源于骨髓，并没有明显的临床特征。随着增龄，造血性骨髓容量持续性下降；10 岁时，造血组织占骨髓的 78%；70～90 岁时，造血组织只占骨髓的 28%。老人骨髓有核细胞数降低，造血组织逐渐被脂肪、结缔组织代替，因而老年人造血功能明显降低，但在外周血液中，除男子平均血红蛋白浓度（mean corpuscular hemoglobin concentration，MCHC）轻微下降外（$\leqslant 10$ g/L），粒细胞、单核细胞、血小板计数并无明显变化。中性粒细胞对外源性刺激的趋化反应能力轻度下降，但对感染的反应能力并未受到明显影响。中性粒细胞的功能并不随机体的年龄增长而显著降低。一些凝血蛋白随年龄增长而改变明显，其凝血及代偿性纤溶增强，使凝血和纤溶处于新的平衡状态。

一、骨髓组织

组织切片显示骨髓的增生度随年龄的增长而减少，这种与年龄相关的骨髓细胞减少也被磁共振显像所证实。从出生到 30 岁左右，填充于髓腔的造血组织不断减少，随后停止；70 岁以后，从长骨开始，尤其是股骨，这些组织又逐渐减少。这种第二次减少过程，究竟起因于内源性造血成分的减少还是骨髓脂肪代替造血组织增加，尚不清楚。组织形态学测定发现，与骨髓中造血成分减少伴随的是相应的脂肪细胞增多和髓内动脉毛细血管及窦道的减少。有证据表明，骨髓动脉血灌流量的减少可能与脂肪在骨髓内增加有关。

目前，关于衰老对人骨髓功能影响的资料非常少。已知骨髓功能上发生几种年龄相关性变化。尽管老年人和年轻成年人的骨髓在组织培养中能保存相同的时间，但干细胞数目随增龄显著减少；两者的铁结合速率在骨髓培养中并无明显差异，但在促红细胞生成素刺激时，老年人的铁结合速率的增加程度则少得多。

骨髓的造血储备能力随年龄增长而降低。试验证明增龄引起的进展性的骨髓受损，乃是健康老年人造血能力改变的最重要的决定因素。动物实验中，年老受试对象无法像年轻受试对象一样，在出血或低氧血症时有效地产生网织红细胞。这种缺陷是否与红细胞无效性生成，造血成分的变化，生长因子的减少，骨髓年龄相关性的结构变化等有关，目前还不清楚。

二、红细胞

血红蛋白浓度、红细胞计数和血细胞比容（hematocrit，Hct）值在男性 60 岁以后开始下降，女性则在 70 岁以后开始，随增龄这种变化在男性越发显著。红细胞形态学特点和生命周期并不随年龄发生显著改变。红细胞的 2,3-二磷酸甘油酸酯（2,3-bisphosphonatooxy propanonate，2,3-BPG）浓度下降，红细胞的渗透脆性和红细胞沉降率（erythrocyte sedimentation rate，ESR）上升。以色列 65 岁以上老年人的一项研究表明：老人的平均血红蛋白浓度、血细胞比容和红细胞计数与健康中年人并无差异。还有学者对一组 60～89 岁人群研究发现：红细胞计数、血红蛋白、血细胞比容、平均红细胞血红蛋白量、平均红细胞血红蛋白浓度、红细胞分布宽度（red blood cell distribution width，RDW）均有显著性别差异；在男性，仅仅血红蛋白浓度显示出了随增龄显著降低。实验发现随着增龄，机体促红细胞生成能力下降，可能主要是比较成熟的红细胞前体发生异常所致。

三、白细胞

关于老年人的白细胞计数及分类计数，目前研究结果并不一致。有人报道对 499 例受试者研究后，发现白细胞计数并没有年龄相关性变化，但却存在性别差异，男性显著高于女性。泰国对 50 岁以上老年人的血液学参数的研究也发现白细胞计数及分类计数并无年龄差异。用更加严格的标准研究后证明，老年人的中性粒细胞无特殊变化。但第三次美国全国健康与营养普查（NHANES-H）发现，粒细胞和单核细胞百分数随着年龄增加明显降低。关于白细胞亚群的变化有很多描述，但它们之间并没有可比较性。一般来说，老年人大多存在慢性炎症因素，他们的白细胞是相对偏高的。

四、血小板

血小板形态与数量不随年龄而改变。但其功能随年龄有所变化。老年人血小板易于激活，聚集性增强。这些变化促使老人动脉粥样硬化和阿尔茨海默病的发病率上升。老年人血小板的聚集作用不同，刺激的反应性增强。并且血小板膜脂质构成改变，即胆固醇/磷脂比率升高，亚油酸水平下降，导致膜流动性改变；已有观察随着增龄，血小板释放 β-血小板蛋白和血栓素 A_2 增多。

五、血液流变学

老年人由于血浆纤维蛋白原水平增高，致使红细胞易于聚集，故在低切变条件下全血黏度增高。同时由于红细胞膜质改变，导致红细胞可塑变形能力降低，故在高切变条件下全血黏度也略有升高。众所周知，血液黏性因素的升高将会导致血流灌注量减少，从而引起微循环受损；这些变化的累积效应，通常以老年人血流紊乱的形式表现出来，从而引起或加重循环障碍。

第四节　免疫衰老

免疫系统能够保护机体全身各器官和组织免受外界感染和其他有害侵袭。一般认为：老年人在慢性疾病、动脉硬化、感染、自身免疫性疾病和肿瘤等疾病上发病率明显较高，这很大程度上可能是老年人免疫系统进行性衰老的缘故。免疫衰老导致机体产生不适当的、无效的甚至有害的免疫应答。免疫衰老实质上是淋巴细胞亚群、抗体特异性和细胞因子等随年龄在数量、分布和活性上的变化。因而免疫衰老也可以描述为免疫失调的过程，这种失调在细胞介导的和体液免疫系统都会发生。

一、免疫器官

研究表明个体发育的特定阶段免疫器官结构特征，似乎在胚胎发生和出生时就已达到了形态学上的成熟，这在淋巴小结中的弥散性淋巴组织的生成中非常明显；出生后最初的几年免疫器官发育尤为迅速，而器官免疫的发生和淋巴小结的数量以及体积在儿童和青春期才达到高峰。但青春期后淋巴组织和淋巴小结的数量开始下降，逐渐被结缔组织和脂肪组织所代替。

胸腺作为 T 淋巴细胞发育成熟的器官，自青春期后就开始萎缩，20 岁时其大小和功能已减为 75%，到中年时已只有最大体积时的 15%，60 岁时就几乎不存在了。解剖学观察发现，在退化的胸腺中，胸腺上皮细胞显著减少，同时，胸腺生成素水平也降低。实验研究提示调控胸腺上皮细胞发育的基因之一 Foxnl，可能对胸腺的退化存在影响。

皮肤作为抵御外界侵袭的第一道防线，在许多人，25 岁左右即有看得见的衰老表现。女性进入围绝经期后，由于激素刺激的变化，皮下脂肪层变薄，皮肤更易受损。大多数皮肤衰老是无害的，有的则有疼痛、痒，少数可能发生癌症。

二、免疫细胞

（一）天然免疫

先天性免疫在出生后立刻发挥作用，且一生几乎不发生什么改变，另外一些研究则发现先天性免疫反应性随年龄降低。巨噬细胞、粒细胞和自然杀伤（natural killer，NK）细胞是先天性免疫系统的主要构成成分。

目前人们已经鉴定出了巨噬细胞的许多细胞表面标记和受体，衰老对这些细胞表面蛋白的表达和功能的影响现在还不清楚。有研究报道，衰老的人和鼠巨噬细胞的 MHC-Ⅱ类分子的水平降低，并可能导致了 T 淋巴细胞的低反应性。老年人骨髓中巨噬细胞前体和巨噬细胞数量明显减少。同时，随着衰老过程，巨噬细胞分泌炎症性细胞因子和趋化因子失调，炎症性细胞因子和趋化因子受体表达，可以改变或阻止这些因子作用的可溶性（受体的）配体的增多，都会导致免疫低反应性。已知 Toll 样受体（Toll like receptor，TLR）能促进炎症因子，如肿瘤坏死因子 α（tumor necrosis factor-α，TNF-α）和白介素-6（interleukin-6，IL-6）的产生，从而启动清除的炎症反应。实验证明进入衰老后，巨噬细胞的 TLR 的表达逐渐减少。有学者分别在鼠和老年人身上发现了炎症性巨噬细胞的吞噬活性降低的现象。鼠类动物实验也揭示了巨噬细胞源性炎症因子的产生随增龄而减少。

实验研究发现，大鼠中性粒细胞的吞噬活性随增龄呈年龄相关性减少。临床研究发现老年人中性粒细胞的吞噬活性、活性氧介质的生成和胞内杀伤效率都有不同程度的缺损；粒细胞-巨噬细胞集落刺激因子的趋化性也有一定程度降低。激活型 NK 细胞的细胞毒性和 γ 干扰素的产生都随年龄增加而降低。啮齿类动物实验表明基础 NK 细胞活性在第 5～8 周时达到峰值，25 个月的老龄时则几乎检测不到活性了。

（二）获得性免疫

T 淋巴细胞和 B 淋巴细胞构成了获得性免疫系统，它在出生后尚未完全成熟，此后随年龄增加而进行性衰退。尽管 B 淋巴细胞也存在轻微的改变，但体液和细胞介导免疫反应性的降低，主要是由于 T 淋巴细胞衰老所致。激活型自然杀伤 T 淋巴细胞毒性和 γ 干扰素的产生也随年龄增加而降低，有趣的是表面有 γ、δ T 淋巴细胞受体的 NK T 淋巴细胞在老年人身上表现出细胞毒性和 γ 干扰素产生的增加。

1. T 淋巴细胞　T 淋巴细胞是在胸腺内发育成熟，随着胸腺的退化，T 淋巴细胞的产生无论在数量还是类型上都明显减少。许多研究发现，成熟 CD3$^+$ T 淋巴细胞随增龄而显著减少。据报道 T 淋巴细胞减少在 30 岁时停止，此后大致保持稳定，直到 70 岁以后开始减少。然而研究也发现激活的 T 淋巴细胞（HLA DR$^+$，CD25$^+$）在数量上增加；具有 NK 标记 NK 1 的 T 淋巴细胞的比例在外周血和次级淋巴器官都是上升的，这种细胞在受到刺激时，可大量的快速分泌白介素-4。

多数体内和体外实验证明，衰老造成 T 淋巴细胞功能下降，其影响是多方面的。胸腺和循环血液内存在着多种 T 淋巴细胞亚型，其中包括未致敏 T 淋巴细胞（naive T cells）和记忆 T 淋巴细胞（memory T cells）。未致敏 T 淋巴细胞是不暴露于任何外界抗原的静止性 T 淋巴细胞，而记忆 T 淋巴细胞是长期存在的抗原已激活细胞，再次暴露于同一抗原时，它能产生快速的应答。当未致敏 T 淋巴细胞遇到外界抗原时，便被激活，启动机体免疫清除反应，未致敏 T 淋巴细胞同时转化为记忆 T 淋巴细胞。老年人未致敏 T 淋巴细胞和记忆 T 淋巴细胞亚群发生明显变化，由于未致敏 T 淋巴细胞的补充减少，导致未致敏 T 淋巴细胞和记忆 T 淋巴细胞的比值下降，未致敏 T 淋巴细胞的储备逐渐衰竭，机体对新抗原不能产生免疫应答。

随着增龄，具有结合抗原淋巴细胞表面的 T 淋巴细胞受体（T cell receptor，TCR）蛋白也减少，比如衰老的 T 淋巴细胞不表达 CD28 抗原，这是信号转导和 T 淋巴细胞激活的关键细胞表面分子，从而使 T 淋巴细胞持续保持静止状态，不能对外界病原体产生免疫应答。此外，老年人 T 淋巴细胞表面的 CD69 抗原表达水平也降低，提示信号转导途径可能发生障碍，因为只有抗原结合 TCR 以后，T 淋巴细胞才被诱导表达 CD69。

另外，老年人缺钙，也可能致 T 淋巴细胞激活缺陷。钙缺失，会导致酶激活失败而终止信号转导，这些酶包括蛋白激酶 C（protein kinase C，PKC）、丝裂原活化蛋白激酶（mitogen activated protein kinase，MAPK）和丝裂原活化细胞外信号调节激酶（mitogen activated extracellular signal regulated kinase，MEK）。同时，钙缺失也导致那些能同抗原发生相互作用和促进免疫应答的细胞因子产生减少。

T 淋巴细胞的遗传学性状也随衰老而改变。体外研究发现 T 淋巴细胞长期传代培养后，细胞周期减慢甚至停止，即细胞丧失分裂能力，即使加入有促增生作用的白介素-2（IL-2）也是如此。而且衰老的 T 淋巴细胞更容易发生凋亡。

由于老年人的辅助性 T 淋巴细胞也不能很好地同 B 淋巴细胞发生交互作用，从而影响 B 淋巴细胞的功能充分发挥。

2. B 淋巴细胞　B 淋巴细胞在骨髓中发育成熟，其 B 淋巴细胞的数量和成熟的速率都随增龄而降低。B 淋巴细胞的抗体特异性也随年龄而发生变化，主要是从针对外来抗原转向针对自身抗原，这是由于相对于 B1 细胞而言，B2 细胞活性下降的缘故。有报道认为衰老过程中淋巴细胞的变化可能是胸腺与淋巴结变化的结果。因为 B 淋巴细胞抗体谱编码的改变，以及 B 淋巴细胞抗原受体的体细胞高突变性的年龄相关性减少，主要是由辅助 T 淋巴细胞衰老所引起。换句话说，T 淋巴细胞能够诱导 B 淋巴细胞的免疫球蛋白基因发生高度突变，从而产生抗体多样性，以广泛地识别抗原。老年人辅助 T 淋巴细胞的衰老，导致其潜在的抗体谱相对于年轻人来说，明显受约束，其中以免疫球蛋白 M（immune globulin M，IgM）所受影响最大。同时，B 淋巴细胞数量的减少也导致抗体产生的减少。然而，随着增龄，机体产生体液免疫的概率与频数不断增加。因此，一般认为老年人的血清中球蛋白相对较多。

尽管老年人免疫功能呈下降趋势，但却易患自身免疫性疾病，大多数都以产生自身抗体为标志。已知细胞的数量和活性都随增龄而增加，这样就使血清中自身抗体的浓度和 B 淋巴细胞克隆扩增增多。目前关于自身抗体产生的机制尚不完全清楚，但推测可能与衰老过程中 T 淋巴细胞基因突变，导致产生能识别宿主自身抗原的 T 淋巴细胞亚群有关。通常情况下，这些亚群 T 淋巴细胞在未成熟时便被胸腺清除掉了，但随着胸腺的退化，这些破坏性的 T 淋巴细胞存活了下来，并诱导 B 淋巴细胞产生自身抗体。这一理论受到以下现象的支持，即患有自身免疫性疾病的老人，在移植入胎儿胸腺之后，能够重建其免疫功能，并因此而治愈自身免疫病。

三、免疫衰老对血液系统的影响

免疫系统与血液系统有着密切的关系。免疫细胞与免疫有关因子对止血和血栓形成有着重要影响，并且多种炎症介质都能影响止血。同时，参与凝血的蛋白酶有着明显的免疫调节作用。多个因子的消耗和纤维蛋白的大量沉积，可引起弥漫性的内皮损伤和多器官功能失调，直至死亡。有研究发现 TNF-α、IL-6 和 IL-1 是三个重要的诱导凝血的炎症因子。

已知动脉粥样硬化的两大特征是炎症和凋亡，大量研究证实：在动脉粥样硬化的早期和晚期，都有激活的 T 淋巴细胞存在，并参与病变的发生发展。

临床上还有许多血液疾病都有免疫反应的参与。一些造血成分发生免疫反应，可导致溶血性贫血、血小板减少症和中性粒细胞减少症。由于老年人免疫功能的失调，自身免疫现象增多，与此相关疾病的发病率则明显升高。

第五节 寿命的影响因素

一、影响生理寿命的基本因素

（一）生理因素

1. 遗传 很早以前就盛行着长寿家族的说法，认为一个人的寿命通常受到家族的影响。流行病学专家对近 500 个长寿家庭进行了调查，发现在这些家庭中，至少有一名成员活到 100 岁以上，其平均寿命较高的概率要高出平常人 50%。并认为"染色体 4"的某个区域存在使某些人长寿的遗传基因。持这一观点的人认为，长寿人群和家族可以将对疾病的抗拒力遗传给子女，使他们患病后比他人更加容易康复。

2. 性别 女性比男性长寿，这已是不争的事实，可是什么原因使女性比男性长寿呢？一般认为女性的代谢水平低于男性，这是她们较男性长寿的主要原因。其次，女性较男性易于入睡，且睡得较好。近年来研究表明，女性长寿的秘诀主要在于人类体细胞染色体的端区。因为端区长度随增龄而缩短，但男性端区长度丢失速率比女性快，所以衰老发展较女性为快，寿命自然短些。

3. 婚姻 成双性是人的自然本性。结婚的人寿命比独身者要长。夫妻和睦婚姻美满的家庭能使人消除孤独感，同时能激发人的生活情趣。而生活在不美满的婚姻和冷暴力对抗家庭状态中的人，多忧郁寡欢。特别是那些长期独居和过早丧偶的人，担负着比常人更重的生活压力和心理压力，易于损寿。

4. 体质 强壮的人不一定比体弱多病者长寿，这是因为体弱多病者对某些病有一定的抗病能力，而且了解自身薄弱环节，有相应的保健措施；而强壮的人则往往忽视自己的身体。

5. 体型 矮个者长寿，高个者相应寿命短。

6. 睡眠 平均每晚睡 7～8 小时的人，寿命最长；而不足 4 小时的人，寿命最短。

（二）其他

1. 社交 社会交往广泛的人寿命长；而性情孤僻、不喜社交的人，寿命相应要短。注意个人仪表，衣着整洁讲究的人寿命长。因为仪表美在心理上可产生积极的情感，对健康长寿有利。

2. 情绪 开朗乐观者长寿；而情绪抑郁者短寿。

3. 性格 B 型性格的人长寿：表现为不好强、温和平静、从容不迫、深思熟虑、不慕名利；A 型性格的人相对寿短：表现为急躁易怒、缺乏耐心、节奏快、竞争心理强。

4. 饮食 营养全面均衡，又不过饱者长寿；缺乏营养或不节制饮食者寿命相应较短。

二、生活条件与方式对寿命的影响

（一）生活条件对寿命的影响

1. 疾病控制因素　人类整个进化发展的历史实际上就是一个与疾病战斗的历史。长期以来，人们一直以为病治愈了就好，其实，很多病毒会对人体产生伤害。由于目前世界上还没有能彻底消灭它们的灵药，因此病毒已成为吞噬人体健康的头号杀手。一个人每患一次病毒性疾病，就可能在体内埋下一次"折寿"的慢性毒药。

2. 职业工作因素　近来一个叫"职业枯竭"的词常见于报刊，指的是由于职业所要求的持续情感付出，导致身心不堪重负所造成的身心枯竭状态。有职业枯竭倾向的人常常表现为工作时注意力不集中，思维效率降低，自我评价下降，时常感到无能、失败，甚至消极怠工，对他人进行攻击等。现实生活中，究竟有多少因职业枯竭症而导致"折寿"的人不得而知。研究表明：人们选择工作时的一个重要考虑因素，应该是自己是否对这份工作感兴趣，而不应该把挣钱摆在第一位，这样才不会缩短自己的寿命。事实上，对一些调查者进行跟踪调查后发现，与觉得工作有意思、没有太大压力的人相比，那些主要从事被动的重复性劳动的人，像文字录入人员和装配线上的工人，或必须听命于 4～5 个上司的指令工作的人中，有 30%～50% 要少活 5 年。

3. 自然环境因素　有统计数字表明，全球有 11 亿人饱受大气污染的折磨，另有 25 亿人生活环境的空气已被严重污染，脏水如今已是城市居民最大的杀手，每年有 500 万～1200 万人死于与水污染有关的疾病。哲学家海德格尔曾说过，人，应当诗意地安居。什么叫诗意？除人文因素外，人类居所的诗意环境应当是水源洁净，空气清新，空气负氧离子适宜，气候宜人，无工业废水、废气、废渣，无垃圾及住所绿化程度达到 60% 以上。

4. 科学技术因素　科学家认为人的衰退主要是由于细胞中的 DNA 损伤所致，当体内的干细胞干瘪之后，它就不再制造新细胞。这样，人体细胞的新陈代谢也就不能完成，老细胞越来越多，我们也就老了，直到去世。针对此项，大体有 3 种方法可以控制衰老：

（1）设计出基因开关和基因钟，以开关设定时的方式控制基因活性。

（2）未来可以像更换汽车零件一样更换人体有关器官。

（3）制造长命细胞，实际上俄罗斯的科学家已经通过给结缔组织细胞培养植入一种特殊基因的方式，从中成功分解出能使人类的寿命延长 3 倍的长命细胞。

（二）生活方式对寿命的影响

1. 健康的生活方式　体育锻炼是促进人类寿命延长的最有效手段。锻炼是体循环的好朋友，运动能使一个人保持肌肉的柔韧、身体平衡及匀称。在日常生活中，保持有规律的生活及适当持续洁净的性活动，都是益寿延年的最佳生活方式。而放纵自己行为的习惯，则是造成各类疾病及"人体亚健康"直至影响寿命的直接原因。有统计数字表明，由于腐朽生活方式导致的疾病和不利健康的生活方式影响而造成的死亡已占人类死亡率的 50％以上。比如，专家估计到 2020 年，每年有 840 万人将因吸烟死亡，而 20％～30％的肝病患者由于酗酒而结束生命。

2. **营养因素**　据报道在本世纪初，粮食缺乏使全球每年有 300 万以上的人死亡。但与营养不良所造成的死亡形成鲜明对比的是，每年同样有数以百万计的人死于暴食暴饮、营养过剩所造成的肥胖病。科学研究得出结论，一个人如果超出其应该具有的标准体质量的 15 kg 以上，那么将导致其寿命缩短 7 年左右。我国对 119 位百岁老人的调查结果表明，60％以上的老人既吃粗粮也吃细粮，74％的老人早晚喝粥，中午吃干饭。显然，低热量、低脂肪、低肉食和多种类的饮食习惯是增进人类长寿的最佳营养方案，节制饮食则可减少人体氧负荷，降低葡萄糖水平，从而降低疾病发病率等。

第六节　如何力争高寿

争取长寿是每人皆有的共同愿望。长期以来的原始想法就是生存时间的延长。随着时代的进步，现代的最佳长寿（optimal longevity）应当包括三方面的要求：生存时间长（living long），健康状态好（good health），生活质量良（quality of life）。如何争取长寿？

一、保持良好心态

生理科学告诉我们，身体健康的基本要求是保持机体内环境相对稳态（homeostasis），这有赖于正常的神经调节与神经体液调节。因此，心态因素十分重要。对湖北省百岁老人调查表明：性格开朗乐观、情绪稳定与处事宽容者占 95.5％，孤僻忧郁者仅 4.5％。脾气急躁、高傲好胜的人易患心血管病，因为他们容易大喜大怒，引起交感-肾上腺髓质系统过分活动，造成血压陡然上升，心率过快，可能导致心律失常、心绞痛，甚至心肌梗死或卒中；长期如此，通过神经内分泌紊乱，造成免疫系统失调，可能引起癌症发生。所以，加强自我调控、自我解脱，遇事采取冷静、大度、宽容、平等、和谐、协商解决，这样于人于己都是有益的。

二、确立健康生活方式

健康的生活方式是指衣、食、住、行、生活习惯、爱好、学习、工作严格按照科学的要求，进行合理安排。首先作息必须按时，尽量不要改动。因为生命活动的动力定型一旦建立，体内神经与内分泌系统活动自动随之配合进行。对于中老年人，任意时常改变作息规律，可能导致疾病发生。例如坚持午休，可以减少冠心病发生发展；坚持每天定时大便，能够降低结肠癌发病率。

戒除不良嗜好十分重要。我国卫生部发布的《中国吸烟危害健康报告》指出：吸烟者的平均寿命比不吸烟者缩短 10 年。现在吸烟者中，将来有一半会因吸烟提早死亡。而 60 岁、50 岁、40 岁或 30 岁时戒烟可分别赢得 3 年、6 年、9 年或 10 年的预期寿命。与持续吸烟者相比，戒烟者更少伴有疾病和残疾。但通过减少吸烟量，并不能降低吸烟者的患病与死亡的风险。因此，戒烟比不戒好，早戒比迟戒好。无论何时戒烟，均可获得更长的预期寿命。

酒精对人的损害，主要是中枢神经系统。它使神经系统从兴奋到高度的抑制，破坏神经系统的正常功能。过量的饮酒还会损害肝脏。长期大量饮酒，则可导致酒精性肝硬化、多发性神经炎、心肌病变、脑病变、造血功能障碍、胰腺炎、胃炎和溃疡病等，还可使原发性高血压的发病率升高；并可危及生殖细胞，导致后代智力低下。此外，常饮酒的人喉癌及消化道癌发病率明显增加。因此，限酒也是必要的。

三、适当限食

适当热量限制（饮食限制）指在提供生物体充分的营养成分如必需氨基酸、维生素等，保证生物体不发生营养不良的情况下，限制每日摄取的总热量 4184～6276 kJ（1000～1500 kcal）。大样本多种动物实验证明适当限制饮食，能够延长寿命，并推迟老年相关疾病的发生发展，包括脑萎缩、横纹肌减少、骨质疏松、心血管疾病、糖尿病、癌症、关节炎以及结肠疾病等。

实验研究证明大蒜中的活性成分能预防动脉粥样硬化和冠状动脉堵塞，降低胆固醇，减少血栓的形成，调节血糖和预防癌症。因此在进餐时适当配以大蒜是有益的。

此外，流行病调查资料表明：中老年人每天吃些坚果，患心脏病的概率可以降低 29%，患癌症的概率会降低 11%，可以有效降低死亡率。

四、保持良好睡眠

（一）睡眠的意义

睡眠是人们生命过程中复杂的节律性现象。人的一生大约 1/3 时间是在睡眠中度过。实验证明人可一个月或更长时间不进食而不丧命，但 10～14 天不睡就会死亡，由此可见睡眠非常重要。睡眠对健康的意义包括以下几方面：

（1）睡眠有利修复白天身体系统的耗损。因为大脑停止接收外界各种刺激，稳定了神经系统的内环境，抑制了细胞功能的毁损，使疲劳细胞得到休息，并修复已损的细胞功能。

（2）睡眠降低基础代谢率与体温，从而保存了能量。因为睡眠时物质与能量代谢的合成多于分解，从而补充与储备能量，为生命活动提供物质保证。

（3）睡眠有利内脏功能的调整与肌肉休整。

（4）睡眠有利适度的遗忘、记忆强化与智能运作。

（5）睡眠有利免疫系统维持正常功能。

上述生理意义的实现是松果体与下丘脑-腺垂体-肾上腺皮质轴完成的。

（二）睡眠时间

不同年龄的需求存在显著差异。新生儿 20～22 小时，成人约 8 小时，老人 60～70 岁约 9 小时，70～90 岁约 10 小时，>90 岁 10～12 小时。至于睡眠适宜时间，一般以每天夜间 9～10 点就寝，早晨 5～6 点起床为宜。并且坚持每天午睡，通常 0.5～1.5 小时。流行病学资料揭示午睡对预防高血压病与卒中也具有重要意义。美国抗癌协会大样本调查发现每天 7～8 小时睡眠的人平均寿命最长，<4.0 小时的人平均寿命最短。老人入睡较难，并且睡眠过程觉醒次数增多。老人的睡眠质量较差，这与脑功能逐渐降低密切相关。

五、进行适量运动

不同的人可根据自己的身体状况选择适宜的运动量。运动量是否适宜可根据下述表现确定：锻炼后有微汗、轻松舒畅感，脉搏 10 分钟内恢复，饮食科学、睡眠良好，次日体力充沛，说明运动量适当。如果锻炼后大汗淋漓，头昏眼花，胸闷胸痛，心悸气短，饮食、睡眠不佳，脉搏 15 分钟内不恢复，甚至整天比前一日快，次日感到周身乏力、缺乏运动欲望，则表明运动量过大。如果运动后身体无发热感，脉搏无明显变化，并在 3 分钟内恢复，说明运动量不足。做个有心人，在日常生活中做到适量运动并不难。如在家可以进行的体力活动：做一些扫地、抹桌椅等家务劳动；晚餐半小时后外出散步等。工作下班回家提前 2 站下车，步行回家。尽量不乘电梯走楼梯。看电视运动节目时，跟着做 10 分钟的体力活动。在电脑前工作时，不时转动肩或者脖子。每工作 1 小时，站起来运动 10 分钟。同事之间把开展某些体力活动作为工作之余的一项共同爱好。中国居民平衡膳食宝塔建议成年人每日进行相当于步行 6000 步以上的身体活动，如果身体条件允许，最好进行 30 分钟中等强度的运动。保健专家推荐简易的运动防栓法，非常实用，躺着就能做。这个方法就是踝泵练习；通过踝关节的运动，起到像"血泵"一样的作用，增强下肢的血液循环，预防血栓的形成。具体方法：双膝自然伸展，用尽全力勾脚 10 秒后再用尽全力绷脚，反复进行，在不引起疼痛的前提下，一般以 50～70 次为宜。务必注意每次勾脚与绷脚时，应当尽量达到最大幅度，但动作要尽可能缓慢柔和，双脚同时进行效果更佳。

养生专家认为，人的运动量应以每日少于 1 小时，每周 3～5 次为宜。适量运动是保持脑力和体力协调，预防与消除疲劳，延年益寿的一个重要因素。对待运动的科学态度是"贵在坚持，贵在适度"。为了不引起骨关节的损伤，中老年人通常不宜进行很强的短时间运动，而应选择低强度的适量运动以每次 20～40 分钟，每周 3～5 次为宜。适量运动有利保持脑力和体力协调，预防与消除疲劳，并促进延年益寿。

〔赵嘉惠　李邦涛　贺石林〕

参考文献

[1] 陈厚早，刘德培. 衰老的基础研究现状与干预策略［J］. 蚌埠医学院学报，2018，43：1261-1265

[2] 李家增，贺石林，王鸿利. 临床血栓病学［M］. 上海：上海交通大学出版社，2014，9

[3] 李贺，李玉明，周欣. 老人心血管系统变化及其对心血管系统疾病防治的影响［J］. 中国老年心脑血管病杂志，2009，11：389-391

[4] 童坦君，张宗玉. 衰老机制及其学说［J］. 生理科学进展，2007，38（1）：14-18.

[5] Lopez-Otin C, Blasco MA, Partridge L, et al. The hallmarks of aging［J］. Cell，2013，153：1194-1217

[6] Pinti M, Appay V, Campis J, et al. Aging of the immune system-focus on inflammation and vaccination［J］. Eur J Immunol，2016，46：2286-2301

[7] Childs BG, Gluscevic M, Baker DJ, et al. Senescent cells：an emerging target for disease of aging［J］. Nat Rev Drug，Discov 2017，16：718-735

[8] Lopez-Raming C, Valdivia LS, Protal JAR. Causes of pulmonary fibrosis in the elderly［J］. Med Sci，2018，58：1-14

[9] Liguori I, Russo G, Aran L, et al. Sarcepenia：assessment of disease burden and strategies to improve outcome［J］. Clin Interven Aging，2018，13：913-927

[10] Rhoads TW, Barhans MS, Chen VB, et al. Caloric restriction engages hepatic RNA processing mechanisms in rhesus monkeys［J］. Cell Metab，2018，27：677-688

第二章 老年血液病概论

由于各国卫生保健事业的发展，人们生活水平和健康保障水平日益提高，多种疾病的发病率和死亡率有所下降，因此人类的平均寿命逐渐延长，以致老年人在社会人群中的比例不断增加。但随之而来如何解决人口老龄化而带来的老年病包括老年血液病防治的一系列社会问题具有非常重要的意义。

一、老年血液病的定义、范围

老年血液病是指 60 岁以上的人所有原发于血液和造血组织的血液学异常为主要表现的疾病。

各种原因引起的血液和造血组织发生器质性或功能性异常，临床上可表现为各种血液病。这类血液病多有其独特的血液学发病原理和临床表现，称为原发性血液病。另一类是继发性血液病，是其他器官或组织的病变通过某些机制累及血液和造血组织而出现血液学方面的异常，这类血液病取决于原发病疾患。尚有少数疾病如败血症和骨髓炎，虽原发于血液和造血组织，但其发病原理和临床征象属于感染的范畴，又无突出的血液学特点，因而不能归入血液病的范畴。

二、老年血液和骨髓成分的正常值

（一）老年骨髓

骨髓中的多能造血干细胞具有向各种血细胞分化的能力。根据 177 例非血液病而突然死亡者进行骨髓活检，发现 10 岁以下儿童红髓细胞成分占 77.8%，而 70～79 岁的老年人仅占 28.9%。另一组报道正常成人胸骨骨髓有核细胞为（36～124）×10^9/L，老年人则低于 25×10^9/L。在骨髓涂片上，老年人各种细胞百分率及粒红比例与成人无显著差异，只是浆细胞及网状内皮细胞有增多趋势，粒系和红系可有成熟障碍，巨核系则无。其次是造血组织的储备功能减退。在应激情况下，成人的黄髓部分转变为红髓而恢复造血功能，但老年人这种黄髓应激能力减退。

（二）红细胞计数和血红蛋白浓度

健康老年人的红细胞计数和血红蛋白浓度与非老年成人的正常值大致相同，据国外统计资料报道，60 岁以上男性平均血红蛋白浓度在 124～149 g/L，血红蛋白浓度相对较低者一般是高龄的老年人；女性平均血红蛋白浓度在 117～138 g/L，但其随年龄增长而下降的趋势较男性为小。2004 年美国公布第三次全国健康与营养调查（NHANESⅢ）65 岁以上人群贫血状况结果，根据 WHO 贫血标准（男 Hb＜130 g/L；女 Hb＜120 g/L），NHANESⅢ的资料显示：11％的男性和 10.2％的女性患有贫血。尽管在＜75 岁的人群中女性贫血的发生高于男性，但 75 岁的人群中男性较女性贫血发生率高 5％，在 75 岁以上年龄组也是男＞女。关于我国健康老年人红细胞数及血红蛋白尚无统一标准，与国外同龄老年人相比数值偏低，一般认为老年人血红蛋白量＜110 g/L，红细胞数＜3.5×10^{12}/L，血细胞比容＜35％，即可诊断为贫血。

（三）白细胞计数、分类及淋巴细胞的情况

多数作者认为老年人白细胞计数和分类均无明显变化，但有人报道 65 岁以后白细胞数有减少的趋势。对老年人淋巴细胞中 T 淋巴细胞和 B 淋巴细胞的比例有无改变，看法尚不一致。有的作者认为在 75 岁以上的老年人中两者比例未发现有明显改变，但另一些报道则发现有 T 淋巴细胞的减少和 B 淋巴细胞的增加。有些实验提示老年人的 T 淋巴细胞功能有缺陷，但血清免疫球蛋白浓度并不下降，在高龄的老年人中血清 IgG 反有增高的趋势。老年人免疫的特异抗体的产生仍保持正常。一般认为老年人感染时白细胞增高不像青年人那样明显，白细胞总数常正常而杆状核增加。在一组老年支气管肺炎 50 例的报道中，白细胞数在（4～16.2）×10^9/L，大多数在（9～12）×10^9/L；中性粒细胞占 60％～90％，常有核左移，即使在白细胞不增高的患者亦有核左移现象。在一组对细菌致热原的白细胞反应的研究中，发现 70 岁以上的老年人，其白细胞总数和中性粒细胞百分数的增加均明显的低于年轻人。上述现象均提示老年人的骨髓粒细胞储藏量减少，而白细胞的功能还是正常的。但也有学者认为老年人骨髓中性粒细胞储存量减少、释放缓慢，但循环中性粒细胞数目无明显变化，不过粒细胞对细菌的趋化、吞噬和杀灭作用降低，这是老年人易感染的重要原因。

（四）血小板与凝血因子浓度

多数学者认为老年人的血小板数与青壮年无明显差别，但其功能亢进。但也有学者指出血块退缩时间在老年人有所延长，可能由于血浆纤维蛋白原增加所致。多数报告指出老年人的毛细血管脆性增加。在凝血因子方面，血液学研究者一致认为老年人的血浆纤维蛋白原浓度是升高的；Antonini 等报道 21 例 60～91 岁的老年人平均为 4.85 g/L，Schulz 报道 101 例 60～69 岁的老年人平均为 4.71 g/L。因子Ⅷ的水平也随着年龄增长而增加，男性从 17～29 岁的 101％增至 60～90 岁的 132％，女性则从 89％增至 105％。有报道指出老年人血浆Ⅶ和Ⅹ因子亦升高，而 ATⅢ合成和分泌减少，这就是老年人存在嗜血栓倾向（高凝状态）的原因。

三、老年血液病的特点

血液系统由血液和造血组织组成，老年人在这方面出现的生理病理性变化都会影响老年血液病诊治及其预后。由于老年人生理上的变化，身体功能衰退，应变能力降低，修复能力下降，急慢性损伤及后遗症也随之增多。因此，老年血液病临床表现与

常人不同，全面了解和总结老年血液病的特点，对提高老年血液病的诊疗具有很大的现实意义。

（一）老年血液病以获得性为主

临床所见的老年血液病多为获得性，主要由于老年人退行和衰老过程导致机体结构与功能变化所致，先天性或遗传性血液病均少见，故从略。

1. 老年人造血功能下降

（1）骨髓造血功能减退：随着年龄增长，骨髓体积逐渐减小，有造血功能的红骨髓亦随之减少，超过 70 岁老人的造血组织可减少 50%，80 岁时仅为成年人的 29%，大部分骨髓被脂肪和结缔组织所取代。骨髓中多能造血干细胞也随年龄增长而减少。支持多能造血干细胞自我复制、增生和分化的造血微环境（如骨髓血管系统、神经系统、网状纤维等）亦随着老化发生退化。

（2）其他因素对造血功能的影响：骨髓中各系血细胞的生成与多种造血调节因子有关，如促红细胞生成素、粒细胞集落刺激因子、血小板生成素等。老年人调节生长因子产量下降，对应激造血反应也减弱。此外，某些内分泌激素尤其是睾酮分泌减少影响红系干细胞的分化成熟，使红系细胞生成减少继而产生贫血。

2. 胃肠功能减退 胃酸缺乏，对营养物质（如铁、叶酸、维生素 B_{12} 等）吸收较差；另外，食欲降低、膳食失衡等也将影响营养物质的吸收而致营养不良。这些都有可能引起巨幼细胞贫血和缺铁性贫血等。在我国老年巨幼细胞贫血中恶性贫血较罕见，但有些地区营养性巨幼细胞贫血并不少见，也可继发于药物、酒精性肝硬化等因素所引起，因此对于老年巨幼细胞贫血应结合临床资料综合分析。若临床采用维生素 B_{12}、叶酸治疗效果不满意者，应警惕潜在的恶性肿瘤的可能。老年缺铁性贫血是老年贫血最常见的类型，可占贫血中的 20%～50%。缺铁性贫血诊断时，应注意有无明显或隐匿的慢性失血，如消化道、痔疮失血较多见，而胃肠道肿瘤特别应排除，如为女性应警惕妇科肿瘤所致的失血。

3. 出凝血功能异常

（1）血小板功能异常在老年人中大多数也继发于其他疾病或药物，常见疾病包括尿毒症、肝病、血小板增多症等。阿司匹林、双嘧达莫、氯贝丁酯等常引起血小板质的缺陷，主要影响血小板的释放功能而抑制血小板聚集。如老年人血小板减少性紫癜特发性也少见，常为继发性。有人报道 70 岁以上有血小板减少者达 25%。继发性血小板减少症以药物引起最多见，其次为感染、肿瘤、急慢性白血病、结缔组织病、肝硬化、甲状腺功能亢进症等。发病机制有骨髓抑制、直接毒性作用、免疫机制等。

（2）老年人皮下脂肪减少，毛细血管脆性增加，结缔组织呈退行性变，致使皮下组织松弛，血管缺乏支持而易于出血。由于毛细血管的缺陷与血小板量和质的改变及凝血功能紊乱有关，表现有出血和凝血状态的异常，与中青年相比，老年人出血性疾病有其特点，即大多为后天获得性因素所致或继发于其他疾病，先天性极少见。常见的出血性疾病有血管性紫癜（又称老年性紫癜）、血小板异常及凝血因子异常；其次为药物性紫癜，如青霉素、磺胺类药等。

（3）老年人凝血因子异常主要为继发性凝血因子异常及循环血液中抗凝物质增多：①继发性凝血因子异常见于维生素 K 缺乏症、严重肝病、抗凝血药治疗、继发性低纤维蛋白血症（肝病、DIC）等。对患有严重肝病、完全阻塞性黄疸、胆瘘、吸收不良综合征、大便秘结长期服用矿物油润滑剂及抗凝血药治疗的老年人，尤其注意维生素 K 缺乏而导致出血倾向。②抗凝物质增多，老年人很少有先天性出血性疾病，但可由于类风湿关节炎、支气管哮喘、结肠炎、癌症和青霉素过敏而产生第 Ⅷ 因子抑制物（获得性血友病 A）。另有人报道在无潜在疾病的老年人中均发现第 Ⅷ 因子、第 Ⅴ 因子的抑制物存在。这些均导致老年人易出血。

由于遗传因素、饮食结构与生活方式不同，我国血栓性疾病发病率低于欧美国家，但我国人口众多，实际发病人数则相当可观。流行病学调查表明，30 岁以后，血栓性疾病发病率随增龄而升高，老年人发病率明显高于青年人。

（二）老年血液病易发生感染

老年人造血组织的储备功能减退。在应激情况下，成人的黄髓部分转变为红髓而恢复造血功能，但老年人这种黄髓应激能力减退。老年人骨髓中性粒细胞储存量减少、释放缓慢，虽然循环中性粒细胞数目无明显变化，但粒细胞对细菌的趋化、吞噬和杀灭作用降低，这是老年血液病易感染的重要原因。

（三）老年血液病症状不典型，易误诊误治

老年人由于反应迟钝、注意力不集中、病情进展缓慢，血液学异常引起的临床症状常常不典型，易被忽略或导致误诊。如老年人贫血时皮肤、黏膜的表现不典型，主要是由于老年人常有皮肤色素沉着，眼睑结合膜充血，使皮肤、黏膜色泽与贫血程度不呈平行关系；又如老年人贫血多表现在心血管、脑器官的症状，如乏力、呼吸困难、心动过速、心前区疼痛、眩晕。而老年人又常患心脑血管病，上述症状的出现常认为是心脑血管病所致，而忽略贫血的检查及诊断。所以对老年人贫血应特别重视血常规的检查。老年继发性贫血者，由于老年人抵抗力、免疫力低，易患各种疾病，而这些疾病又极易引起贫血，如恶性肿瘤，一般肝癌、肺癌、乳腺癌的贫血程度较轻，而消化道肿瘤贫血则较重，多在早期即可出现贫血，常易误诊为缺铁性贫血。

老年人急性白血病的临床表现与成年人稍有不同，起病缓慢，临床表现不如中青年人典型，常确诊较晚，皮肤表现较多。骨髓检查低增生型多见，常易误诊为再生障碍性贫血，对于这类白血病患者最好做骨髓活体组织检查。

多发性骨髓瘤（MM）发病年龄中绝大多数患者＞40 岁，中位数发病年龄欧美患者为 65 岁，国内统计发病年龄与欧美比较稍提前。男性发病多于女性。近 25% 的老年 MM 患者细胞遗传学危险分层为高危组。高危细胞遗传学异常包括 del（17p）、t（4；14）、t（14；16）。其病程缓慢，表现多样化，早期误诊率较高，常误诊为老年骨质疏松、慢性肾炎、肥大性脊椎炎、腰肌劳损、再生障碍性贫血等。MM 骨痛的好发部位为腰背、腰骶部，对顽固性腰痛的老年人要特别警惕多发性骨髓瘤。多发性骨髓瘤易引起反复感染，因此，对反复感染的老年患者要像警惕糖尿病一样注意排除多发性骨髓瘤。此外，高黏滞综合征引起的中枢神经和心血管系统的症状常类似于高血压、冠心病的表现，所

以对于出现心、脑血管疾病症状的老年人，同样要警惕多发性骨髓瘤。

慢性淋巴细胞白血病（CLL）多见于老年人，60～80岁为发病高峰，起病隐匿，病程缓慢，临床症状不典型，20%患者因无临床症状和体征，常由于血常规检查发现有异常，出现贫血与出血常在晚期，常并发有自身免疫性溶血性贫血。由于病程进展缓慢，不宜强烈处理，患者一般数月至数年内病情均较稳定。

（四）治疗耐受性差，药物易过量或蓄积

老年患者是异质性群体，他们的身体功能脆弱，一般会有多种共存病，如糖尿病、肾功能不全、心脏病等，因此对治疗的耐受性较差。加之老年人肝血流减少、结构改变均会导致细胞色素P450酶氧化还原作用活性下降。肾血流减少，肾小球滤过率下降，均会导致抗栓药物排出减少。临床对高龄患者肾功能评估不能仅依靠血肌酐水平，还应计算肾小球滤过率，否则会高估肾功能，导致药物过量或蓄积。老年脏器功能衰退，将影响药物吸收、分布、代谢和排泄。胃肠运动功能减退，若药物应用不当，还会导致胃肠功能紊乱，影响对药物的吸收。肝肾功能减退导致药物经肝代谢能力下降、肾排泄减少，从而使药物半衰期延长，发生药物蓄积，是影响高龄患者药物应用的重要因素。同时，血浆蛋白水平明显降低，药物的蛋白结合率下降，游离药物浓度增加，也易导致药物蓄积。所以老年患者接受治疗之前需进行系统评估：①年龄、共存疾病、身体耐受情况和残疾情况；②根据功能障碍分度，选择最佳治疗方案，调整用药剂量；③加强支持治疗。

如骨髓增生异常综合征（MDS）表现者多见于中年以上患者。食欲差、心悸、呼吸困难等非特异症状出现较多，而肝、脾、淋巴结肿大，出血等特异性症状相对较少。从确诊到死亡的期限较短，主要由于对化疗较不耐受，故疗效较差，仅少数可以得到较长时间的缓解。因此在治疗上应个体化，宜中小剂量化疗，同时加强支持治疗。

又如急性髓系白血病（AML）65～70岁年龄段是发病高峰期，与年轻AML患者相比，老年AML患者多存在预后不良的相关因素。前驱血液病史、继发性AML和治疗相关性AML的类型很常见，同时老年AML患者的化疗耐受性差，常伴淋巴细胞系抗原表达（如$CD7^+$）、多药耐药基因（MDR）表达高及脏器储备功能降低等。上述因素致使老年AML患者的化疗相关死亡率高，复发率高，达CR时间长，重症感染发生率高等，治愈率低于10%。

慢性粒细胞白血病（CGL）好发于中年人，但老年人中亦有此病。老年人慢性粒细胞白血病的临床表现大多仍很典型，与中青年无差别，但少数老年患者肝脾大较轻。老年人外周血白细胞增高程度较轻、血小板数量异常者较多见，常合并其他疾病的多，且成熟中性粒细胞的碱性磷酸酶活性可升高。因此，老年慢性粒细胞白血病患者在抗白血病治疗中易引起骨髓抑制，故药量要酌情减少。

恶性淋巴瘤之一的霍奇金淋巴瘤发病率有两个高峰，其一即在70岁以上，老年人患此病者并不少见。高龄患者本病进展快，临床表现较重，生存期较短（在女性尤为突出），对放射、药物治疗的疗效也较差。但近年来淋巴瘤的治疗有了较大的进展，部分患者的疗效较好。故对局部原因不明的淋巴结肿大，应争取尽早做淋巴结活检，明

确诊断，及早治疗，以争取较满意的疗效。

〔彭　捷　祝　焱　谢兆霞〕

参考文献

［1］邓家栋，杨崇礼，杨天楹，等. 临床血液学［M］. 上海：上海科学技术出版社，2001.

［2］Stauder R，Valent P，Theurl I. Anemia at older age：etiologies，clinical implications，and management［J］. Blood，2018，131：505-514

［3］朱宏丽，许家仁. 老年贫血的特点及处理［J］. 中华保健医学杂志，2009：411-416

［4］李宇，杨萍，陈玉菲，等. 城市老年贫血现状及病因分析［J］. 中国医学创新，2016，13（24）：67-69

［5］Gonzales GF，Fano D，Vásquez-Velásquez C. Diagnosis of anemia in populations at high altitudes［J］. Rev Peru Med Exp Salud Publica，2017，34（4）：699-708

［6］肖霞. 老年人急性白血病的老年综合评估［J］. 白血病·淋巴瘤. 2017（10）：631-633

［7］刘辉，王婷，白洁菲. 老年人急性髓性白血病诱导治疗的决策［J］. 中华老年医学杂志，2017，36（12）：1279-1282

［8］张伟，方芳，何颖，等. HCT-CI评分指导老年性急性髓系白血病治疗选择［J］. 中国实验血液学杂志，2017，25（2）：387-392

［9］王婧，孙超，郭宏锋，等. Charlson指数评估老年多发性骨髓瘤患者预后的价值［J］. 江苏医药，2017（12）：848-851

［10］陈旭娇，严静，王建业，等. 老年综合评估技术应用中国专家共识［J］. 中华老年医学杂志，2017（5）：471-47

第三章　血液系统疾病常用药物

第一节　抗贫血药

贫血是血液科临床常见的综合征，引起的病因很多，大致可分为三类：第一类为造血不良性贫血，如缺铁，缺叶酸或维生素 B_{12} 等，以及造血功能障碍；第二类为红细胞破坏过多引起的溶血性贫血；第三类为失血性贫血。根据病因可选用以下常用的抗贫血药物。

琥珀酸亚铁（Ferrous Succinate）

【别名】　速力菲。

【制剂】　片剂：0.1 g。

【作用用途】　铁是人体必需的元素，正常人体内总铁量 3～5 g。铁是红细胞合成血红素必不可少的物质，缺铁时血红素合成减少，红细胞中血红蛋白减少，使红细胞体积较正常小，故为小细胞低色素性贫血。用于慢性失血（月经过多、痔疮出血、子宫肌瘤出血、钩虫病失血等）、营养不良、妊娠及儿童发育期需要量增加等引起的缺铁性贫血等。用药后 1 周网织红细胞增多、血红蛋白上升，4～8 周可恢复至正常，由于恢复体内正常储铁量需较长时间，血红蛋白正常后需继续服 3～6 个月。

【用法用量】　餐后口服：0.1～0.2 g/次，3 次/d。

【不良反应】　偶有轻度胃肠不适。

【警示】　服药后 2 小时内忌饮茶及含鞣酸类的食物和带酸涩味的水果。细菌感染患者应暂停用药。

乳酸亚铁（Ferrous Lactate）

【别名】　尤尼雪。

【制剂】　胶囊剂：0.15 g/粒。

【作用用途】　本品作用同琥珀酸亚铁，但乳酸亚铁吸收率高，可作为铁元素的补充剂，用于治疗缺铁性贫血。

【用法用量】　口服：0.3 g/次，3 次/d。

【不良反应】　偶有上腹部不适、食欲减退、恶心呕吐等胃肠道症状，餐后服用可减少胃肠道反应。

【警示】 服药后 2 小时内忌饮茶及服用含鞣酸类较多的食物。长期服用，可使机体内铁过多，而引起慢性含铁血黄素沉着症。服用本品后，可使大便变黑，较大剂量时可干扰大便的隐血试验，停药后消失。

硫酸亚铁缓释片

【别名】 维铁缓释片，福乃得。

【制剂】 膜衣片剂。本品为复方制剂，每片含硫酸亚铁 525 mg、维生素 B_{12} 25 μg、维生素 B_6 5 mg、维生素 B_2 6 mg、维生素 B_1 6 mg、泛酸钙 10 mg、烟酸胺 30 mg、维生素 C 500 mg。

【作用用途】 本品为一特殊剂型，能控制释放硫酸亚铁。为一塑胶体，结构似多孔海绵。硫酸亚铁装在塑胶体孔内，服后在胃中吸收，到达十二指肠时才将铁质释放而吸收，并能减少对胃的刺激。维生素 C 可减少硫酸亚铁氧化成硫酸铁，提高对铁的吸收，另外制剂中含有多种维生素 B 以利于增强造血功能。主要用于治疗缺铁性贫血。

【用法用量】 口服：1 片/d，连服 4~6 周。

【不良反应】 ①对胃肠道黏膜具有刺激性，可引起恶心、呕吐、上腹痛、腹泻、便秘等，餐后服可减少肠道反应。大量口服可致急性中毒，出现胃肠道出血、坏死，严重时可引起休克，应立即抢救。②血红蛋白沉着症；含铁血黄素沉着症及非缺铁性贫血；肝、肾功能严重损害；对铁剂过敏者慎用。

【警示】 ①下列情况慎用：酒精中毒、肝炎、急性感染、肠道炎症、胰腺炎及消化道溃疡；②餐后或餐时服用，以减轻胃部刺激；③与制酸药、磷酸盐类、含鞣酸的药物或饮料、西咪替丁、去铁胺、二巯丙醇、胰酶、胰脂肪酶合用，影响铁的吸收；与稀盐酸、维生素 C 合用，有助于铁的吸收；与四环素类氟喹诺酮、青霉胺、锌制剂等同服，可妨碍铁的吸收；本品可减少左旋多巴、卡比多巴、甲基多及喹诺酮类药物的吸收。

维生素 B_{12} （Vitamin B_{12}）

【别名】 氰钴胺（Cyanocobalamin）。

【制剂】 ①片剂：每片 500 μg。②注射剂：每支 500 μg。

【作用用途】 维生素 B_{12} 参与体内甲基转换及叶酸代谢，促进 5 -甲基四氢叶酸变为四氢叶酸，当维生素 B_{12} 缺乏时，可致叶酸缺乏，导致 DNA 合成障碍，影响红细胞的成熟。维生素 B_{12} 与叶酸缺乏所致的贫血细胞形态学改变基本相似。本品还影响甲基丙二酸转变为琥珀酸参与三羧酸循环。此作用关系神经髓鞘脂的合成及维持鞘神经纤维功能完整，维生素 B_{12} 缺乏时神经损害可能与此有关。主要用于治疗恶性贫血，并与叶酸合用，治疗巨幼细胞贫血，抗叶酸药引起的贫血，神经系统疾病（如神经炎、神经萎缩），肝脏疾病等。

【用法用量】 ①口服：成人 250~500 μg/次，1~3 次/d。②肌内注射：500 μg/d。

【警示】 可致过敏反应，甚至过敏性休克，不宜滥用。

腺苷钴胺

【别名】 辅酶维 B_{12}，辅酶维生素 B_{12}。

【制剂】 ①片剂：每片 0.25 mg。②注射剂：每支 0.5 mg/mL。③冻干粉针剂：每支 0.5 mg，1.0 mg，1.5 mg。

【作用用途】 本品主要用于巨幼细胞贫血、营养不良性贫血、妊娠期贫血，也用于神经性疾患如多发性神经炎、神经根炎、三叉神经痛、坐骨神经痛、神经麻痹、营养性神经疾患以及放射线和药物引起的白细胞减少症。

【用法用量】 ①口服：成人 0.5～1.5 mg/次，1.5～4.5 mg/d。②肌内注射：0.5～1 mg/次，1 次/d。

【不良反应】 口服偶可引起过敏反应；肌内注射偶可引起皮疹、瘙痒、腹泻、过敏性哮喘，长期应用可出现缺铁性贫血。

【警示】 ①本品注射用制剂遇光易分解，启封或稀释后要尽快使用。②治疗后期可能出现缺铁性贫血，应补充铁剂。③氯霉素、考来烯胺可减少本品吸收。④不宜与氯丙嗪、维生素 C、维生素 K 等混合于同一容器中，与葡萄糖注射液有配伍禁忌。⑤不能与对氨基水杨酸钠并用。

甲钴胺

【别名】 弥可保，Methycobal。

【制剂】 注射剂：每支 500 μg（1 mL）。

【作用用途】 本品用于治疗缺乏维生素 B_{12} 引起的巨幼细胞贫血，也用于周围神经病。

【用法用量】 肌内注射或静脉注射。①成人巨幼细贫血：通常 500 μg/次，每日或隔日 1 次。给药约 2 个月后，可维持治疗，500 μg/次，每 1～3 个月 1 次。②周围神经病：通常成人 500 μg/次，1 次/d，3 次/w，可按年龄、症状酌情增减。

【不良反应】 偶见皮疹、头痛、发热感、出汗，肌内注射位疼痛和硬结。可引起血压下降、呼吸困难等严重过敏反应。

【警示】 ①避免同一部位反复注射；避开神经分布密集的部位；针扎时局部剧痛，或有血液逆流的情况，应立即拔出针头，换部位注射。②如果用药 1 个月以上无效，则无须继续使用。

叶酸 (Folic Acid)

【别名】 维生素 M，维生素 BC。

【制剂】 ①片剂：5 mg/片。②注射剂：15 mg/支。

【作用用途】 叶酸为细胞生长和分裂必需的物质，在体内被叶酸还原酶及二氢叶酸还原酶还原为四氢叶酸，四氢叶酸是甲基、甲烯基等一碳单位的传递体，参与体内核酸和氨基酸的合成，并与维生素 B_{12} 共同促进红细胞的生长和成熟。本品用于治疗巨幼细胞贫血，尤其适用于营养不良贫血，婴儿期及妊娠期叶酸需要量增加所致的巨幼细胞贫血。用于治疗恶性贫血时，虽可纠正异常的血常规，但不能改善神经损害症状，

故必须加用维生素 B_{12}，剂量可酌增。

【用法用量】 ①口服：5～10 mg/次，3 次/d。②肌内注射：10～20 mg/次。

【不良反应】 ①不良反应较少，罕见过敏反应。②营养性巨幼细胞贫血常合并缺铁，应用时补充铁剂及其他 B 族维生素。③大剂量叶酸能拮抗苯巴比妥、苯妥英钠和扑米酮的抗癫痫作用，可使癫痫发作次数增多。

司坦唑醇（Stanozolol）

【别名】 康力龙。

【制剂】 片剂：2 mg/片。

【作用用途】 本品为睾丸素的衍生物，蛋白同化作用较强，为治疗再生障碍性贫血（简称再障）的最常用药物之一，能促进肾产生红细胞生成素。直接对骨髓造血干细胞和祖细胞有刺激作用，对再障患者不仅刺激红系生成，对粒系也有刺激作用，对巨核系生成刺激作用较弱。临床主要用于治疗再障及阵发性睡眠性血红蛋白尿、骨髓纤维化等。

【用法用量】 口服：2 mg/次，3 次/d。

【不良反应】 服药初期颜面、下肢可能出现浮肿，继续用药可自行消退；长期使用可有肝功能损害、痤疮、男性化反应等。

【警示】 肝、肾功能不全慎用，前列腺癌及孕妇禁用；再障患者需长期服药至少 6 个月以上。

十一酸睾酮（Testosterone Undecanonate）

【别名】 安雄，安特尔。

【制剂】 ①胶囊剂：40 mg/粒。②注射剂：250 mg/2 mL。

【作用用途】 本品为睾酮衍生物，作用持续时间长，是一种长效制剂，用于再生障碍性贫血、阵发性睡眠性血红蛋白尿、骨髓纤维化等。

【用法用量】 ①口服：起始剂量 120～160 mg/d，连服 2～3 周。维持剂量 40～80 mg/d。②肌内注射：首次 1 g，以后 500 mg/次，每半个月 1 次。

【不良反应】 可引起与男性化有关的不良反应，如多毛、痤疮等。

【警示】 前列腺癌、肝肾功能不全及孕妇、哺乳期禁用。

丙酸睾酮（Testosterone Propionate）

【制剂】 注射剂：25 mg/mL，50 mg/mL。

【作用用途】 本品主要通过肝代谢，其主要代谢产物为雄酮和原胆烷醇酮，可与葡萄醛酸和硫酸结合而以 17 酮类固醇形式由尿中排出。主要用于再生障碍性贫血，并可用于月经过多的治疗。

【用法用量】 肌内注射：①再障。每日 50～100 mg/次，1 次/d，连用 6 个月以上。②月经过多或子宫肌瘤，功能失调性子宫出血。25～50 mg/次，1 次/d，共 3～4 次。

【不良反应】 可有男性化不良反应如痤疮、多毛，妇女可有月经紊乱，可使儿童骨骺过早融合，加速骨成熟，导致生长障碍。

【警示】 有过敏反应立即停药，肝、肾功能不全者慎用，前列腺癌及孕妇忌用。

苯丙酸诺龙（Nandrolone Phanylpropionate）

【制剂】 注射剂：10 mg/mL，25 mg/mL。

【作用用途】 本品为蛋白同化激素，蛋白合成作用较强，为丙酸睾酮的12倍，而男性化作用为丙酸睾酮的1.5倍，能促进蛋白质合成和抑制蛋白质异生，并有使钙磷沉积和促进骨组织生长，刺激骨髓造血等。用于治疗再生障碍性贫血、子宫出血等。

【用法用量】 肌内注射：治疗再障贫血25～50 mg/d，常用剂量25 mg/次，1次/w。

【不良反应】 妇女使用后可有轻微男性化及月经紊乱，长期应用可致水钠潴留、肝脏损害。

【警示】 定期复查肝功能及胆固醇。肝病、肾病、高血压、前列腺癌患者及孕妇禁用。

达那唑（Danozol）

【制剂】 ①片剂：0.1 g。②胶囊剂：0.1 g，0.2 g。

【作用用途】 本品为一种合成的17-烷基化雄性激素，男性化作用弱。在治疗量情况下，与雄激素受体有较高的亲和力，形成药物-受体复合物进入核内，引起特异性RNA合成。与性激素结合蛋白结合，增加游离睾酮水平，导致雄激素样作用增强。并能作用于卵巢影响雌激素合成，使体内雌激素水平下降。用于治疗原发性血小板减少性紫癜，其机制可能与抑制T淋巴细胞功能，使抗体产生减少，同时减少单核吞噬细胞系统上Fc（IgG）受体有关。临床也用于治疗自身免疫性溶血性贫血。

【用法用量】 口服：0.2 g/次，2～3次/d，2个月为1个疗程。

【不良反应】 可引起体重轻度增加、痤疮、水肿、声音变粗、肝功能损害、月经改变。

【警示】 严重肝、肾、心功能不全患者及严重高血压、癫痫禁用，哺乳期慎用。

左旋咪唑（Levamisole）

【制剂】 片剂：25 mg，50 mg。

【作用用途】 本品为常用驱肠寄生虫药。作为一种免疫调节剂，20世纪70年代末期用以治疗慢性再障。本品可激活磷酸酯酶，使细胞内环磷酸腺苷刺激吞噬作用。对抑制性T淋巴细胞无明显影响。其治疗慢性再障机制可能是通过增强辅助性T淋巴细胞功能，调节机体细胞免疫而起作用。

【用法用量】 口服：50 mg/次，3次/d，每周连服3日。

【不良反应】 可有头昏、恶心、呕吐、腹痛，偶有肌肉酸痛、全身不适等流感样症状，也可有粒细胞减少，肝功能损害。

【警示】 肝炎活动期禁用，肝、肾功能损害者及妊娠早期慎用；与司坦唑醇（康力龙）联合应用效果好。

维生素 E（Vitamin E）

【别名】 生育酚。

【制剂】 ①片剂：0.1 g。②注射剂：5 mg/mL，50 mg/mL。

【作用用途】 本品为脂溶性维生素，参与体内多种代谢过程，有增强细胞抗氧化作用。在核酸代谢及红细胞生成中起重要作用。能保护细胞膜不被氧化破坏，防止红细胞破裂产生溶血。促进核酸代谢及红细胞生成。改善冠状动脉循环，溶解凝血块，促进血管壁瘢痕修复等。适用于治疗阵发性睡眠性血红蛋白尿、巨幼细胞贫血及早产儿溶血性贫血等。

【用法用量】 ①口服：0.1~0.4 g/次，2~3 次/d。②肌内注射：5~50 mg/次，1 次/d。

【不良反应】 长期大量应用可引起恶心、呕吐、头痛、眩晕、视物模糊、月经过多、闭经等。个别患者可产生低血糖、血栓性静脉炎、凝血酶原降低。用量<300 mg/d。长期服用时，可能引起出血、高血压、荨麻疹、生殖功能障碍、糖尿病和心绞痛加重，甚至可导致乳腺癌。

维生素 B_6（Vitamin B）

【别名】 吡多辛，吡多醇。

【制剂】 ①片剂：10 mg，20 mg。②注射剂：20 mg/mL，100 mg/2 mL。

【作用用途】 维生素 B_6 在体内与 ATP 经酶作用生成具有生理活性的磷酸吡哆醛和磷酸吡哆胺，是某些氨基酸的氨基转移酶、脱羧酶及消旋酶的辅酶，参与许多代谢过程。维生素 B_6 对于放疗及化疗引起的呕吐有一定疗效，可能由于上述患者体内蛋白质分解，血中氨基酸过多，刺激催吐化学感受区而引起的呕吐，而维生素 B_6 可促进氨基酸代谢使症状减轻。维生素 B_6 是血红素合成所必需的一种维生素，环形铁粒幼细胞贫血是由于血红素生物合成障碍、线粒体内铁的蓄积。由于有核红细胞内线粒体是环绕着细胞核排列，故线粒体内蓄积的铁围绕着细胞核排列而成环形。适用于铁粒幼细胞性贫血、骨髓增生异常综合征、难治性贫血伴铁粒幼细胞贫血（MDS-RAS），化疗和放疗引起的恶心、呕吐，血红蛋白缺陷所致的贫血、白细胞减少症。

【用法用量】 ①铁粒幼细胞贫血：口服 50~300 mg/d；静脉滴注 50~100 mg/d。②放疗和化疗引起的恶心呕吐：口服 20~100 mg/d。③血红蛋白缺陷所致的贫血：口服 50~150 mg/d。④白细胞减少症：50~100 mg 加入 5％葡萄糖注射液 20 mL 中静脉注射，1 次/d。

【不良反应】 过量可引起头痛、腹痛，罕见过敏反应，长期应用可抑制抗凝系统。

【警示】 与左旋多巴合用时可降低左旋多巴药效。

重组人促红细胞生成素

（Recombinant Human Erythropoietin, rhEPO）

【别名】 红细胞生成素，促红细胞生成素，促红素、恰泼津、利血宝。

【制剂】 注射剂：2000 U/mL，4000 U/mL，10000 U/mL。

【作用用途】 本品由 165 个氨基酸组成，由重组 DNA 技术产生。能够刺激红系祖细胞分化，也可促使组织红细胞自骨髓向血中释放，进而转化为成熟红细胞。

【适应证】 肾功能不全合并的贫血，艾滋病或因治疗引起的贫血及风湿性疾病引起的贫血等。为择期手术储存自体血而反复采血的患者，同时应用本品可预防贫血的发生。恶性肿瘤伴发的贫血是否采用本品仍有争议，有报道 rhEPO 可促进肿瘤生长，缩短肿瘤患者寿命，应慎用。慢性肾功能不全患者静脉或皮下注射本品，达峰时间分别为 15 分钟及 5～24 小时，峰浓度可维持 12～16 小时，清除半衰期为 4～13 小时，且随用药时间的延长而缩短。起效时间：网织红细胞计数升高为 7～10 日，而红细胞计数、血细胞比容及血红蛋白回升通常需要 2～6 周。

【用法用量】 静脉或皮下注射：①初始剂量。每日 50～100 U/kg，3 次/w。若 8 周后血细胞比容提高不足 5%～6%且仍低于 30%～33%，可将日剂量再提高 25 U/kg。若血细胞比容 2 周内提高超过 4%，则需减量；若血细胞比容达到或超过 36%，则需停药，待降至要求范围后再开始用药，可将原日剂量减少 25 U/kg。如果应用 4 周，网织红细胞、血红蛋白无明显增加，可稍增加剂量。②维持剂量。达到预期疗效后，可将 EPO 逐渐减量。每 4 周或更长时间减少日剂量 25 U/kg，直至维持血细胞比容在 30%～33%、血红蛋白 100～120 g/L 的最低剂量。

【不良反应】 ①常见高血压、心动过速、头痛、胸痛、肌痛、骨关节痛、水肿、疲乏、恶心及呕吐。②偶见气短、流感样症状、一过性脑缺血或脑血管意外。③罕见高钾血症，适当调节饮食及给药剂量。

【警示】 需冷藏于 2 ℃～8 ℃，不可冷冻或振荡，需遮光保存。

再造生血片

【制剂】 片剂：0.35g。

【作用用途】 本品由人参、鹿茸、黄芪、阿胶等组成，具有滋阴补肾、补益生血、活血止血等功用。用于再障、缺铁性贫血、白细胞减少症。本品暂未见毒性及不良反应。

【用法用量】 口服：5 片/次，3 次/d，1～3 个月为 1 个疗程。用于再障不少于 3 个月。

复方皂矾丸

【制剂】 丸剂：0.2 g。

【作用用途】 本品由西洋参、海马、皂矾等组成，具有温肾健髓、益气养阴、生血止血之功效。用于再障、白细胞减少症、血小板减少症、骨髓增生异常综合征及恶性肿瘤放疗、化疗引起的骨髓损伤血细胞减少症。

【用量与用法】 口服：7～9 丸/次，3 次/d。

【不良反应】 少数病例初服本品有轻微消化道反应，减量服用，即可耐受。

〔秦　忆　谢兆霞〕

第二节　促白细胞及血小板增生药

白细胞减少是指血液中白细胞计数持续低于 4.0×10^9/L，引起白细胞减少的病因较多，如病毒感染，接触放射、化学物质等。临床诊断上需要查找原因，同时也可选用促白细胞生成的药物。若血小板降低也可加用升血小板的药物。

小檗胺（Berbamine）

【别名】 升白安，升血安。

【制剂】 片剂：25 mg。

【作用用途】 本品是从小檗属植物根中分离得到的一种双苄基异喹啉类生物碱，有刺激造血功能及升高外周血白细胞的作用。适用于肿瘤患者因化疗或放疗引起的白细胞减少。

【用法用量】 口服：50 mg/次，3 次/d。

【不良反应】 本品毒性低，未见明显不良反应。

利血生（Leucogen）

【别名】 利可君。

【制剂】 片剂：10 mg，20 mg。

【作用用途】 本品为半胱氨酸的衍生物，可促进骨髓造血功能。适用于白细胞减少症、血小板减少症及再障。本品暂未见不良反应。

【用法用量】 口服：20 mg/次，3 次/d，一般 1 个月为 1 个疗程。

鲨肝醇（Batilol Batylalcohol）

【别名】 鳊二醇。

【制剂】 片剂：25 mg，50 mg。

【作用用途】 本品为动物体内固有醇类物质，在骨髓造血组织中含量较多，是体内造血因子之一，有促进白细胞增生。及抗放射线的作用。适用于防治因放疗、化疗及苯中毒等引起的粒细胞减少症。本品暂无不良反应。

【用法用量】 口服：50 mg/次，3 次/d。

碳酸锂（Lithium Carbomate）

【别名】 锂盐。

【制剂】 片剂：0.3 g。

【作用用途】 本品能促进肺组织及单核-巨噬细胞产生集落刺激因子，刺激骨髓粒系祖细胞增殖，使骨髓中性粒细胞生成增加。能抑制 T 抑制细胞功能，影响机体免疫状态。适用于治疗再障、纯红细胞再障、粒细胞减少症。

【用法用量】 口服：0.3 g/次，3 次/d。

【不良反应】 可有食欲减退、恶心、呕吐、腹泻、口渴、多尿，少数有中枢神经系统症状及锥体外系症状，个别出现肾性尿崩症和心功能障碍。

【警示】 妊娠早期、肾功能不全及水、电解质失调者禁用。

肌苷（Inosine）

【别名】 次黄嘌呤核苷。

【制剂】　①片剂：0.2 g。②注射剂：0.1 g/2 mL，0.2 g/5 mL。

【作用用途】　参与体内核酸代谢、能量代谢和核蛋白合成，能透过细胞进入细胞内，活化丙酮酸氧化酶，提高辅酶 A 活性，可使处于低能量缺氧状态下的组织细胞进行代谢。适用于白细胞和血小板减少症，各种心血管疾病，急、慢性肝炎，肝硬化等。本品暂未见不良反应。

【用法用量】　①口服：0.2～0.4 g/次，3 次/d。②静脉注射或静脉滴注：0.2～0.6 g/次，加葡萄糖注射液或 0.9%氯化钠溶液中，1～2 次/d。

【警示】　静脉注射不能与氯霉素、双嘧达莫、硫喷妥钠等注射液配伍。

氨肽素（Ampeptide Element）

【制剂】　片剂：0.2g。

【作用用途】　本品由猪蹄甲提炼而成，含有多种氨基酸、肽类及微量元素。能增强机体代谢，促进血细胞的增殖、分化、成熟和释放，有较大的升高白细胞和血小板的作用及调节免疫作用，另长期应用能增加食欲，改善睡眠。适用于血小板减少性紫癜、慢性再障、白细胞减少症及过敏性紫癜。

【用法用量】　口服：1 g/次，3 次/d。

【不良反应】　偶有腹部不适。

维生素 B_4（Vitamin B_4）

【别名】　腺嘌呤，氨基嘌呤。

【制剂】　片剂：10 mg，25 mg。

【作用用途】　本品为腺嘌呤，为核酸的组成成分，参与 RNA 和 DNA 的合成。有刺激白细胞生长的作用，一般用药 2～4 周，白细胞数可上升。适用于防治各种原因如放疗、化疗、苯中毒及抗甲状腺药等引起的白细胞减少症。

【用法用量】　口服：10～20 mg/次，3 次/d。

参芪片

【制剂】　片剂：0.3g。

【作用用途】　本品由人参、黄芪、鹿角、熟地黄、枸杞子等 11 味中药组成。有补气养血、填精生髓、健脾益肾功能，有促进白细胞生成、恢复造血功能及增强免疫力的作用。主要用于治疗白细胞减少症及血小板减少症。本品无不良反应。

【用法用量】　口服：4 片/次，3 次/d。

血美安胶囊

【制剂】　胶囊剂：0.27g/粒。

【作用用途】　本品由猪蹄甲、地黄、赤芍、牡丹皮等组成。主要用于血小板减少症与白细胞减少症。

【用法用量】　口服：4～6 粒/次，3 次/d，疗程 1 个月。

【不良反应】　偶见轻度腹胀，大便稀，一般不需停药，可自行缓解。

【警示】　孕妇禁用；服药期间忌辛辣食物。

重组人粒细胞-巨噬细胞集落刺激因子

Recombinant Human（Granulocyte-Macrophage Colony Stimulating Factor，
GM-CSF，rhGM-CSF）

【别名】 沙格司亭，生白能，沙格莫丁，莫拉司亭，特尔立。

【制剂】 粉针剂：100 μg，150 μg，300 μg。

【作用用途】 本品是一种调节造血和白细胞功能的造血生长因子，属Ⅰ类造血生长因子，作用无细胞系特异性，能与粒细胞及单核吞噬细胞系统表面的特异性受体相结合，促进其增殖分化，产生粒细胞及单核吞噬细胞系统，提高机体抗肿瘤及抗感染的免疫力。主要用于：①各种原因引起的白细胞或粒细胞减少症。②造血干细胞移植及造血干细胞动员剂。③骨髓增生异常综合征和再生障碍性贫血。

【用法用量】 静脉注射或皮下注射：①造血干细胞或祖细胞移植及白血病化疗患者。推荐剂量为每日 1 次 5 μg/kg，待白细胞≥2×10^9/L 即可停药。②实体瘤患者。每日 1 次 2~3 μg/kg，待白细胞≥5×10^9/L 时停药。③再障等骨髓衰竭性疾患及严重感染伴中性粒细胞减少患者。每日剂量一般不超过肿瘤患者，但疗程宜长。④若与 G-CSF 联合用于自体外周血干细胞移植前的干细胞或祖细胞动员，宜于化疗后白细胞降至最低点（一般化疗后 2 周）时开始用药，剂量为二者各每日 5 μg/kg，白细胞≥5×10^9/L 时开始采集，并继续用药至采集结束。

【不良反应】 ①用药后可见发热、骨痛、肌痛、皮疹、腹泻等，多数患者连续几次用药可逐渐减轻或消失；偶见有心律失常、心包炎及血栓形成等。②少数患者初次用药存在首剂反应，面部潮红、出汗及血压下降、血氧饱和度降低等。

【警示】 对本品有过敏或自身免疫性血小板减少性紫癜患者禁用，妊娠期及哺乳期妇女、儿童不宜使用。

重组人粒细胞集落刺激因子

（Recombinant Human Granulocyte Colony Stimulating Factor，G-CSF，rhG-CSF）

【别名】 非格司亭，非雷司替，重组人体白细胞生成素，惠尔血，优保津，吉粒芬。

【制剂】 粉针剂：75 μg，150 μg，300 μg。

【作用用途】 本品能够与粒系祖细胞及成熟中性粒细胞表面的特异性受体结合，促进粒系祖细胞的增殖分化，增强中性粒细胞的趋化、吞噬及杀伤能力。临床用于：①各种原因如恶性肿瘤和白血病化疗与放疗引起的中性粒细胞减少症；②骨髓增生异常综合征、再障；③造血干细胞移植及造血干细胞动员剂。

【用法用量】 皮下注射或静脉滴注：每日 2~5 μg/kg，皮下注射血药浓度维持时间较长，剂量依各病种而异。

【不良反应】 较常见有轻度至中度骨痛、关节肌肉酸痛等；偶有皮疹、低热、转氨酶增高、消化道不适、骨痛等，一般停药后消失；长期用药出现脾大。但休克、间质性肺炎、呼吸窘迫综合征等过敏反应较罕见。

【警示】 ①对本品及对大肠埃希菌表达的其他制剂过敏者，严重肝、肾、心、肺功能障碍者，骨髓中幼稚细胞未显著减少的髓细胞性白血病及外周血及中存在骨髓幼稚细胞的髓细胞性白血病患者。②应用过程中应定期进行血液检查，以防止中性粒细胞（白细胞）过度增加。③对癌症化疗引起的中性粒细胞减少症患者，在给予化疗药物前 24 小时内以及给药后 24 小时内应避免使用本药。④静脉内给药时，速度应尽量缓慢。⑤化疗药物可影响本品的疗效，应于停化疗药 1～3 日后再开始用药。⑥本制剂不得和其他药剂混合注射。⑦2 ℃～8 ℃遮光保存。

〔秦　忆　谢兆霞〕

第三节　细胞因子制剂与血液生物制品

细胞因子（cytokine，CK）是细胞产生的低分子可溶性蛋白质，具有调节免疫、血细胞生成、细胞生长以及损伤组织修复等多种功能，细胞因子制剂包括白细胞介素、干扰素、肿瘤坏死因子、集落刺激因子等，参与人体多种重要的生理功能；血液生物制品包括人血白蛋白、静脉注射用人免疫球蛋白、人凝血因子Ⅷ、人凝血酶原复合物、人纤维蛋白原、抗人淋巴细胞免疫球蛋白等，主要来源于血浆，通过蛋白质分离提纯。细胞因子制剂和血液生物制品都以最直接的方式补充人体所缺乏的细胞因子、蛋白或凝血因子等。

一、细胞因子制剂

干扰素 α-2a（Interferon α-2a）

【别名】 罗扰素。

【商品名】 迪恩安。

【制剂】 粉针剂：100 万 IU，300 万 IU，500 万 IU。

【作用用途】 干扰素根据其细胞来源、基因结构及理化性质等不同而分为 3 大类：α-干扰素，即白细胞干扰素；β-干扰素，即纤维细胞干扰素；γ-干扰素，即免疫干扰素。干扰素具有抗肿瘤、抗病毒、免疫调节及诱导分化作用。适用于毛细胞白血病、慢性粒细胞白血病、真性红细胞增多症、原发性血小板增多症、骨髓纤维化、多发性骨髓瘤、淋巴瘤等。

【用法用量】 ①毛细胞白血病：300 万 IU，每日 1 次或隔日 1 次肌内或皮下注射，疗程为 6 个月以上。②慢性粒细胞白血病：300 万～900 万 IU 皮下或肌内注射 8～12 周。③多发性骨髓瘤：300 万，3 次/w，最大耐受量 900 万 IU。④低度恶性非霍奇金淋巴瘤：化疗的辅助治疗，常规化疗后，300 万 IU，3 次/w，至少维持 12 周。

【不良反应】 常见有流感样症状，如畏寒、发热、头痛、肌痛、乏力等，少数可出现白细胞减少或血小板减少，停药后可恢复。

干扰素 α-2b (Interferon α-2b)

【制剂】 粉针剂：100 万 IU，300 万 IU，500 万 IU。

【作用用途】 本品是应用重组脱氧核糖核酸（DNA）技术制成的高纯度干扰素 α-2b 的注射剂。具有抗增殖作用，有明显的免疫调节活性，并阻止病毒的复制。本品与放疗药物或其他抗肿瘤药合用，可起协同作用，不良反应小且可逆。适用于治疗慢性粒细胞白血病、多发性骨髓瘤、毛细胞白血病及淋巴瘤等。

【用法用量】 皮下或肌内注射：①用于毛细胞白血病。300 万，每日 1 次或隔日 1 次，疗程为 6 个月以上。②多发性骨髓瘤、慢性粒细胞白血病。一般剂量为 300 万～900 万 IU，疗程依患者病情而定。

【不良反应】 ①常见不良反应有发热、头痛、肌痛、流感样症状，嗜睡、关节疼痛等；②偶有血清转氨酶升高，白细胞减少及血小板减少；③罕见有呼吸困难，心动过速，高血压等。

【警示】 对药物有过敏史禁用，有心肌梗死史、心律失常或晚期癌症患者慎用。

白细胞介素- 2 (Interleukin-2，IL-2)

【制剂】 ①粉针剂：50 万 IU，100 万 IU，200 万 IU，1800 万 IU。②注射剂：50 万 IU，100 万 IU，200 万 IU，1800 万 IU。

【作用用途】 本品能促进 T 淋巴细胞增殖与分化，诱导及增强自然杀伤细胞（NK）的活力，可诱导及增强淋巴因子活化的杀伤细胞，诱导及增强杀伤性 T 淋巴细胞、单核细胞、巨噬细胞的活力，增强 B 淋巴细胞的增殖及抗体分泌，同时诱导产生干扰素，提高患者细胞免疫功能和抗感染能力。本品主要经肾脏代谢，血清中分布半衰期约 13 分钟，消除半衰期约为 85 分钟。适用于肾细胞癌、黑色素瘤及恶性淋巴细胞瘤，用于控制癌性胸腹水及其他晚期肿瘤。也可用于白血病、淋巴瘤、造血干细胞移植后的免疫治疗。

【用法用量】 皮下注射或静脉滴注：一般每日 20 万～40 万 IU/m^2，每周连用 4 日，4 周为 1 个疗程。

【不良反应】 ①常见发热、寒战、乏力、食欲减退、胃肠反应及皮疹，大剂量可导致低血压、肺水肿、肾功能损伤、骨髓抑制、嗜睡、谵妄等。②不良反应与剂量、输注速度和疗程长短有关，减量可减少不良反应。

重组人白介素- 11 (Recombinant Human Interleukin-11)

详见第 57 页。

二、血液生物制品

静脉注射用人免疫球蛋白

(Human Immunoglobulin for Intravenous Injection)

【商品名】 卫伦静丙。

【制剂】　冻干粉针剂：1 g，1.25 g，2.5 g，5 g。

【作用用途】　本品由健康人血浆分离、提取、精制而得的人免疫球蛋白，为一种完整的、未被修饰的天然 IgG 抗体，纯度高达 98%。本品具有：①免疫调节作用：IgG 分子通过 Fc 片段与造血细胞表面的 Fcγ 受体结合，阻断巨噬细胞表面的 Fcγ 受体。②通过调节补体系统，达到抗炎症反应作用。③能够调节细胞因子和细胞因子拮抗物的合成和释放。适用于：①自身免疫性疾病如原发性血小板减少性紫癜、川崎病；②继发性免疫球蛋白缺陷病如重症感染、新生儿败血症和艾滋病等；③原发性免疫球蛋白缺乏症；④其他如重症系统性红斑狼疮、原发性抗磷脂综合征和继发性抗磷脂综合征等。

【用法用量】　静脉滴注：①免疫球蛋白缺乏或低下症。根据血清中 IgG 水平，每日 200～400 mg/kg。②原发性血小板减少性紫癜。每日 400 mg/kg，连用 5 日，每日 400 mg/kg 维持剂量，间隔时间根据血小板计数和病情而定。③川崎病。发病 10 日内使用，儿童治疗剂量按体重 2.0 g/kg 滴注，一次输完。④严重感染。按体重每日 200～400 mg/kg，连续 3～5 日。

【不良反应】　多数患者输注后血液黏度增加；少数患者输注过程中出现中度头痛，或发生寒战、肌痛及胸部不适、恶心、乏力、发热、关节痛和血压升高，减慢输液速度或停止输注可缓解；极少数患者在输注 48～72 小时内可发生无菌性脑膜炎伴有脑脊液细胞数增多，症状可自行缓解。

人凝血因子Ⅷ（Human Blood Coagulation Factor Ⅷ）

【商品名】　海莫莱士。

【制剂】　粉针剂：250 IU，500 IU，1000 IU。

【作用用途】　本品由新鲜冰冻健康人血浆分离、提纯，经冷冻干燥处理制成，主要成分为Ⅷ凝血因子，主要参与内源性凝血途径，与活化的因子Ⅸ（Ⅸa）、Ca^{2+} 结合形成复合物，促使因子Ⅹ转化为活化的因子Ⅹ（Ⅹa），进而与因子Ⅴ、Ca^{2+} 结合形成内源性凝血酶原激活物。适用于防治甲型血友病和获得性因子Ⅷ缺乏症伴发的出血，包括该类患者术中及术后的出血；也可用于治疗血管性血友病、低纤维蛋白原血症及因子Ⅷ缺乏症，并可作为纤维蛋白原的来源用于弥散性血管内凝血（DIC）。

【用法用量】　静脉滴注：①对甲型血友病患者的治疗按病情轻重补充。所需因子Ⅷ剂量按以下公式计算：需要提高的因子Ⅷ血浆浓度＝因子Ⅷ×2/体重（kg）；因子Ⅷ剂量（IU）＝体重（kg）×需要提高的因子Ⅷ浓度×0.5。②一般轻度出血或手术出血很少时，应补充凝血因子Ⅷ活性达 20%～50%，一般每次 10～25 IU/kg，注射用水 100 mL 溶解，20 分钟内滴注完。每 12 小时 1 次，连续 3～5 日。③主要脏器出血或大手术时，应补充因子Ⅷ活性达 50% 以上，25 IU/kg 以上，间隔时间缩短，用 5～15 日；需治疗到症状消失或伤口愈合。

【不良反应】　①过敏反应如寒战、发热、荨麻疹、恶心、面红、皮疹、眼睑水肿及呼吸困难等。②少数患者有头晕、疲乏、口干、鼻出血、恶心及呕吐等。③注射局部可有烧灼感或炎症反应。

凝血酶原复合物 （Prothrombin Complex）

【制剂】 注射剂：100 IU，200 IU，300 IU，400 IU，1000 IU。

【作用用途】 本品从健康人混合血浆提取分离而得，主要含凝血因子Ⅱ、Ⅶ、Ⅸ及Ⅹ，另含适量肝素、枸橼酸钠、氯化钠。用于预防和治疗因凝血因子Ⅱ、Ⅶ、Ⅸ及Ⅹ缺乏导致的出血，如乙型血友病，严重肝病及 DIC 等；逆转香豆素类抗凝血药诱导的出血；预防和治疗已产生因子Ⅷ抑制性抗体的甲型血友病患者。

【用法用量】 静脉滴注：根据患者体重、出血类型及需要提高的凝血因子血浆浓度而定其用量，具体参考Ⅷ因子制剂；每 24 小时输注 1 次。5%葡萄糖注射液 50 mL 稀释，30 分钟滴完。

【不良反应】 少数患者可有潮红、眼睑水肿、皮疹及呼吸急促等过敏反应；快速滴注可出现一过性发热、寒战、头痛、耳鸣、嗜睡、恶心等，减慢输注速度可缓解；注意大量输注时，偶可发生溶血。

重组人活化凝血因子Ⅶ
（Recombinant Human Activated Factor）

【制剂】 冻干粉针剂：1.2 mg，2.4 mg，4.8 mg。

【作用用途】 本品为一种凝血因子，是维生素 K 依赖性糖蛋白，由 406 个氨基酸残基组成。临床主要用于：①甲型和乙型血友病患者，血液中存在因子Ⅷ或因子Ⅸ抑制物时并发出血事件。②先天性因子Ⅶ缺乏患者发生出血事件。③重症肝病患者进行肝移植、肝肿瘤切除术的预防出血或并发出血事件。

【用法用量】 静脉注射：①出血事件用药。推荐剂量每 2 小时给予 90 μg/kg，直至止血，可根据出血严重性和止血效果调整剂量和给药间隔时间。②先天性因子Ⅶ缺乏患者。需补充重组人活化凝血因子Ⅶa 达正常水平的 15%～25%即足以止血。③重症肝病手术。初始剂量 50 μg/kg 或 100 μg/kg，继而每 2 小时给予 50 μg/kg 或 100 μg/kg，直至手术结束。④止血后给药。通常在止血后间隔 3～6 小时继续给药，何时停药由临床专科医生决定。

【不良反应】 常见发热、注射部位反应、关节痛、头痛、全身酸痛、恶心、呕吐、皮疹、水肿、低血压及出血；严重不良反应有血栓、弥散性血管内凝血等。

【警示】 配制后的重组人活化凝血因子Ⅶ应在 3 小时内使用；抽入注射器的药液立即使用，不可储存。

人血白蛋白 （Human Serum Albumim）

【商品名】 安普莱士、见林。

【制剂】 注射剂：1 g/10 mL，2 g/10 mL，2.5 g/10 mL，5 g/20 mL，10 g/50 mL，12.5 g/50 mL，25 g/125 mL。

【作用用途】 本品是由健康人血浆中分离提取的蛋白制剂，对增加循环血容量和维持血浆渗透压起主要作用。每 5 g 白蛋白溶解后，在维持机体胶体渗透压方面，约相当于 100 mL 血浆或 200 mL 全血的功能。用于因失血、创伤及烧伤等引起的休克、脑水肿及大脑损伤所致的颅内压增高，防治低蛋白血症以及肝硬化和肾病引起的水肿和腹水。

【用法用量】 静脉滴注：用量根据病情而定。①一般因严重烧伤或失血等所致休克，可直接注射本品5～10g，隔4～6小时重复注射1次。②治疗肾病及肝硬化等慢性白蛋白缺乏症时，可每日注射本品5～10 g，直至水肿消失、血清白蛋白含量恢复正常为止。

【不良反应】 偶见寒战、发热、颜面潮红、皮疹、恶心、呕吐等症状和过敏反应。快速输注时可引起血管超负荷，导致肺水肿。如发现患者有不适反应，应立即停止输注。

〔欧阳文鹃 秦 群〕

第四节 肾上腺皮质激素和免疫抑制剂

免疫抑制剂是指对机体免疫反应具有抑制作用的药物，大致可分为糖皮质激素，如氢化可的松、地塞米松等；微生物代谢产物，如环孢素等；多克隆和单克隆抗淋巴细胞抗体如抗淋巴细胞球蛋白；抗代谢物，如硫唑嘌呤、巯嘌呤等；以及生物烷化剂5类。本节着重介绍前3类。

泼尼松（Prednisone）

【别名】 强的松，去氢皮质素。

【制剂】 片剂：5 mg。

【作用用途】 本品为人工合成的肾上腺糖皮质激素，在肝内将11位酮基还原为羟基，转化为泼尼松龙后方具有药理活性。可抗炎，抗过敏及抑制淋巴组织增生，使血中淋巴细胞减少，并可使血中嗜酸性粒细胞减少；能刺激骨髓使红细胞、中性粒细胞及血小板增多。本品对水盐代谢影响较小，其水钠潴留及排钾作用较小，抗炎及抗过敏作用较强，故较常用。主要用于：①造血系统恶性肿瘤如急性淋巴细胞白血病、恶性淋巴瘤、多发性骨髓瘤，与其他化疗药联用，可增加疗效。②自身免疫性溶血性贫血，特发性血小板减少性紫癜，纯红细胞再障，过敏性紫癜，阵发性睡眠性血红蛋白尿等。

【用法用量】 口服：剂量及疗程因病种及病情不同而异：①一般常用量10～60 mg/d，分次口服。②急性白血病、恶性肿瘤60～80 mg/d。③自身免疫性溶血性贫血及特发性血小板减少性紫癜，40～60 mg/d，症状缓解后逐渐减量。

【不良反应】 ①长期应用可引起向心性肥胖、痤疮、多毛、浮肿、低血钾、高血压、糖尿病等。②诱发和加重感染和消化性溃疡，诱发精神症状。③可引起畸胎、骨质疏松、肌肉萎缩等。

【警示】 ①长期用药不宜突然停药或减量过快，否则可产生疗效反跳现象，故必须逐渐减量至停药。②精神病、活动性消化性溃疡、活动性肺结核、高血压、糖尿病等忌用或慎用。

氢化可的松 （Hydrocortisone）

【别名】 可的索，皮质醇。

【制剂】 ①氢化可的松片：4 mg，10 mg，20 mg。②醋酸氢化可的松片：20 mg。③氢化可的松注射液（醇型）：10 mg/2 mL，25 mg/5 mL，50 mg/10 mL，100 mg/20 mL。

【作用用途】 同泼尼松。本品 20 mg 作用与泼尼松 5 mg 相当，且水钠潴留等较多见。

【用法用量】 ①口服：成人肾上腺皮质功能减退症 20～25 mg/d，清晨服 2/3，午后服 1/3。有应激情况时，适当加量，可增至 80 mg/d，分次服用。②静脉滴注：治疗急性肾上腺皮质功能减退、肾上腺皮质危象或垂体功能减退症危象、严重过敏反应、特发性血小板减少性紫癜、免疫性粒细胞减少症 300～500 mg/d，疗程不超过 3～5 日。

【不良反应】 同泼尼松。

地塞米松 （Dexamethasone）

【别名】 德沙美松，可的松。

【制剂】 ①片剂：0.75 mg。②注射剂：1 mg/mL，2 mg/mL，5 mg/mL。

【作用用途】 本品为人工合成的糖皮质激素，其抗炎、抗过敏作用比泼尼松更为显著，而其水钠潴留和增加钾排泄的作用更为轻微。其用途与泼尼松相同。地塞米松对中枢神经系统白血病疗效较好，故与其他化疗药物（如甲氨蝶呤）合用，鞘内注射可预防与治疗中枢神经系统白血病。

【用法用量】 ①口服：开始剂量 0.75～3 mg/次，2～4 次/d；维持剂量 0.75 mg/d，视病情而定。②静脉滴注或静脉注射：用于危重疾病，如严重休克，静脉注射地塞米松磷酸钠，2～20 mg/次，以 5% 葡萄糖注射液稀释，2～6 小时后重复给药，大剂量给药不超过 72 小时。③缓解恶性肿瘤所致脑水肿：首剂静脉注射 10 mg，后肌内注射 4 mg，q6h，好转后逐渐停药。④鞘内注射：用地塞米松醋酸酯或地塞米松磷酸钠，5～10 mg/次，间隔 1～3 周反复用药。

【不良反应】 水钠潴留作用远较泼尼松小，但胃和十二指肠溃疡多见，易引起糖尿病及类库欣综合征。

【警示】 有癫症及精神病史者慎用。

甲泼尼龙 （Methylprednisolone）

【别名】 甲基强的松龙，甲强龙。

【制剂】 ①片剂：2 mg，4 mg。②甲泼尼龙琥珀酸钠注射液：53 mg（相当于甲泼尼龙 40 mg）。

【作用用途】 本品为人工合成的中效类糖皮质激素，抗炎抗过敏作用强。本品 4 mg 抗炎活性相当于 5 mg 泼尼松龙。水钠潴留不良反应较少，作用起效快。主要用于危重型系统性红斑狼疮（狼疮脑病、血小板显著低下、肾炎、心肌损害）和重症多肌炎、皮肌炎、血管炎、哮喘急性发作、严重急性感染，以及脏器移植和异基因造血干细胞移植物抗宿主病（GVHD）、重型再障。

【用法用量】 ①口服：初始剂量 16～40 mg/d，分次服用，维持量 4～8 mg/d。②静脉滴注或静脉注射（注射用甲泼尼龙琥珀酸钠）：10～40 mg/次，最大剂量 30 mg/kg，必要时间隔 4 小时重复给药。③静脉冲击疗法：800～1000 mg 加入 5% 葡萄糖注射液 200～500 mL，每日滴注 1 次，4 小时内滴完，连续用药 3 日。

【警示】 注射液在紫外线和荧光下易分解破坏，故应遮光，其他同泼尼松。

氢化泼尼松（Prednisolone）

【别名】 泼尼松龙。

【制剂】 ①片剂：1 mg，5 mg。②醋酸泼尼松龙注射液：25 mg/mL，125 mg/5 mL。

【作用用途】 本品为人工合成的中效类糖皮质激素，潴钠作用较弱。主要用于过敏性与自身免疫性炎症性疾病，结缔组织疾病如风湿病、类风湿关节炎、红斑狼疮、严重支气管哮喘、肾病综合征、血小板减少性紫癜、粒细胞减少症、急性淋巴细胞白血病、各种肾上腺皮质功能不足症、剥脱性皮炎、天疱疮、神经性皮炎、湿疹等。

【用法用量】 ①口服：用于治疗过敏性、炎症性疾病，开始每日剂量 15～40 mg，可根据病情调整至 60 mg 或 0.5～1.0 mg/kg；发热患者分次服用，否则晨起顿服，病情稳定后逐渐减量。②肌内注射：10～40 mg/d，必要时可加量。③静脉滴注：10～20 mg/d，以 5% 葡萄糖注射液 500 mL 稀释。④静脉注射：用于危重患者 1～2 mg/kg，分 2 次。

【警示】 肾上腺皮质功能亢进症、高血压、糖尿病患者慎用，其他同泼尼松。

环孢素（Ciclosporin）

【别名】 环孢霉素 A。

【制剂】 软胶囊或胶囊剂：10 mg，25 mg，50 mg，100 mg。

【作用用途】 本品为一种由真菌中分离出的中性环多肽混合物，由 11 种氨基酸组成，是一种较强的免疫抑制剂。本品可特异性地抑制辅助性 T 淋巴细胞的活性，但不抑制抑制性 T 淋巴细胞的活性，反而促进其增殖；在明显抑制宿主细胞免疫的同时，对体液免疫也有抑制作用，能抑制体内抗移植抗体的产生，具有抗排斥反应的作用；不影响吞噬细胞的功能，不产生明显的骨髓抑制作用。本品口服吸收迅速，在肠道内不被破坏，用药 2～4 小时后达血药浓度高峰，血浆蛋白结合率达 90%，主要在肝脏代谢，由胆汁消除。主要用于器官移植和异基因造血干细胞移植物抗宿主病。也应用于重型再障、纯红细胞再障、难治特发性血小板减少性紫癜及其他自身免疫性疾病。

【用法用量】 ①治疗重型再障和纯红细胞再障：开始每日 5～10 mg/kg，出现疗效需要 1～2 个月，维持量每日 2～5 mg/kg。②对器官移植患者，移植前 12 小时起口服 10～15（mg·kg）/d，分 2 次给药（早、晚各 1 次），直到移植后 1～2 周逐渐减量至 2～6 mg/kg 的维持量。③骨髓移植：移植前 1 日开始静脉滴注 12.5～15 mg/kg，维持量 12.5 mg/kg，3～6 个月逐渐减量，至移植后 1 年停药。

【不良反应】 常见肾功能障碍、震颤、头痛、高血压、恶心、呕吐、腹泻、牙龈增生、多毛症等；较常见白细胞减少、惊厥、潮红、消化性溃疡、肝毒性及皮疹等；脑病征兆、胰腺炎、运动性多发性神经病、高血糖症、肌无力、血小板减少等比较少见。

硫唑嘌呤（Azathioprine）

【商品名】 依木兰。

【制剂】 片剂：50 mg。

【作用用途】 本品为巯嘌呤（6-MP）的衍生物，在体内分解为巯嘌呤而起作用。6-巯嘌呤通过细胞膜，并在细胞内转化为几种硫代嘌呤类似物，导致嘌呤合成障碍，抑制 DNA、RNA 及蛋白质的合成，从而抑制淋巴细胞的增殖，即阻止抗原敏感淋巴细胞转化为免疫母细胞，产生免疫抑制作用。对 T 淋巴细胞的抑制作用较强，小剂量即可抑制细胞免疫。抑制 B 淋巴细胞的剂量较抑制 T 淋巴细胞的剂量大。主要用于器官移植时抑制排斥反应及多系统的自身免疫性疾病，如难治特发性血小板减少性紫癜、自身免疫性溶血性贫血等。

【用法用量】 口服或静脉注射：①器官移植。开始 2～5 mg/kg，根据患者情况，调整维持剂量为 0.5～3 mg/（kg·d）。②自身免疫性疾病。起始剂量 1～3 mg/kg，疗效明显时将剂量调至最小有效维持剂量，3 个月内病情无改善应停用。

【不良反应】 ①骨髓抑制：主要是白细胞减少，甚至可引起再障。②可引起肝功能损害、口腔溃疡、脱发、皮疹等。③偶见数种不同的过敏反应综合征，主要有头晕、恶心、呕吐、发热、寒战及皮疹等。

【警示】 肝、肾功能损害者及孕妇禁用。

抗人 T 淋巴细胞免疫球蛋白
（Anti Human Tcells Globuli，ALG）

【制剂】 ①注射用抗人 T 淋巴细胞兔免疫球蛋白：25 mg/5 mL。②注射用抗人 T 淋巴细胞猪免疫球蛋白：250 mg/5 mL。

【作用用途】 本品为强的免疫抑制剂，可抑制经抗原识别后的淋巴细胞激活过程，特异性破坏淋巴细胞，同时在补体协助下对淋巴细胞产生细胞溶解作用，抑制免疫应答反应中的酶链以灭活细胞。适用于治疗重型再障，预防和治疗异基因造血干细胞移植及肾、心脏等移植的排异反应。

【用法用量】 静脉滴注：必须以 250～500 mL 0.9％氯化钠注射液稀释。①预防移植排斥反应：移植手术当天起 10～14 日使用，2～5 mg/（kg·d）。②治疗移植排斥反应：3～5 mg/（kg·d），直至临床症状和生物学指标改善。

【不良反应】 用药后可有发热、寒战、头痛、关节痛、荨麻疹、心动过速及低血压等，甚至可出现过敏性休克。

【警示】 ①必须在住院严密监护状态下使用。②过敏体质和严重病毒感染禁用。③在静脉滴注前 2 小时必须应用氢化可的松或抗组胺药物。④若出现严重的血小板减少或过敏反应，必须立即停药。⑤输入本药的同时，不应输血或其他血液制品。

〔欧阳文鹃　秦　群〕

第五节　止血药

止血药（促凝血药）是能加速血液凝固或降低毛细血管通透性，促使出血停止的药物。包括：①通过影响某些凝血因子促进或恢复凝血过程而止血（如维生素 K、蛇毒凝血酶等）。②通过抑制纤维蛋白溶解系统而止血（如氨基己酸、氨甲苯酸、氨甲环酸等）。③通过降低毛细血管渗透性达到止血（如酚磺乙胺、卡巴克络等）。④通过促进血小板生成而止血（如重组人血小板生成素、重组人白介素-11）；凝血因子制剂（如人凝血因子、人凝血因子Ⅸ、凝血酶、凝血酶原多合物、人纤维蛋白原等）。⑤其他如鱼精蛋白等。

维生素 K（Vitamin K）

【别名】　亚硫酸氢钠甲萘醌，甲萘氢醌，植物甲萘醌。

【制剂】　①维生素 K_1 片剂：5 mg，10 mg；注射剂：2 mg/mL，10 mg/mL。②维生素 K_3 片剂：4 mg；注射剂：2 mg/mL，4 mg/mL。③维生素 K_4 片剂：2 mg，4 mg；注射剂：4 mg/mL。

【作用用途】　维生素 K_3 和维生素 K_4 系人工合成，为水溶性，不需要胆汁协助吸收；维生素 K_1 来源于植物如苜蓿，为脂溶性，口服后必须依赖胆汁吸收，不良反应小。维生素 K 为肝合成凝血因子Ⅱ、Ⅶ、Ⅸ、Ⅹ的必需物质。当维生素 K 缺乏时，已合成因子中的谷氨酸残基不能羧化成 γ-羧基谷氨酸，形成无功能的凝血因子，导致凝血障碍。因此，给予维生素 K 可达到止血作用。临床上主要用于：①维生素 K 缺乏症、凝血酶原减少症、新生儿出血症及灭鼠剂致凝血障碍等；②长期使用肠道抑菌剂、广谱抗生素引起的维生素 K 产生不足；维生素 K 拮抗剂如香豆素类或水杨酸类使用过量引起的出血。

【用法用量】　①口服：维生素 K_1 10 mg/次，3 次/d；维生素 K_3 2～4 mg/次，6～20 mg/d；维生素 K_4 2～4 mg/次，3 次/d。②肌内注射：维生素 K_1 10 mg/次；维生素 K_3 2～4 mg/次，4～8 mg/d；维生素 K_4 5～15 mg/次，1～2 次/d。③静脉注射：维生素 K_1 10 mg/次，1～2 次/d，缓慢注射（<1 mg/min）。

【不良反应】　①口服维生素 K_3、维生素 K_4 可引起恶心、呕吐等胃肠道反应；②快速静脉注射维生素 K_1 可引起面部潮红、出汗、胸闷甚至血压下降，故静脉注射不宜过快；③大剂量维生素 K_3 可引起高胆红素、肝功能损害，对葡萄糖-6-磷酸脱氢酶缺乏的患者可诱发溶血。

【警示】　可通过胎盘，妊娠晚期妇女禁用。

矛头蝮蛇血凝酶（Haemocoagulase Bothrops Atrol）

【别名】　巴曲亭。

【制剂】 冻干粉针剂：每支 0.5 U，1 U，2 U。

【作用用途】 本品中含类凝血酶和类凝血激酶。类凝血酶通过切断纤维蛋白原中的 A 纤维蛋白肽，使所形成的纤维蛋白不稳定，促进血管收缩而凝血；类凝血激酶可促进凝血酶原转变成凝血酶，使血浆即使在无钙的情况下也可产生不稳定纤维蛋白。本品还可提高血小板聚集功能，使之发生不可逆的聚集，最终发挥止血作用。适用于需减少流血或止血的各种医疗情况，如外科、内科、妇产科、眼科、耳鼻咽喉科、口腔科等临床科室的出血及出血性疾病；也可用于预防出血，如手术前用药，可避免或减少手术部位及手术后出血。

【用法用量】 静脉注射、肌内注射或皮下注射，也可局部用药。①一般出血：成人 1.0～2.0 U，儿童 0.3～0.5 U；紧急情况：立即静脉注射 1.0 U，同时肌内注射 1.0 U。②外科手术：术前 1 小时，肌内注射 1 kU，或手术前 15 分钟，静脉注射 1 U。手术后肌内注射，每日 1 U，连用 3 日。③咯血：每 12 小时皮下注射 1 U，必要时，开始时加静脉注射 1 U，最好是加入 10 mL 0.9%氯化钠注射液中混合注射。④异常出血：剂量加倍，每 6 小时肌内注射 1 U，至出血完全停止。

【不良反应】 偶见过敏样反应。

【警示】 ①DIC 导致的出血时，禁用本品；②血液中缺乏某些凝血因子时，本品的作用可能被减弱，宜补充后再用；③治疗新生儿出血，宜与维生素 K 合用。

蛇毒血凝酶 （Hemocoagulase）

【别名】 速乐涓。

【制剂】 注射剂：1 U/mL。

【作用用途】 本品直接作用于内源性凝血系统，使纤维蛋白原 A 链上的 Arg16 - Gly17 链降解，释放纤维蛋白原 A，生成不稳定的可溶性纤维蛋白 I 单体，进一步形成纤维蛋白 I 多聚体，在血管破损处促进血小板聚集，加速血小板血栓形成，促进初期止血，对正常血管无形成血栓风险，仅在毛细管破损处能加快凝血。适应证参见矛头蝮蛇血凝酶。

【用法用量】 不良反应参见矛头蝮蛇血凝酶。

白眉蛇毒血凝酶 （Hemocoagulase）

【别名】 邦亭。

【制剂】 冻干粉针剂：每支 0.5 U，1 U，2 U。

【作用用途】 本品含有类凝血酶和类凝血激酶，两种类酶为相似的酶作用物，在 Ca^+ 存在情况下能活化凝血因子 V、Ⅶ 和Ⅷ，并促进出血部位的血小板聚集；类凝血激酶可促使凝血酶原转变成凝血酶，从而促进凝血过程。适应证参见矛头蝮蛇血凝酶。

【用法用量】【不良反应】及【警示】 参见矛头蝮蛇血凝酶。

尖吻蝮蛇血凝酶 （Hemocoagulase Agkistrodon）

【别名】 苏灵。

【制剂】 冻干粉针剂：每瓶 1 U。

【作用用途】 本品可以水解纤维蛋白原当中的α亚基，使此种纤维蛋白原裂解出A肽，从而产生纤维蛋白单体（αβγ）2，进而聚合成纤维蛋白多聚体，以达到止血作用。本品用于外科手术浅表创面渗血的止血，是否使用需要根据外科医生对出血情况的判断。

【用法用量】 单次静脉注射给药，每次2 U，缓慢静脉注射，注射时间不少于1分钟。用于手术预防性止血，术前15～20分钟给药。

【不良反应】 罕见心悸、胸闷、血压降低、皮疹、皮肤瘙痒、红斑等过敏反应。

【警示】 ①虽未见本品引起血栓的报道，为安全起见，有血栓病史患者禁用。②DIC导致的出血时，禁用本品。③血液中缺乏某些凝血因子时，本品的作用可能被减弱，宜补充后再用。

氨基己酸（Aminocaproic Acid）

【别名】 6-氨基己酸，EACA。

【制剂】 ①片剂：每片0.5 g。②注射剂：每支1 g/10 mL，2 g/10 mL，4 g/4 mL。③氨基己酸氯化钠注射液：（氨基己酸4 g，氯化钠0.9 g/100 mL）。

【作用用途】 本品为特异性的抗纤维蛋白溶解药，能抑制纤维蛋白溶酶原的激活因子，使纤维蛋白溶酵母原不能激活为纤维蛋白溶酶，从而抑制纤维蛋白的溶解而产生止血作用。高浓度时，对纤维蛋白溶酶有直接抑制作用，可用于纤维蛋白溶酶活性增高所致的出血症。适用于：①血小板减少性紫癜、血友病引起的出血；②溶栓药物如链激酶、尿激酶过量引起的出血；③肿瘤、白血病并发纤溶活性亢进，肝硬化及重症肝炎纤溶活性增高引起的出血；④手术出血、咯血、肺出血、妇产科出血、上消化道出血及颅内出血等。⑤弥散性血管内凝血（DIC）晚期。

【用法用量】 ①口服：成人，每次2 g，3～4次/d，依病情服用7～10日或更久。②静脉滴注：初用量4～6 g加5％葡萄糖注射液或0.9％氯化钠注射液100 mL，15～30分钟滴注完，维持量为1 g/h，维持时间依病情而定，不超过20 g/d，可连用3～4日。

【不良反应】 不良反应与剂量有关，常见恶心、呕吐、腹泻，可见头晕、头痛、耳鸣、皮疹、瘙痒、全身不适、鼻塞、射精障碍等。

【警示】 ①排泄较快，需持续给药，宜采用静脉滴注，不能用于静脉注射。②不能阻止小动脉出血，术中如有活动性动脉出血，仍需结扎止血。③从肾脏排泄，且能抑制尿激酶，可引起血凝块而形成尿路阻塞，故泌尿道手术后，血尿患者应慎用。④有血栓形成倾向或过去有血栓性血管炎患者慎用。⑤弥散性血管内凝血（DIC）高凝期（此时尚未出现继发性纤维蛋白溶解亢进）禁用。⑥不与酚磺乙胺配伍。

氨甲苯酸（Aminomethylbenzoic Acid）

【别名】 止血芳酸，对羧基苄胺，PAMBA。

【制剂】 ①片剂：每片0.125 g，0.25 g。②注射剂：每支0.05 g/5 mL，0.1 g/10 mL。

【作用用途】 本品具有抗纤维蛋白溶解作用，其作用机制与氨基己酸相同，但其作用较氨基己酸强 4~5 倍。口服易吸收，经肾脏排泄，毒性较低，不易形成血栓。适用于：①纤维蛋白溶解过程亢进所致出血，癌肿、白血病、妇产科出血，严重肝病出血，肺部咯血及上消化道出血等。②对一般慢性渗血效果较显著。适用于尿激酶、链激酶组织纤溶酶原激活过量引起的出血。

【用法用量】 ①口服：成人 0.25~0.5 g/次，2~3 次/d。②静脉注射：0.1~0.3 g/次，用 5% 葡萄糖注射液或 0.9% 氯化钠注射液 10~20 mL 稀释后缓慢注射，1日最大用量 0.6 g。③静脉滴注：0.1~0.3 g/次，1 日最大用量 0.6 g。

【不良反应】 偶见头晕、头痛、腹部不适。

【警示】 可致继发性肾盂和输尿管凝血，故血友病患者发生血尿时或肾功能不全者慎用。

氨甲环酸（Tranexamic Acid）

【别名】 止血坏酸，凝血酸。

【制剂】 ①片剂：0.125 g，0.5 g。②胶囊剂：0.25 g。③注射剂：0.1 g/2 mL，0.2 g/2 mL。④注射用氨甲环酸：0.2 g，0.25 g，0.4 g，0.5 g，1.0 g。

【作用用途】 本品能与纤溶酶和纤溶酶原上的纤维蛋白亲和部位中赖氨酸强烈吸附，阻止纤溶酶的形成，阻抑纤溶酶、纤溶酶原与纤维蛋白结合，从而极强地抑制纤维蛋白的分解达到止血作用。①本品主要用于急性或慢性、局限性或全身性原发性纤维蛋白溶解亢进所致的各种出血。②本品能透过血脑屏障，因此也可用于中枢神经系统出血。

【用法用量】 ①口服：1~1.5 g/次，2~6 g/d。②静脉注射或静脉滴注：0.25~0.5 g/次，0.75~2 g/d，静脉注射液以 25% 葡萄糖注射液稀释，静脉滴注液以 5%~10% 葡萄糖注射液稀释。为防止手术前后出血，可参考上述剂量，为治疗原发性纤维蛋白溶解所致出血，剂量可酌情加大。

【不良反应】 有腹泻、恶心及呕吐等不良反应；较少见的有经期不适（经期血液凝固所致）。

【警示】 ①必须持续较久应用本品者，应作眼科检查监护（例如视力测验、视觉、视野和眼底）。②由于有血栓形成倾向，禁用于尿道手术。③肾功能不全者慎用。④对癌症出血以及大量创伤出血无止血作用。

二乙酰氨乙酸乙二胺（Ethylenediamine Diaceturate）

【别名】 新凝灵。

【制剂】 ①注射用二乙酰氨乙酸乙二胺：0.2 g，0.3 g，0.4 g，0.6 g。②注射剂：0.2 g/2 mL，0.3 g/5 mL，0.4 g/2 mL，0.6 g/5 mL，0.6 g/10 mL。

【作用用途】 ①可抑制纤溶酶原激活物，使纤溶酶原不能激活为纤溶酶，从而抑制纤维蛋白的溶解，产生止血作用；②可促进血小板释放活性物质，增强血小板的聚集性和黏附性，缩短凝血时间，产生止血作用。主要用于防治各种原因引起的出血，适用于手术渗血，外科、呼吸道、五官、妇科、痔、泌尿道、肿瘤、消化道、颅脑等出血。

【用法用量】　①肌内注射：0.2 g/次，1～2 次/d。②静脉注射：0.2～0.4 g/次，1～2 次/d，以 25％葡萄糖注射液 20 mL 稀释后注射。③静脉滴注：0.2～0.6 g/次，以 5％葡萄糖注射液 250～500 mL 稀释后滴注。

【不良反应】　可能出现头晕、心率减慢、乏力、皮肤麻木、发热感、口干、呕吐、恶心等不良反应。

【警示】　对血小板数量极少和严重肝功能不全的出血和咯血效果不佳。

抑肽酶（Aprotinin）

【别名】　赫泰林，澳立停，壹枚泰。

【制剂】　注射剂：每支 5 万 kIU，10 万 kIU，20 万 kIU，50 万 kIU。

【作用用途】　①本品为广谱蛋白酶抑制剂，可直接抑制纤维蛋白溶酶的活性，阻止纤溶酶原的活化、纤维蛋白原消耗和纤维蛋白降解物增高，抑制凝血酶和可溶性纤维蛋白单体聚集；适用于防治各种纤维蛋白溶解所引起的急性出血。②可直接抑制激肽释放酶的活性，阻止激肽的产生，从而抑制由激肽引起的小血管扩张、毛细血管通透性增高以及对纤溶酶原的激活作用；用于抑制血管扩张、血管通透性增加引起的血压下降或休克状态。③能与血小板膜糖蛋白GP Ⅱb、Ⅲa有一定的亲和力，能有效地抑制纤溶酶对血小板膜GP Ⅰb、Ⅸ的损伤，从而保护血小板的黏附功能和聚集功能，增加血小板数量，达到止血效果；腹腔手术后直接注射于腹腔，可预防腹腔粘连。

【用法用量】　静脉滴注或注射：临用前须做过敏反应试验，将本品制成每毫升含 2500 kIU 的溶液，静脉注射 1 mL，严密观察 15 分钟，如发生过敏反应，则不能使用。

（1）纤维蛋白溶解引起的急性出血：立即静脉注射 40 万～60 万 kIU，每分钟静脉注射不超过 10 万 kIU，以后每 2 小时注入 10 kIU，直至出血停止。

（2）手术出血：术前 20 万 kIU 缓慢静脉注射，术中静脉注射 20 万 kIU，术后每日 20 万～50 万 kIU，连续 2～3 日。

（3）体外循环心内直视手术：转流前在预充液中一次性加入 200 万 kIU，以后每 2 小时增加 100 万 kIU。

（4）创伤性或失血性休克：首剂 10 分钟内静脉注射 50 万 kIU，以后每 6 小时注入 40 万～60 万 kIU，6 分钟内注完，连续 48～96 小时。

（5）连续性渗血：局部喷洒或在内镜直视下局部喷洒病灶，用量为 10 万～20 万 kIU。

（6）防止术后肠粘连：手术切口闭合前，直接腹腔或胸腔内注入 10 万～20 万 kIU，切勿与伤口接触。

【不良反应】　①偶见恶心、呕吐、腹泻等不良反应；②极少数患者有血清肌酐一过性增高及过敏反应和类过敏反应发生。

【警示】　①推荐使用抑肽酶的同时，静脉给予 H_2 受体拮抗药（抗组胺药如西米替丁、雷尼替丁等）；②避免与 β-内酰胺类抗生素合用。

罗米司亭（Romiplostim）

【制剂】 冻干粉针剂：250 μg，500 μg。

【作用用途】 本品是一种血小板生成素（TPO）模拟肽，可与 TPO 受体结合，活化下游通路，促进骨髓造血干细胞向巨核系分化，最终形成功能性血小板。适用于治疗经糖皮质激素类药物、免疫球蛋白治疗无效或脾切除后慢性特发性血小板减少性紫癜（ITP）患者的血小板减少。

【用法用量】 皮下注射：起始剂量 1 μg/kg，1 次/w，以后每周增加 1 μg/kg，直至血小板 $>50\times10^9$/L，每周最大剂量不得超过 10 μg/kg。

【不良反应】 常见关节痛、眩晕、失眠、肌肉痛、四肢疼痛、腹痛、肩痛、消化不良和感觉异常。

【警示】 本品停药后可能导致更严重的血小板减少，应停药后至少 2 周监测血常规。

重组人促血小板生成素（Recombinant Human Thrombopoietin）

【别名】 特比澳。

【制剂】 注射剂：每支 7500 U（1 mL），15000 U（1 mL）。

【作用用途】 本品可通过促进前体细胞的繁殖及多倍体巨核细胞的发育和成熟而增加血小板计数。适用于：①治疗实体瘤化疗后所致的血小板减少症，适用对象为血小板低于 50×10^9/L 且医生认为有必要升高血小板治疗的患者。②用于特发性血小板减少性紫癜（ITP）的辅助治疗，适用对象为血小板低于 20×10^9/L 的糖皮质激素治疗无效（包括初始治疗无效，或有效后复发而再度治疗无效）的未接受脾切除治疗的患者。③本品仅用于血小板减少及临床状态具有增加出血风险的患者，不应用于试图使血小板计数升至正常数值的目的。

【用法用量】 ①恶性实体肿瘤化疗时，预计药物剂量可能引起血小板减少及诱发出血且需要升高血小板时，可于给药结束后 6～24 小时皮下注射本品每日 300 U/kg，1 次/d，连续应用 14 日；用药过程中待血小板计数恢复至 100×10^9/L 以上，或血小板计数绝对值升高 $\geq50\times10^9$/L 时即应停用。②糖皮质激素治疗无效的特发性血小板减少性紫癜（ITP），可皮下注射本品每日 300 U/kg，1 次/d，连续应用 14 日；若不足 14 日但血小板计数已经升至 $\geq100\times10^9$/L 时则停止使用本品。若出现口、鼻或内脏等部位出血时，可给予输注血小板、抗纤溶止血药等应急处理。

【不良反应】 较少发生不良反应，偶有发热、肌肉酸痛、头晕等，一般无须处理，多可自行恢复。

【警示】 ①本品过量或常规应用于特异体质者可造成血小板过度升高，必须在三甲医院并在有经验的临床医生指导下使用。②使用本品过程中应定期检查血常规，一般应隔日 1 次，密切注意外周血小板计数的变化，血小板计数达到所需指标时。③为降低发生血栓形成/血栓栓子的风险，在应用本品时不应试图使血小板计数达到正常值。④停药后可能会发生比治疗前更严重的血小板减少症，建议停药后每周进行一次包括血小板计数在内的血常规检查，至少持续 2 周。

重组人白介素-11（Recombinant Human Interleukin-11）

【别名】 rhIL-11。

【商品名】 迈格尔，巨和粒，吉巨芬。

【制剂】 注射剂：每支 0.75 mg，1.0 mg，1.5 mg，2.0 mg，3.0 mg，5.0 mg。

【作用用途】 本品可直接刺激骨髓造血干细胞和巨核祖细胞的增殖，诱导巨核细胞的成熟和分化，增加血小板计数。主要用于实体瘤、非髓性白血病化疗后Ⅲ、Ⅳ度血小板减少症的治疗；实体瘤及非髓性白血病患者，前一疗程化疗后发生Ⅲ/Ⅳ度血小板减少症（即血小板数不高于 50×10^9）者，下一疗程化疗前使用本品，以减少患者因血小板减少引起的出血和对血小板输注的依赖性。

【用法用量】 化疗结束后 24～48 小时开始或发生血小板减少症后皮下注射，剂量为 25～50 μg/kg 体重，1 次/d，疗程一般 7～14 日。血小板计数恢复后应及时停药。

【不良反应】 ①全身性：水肿、头痛、发热及中性粒细胞减少性发热；②心血管系统：心动过速、血管扩张、心悸、昏厥、心房颤动及心房扑动；③消化系统：恶心、呕吐、黏膜炎、腹泻、口腔念珠菌感染；④神经系统：眩晕、失眠；⑤呼吸系统：呼吸困难、鼻炎、咳嗽次数增加、咽炎、胸膜渗出；⑥其他：皮疹、结膜充血，偶见用药后一过性视物模糊。

【警示】 ①本品应在化疗后 24～48 小时开始使用，不宜在化疗前或化疗过程中使用。②使用本品过程中应定期检查血常规（一般隔日 1 次），注意血小板数值的变化。在血小板升至 100×10^9/L 时应及时停药。③器质性心脏病患者，尤其充血性心力衰竭及心房颤动、心房扑动病史的患者慎用。④使用期间应注意毛细血管渗漏综合征的监测，如体重、浮肿、胸腔积液、腹水等。

酚磺乙胺（Etamsylate）

【别名】 止血敏，止血定，Dicynone。

【制剂】 ①片剂：0.25 g，0.5 g。②注射剂：0.25 g/2 mL，0.5 g/5 mL，1.0 g/5 mL。

【作用用途】 本品能增加血液中血小板数量及增强血小板聚集和黏附功能，促使血小板释放凝血活性物质，缩短凝血时间，加速血块收缩。尚可增强毛细血管抵抗力，降低毛细血管通透性。止血作用迅速，静脉注射后 1 小时作用达高峰，作用维持 4～6 小时。口服液易吸收。适用于预防和治疗外科手术出血过多，血小板减少性紫癜或过敏性紫癜以及其他原因引起的出血。

【用法用量】 ①预防手术出血：术前 30 分钟静脉注射或肌内注射，0.25～0.5 g/次，0.5～1.5 g/d。②治疗出血：成人，口服，0.5～1 g/次，3 次/d；肌内注射或静脉注射，0.25～0.5 g/次，2～3 次/d。也可与 5% 葡萄糖注射液或 0.9% 氯化钠注射液混合静脉滴注，0.25～0.75 g/次，2～3 次/d，必要时可根据病情增加剂量。

【不良反应】 本品毒性低，可有恶心、头痛、皮疹、暂时性低血压、血栓形成等，偶有静脉注射后发生过敏性休克的报道。

【警示】 与氨基己酸混合注射时，可引起中毒，应避免合用。

卡络磺钠（Carbazochrome Sodium Sulfonate Adona）

【别名】 阿度那，阿洛那，肾上腺色素缩氨脲磺酸钠，新安络血。

【制剂】 ①片剂：每片 10 mg。②注射剂：每支 20 mg/2 mL，20 mg/5 mL，60 mg/10 mL。

【作用用途】 肾上腺素氧化产物肾上腺色素的缩氨脲为卡巴克络，肾上腺色素缩氨脲的水杨酸钠盐为卡络柳钠、磺酸钠盐则为卡络磺钠，国内临床多用卡络磺钠。本品为肾上腺素的氧化衍生物，无拟肾上腺素作用，因此不影响血压和心率。卡络磺钠能增强毛细血管对损伤的抵抗力，降低毛细血管通透性，促进受损毛细血管端回缩而止血，常用于毛细血管通透性增加而产生的多种出血如泌尿系统、上消化道、呼吸道和妇产科疾病出血，亦可用于外伤和手术出血。

【用法用量】 ①口服：成人 30～90 mg/次，3 次/d。②肌内注射：20 mg/次，2 次/d。③静脉滴注：60～80 mg/次，用灭菌注射用水或 0.9%氯化钠注射液溶解后滴注。

【不良反应】 ①少数患者口服后出现食欲缺乏、胃部不适、恶心和呕吐；②个别患者注射后出现恶心、眩晕及注射部位红、痛；③对本品过敏者禁用。

凝血酶（Thrombin）

【别名】 凝血素。

【制剂】 冻干粉针剂：100 U，200 U，500 U，1000 U，2000 U，5000 U，10000 U。

【作用用途】 本品是从猪、牛、兔血中提取、精制而成，能直接作用于血液中的纤维蛋白原，促使其转变为纤维蛋白，加速血液凝固，达到止血的目的。对毛细血管、小血管出血的止血，可使出血点血液凝固，起迅速止血的作用。本品必须直接与创面接触，才能起止血作用。适用于口腔、耳鼻咽喉、外伤、手术、消化道、泌尿道及妇产科出血等。

【用法用量】 ①消化道止血：用温开水（不超过 37 ℃）溶解成 10～100 U/ mL 的溶液口服或灌注，500～20000 U/次，1 次/（4～6 h）。②局部止血：用 0.9%氯化钠溶液将本品溶解成 50～200 U/ mL 的溶液喷洒创面。

【不良反应】 偶见过敏反应，外科止血中可见低热反应。

【警示】 严禁注射。也可根据出血部位及程度增减浓度、次数。

凝血酶原复合物（Prothrombin Complex）

【别名】 康舒宁针剂。

【制剂】 冻干粉针剂：200 U，400 U，2.5 万 U。

【作用和用途】 本品含凝血因子 II、VII、IX、X。凝血因子 IX 参与内源性凝血系统，在凝血因子 XIa 及 Ca$^+$ 存在的情况下，可转换为凝血因子 XIa，进而连同凝血因子 VIII、Xa，促进凝血因子 II 转化为凝血酶。凝血因子 VII 参与外源性凝血过程，在凝血因子 Xa 和 XIa 都存在的情况下，可转化为凝血因子 VIIa，并与组织因子共同活化凝血因子

Ⅹ，促进凝血酶生成。适用于预防和治疗因凝血因子Ⅱ、Ⅶ、Ⅸ及Ⅹ缺乏导致的出血，如乙型血友病、严重肝病（急性重型肝炎、肝硬化等）、弥散性血管内凝血及手术等所致出血；逆转抗凝剂（如香豆素类、茚满二酮）诱导的出血等。

【用法用量】 静脉滴注：用前新鲜配制。每瓶加注射用水 25 mL 使溶。按输血法过滤。滴速不超过 60 滴/min。①使用剂量随因子缺乏程度而异，一般 10～20 U/kg，以后凝血因子Ⅶ缺乏者每隔 6～8 小时，凝血因子Ⅸ缺乏者每隔 24 小时，凝血因子Ⅱ和凝血因子Ⅹ缺乏者每隔 24～48 小时，可减少或酌情减少剂量输用 2～3 日。②出血较大或大手术患者根据病情酌情增加剂量。③凝血酶原时间延长患者如拟作脾切除者要先于手术前用药，术中和术后根据病情决定用药。

【不良反应】 输注过快可引起短暂发热、寒战、头痛、荨麻疹、恶心、呕吐、嗜睡、冷漠、潮红、耳鸣以及脉率、血压改变，甚至过敏性休克，减慢静脉滴注速度可缓解。

【警示】 冠心病、心肌梗死、严重肝病、外科手术等患者如有血栓形成或弥散性血管内凝血（DIC）倾向者慎用本品。

人纤维蛋白原（Human Fibrinogen）

【制剂】 冻干粉针剂：0.5 g，1 g，1.5 g，2 g，2.5 g。

【作用用途】 纤维蛋白原对维持人体正常凝血和止血功能有重要作用，当纤维蛋白原含量为 1600～4000 mg/L 时，可维持正常止血；当其血中浓度低于 68% 时，血液即不能正常凝固。输注本品后可迅速提高血中纤维蛋白原浓度，在凝血酶的作用下，溶胶状的纤维蛋白原转变为不溶性纤维蛋白，促使血液凝固而止血。适用于：①先天性纤维蛋白原缺乏症。②严重肝脏损伤、肝硬化、弥散性血管内凝血、产后大出血和因大手术、外伤或内出血等引起的纤维蛋白原缺乏而造成的凝血障碍。

【用法用量】 ①静脉滴注：一般首剂 1～2 g，如需要可继续给予；大量出血时需立即给予 4～8 g。②外用：用 0.9% 氯化钠溶液溶解制成含本品 2% 的溶液。

【不良反应】 偶见过敏反应、发热、心动过速。

【警示】 ①血栓性静脉炎或动脉血栓形成患者、心功能不全患者禁用。②滴注速度以 60 滴/min 为宜，快速过量输入可发生血管内凝血。

醋酸去氨加压素（Desmopressin Acetate）

【别名】 依他停、弥凝。

【制剂】 注射剂：15 mg/1 mL。

【作用用途】 本品含去氨加压素，与天然精氨酸加压素结构相似。二者主要区别是去氨加压素的半胱氨酸脱去氨基和 D-精氨酸取代了 L-精氨酸，使临床剂量的去氨加压素的作用时间延长，而不产生加压的不良反应。以 0.3 μg/kg 静脉注射后，血浆中凝血因子Ⅷ（Ⅷ：C）的活力增加 2～4 倍；该剂量也增加血管性血友病因子抗原（vWF：Ag），同时释放组织型纤维蛋白溶酶原激活剂（t-PA）。适用于：①先天性或药源性血小板功能障碍、尿毒症、肝硬化及不明原因引起的出血时间延长的患者；②防治轻度血友病患者及血管性血友病患者进行小手术时的出血。

【用法用量】 ①静脉注射或皮下注射：控制出血或手术前预防出血，0.3 μg/kg。②静脉滴注：0.9%氯化钠溶液稀释至 50～100 mL，15～30 分钟内滴完；若效果显著，可间隔 6～12 小时重复给药 1～2 次。血友病患者采用个体化给药。

【不良反应】 可见头痛、疲劳、一过性低血压、心动过速、潮红、胃痛、恶心及眩晕等。

【警示】 特别注意水潴留的危险，应尽量减少水的摄入量并定期测体重。

鱼精蛋白（Protamine Sulfate）

【别名】 精蛋白。

【制剂】 注射剂：50 mg/5 mL，100 mg/10 mL。

【作用用途】 本品为低分子量、强碱性蛋白质，能通过离子键与强酸肝素结合，从而使肝素失去抗凝活性。适用于：①肝素过量引起的出血及某些疾病有肝素样物质增高引起的出血。②心血管手术、体外循环或血液透析过程中应用肝素者，在结束时使用本品中和体内残余肝素。

【用法用量】 静脉注射：抗肝素过量，缓慢注射，不少于 10 分钟，用量与最后 1 次肝素使用量相当（1 mg 鱼精蛋白可中和 100 U 肝素）。每次不超过 50 mL（50 mg），2 小时内不宜超过 100 mg。

【不良反应】 浓度高、注射太快可引起胸闷、低血压、心动过缓、呼吸困难、短暂颜面潮红、温热感、肺动脉高压等，故应缓慢注射；用本品量不能超过肝素所用剂量。

〔张亚兰　秦　群〕

第六节　抗凝血药

抗凝血药是通过影响凝血过程中的凝血因子而降低机体凝血功能的药物，可用于防治血管内栓塞和血栓形成的疾病。抗凝血药作用机制可分为：①影响凝血过程，如可激活抗凝血酶Ⅲ的肝素钠，维生素 K 拮抗剂代表药华法林。②直接或间接激活纤溶酶原（可转化为纤溶酶），使纤维蛋白水解而发挥溶栓作用，如链激酶、尿激酶。③抑制血小板的黏附、聚集和释放功能，如阿司匹林、氯吡格雷等。④新型口服抗凝血药，具有单靶点凝血因子抑制作用，如阿哌沙班、利伐沙班。

肝素钠（Heparin Sodium）

【制剂】 注射剂：1000 U/2 mL，5000 U/2 mL，12500 U/2 mL。

【作用用途】 本品具有抗凝血作用，可延长凝血时间、凝血酶原时间和凝血酶时间，现认为肝素钠通过激活抗凝血酶Ⅲ（ATⅢ）而发挥抗凝血作用。适用于：①治疗各种原因引起的弥散性血管内凝血（DIC）。②防治血栓形成和栓塞。③其他体内外凝血，如心导管检查、心脏手术体外循环、血液透析等。

【用法用量】 口服无效，须静脉滴注给药，成人首剂量 5000 U 加入 100 mL 5% 葡萄糖注射液或 0.9% 氯化钠注射液，在 30～50 分钟内滴完。显效时间 5～10 分钟，作用持续 3～4 小时，必要时可隔 4～6 小时重复滴注。

【不良反应】 ①过量可出现自发性出血，如皮肤黏膜出血、内脏出血。故用药期间应测定部分凝血酶时间（APTT），APTT>100 秒表明用药过量，发现自发性出血应立即停药。严重出血可静脉注射硫酸鱼精蛋白中和肝素钠，注射速度以每分钟不超过 20 mg 或在 10 分钟内注射 50 mg 为宜，通常 1 mg 鱼精蛋白在体内能中和 100 U 肝素钠。②偶有过敏反应如哮喘、荨麻疹和发热等。

【警示】 ①长期用药可致脱发、骨质疏松、短暂的血小板减少。②出血性疾病、严重肝功能不全、消化性溃疡、严重高血压、活动性肺结核、外伤及手术后禁用。

低分子量肝素 （Low Molecular Weight Heparin）

【制剂】 ①达肝素钠注射液：每支 2500 IU/0.2 mL，5000 IU/0.2 mL，7500 IU/0.3 mL。②依诺肝素钠注射液：2000 U/0.2 mL，4000 U/0.4 mL，6000 U/0.6 mL，8000 U/0.8 mL，10000 U/1.0 mL。③注射用那曲肝素钙：每支 2500 IU/0.5 mL，5000 IU/0.5 mL，3075 IU/0.3 mL，4100 IU/0.4 mL，6150 IU/0.6 mL。④预灌针剂：每支 3075 IU/0.3 mL，4100 IU/0.4 mL，6150 IU/0.6 mL。

【作用和用途】 低分子量肝素为肝素裂解制剂，具有明显而持久的抗血栓作用。通过与抗凝血酶Ⅲ（ATⅢ）及其复合物结合，加强对 Xa 因子和凝血酶的抑制作用。但由于其分子链较短，对抗 Xa 活性强而久，对抗凝血酶抑制作用较弱。皮下吸收完全，半衰期长。目前中国市场上使用的主要有达肝素钠、依诺肝素钠和那曲肝素钙。适用于：①预防手术后静脉血栓形成；②治疗急性深部静脉；③在血液透析或血液滤过时，防止体外循环系统中发生血栓或血液凝固；④治疗不稳定型心绞痛及非 ST 段抬高心肌梗死。

【用法用量】

（1）达肝素钠（法安明）：①治疗急性深静脉血栓。皮下注射 200 U/kg，1 次/d，1 日用量不超过 18000 U。出血高危患者，100 U/kg，2 次/d。用本品同时可立即口服维生素 K，通常联合治疗至少需要 5 日。②血液透析和血液过滤期间预防凝血。慢性肾衰竭，患者无已知出血危险，可快速静脉注射 30～40 U/kg，继以每小时 10～15 U/kg 静脉输注；急性肾衰竭，患者有高度出血危险，快速静脉注射 5～10 U/kg，继以每小时 4～5 U/kg 静脉输注。③治疗不稳定型冠状动脉疾病。皮下注射 120 U/kg，2 次/d，最大剂量为 10000 U/12 小时，持续 5～10 日。④预防手术后深静脉血栓形成。术前 1～2 小时，皮下注射 2500 U，术后 12 小时注射 2500 U，继而 1 次/d，2500 U/次，持续 5～10 日。

（2）依诺肝素钠（克赛）：①治疗深度静脉血栓。皮下注射 150 U/kg，1 次/d 或 100 U/kg，2 次/d。疗程一般为 10 日，并应在适当时开始口服抗凝血药治疗。②预防静脉血栓栓塞性疾病。外科患者，有中度血栓形成危险时，皮下注射 2000 U/次或 4000 U/次，1 次/d；高度血栓形成危险时，术前 12 小时，皮下注射 4000 U/次，1 次/d，本品治疗一般持续 7~10 日。内科患者，皮下注射 4000 U/次，1 次/d，连用 6~14 日。③治疗不稳定型心绞痛或非 ST 段抬高心肌梗死。每次 100 U/kg，12 小时给药 1 次，应与阿司匹林连用，持续 2~8 日。④防止血液透析体外循环的血栓形成：100 U/kg，于透析开始时由动脉血管通路给药。

（3）那曲肝素钙（低分子肝素钙）：皮下注射。①预防血栓栓塞性疾病：普外手术，0.3 mL（3075 IU）/d，通常持续 7 日，首剂在术前 2~4 小时给予；骨科手术，首剂术前 12 小时给予，术后 12 小时及 24 小时给予，每日 40 U/kg，第 4 日起每日 60 U/kg，至少持续 10 日。②治疗栓塞性疾病：每次 0.1 mL/10kg，间隔 12 小时 1 次，治疗周期不超过 10 日。③血液透析预防凝血：透析开始时，从动脉端注入本品，体重＜51 kg，0.3 mL/次；体重 51~70kg，0.4 mL/次；体重＞70kg，0.6 mL/次。

【不良反应】 可能出现皮肤、黏膜、牙龈出血，偶见血小板减少，肝氨基转移酶升高及皮肤过敏等不良反应。

【警示】 ①宜皮下注射，禁用于肌内注射。②不同低分子肝素制剂特性不同，并不等效，切不可在同一疗程中使用两种不同产品。

其他不良反应及警示参见肝素钠。

黄达肝葵钠 (Fondaparinux Sodium)

【别名】 安卓。

【制剂】 注射剂：每支 2.5 mg/0.5 mL。

【作用用途】 本品通过与抗凝血Ⅲ（ATⅢ）特异性结合，间接抑制 Ⅹa 因子，进而减少凝血酶产生和纤维蛋白形成而起抗凝作用。适用于进行下肢重大骨科手术如髋关节骨折，膝关节手术或髋关节置换术等患者，预防静脉血栓栓塞事件的发生。

【用法用量】 术后皮下注射：2.5 mg，1 次/d，初始剂量应在手术后 6 小时给予，并且需要确认已止血的情况下。治疗应持续到静脉血栓栓塞风险消失以后，通常到患者可以下床活动，至少在术后 5~9 日。

【不良反应】 ①常见手术后出血、贫血等不良反应。②偶见鼻出血、胃肠道出血、咯血、血尿、血肿、血小板减少症、紫癜、血小板增生症、血小板异常、凝血功能异常等。

【警示】 ①仅用于皮下注射，禁用于肌内注射。②由于缺乏安全性和疗效性数据，因此不推荐用于 17 岁以下青少年和儿童。

华法林 (Warfarin)

【别名】 华法林钠，华法令。

【制剂】 片剂：2.5 mg，5 mg。

【作用用途】 本品为香豆素类抗凝血药，通过竞争性拮抗维生素 K 而发挥抗凝血作用。用药后 12~24 小时出现抗凝血作用，1~3 日达高峰，作用持续 2~5 日。口服和静脉注射的效果相同。适用于防治血栓栓塞性疾病，防止血栓形成和发展，如治疗血栓栓塞性静脉炎，降低肺栓塞的发病率和死亡率；也可作为心肌梗死治疗的辅助用药。起效缓慢，用药早期可与肝素合用。

【用法用量】 口服：成人，第 1 日 5～20 mg，次日起用维持量 2.5～7.5 mg/d。

【不良反应】 主要为出血，最常见鼻出血、齿龈出血、皮肤瘀斑、血尿等。长时间应用应定期测定凝血酶原时间，应保持在 25～30 秒（凝血酶原正常时间为 12 秒，应超过正常 2.5 倍）。凝血酶原活性降低至正常值的 15% 以下或出现出血时，应立即停药，严重时可以用维生素 K，必要时也可输入新鲜血、血浆或凝血酶原复合物。

【警示】 ①有出血倾向者、血友病、血小板减少性紫癜，严重肝、肾病，活动性消化道溃疡者禁用。②发热、活动性肺结核、重度高血压、月经过多者慎用。③长期应用最低维持量期间，如需进行手术，可先静脉注射维生素 K150 mg，但进行中枢神经系统及眼科手术前，应先停药。④阿司匹林、保泰松、呋塞米、水合氯醛、奎尼丁、甲磺丁脲与本品合用能增加出血倾向。

舒洛地特（Sulodexide）

【别名】 硫苯辛胺醇，苏罗西得，伟素。

【制剂】 ①胶囊剂：每粒 250 脂酶单位（LSU）。②注射剂：每支 600 LSU/2 mL。

【作用用途】 本品为一类葡萄糖胺聚糖，可通过抑制 Xa 因子及一些凝血因子发挥抗血栓作用，还可通过抗血小板聚集、激活循环和血管壁的纤溶系统而发挥抗血栓作用。主要用于有血栓形成风险的血管疾病。

【用法用量】 ①口服：1 粒/次，2 次/d，距用餐时间要长。②肌内或静脉注射：1 支/次，1 次/d。通常用注射剂开始治疗，15～20 日后改为胶囊口服维持 30～40 日，每年至少重复 2 次。

【不良反应】 口服可引起恶心、呕吐、上腹部痛等；注射剂可致注射部位疼痛、烧灼感及血肿。

【警示】 对肝素或肝素样药品过敏者禁用。有出血体质或出血性疾病的患者禁用。本品为酸性多糖，静脉输液时可与碱性物质形成复合物。

曲克芦丁（Troxerutin）

【别名】 维路路通，维生素 P_4，羟乙基芦丁。

【制剂】 ①片剂：100 mg。②颗粒剂：每袋 7 g：3.5 g。③注射剂：100 mg/2 mL，200 mg/2 mL，300 mg/10 mL，400 mg/mL。

【作用用途】 本品为芦丁经羟乙基化制成的半合成黄酮化合物，可抑制红细胞和血小板凝聚，防止血栓形成，同时能增加血中氧的含量，改善微循环，促进新血管生成以增进侧支循环，对急性缺血性脑损伤有显著的保护作用。本品能对抗 5-羟色胺和缓激肽引起的血管损伤，增加毛细血管抵抗力，降低毛细血管通透性，有防止因血管通透性升高而引起的水肿的作用，并有抗放射性损伤、抗炎症、抗过敏、抗溃疡等作用。适用于：①脑血栓和脑栓塞所致的偏瘫、失语及心肌梗死、动脉硬化等。②毛细血管通透性增加引起的水肿、淋巴回流受阻引起的淋巴水肿。

【用法用量】 ①口服：300 mg/次，2～3 次/d；或 200～300 mg/次，3 次/d。②肌内注射：100～200 mg/次，2 次/d，20 日为 1 个疗程。可用 1～3 个疗程，每疗程间隔 3～7 日。③静脉滴注：5% 或 10% 葡萄糖注射液或低分子右旋糖酐注射液稀释后滴注，100～200 mg/次，1次/d。1～3个疗程，每个疗程间隔 3～7日。

【不良反应】 偶见恶心、便秘、潮红、头痛等，静脉滴注后偶见心律失常、肝脏毒性反应、急性脑水肿。

【警示】 用药期间避免阳光直射、高温及站立过久。

藻酸双酯钠 （Alginic Sodium Diester）

【别名】 多糖硫酸酯。

【制剂】 ①片剂：50 mg。②注射剂：100 mg。

【作用用途】 本品为天然海藻中提取出的多糖硫酸酯类药物，具有强分散乳化性能。本品能抑制红细胞之间的黏附或红细胞与管壁之间的黏附，从而降低血液黏度。同时本品具有抑制血小板活化与聚集、抗凝血、降血脂、扩张血管和改善微循环的作用。主要用于：①缺血性脑血管病，如脑血栓、脑栓塞、短暂性脑缺血发作及心血管疾病如高血压、高脂蛋白血症、冠心病、心绞痛等的防治；②治疗弥散性血管内凝血、慢性肾小球肾炎和出血热等。

【用法用量】 ①口服：50～100 mg/次，3次/d。②静脉滴注：每日 1～3 mg/kg。临用前将本品 100～150 mg 加于 500～1000 mL 的 5%葡萄糖注射液内，滴速每分钟不超过 20 滴，1次/d，10日1个疗程，痊愈后口服维持。

【不良反应】 静脉滴注速度过快可见发热、头痛、心悸、烦躁、乏力、嗜睡、过敏反应、子宫或眼结膜下出血、白细胞及血小板减少、血压降低、肝功能及心电图异常等。

【警示】 有出血倾向或有出血性疾病者和严重肝、肾功能不全者禁用。

重组水蛭素 （Recombinant Hirudin）

【别名】 水蛭素。

【制剂】 注射剂：50 mg。

【作用用途】 本品能与凝血酶形成非共价化合物，直接抑制凝血酶的作用。除抑制肝素诱导的血小板活化外，对血小板功能无直接影响。适用于 II 型肝素诱导的血小板减少症。

【用法用量】 静脉注射：成人，起始剂量为 0.4 mg/kg，弹丸式注射，缓慢给药（15秒以上）。溶液浓度为 5 mg/mL，最大注射量为 8.8 mL。维持剂量为每小时 0.15 mg/kg，连续静脉输注 2～10日。

【不良反应】 可见发热、注射部位出血、鼻出血、胃肠道出血、血尿、肝功能异常、心力衰竭、咳嗽、支气管痉挛等。

【警示】 使用本品同时接受溶栓治疗的心肌梗死患者可发生颅内出血。

阿司匹林 （Aspirin）

【别名】 乙酰水杨酸。

【制剂】 ①片剂：25 mg，40 mg；缓释片剂：50 mg；泡腾片剂（巴米尔）：0.1 g，0.3 g，0.5 g。②缓释胶囊剂：50 mg。

【作用用途】　本品主要通过对前列腺素代谢的影响而发生抗血小板聚集作用。口服吸收迅速，血浆药物浓度在 1～2 小时达高峰，在肝和血中被转化为水杨酸，在肝脏中进一步代谢，主要产物为水杨酸尿酸。适用于：①预防和治疗脑血管栓塞性疾病；②用于缺血性心脏病，预防心肌梗死、减少心律失常发生率；③预防静脉血栓形成；④治疗血栓性血小板减少性紫癜及血小板增多症。

【用法用量】　口服：40～120 mg/次，1 次/d。

【不良反应】　①胃肠道反应及消化道出血，凝血障碍及出血倾向；②过敏反应如血管神经性水肿、哮喘、皮疹。

【警示】　消化性溃疡、严重肝病、出血性疾病患者慎用。

双嘧达莫（Dipyridamole）

【别名】　潘生丁，双嘧啶哌胺醇。

【制剂】　①片剂：25 mg。②缓释胶囊剂：25 mg。③注射剂：5 mg，10 mg，20 mg。

【作用用途】　本品对二磷酸腺苷（ASP）及胶原诱导的血小板聚集有抑制作用。另外也能使血小板形成血栓素 A_2 的功能减弱。适用于：①血栓栓塞性疾病、缺血性心脏病、预防血栓形成。②治疗弥散性血管内凝血、过敏性紫癜性肾炎。

【用法用量】　①口服：0.1 g/次，2～3 次/d。②静脉滴注：0.2～0.4 g/d，加入 5% 葡萄糖注射液 500 mL 中。

【不良反应】　头痛、眩晕、恶心、腹痛、呕吐等。

【警示】　长期大量应用或与肝素、香豆素类及纤维蛋白溶解药合用可引起出血倾向。

低分子右旋糖酐（Dextran 40 Low Molecular Dextran）

【别名】　右旋糖酐 40。

【制剂】　①低分子右旋糖酐葡萄糖注射液：10 g/100 mL，25 g/250 mL，50 g/500 mL；6 g/100 mL，15 g/250 mL，30 g/500 mL。②低分子右旋糖酐氯化钠注射液：10 g/100 mL，25 g/250 mL，50 g/500 mL；6 g/100 mL，15 g/250 mL，30 g/500 mL。

【作用用途】　①本品为一种胶体溶液，在体内不易分解，输入体内后通过其胶体渗透压作用，将组织中细胞外液的水分引入血管内，扩充血容量，维持血压。②由于使聚集的红细胞和血小板解聚，降低血液黏滞度，扩充血容量而使血液稀释，从而可改善微循环，防止休克后期弥散性血管内凝血（DIC）。③本品可以包绕在血小板表面和覆盖在损伤的血管内膜，故可抑制血小板的黏附和聚集功能。④可抑制凝血酶原的激活，使纤维蛋白原和凝血因子Ⅷ活性降低，防止血栓形成。适用于 DIC 早期，血栓性血小板减少性紫癜，血栓性疾病、各种休克、早期预防休克引起的 DIC。

【用法用量】　静脉滴注：250～500 mL/次，缓慢滴入，每日不超过 20 mL/kg，每日或隔日 1 次，7～14 次为 1 个疗程。2 个疗程之间隔数日，可重复使用。

【不良反应】　①少数患者可出现皮肤瘙痒、荨麻疹，极少数可发生过敏性休克。

②发热反应：一类为致热源反应，多在用药 1~2 次时出现寒战高热，另一类多在多次用药或长期用药停药后出现周期性高热或持续性低热。③用量过大可致出血，如鼻出血、牙龈出血等，因此每日用量不应超过 1500 mL。④心力衰竭，出血性疾病禁用，肝、肾功能不全者慎用。

阿那格雷 （Anagrelide）

【制剂】 胶囊剂：0.5 mg，1 mg。

【作用用途】 本品高浓度时可通过抑制环磷腺苷磷酸二酯酶活性，降低血小板环腺苷-磷酸浓度从而抑制血小板聚集。低浓度时可减少血小板，作用机制可能是通过减少巨核细胞过度成熟而减少血小板生成。适用于治疗原发性血小板增多症。

【用法用量】 口服：成人，起始剂量为 0.5 mg/次，4 次/d；或 1 mg/次，2 次/d。1 周后可进行剂量调整，但每周日剂量最多增加 0.5 mg，最大剂量不超过每日 10 mg，单剂量不超过每次 2.5 mg。

【不良反应】 ①心血管系统可见心悸、胸痛、心动过速、周围性水肿、心律失常等；②消化系统可见腹泻、腹痛、腹泻、恶心、胃肠胀气等；③中枢神经系统可见头痛、眩晕、感觉异常等；④血液系统可见贫血、血小板减少、瘀斑及淋巴瘤等。

【警示】 应在治疗第 1 周每隔 2 日及在达维持剂量前至少每周监测血小板计数。

硫酸氯吡格雷 （Clopidogrel Hydrogren Sulfate）

【别名】 波立维。

【制剂】 片剂：25 mg，75 mg。

【作用用途】 ①本品为血小板聚集抑制剂，能选择性地抑制二磷酸腺苷（ADP）与血小板受体的结合，随后抑制激活 ADP 与糖蛋白 GPⅡb/Ⅲa 复合物，从而抑制血小板的聚集。②可抑制非 ADP 引起的血小板聚集，不影响磷酸二酯酶的活性。③可通过不可逆地改变血小板 ADP 受体，使血小板的寿命受到影响。适用于预防动脉粥样硬化血栓形成，包括近期心肌梗死，近期缺血性卒中，外周动脉血性疾病及急性冠脉综合征。

【用法用量】 口服：50 mg/次或 75 mg/次，1 次/d，与或不与食物同服。

【不良反应】 ①常见血肿、鼻出血、胃肠出血、腹泻、腹痛、消化不良等。②偶见恶心、红细胞减少、白细胞减少、嗜酸性粒细胞增多、皮肤出血、皮疹、血尿等。③罕见血栓性血小板减少性紫癜。

【警示】 ①需进行手术患者，如非必须进行抗血小板治疗，应术前 7 日停用本品。②过早停用本品可能导致心血管事件风险增加，应避免中断治疗。

奥扎格雷 （Ozagrel）

【别名】 奥扎格雷素，奥泽格瑞。

【制剂】 ①粉针剂（按奥扎格雷钠计）：每支 20 mg，40 mg，80 mg。②注射剂（按奥扎格雷钠计）：每支 40 mg/2 mL，80 mg/4 mL，80 mg/10 mL。

【作用用途】 本品为血栓素合成酶抑制剂，通过抑制 TXA$_2$ 生成发挥抗血小板聚集和扩张血管的作用。适用于治疗急性血栓性脑梗死和脑梗死所伴随的运动障碍。

【用法用量】　静脉滴注：成人 80 mg/次，2 次/d，稀释于 500 mL 0.9%氯化钠注射液或 5%葡萄糖注射液中，2 周为 1 个疗程。

【不良反应】　①消化系统：偶有恶心、呕吐、腹泻、食欲减退、胀满感；②过敏反应：偶见荨麻疹、皮疹等，发生时停止给药；③循环系统：偶有室上性心律失常、血压下降，发现时减量或终止给药；④其他：偶有头痛、发热、注射部位疼痛、休克及血小板减少等。

【警示】　①由于有出血倾向，要仔细观察，出现异常立即停止给药。②肝肾：偶有天冬氨酸氨基转移酶（AST）、丙氨酸氨基转移酶（ALT）、尿素氮（BUN）升高。③本品避免与含钙输液（林格溶液等）混合使用，以免出现白色浑浊。④有严重心、肺、肝、肾功能不全者，如严重心律不齐、心肌梗死患者，以及严重高血压者（收缩压超过 200 mmHg）禁用本品。

链激酶（Strep Tokinase）

【别名】　溶栓酶。

【制剂】　冻干粉针剂：10 万 U，15 万 U，20 万 U，25 万 U，30 万 U，50 万 U，75 万 U，150 万 U。

【作用用途】　本品为间接纤溶酶原激活药，本身无酶活性，需先与纤溶酶原形成复合物，再将纤溶酶原转变为纤溶酶，引起血栓内部崩解和血栓表面溶解。在体内半衰期 15～30 分钟。适用于：①深静脉栓塞、动脉栓塞、急性肺栓塞、急性心肌梗死、视网膜血管闭塞性疾病。②血管外科手术后的血栓形成导管给药所致的血栓形成、脑血栓、肝肾静脉血栓。

【用法用量】　静脉滴注：①用药前半小时，先肌内注射异丙嗪 25 mg，静脉注射地塞米松 2.5～5 mg 或氢化可的松 25～50 mg 预防不良反应。②初始剂量：50 万 U，加入 100 mL 0.9%氯化钠注射液或 5%葡萄糖注射液中，30 分钟内静脉滴注完。③维持剂量：60 万 U 溶于 250～500 mL 5%葡萄糖注射液中，加入氢化可的松 25～30 mg 或地塞米松 1.25～2.5 mg，静脉滴注 6 小时，保持每小时 10 万 U 水平。每日 4 次，直至血栓溶解为止。④疗程依病情而异。如血栓已溶解，继续用肝素或口服抗凝剂维持疗效，或用低分子右旋糖酐，以防血栓再度形成。

【不良反应】　①出血为主要并发症，如皮肤黏膜、消化道及泌尿道出血，注射部位血肿。轻度出血停药后可自愈，重者给予氨甲苯酸。更严重者可补充纤维蛋白原。②过敏反应：发热、畏寒、腰酸背痛等，偶可发生过敏性休克。③由于正常人有链球菌感染，体内常有链激酶抗体，开始剂量宜大以中和抗体，然后应用维持量保持有效水平。

【警示】　①消化性溃疡、空洞型肺结核、手术 10 天内、严重肝肾功能不全、低凝血状态及出血性疾病、脑出血、颅内肿瘤、妊娠 6 周内、产前 2 周内、产后 10 日内等禁用。②溶解本产品不宜振荡，以免降低活性。③5 ℃左右可保持 12 小时，室温下即时用。

尿激酶 （Urokinase）

【别名】 尿活素。

【制剂】 冻干粉针剂：500 U，1000 U，5000 U，1 万 U，2 万 U，5 万 U，10 万 U，20 万 U，25 万 U，50 万 U，150 万 U，250 万 U。

【作用用途】 本品为肾分泌的一种蛋白水解酶，其作用是直接催化纤溶酶原转变为纤溶酶，使纤维蛋白水解，因此可用于溶解血栓。适用于深部静脉、动脉血栓形成、急性肺栓塞及急性心肌梗死、脑栓塞、肝肾静脉血栓形成、弥散性血管内凝血。

【用法用量】 ①静脉滴注：2000～4000 U/30 分钟，继以维持量每小时 2000～4000 U 连续 12 小时。②静脉注射：开始每日 3 万～4 万 U，应用 2～3 日，分 2 次静脉注射，以后每日 1 万～2 万 U，维持 7～10 日。

【不良反应】 ①出血症状：如皮肤黏膜、消化道、泌尿道出血，注射部位血肿，出血轻者停药后好转，重者给予抗纤溶药或纤维蛋白原制剂。②少数有过敏反应如头痛、食欲不佳、胸闷不适等。

【警示】 本品溶解后立即使用，不得用酸性溶液稀释。

阿替普酶 （Alteplase）

【别名】 爱通立。

【制剂】 注射剂：20 mg，50 mg。

【作用用途】 本品为血栓溶解药，可通过其赖氨酸残基与纤维蛋白结合，并激活与纤维蛋白结合的纤溶酶原，使之转变为纤溶酶。因本品选择性激活血栓部位的纤溶酶原，故不产生应用链激酶时常见的出血并发症。此外，本品还可抑制血小板活性。适用于急性心肌梗死和肺栓塞的溶栓治疗。

【用法用量】 ①静脉注射：本品 50 mg 溶于灭菌注射用水，浓度为 1 mg/ mL。②静脉滴注：本品 100 mg 溶于 500 mL 0.9% 氯化钠注射液。3 小时内按以下方式滴完：前 2 分钟先滴入 10 mg，以后 60 分钟内滴入 50 mg，最后 120 分钟内滴完余下 40 mg。

【不良反应】 可见凝血障碍和出血，偶见心律失常、体温升高。可见注射部位出血，但不影响继续用药，如发现出血迹象，应停药。

瑞替普酶 （Reteplase，r-PA）

【别名】 派通欣、瑞通立。

【制剂】 注射剂：每支 5 MU。

【作用用途】 本品通过水解纤溶酶原（可转化为纤溶酶），使纤维蛋白降解而达到溶栓作用，还可使纤维蛋白原及凝血因子 V 和 Ⅷ 降解。本品主要用于成人由冠状动脉梗死引起的急性心肌梗死的溶栓疗法，能够改善心肌梗死后的心室功能。

【用法用量】 静脉注射：100 MU 缓慢注射 2 分钟以上，间隔 30 分钟后可重复给药（10 MU）1 次，目前尚无 2 次以上重复给药的经验。

【不良反应】 常见出血，包括颅内、腹膜后或消化道、泌尿道、呼吸道、穿刺或破损部位出血，浅表出血。

【警示】 ①下列患者禁用本品：活动性内出血、出血性卒中病史及 6 个月内的缺血性卒中、新近（2 个月内）颅脑或脊柱的手术及外伤史、颅内肿瘤、动静脉畸形或动脉瘤、已知的出血体质及严重的未控制的高血压。②在用药期间，如果必须进行动脉穿刺，采用上肢末端的血管容易压迫止血，穿刺后，至少压迫 30 分钟，用敷料加压包扎，反复观察有无渗血。③由于纤维蛋白被溶解，可能引起新近的注射部位出血，所以溶栓治疗期间，必须仔细观察所有潜在出血点。

去纤酶（Defibrase）

【别名】 降纤酶。

【制剂】 注射剂：每支 0.25 U，5 U，10 U，100 U。

【作用用途】 本品为蛋白水解酶，能溶解血栓，抑制血栓形成，改善微循环。适用于：①急性脑梗死，包括脑血栓、脑栓塞、短暂性脑缺血发作（TIA）以及脑梗死再复发的预防。②心肌梗死、不稳定型心绞痛以及心肌梗死再复发的预防。③四肢血管病，包括股动脉栓塞、血栓闭塞性脉管炎、雷诺病。④血液呈高黏状态、高凝状态、血栓前状态。⑤突发性耳聋及肺栓塞。

【用法用量】 静脉滴注：临用前，加入 0.9％氯化钠注射液 100～250 mL，滴注 1 小时以上。急性发作期：10 U/次，1 次/d，连用 3～4 日；非急性发作期：首次 10 U，维持量 5～10 U，1 日或隔日 1 次，2 周为 1 个疗程。

【不良反应】 ①个别患者用药后可能出现少量瘀斑、鼻出血或牙龈出血，或有一过性 AST 或 ALT 轻度上升，停药后自行消失。②本制剂具有降低纤维蛋白原（fibrinogen）的作用，用药后可能有出血或止血延缓现象。因此，治疗前及给药期间应对患者进行血纤维蛋白原和其他出血及凝血功能的检查，并密切注意临床症状。给药治疗期间一旦出现出血和可疑出血时，应终止给药，并采取输血或其他措施。

【警示】 ①具有出血疾病史者；手术后不久者；有出血倾向者；正在使用具有抗凝作用及抑制血小板功能药物（如阿司匹林）者；正在使用具有抗纤溶作用制剂者；重度肝或肾功能障碍及其他如乳头肌断裂、心室中隔穿孔、心源性休克、多器官功能衰竭患者。②本品必须用足够量的输液稀释，并立即使用；注意静脉滴注速度（滴速过快时患者易有胸痛、心悸等不适症状）。③本制剂具有降低纤维蛋白原的作用，用药后可能有出血或止血延缓现象。因此，治疗前及给药期间应对患者进行血纤维蛋白原和其他出血及凝血功能的检查，并密切注意临床症状。给药治疗期间一旦出现出血和可疑出血时，应终止给药，并采取输血或其他措施。④如患者动脉或深部静脉损伤时，该药有可能引起血肿。因此，使用本制剂后，临床应避免进行如星状神经节封闭、动脉或深部静脉等的穿刺检查或治疗。对于浅表静脉穿刺部位有止血延缓现象发生时，应采用压迫止血法。⑤慎用于有药物过敏史者、有消化道溃疡病史者、患有脑血栓后遗症者或 70 岁以上高龄者。⑥应避免与水杨酸类药物（如阿司匹林）合用；抗凝血药可加强本品作用，引起意外出血；抗纤溶药可抵消本品作用，禁止联用。

纤溶酶（Fibrinogenase）

【别名】 济特。

【制剂】 ①注射剂：100 U/1 mL。②冻干粉针剂：100 U。

【作用用途】 本品作用于纤维蛋白原及纤维蛋白，使其降解为小分子可溶性片段，产生去纤维蛋白效应。并促使组织纤溶酶原激活物（t-PA）由内皮细胞释放，增强其活性，从而具有抗血栓功能。此外本品还可降低血小板聚集及血液黏度，降低心肌耗氧量，改善微循环。适用于脑梗死、高凝血状态及血栓性脉管炎等外周血管疾病。

【用法用量】 静脉滴注：①预防用。治疗高凝血状态时，一次 100 U，以注射用水适量溶解后，加至 250 mL 0.9%氯化钠注射液或 5%葡萄糖注射液中，以每分钟 45～50 滴的速度进行滴注，每日 1 次。14 日为 1 个疗程。②治疗用。若患者一般状况较好，除第一次使用 100 U 外，以后可每日使用 1 次，每次用 200～300 U，加至 500 mL 0.9%氯化钠注射液或 5%葡萄糖注射液中稀释进行滴注，7～10 日为 1 个疗程。若患者一般状况较差，除第一次使用 100 U 外，以后可隔日用 200 U 进行静脉滴注，1 个疗程仍为 7～10 日。

【不良反应】 ①可发生创面、注射部位、皮肤及黏膜出血。②可引起头痛、头晕或氨基转移酶升高。极少量患者可有过敏反应。

【警示】 ①本品注射前需做皮试，阳性反应者禁用。②血小板<80×10^9/L 应停药观察。③严重高血压应控制在 180/110 mmHg 以下才能应用，若舒张压偏高应使用 5%葡萄糖注射液作稀释液，而不用 0.9%氯化钠注射液；糖尿病患者则应用 0.9%氯化钠注射液作为稀释液，而不用 5%葡萄糖注射液。④两个疗程之间应间隔 5～7 日。妊娠期及哺乳期妇女禁用。

利伐沙班（Rivaroxaban）

【制剂】 片剂：10 mg。

【作用用途】 本品能高选择性、剂量依赖性抑制Xa因子活性，从而中断凝血级联反应的内源性和外源性途径，抑制凝血酶的产生和血栓形成。适用于髋关节或膝关节置换手术成年患者，以预防静脉血栓形成。

【用法用量】 口服：10 mg/次，1 次/d。如伤口已止血，首次用药时间应在手术后 6～10 小时之间进行。

【不良反应】 主要为出血，因出血可能并发贫血，表现为虚弱、无力、苍白、头晕、头痛或不明原因肿胀；也有肝损害，常见 γ-谷氨酰转移酶或转氨酶升高。

达比加群酯（Dabigatran Etexilate）

【别名】 泰毕全。

【制剂】 片剂：10 mg，15 mg，20 mg。

【作用用途】 本品为前体药物，经体内代谢后可形成活性分子达比加群，后者可直接抑制凝血酶。适用于：

（1）预防存在以下一个或多个危险因素的成人非瓣性心房颤动患者的卒中和全身性栓塞（SEE）：①先前曾有卒中、短暂性脑缺血发作或全身性栓塞；②左心室射血分数＜40％；③伴有症状的心力衰竭，纽约心脏病协会（NYHA）心功能分级≥2级；④年龄≥75岁；⑤年龄≥65岁，且伴有以下任一疾病如糖尿病、冠心病或高血压。

（2）治疗急性深静脉血栓形成（DVT）和/或肺栓塞（PE）以及预防相关死亡；预防复发性 DVT 和/或 PE 以及相关死亡。

【用法用量】　口服：用水送服，餐中或餐后服用均可。成人的推荐剂量为每次150 mg的胶囊，2次/d，应维持终身治疗。80岁以上老年患者110 mg/次，2次/d。

【不良反应】　①主要是出血，常见术后伤口出血，少见胃肠道出血、生殖道出血、低血压、鼻出血等；出血可能并发贫血，表现为虚弱、无力、苍白、头晕、头痛或原因不明的肿胀。②肝损害，常见 γ-谷氨酰转移酶、氨基转移酶升高。

阿哌沙班（Apixaban）

【别名】　艾乐妥。

【制剂】　片剂：2.5 mg。

【作用用途】　本品通过抑制 Xa 因子，抑制凝血酶的产生，并抑制血栓形成，其抗血栓活性不依赖抗凝血酶Ⅲ。适用于髋关节或膝关节择期置换术的成年患者，预防静脉血栓栓塞事件（VTE）。

【用法用量】　口服：2.5 mg/次，2次/d。对于接受髋关节置换术的患者，推荐疗程为32～38日；对于接受膝关节置换术的患者，推荐疗程为10～14日。如发生一次漏服，应立即服用本品，随后继续每日服药2次。

【不良反应】　常见贫血、出血、挫伤及恶心。

【警示】　①目前缺少临床试验评价，不推荐接受髋骨骨折手术患者服用。②本品含有乳糖，遗传学半乳糖不耐受、Lapp 乳糖缺乏症或葡萄糖-半乳糖吸收不良患者不应服用。

〔张亚兰　秦　群〕

第七节　抗血液肿瘤药

目前常用治疗血液肿瘤的化疗药物按作用机制可分为4类：①直接作用于肿瘤细胞，特别是正处于肿瘤细胞增殖期的药物，如烷化剂、抗代谢药、抗肿瘤抗生素、植物生物碱等；②促使肿瘤细胞分化的药物，如维生素 A 衍生物；③调动机体内因作用的药物，如干扰素具有抗病毒、增强免疫及抗肿瘤活性；④靶向制剂，如伊马替尼等对 BCR-ABL 酪氨酸激酶具有高度亲和能力。

一、烷化剂

环磷酰胺 (Cytoxan，CTX)

【制剂】 ①片剂：50 mg。②粉针剂：100 mg，200 mg。

【作用用途】 本品在体外无抗肿瘤活性，但进入体内后在肝细胞微粒体混合功能氧化酶细胞色素 P450 作用下生成醛磷酰胺，经血循环转运至肿瘤细胞内，分解出磷酰胺氮芥，与 DNA 发生交叉联结等共价结合，破坏 DNA 的结构和功能，从而抑制肿瘤细胞生长繁殖，导致肿瘤细胞死亡，属细胞周期非特异性药。口服吸收良好。静注后，药物迅速分布到全身组织，肝脏浓度较高。临床广泛用于抗癌治疗，对恶性淋巴瘤疗效显著，有效率可达 50%～70%。对急性白血病和慢性淋巴细胞白血病、多发性骨髓瘤等也有较好疗效。

【用法用量】 ①静脉注射：成人 1 次 500 mg/m²，1 次/w，2～4 周为 1 个疗程。②口服：每日 2～3 mg/kg。

【不良反应】 主要毒性反应为骨髓抑制，白细胞往往在给药后第 10～第 14 日最低，但多在第 21 日恢复正常。尚可引起恶心、呕吐、脱发及出血性膀胱炎。

异环磷酰胺 (Ifosfamide，IFO)

【制剂】 粉针剂：0.5 g，1 g。

【作用用途】 本品为氮芥类烷化剂环磷酰胺的同分异构体，是第二代磷酰胺类抗肿瘤药。本品代谢前无烷化剂活性，也无抗肿瘤作用，对组织也无直接损害，在体内经肝细胞微粒体系中的细胞色素 P450 氧化成 4-羟基 CTX，开环后才显出活性。其毒性较 CTX 为低。与 CTX 的抗瘤谱相同，对恶性淋巴瘤、白血病等有效。与 CTX 有部分交叉耐药性。

【用法用量】 静脉注射或静脉滴注：3～4 周为 1 个疗程。①单药治疗：每日 1.2～2.5g/m²，连续 5 日为 1 个疗程；②联合用药：每日 1.2～2.0g/m²，连续 3～5 日为 1 个疗程。

【不良反应】 主要毒性反应为骨髓抑制，白细胞及血小板降至最低时间分别为第 14 日及第 8 日，恢复至正常时间约在给药后第 21 日。大部分病例有消化道反应，大剂量时 （>2.2g/m²） 尿路刺激较重，可引起出血性膀胱炎。

盐酸氮芥 (Chlormethine Hydrochloride)

【别名】 恩比兴。

【制剂】 注射剂：5 mg/mL，10 mg/2 mL。

【作用用途】 本品为双功能烷化剂，与 DNA 交叉连接或在 DNA 和蛋白质之间交叉连接，阻止 DNA 复制，造成细胞损伤或死亡，细胞周期非特异性药物对增殖细胞的各期和暂时静止的 G_0 期均有杀伤作用。主要用于恶性淋巴瘤及癌性胸腔、心包及腹腔积液，目前已很少用于其他肿瘤，对急性白血病无效。

【用法用量】　①静脉注射：5～10 mg/次，或 0.1～0.2 mg/kg，以 0.9％氯化钠注射液 10 mL 稀释，1 次/w，1 个疗程总量 30～60 mg，疗程间歇不少于 2～4 周。②动脉注射：5～10 mg/次，或 0.1～0.2 mg/kg，以 0.9％氯化钠注射液 10 mL 稀释，1 日或隔日 1 次，总量可较静脉注射量稍高。③腔内注射：10～20 mg，或 0.2～0.4 mg/kg，0.9％氯化钠注射液 20～40 mL 稀释，注入后 5 分钟内应多次变换体位，1 次/（5～7 d），2～3 次为 1 个疗程。

【不良反应】　①主要为骨髓抑制，可引起白细胞及血小板减少，严重时全血细胞减少，白细胞下降最低值一般在用药后 7～15 日，停药后 2～4 周多可恢复。②胃肠道反应：多在服药后 3～6 小时发生，可持续 24 小时。③超过 0.6 mg/kg 可导致中枢神经系统损伤，也可引起低钙血症及心脏损伤。

左旋苯丙氨酸氮芥（Melphalan）

【别名】　美法仑。

【制剂】　片剂：2 mg。

【作用用途】　本品为细胞周期特异性药物，其结构是在氮芥上接一个生理上起重要作用的氨基酸（苯丙氨酸），便于进入肿瘤细胞而起作用。本品口服吸收存在较大个体差异，均匀分布于体内各脏器，肝、肾浓度较高，消除相半衰期为 40～120 分钟。主要用于治疗多发性骨髓瘤，对非霍奇金淋巴瘤、慢性淋巴细胞白血病和粒细胞白血病也有效。用大剂量本品加依托泊苷（足叶乙苷）及全身放疗预处理进行自体骨髓移植，均可取得疗效，对部分真性红细胞增多症有效。

【用法用量】　口服：①多发性骨髓瘤。每日 0.15 mg/kg，分次服用，连用 4 日，6 周后重复下一个疗程。②真性红细胞增多症。诱导缓解期，每日 6～10 mg，共 5～7 日，之后每日 2～4 mg，直至能满意地控制症状。维持每周 1 次给药 2～6 mg，谨慎监测血常规。

【不良反应】　①主要为骨髓抑制：剂量限制性毒性，白细胞减少一般出现在首次用药后第 2～3 周，老年患者骨髓抑制可延续 5～6 周。②胃肠道反应；如长期用可致脱发、皮炎以及肺纤维化等。

苯丁酸氮芥（Chlorambucil）

【别名】　瘤可宁（Leukeran）。

【制剂】　片剂：2 mg。

【作用用途】　本品为芳香族氮芥类衍生物，其药理作用与环磷酰胺相似，但显效较慢。能阻滞 DNA 合成 mRNA 及阻滞 RNA 还原酶，使脱氧嘧啶核苷和脱氧嘌呤核苷合成抑制，尚能抑制嘧啶核苷、嘌呤核苷和嘌呤碱基进入细胞，从而杀死细胞。对增殖状态的细胞敏感，特别是对处于 G_1 期和 M 期的细胞毒性最大，为细胞周期非特异性药物。本品对淋巴组织的选择性优于氮芥，对骨髓抑制和消化道的反应较轻。口服吸收完全，与蛋白结合率达 99％，主要由肾排出。主要用于慢性淋巴细胞白血病，对恶性淋巴瘤、多发性骨髓瘤、巨球蛋白血症也有一定疗效。

【用法用量】　口服：0.2 mg/kg，1 次/d；或每日 0.2 mg/kg，分 3～4 次服用。

每 3~4 周连服 10~14 日。

【不良反应】 ①主要是骨髓抑制，主要表现为白细胞减少，对血小板的影响较轻，疗程结束后 1~2 周内可能继续下降，但恢复迅速。②消化道反应较氮芥轻，偶见黄疸及肝功能异常。

卡莫司汀 （Carmustine）

【别名】 卡氮芥。

【制剂】 粉针剂：125 mg/2 mL。

【作用用途】 抗瘤谱广，见效快，脂溶性高，抑制 RNA 和 DNA 的合成而发挥作用。对增殖细胞各期均有作用，为细胞周期非特异性药物。由于脂溶性高，能透过血脑屏障，在中枢神经系统发挥药效，可治疗中枢神经系统白血病。本品对霍奇金淋巴瘤、急性白血病、多发性骨髓瘤有效。为治疗多发性骨髓瘤 M2 方案的主要药物。

【用法用量】 静脉滴注：成人 1 次/d，75~100 mg/m²，以 5% 葡萄糖注射液 200 mL 稀释，1~2 小时滴完，连用 2 日，6~8 周重复。

【不良反应】 ①胃肠道反应；②迟发的骨髓抑制：一般在用药后 3~4 周后出现，5~6 周时达最低点，6~7 周内逐渐恢复；多次用药后延迟至 10~12 周恢复。③大剂量可产生脑脊髓病；长期治疗可产生肺间质炎。

洛莫司汀 （Lomustine）

【别名】 环己亚硝脲（CCNU）。

【制剂】 胶囊剂：40 mg，50 mg，100 mg。

【作用用途】 本品通过烷化作用抑制 DNA 和 RNA 的合成，为细胞周期非特异性药物，作用于 G_1 期，对处于 G_1/S 过渡期细胞或 S 早期的细胞最敏感，与一般烷化剂无交叉耐药性，但与 BCNU 有交叉耐药性。本品脂溶性高，易透过血-脑屏障。口服吸收迅速，在体内广泛分布。临床用于脑胶质瘤和脑转移瘤，对霍奇金淋巴瘤、非霍奇金淋巴瘤、白血病等也有效。也可用于预防中枢神经系统白血病。

【用法用量】 口服：每次 80~100 mg/m²，顿服，每隔 6~8 周口服 1 次，3 次为 1 个疗程。

【不良反应】 ①主要为延迟性骨髓抑制。服药 3~5 周后，可出现血小板下降，白细胞降低可在服药后第 1 周及第 4 周先后出现 2 次，第 6~8 周才恢复。②胃肠道反应：多在服药后 6 小时内发生，可持续 2~3 日；少数患者有胃肠道出血。③偶见全身性皮疹、肝功能损害。

氮甲 （Formylmerphalan）

【别名】 甲酰溶肉瘤素。

【制剂】 片剂：50 mg，100 mg。

【作用用途】 本品能发挥双功能烷化剂的作用，与 DNA 交叉连接，在 DNA 和蛋白质之间交叉连接，阻止 DNA 复制，还能够抑制 DNA 的合成，口服吸收良好，肾脏中含量最高。可用于多发性骨髓瘤、恶性淋巴瘤的治疗。

【用法用量】 口服：①成人按体重每日 3～4 mg/kg，加碳酸氢钠 1 g 同服，睡前 1 次或分 3 次，总剂量为 5～7 g。②儿童按体重每日 3～4 mg/kg，睡前 1 次或分 3 次。

【不良反应】 ①主要为胃肠道反应，程度较轻，持续时间短。②骨髓抑制作用较其他细胞毒性药物缓和，主要影响白细胞数量，白细胞下降一般在治疗开始后 2～3 周出现，停药后 2～4 周内恢复。③其他：乏力、头晕及脱发等。

福莫司汀（Fotemustine）

【别名】 武活龙。

【制剂】 注射剂：208 mg/瓶，200 mg/4 mL。

【作用用途】 本品为亚硝基脲中抑制细胞增殖的抗肿瘤药，具有烷基化和氨甲酰化活性，血浆蛋白结合率较低（25%～30%），有较好的细胞膜穿透性及组织分布，可透过血脑屏障。可用于多发性淋巴转移性恶性肿瘤和白血病。

【用法用量】 静脉滴注：使用前立即配制溶液，避光条件下静脉滴注，滴注时间控制在 1 小时以上。①诱导：100 mg/m²，连续用药 3 次，各间隔 1 周，停药 4～5 周；②维持：100 mg/m²，每 3 周用药 1 次；③联合化疗：诱导治疗的第 3 次用药必须免去，每次剂量仍维持不变。

【不良反应】 ①主要为骨髓抑制：表现为血小板及白细胞减少，分别在首剂诱导治疗后 4～5 周及 5～6 周达到最低值，治疗前进行过其他化疗或与其他可能诱发血液毒性的药物联合应用时，可加重血液学毒性。②其他：中度恶心、呕吐，中度暂时性可逆性转氨酶、碱性磷酸酶及胆红素升高、发热、注射部位静脉炎、腹泻、腹痛以及暂时性血尿素氮升高等。

白消安（Busulfan）

【别名】 马利兰、白血福恩、麦里浪（Myleran）。

【制剂】 片剂：0.5 mg，2 mg。

【作用用途】 本品在细胞内磺酸酯基团开环，通过与细胞核中 DNA 鸟嘌呤起烷化作用达到破坏 DNA 结构和功能的目的。本品主要对粒细胞生成有明显的抑制作用，对血小板及红细胞系都有一定的抑制作用，但对淋巴细胞的作用较弱。临床主要用于慢性粒细胞白血病的慢性期，对原发性血小板增多、真性红细胞增多均有疗效。

【用法用量】 ①慢性粒细胞白血病：每日 4～6 mg/m²，当白细胞<15×10⁹/L 时停药；若用药 3 周，白细胞没有下降，可适当加量，缓解期短于 3 个月患者，可给维持剂量 2 次/周，2 mg/次，维持白细胞 10×10⁹/L 左右。②真性红细胞增多症：4～6 mg/d，分次口服，根据病情调整剂量。

【不良反应】 主要为造血系统粒细胞缺乏、血小板减少等，长期用药可产生骨髓抑制、药物性再障、肺纤维化及皮肤色素沉着等。

二、抗代谢药

甲氨蝶呤（Methotrexate、MTX）

【别名】 氨甲蝶呤，氨甲基叶酸。

【制剂】 ①片剂：2.5 mg。②粉针剂：5 mg。

【作用用途】 本品属抗叶酸类代谢抗肿瘤药，通过抑制二氢叶酸还原酶发挥作用，阻断二氢叶酸还原酶，使二氢叶酸不能转变为具有生理活性的四氢叶酸，导致 DNA 的生物合成受到抑制。此作用可被甲酰四氢叶酸钙（CF）拮抗，临床常用 CF 做解毒剂。本品对增殖期细胞敏感，为细胞周期特异性药物，主要作用在 S 期，对 G_1/S 期的细胞也有延缓作用，对 G_1 期细胞作用较弱。口服吸收良好，口服后 1～5 小时达血药浓度最高峰，肌内注射后血药浓度维持较久。本品主要用于各型急性白血病，尤其是急性淋巴细胞白血病、恶性淋巴瘤以及多发性骨髓瘤等；鞘内注射预防和治疗脑膜白血病以及恶性淋巴瘤的神经系统侵犯。

【用法用量】 ①口服：10～15 mg/次，1～2 次/w。②肌内注射或静脉注射：15～50 mg/次，1～2 次/w；大剂量冲击疗法：1～5g/m²，0.9％氯化钠注射液或 5％葡萄糖注射液稀释后 4～6 小时滴完，用药前 1 个月至用药后 1～2 日每日补液 3000 mL，碳酸氢钠碱化尿液，尿量＞2000 mL/d，开始用药后 24 小时起每 3 小时肌内注射亚叶酸钙 9～12 mg，连用 3～6 次至 MTX 血药浓度＜5×10^{-8} mol/L。③鞘内注射：10～15 mg/次，1 次/（3～7 d）。

【不良反应】 主要有胃肠道反应、骨髓抑制及肝功能损害；其他如脱发、皮疹、药物性肺炎等。

巯嘌呤（Mercaptopurine，6-MP）

【别名】 6-巯基嘌呤，6-巯嘌呤。

【制剂】 片剂：25 mg，50 mg，100 mg。

【作用用途】 本品为次黄嘌呤类似物，为嘌呤类抗代谢物，属细胞周期特异性药物，对增殖细胞 S 期作用较明显，除能抑制细胞 DNA 合成外，对细胞 RNA 的合成也有轻度的抑制作用。本品易产生耐药性，口服吸收快，并广泛分布于各种体液中，但通过血脑屏障的量较少，故不用于治疗中枢神经系统白血病。用于治疗各型急性白血病、慢性粒细胞白血病、恶性淋巴瘤、多发性骨髓瘤等有一定的疗效。

【用法用量】 口服：每日 2.5 mg/kg 或 80～100 mg/m²，顿服或分 2 次服用，一般于用药后 2～4 周显效。如临床疗效不佳，可考虑加至每日 5 mg/kg，维持剂量每日 1.5～2.5 mg/kg 或 50～100 mg/m²。

【不良反应】 主要有骨髓抑制及胃肠道反应；其他可见肝功能损伤、黄疸、血尿酸过高等。

硫鸟嘌呤（Thioguanine，6-TG）

【别名】 6-硫代鸟嘌呤，兰快舒，兰快疗。

【制剂】　片剂：25 mg，50 mg，100 mg。

【作用用途】　本品作用类似于巯嘌呤，也为嘌呤类代谢抑制剂，能阻止嘌呤核苷酸相互转变，在体内能以核糖核苷酸掺入 RNA 中。在体内很快变成 2-氨基-6-甲基巯基嘌呤，部分以 6-硫代尿酸形式由尿液排出。本品是细胞周期特异性药物，主要作用增殖细胞 S 期。口服后部分吸收与巯嘌呤有交叉耐药性，与阿糖胞苷等联用提高疗效。临床用于各型急性白血病，特别对耐药的病例仍有效。

【用法用量】　口服：每日 2 mg/kg 或 100 mg/m²，1 次或分次服，4 周临床未见改进，白细胞未见抑制，可酌情增至日剂量 3 mg/kg，维持量一日 2～3 mg/kg 或 100 mg/m²。

【不良反应】　①对骨髓有一定的抑制作用。②胃肠道反应不多见，大剂量应用时会出现恶心、呕吐和口腔炎。③对肝、肾也有损害，偶见有黄疸、皮炎发生。

磷酸氟达拉滨（Fludarabine）

【别名】　福达华。

【制剂】　①注射剂：50 mg。②片剂：10 mg。

【作用用途】　本品为阿糖腺苷的核苷酸衍生物，为氟化嘌呤类似物。静脉输入磷酸氟达拉滨后，其磷酸基迅速被裂开，余下的 2-氟-阿糖腺苷则进入细胞内，并被磷酸化成为具有活性的代谢物，通过抑制核苷酸还原酶、DNA 聚合酶、DNA 引物酶以及 DNA 连接酶从而抑制 DNA 合成，还可部分抑制 RNA 聚合酶Ⅱ从而减少蛋白的合成。氟达拉滨不被腺苷脱氨酶灭活，对于淋巴细胞有选择性的毒性。主要用于治疗慢性淋巴细胞白血病及惰性非霍奇金淋巴瘤。

【用法用量】　①推荐剂量为 25 mg/m²，约 30 分钟内静脉输注，联用 5 日，每 28 日为 1 个静脉疗程。②空腹或伴食物口服，每日 40 mg/m²，每 28 日连续服药 5 日。

【不良反应】　主要为骨髓抑制，少数可出现神经毒性。

阿糖胞苷（Cytarabine，Ara-C）

【商品名】　赛德萨。

【制剂】　粉针剂：50 mg，100 mg，500 mg。

【作用用途】　本品为嘧啶类抗代谢物，主要通过与三磷酸脱氧胞苷竞争，而显著地抑制 DNA 聚合酶的活性，阻止 DNA 合成。口服易被胃肠道黏膜和肝中胞嘧啶核苷脱氨酶作用而失活，故不宜口服。一次大剂量静脉注射后，大部分在 15 分钟内血中浓度就下降至极微以至测不出，故须静脉滴注或分次肌内注射方能发挥最大疗效。易透过血脑屏障，浓度可达到血浆浓度的 40% 左右。主要用于各型急性白血病，尤为治疗急性非淋巴细胞白血病的首选药，对恶性淋巴瘤有一定疗效。本品很少单独应用。据文献报道，与米托蒽醌或吡喃阿霉素联合治疗急性白血病可取得疗效。

【用法用量】　①诱导缓解：静脉注射或滴注 1～3 mg/kg，1 次/d，连用 10～14 日；如无明显不良反应，剂量可增大至 4～6 mg/kg。完全缓解后维持治疗量，1 mg/kg，1～2 次/d，皮下注射，连用 7～10 日。②难治性或复发性急性白血病：中剂量阿糖胞苷：每次 0.5～1.0 g/m²，静滴 1～3 小时，2 次/d，2～6 日为 1 个疗程；或大剂量阿糖胞苷：1～3 g/m² 静滴，其疗程同中剂量方案。③原始细胞增多或骨髓增生异常综合征：小剂量阿糖胞苷：10 mg/m^2，皮下注射，2次/d，14～21日为1个疗程，如不缓解而患者情况允许，可于2～3周重复1个疗程。

【不良反应】 ①消化道反应和骨髓抑制。②影响肝肾功能：转氨酶升高（停药后可恢复）、高尿酸血症。③其他可有头痛、发热、脱发、皮疹、皮炎、局部血栓性静脉炎等。

阿扎胞苷（Cytarabine，Ara-C）

【制剂】 粉针剂：0.05 g；0.1 g。

【作用用途】 本品为嘧啶类抗代谢物，是一种DNA甲基转移酶抑制剂，通过将DNA及RNA迅速磷酸化，抑制蛋白质的合成，同时，通过抑制核苷酸脱羧酶影响嘧啶的合成，可引起处于S期细胞死亡。皮下给药的生物利用度约为89%，平均半衰期是（41±8）min。25～100 mg/m^{2}剂量范围内，阿扎胞苷皮下给药的AUC和C$_{max}$大致与给药剂量成比例。本品及其代谢产物主要经肾由尿液排出。重度肾损害使单次皮下给药后阿扎胞苷暴露量增加约70%，多次皮下给药后的暴露量增加41%。本品主要用于IPSS评分的中危-2及高危骨增生异常综合征（MDS）、慢性粒-单核细胞白血病（CMML）、急性髓系白血病（AML）等的治疗。

【用法用量】

（1）皮下注射或静脉滴注：①首个治疗周期。推荐起始剂量为75 mg/m^2，共7日。②维持治疗周期。每4周为1个治疗周期。建议患者至少接受6个周期的治疗，对于完全或部分缓解的患者可能需要增加治疗周期。只要患者持续受益，即可持续治疗。如果2个治疗周期后未见获益，则将剂量增加至100 mg/m^2。用药期间监测血液学缓解情况和肾脏毒性，当出现严重血液学毒性和/或肾毒性时，需要延迟给药或减小剂量。

（2）混悬液皮下给药：大于4 mL的药液应当均等分至两支注射器中，注射至2个不同部位，每次注射时轮换注射部位（大腿、腹部或上臂）。新注射部位应当距离旧注射部位至少25 cm，不得注射至触痛、挫伤、发红或坚硬部位。供皮下给药的非冷藏注射用水复溶的药液可保存在25 ℃下最长达1小时或保存在2 ℃～8 ℃下最长达8小时；当采用冷藏（2 ℃～8 ℃）注射用水复溶时，可保存在2 ℃～8 ℃下22小时。

【不良反应】 ①骨髓抑制：主要表现为贫血，中性粒细胞减少和血小板减少。至少在每次给药周期前进行血常规的监测。首个治疗周期给药后，基于血细胞计数和血液学应答调整维持周期的剂量。②肝性脑病：本品对既往有重度肝损伤患者具有潜在肝毒性，既往有肝病患者慎用。③肾毒性：造成不同程度的肾损伤，血肌酐升高致肾衰竭，肾小管酸中毒。④其他：恶心，呕吐，发热，腹泻，注射部位红斑，便秘，瘀斑等。

【警示】 晚期恶性肝肿瘤患者以及对阿扎胞苷或甘露醇过敏的患者禁用。

克拉屈滨（Cladribine）

【别名】 克拉曲滨，2-氯脱氧腺苷。

【制剂】 注射剂：10 mg/10 mL。

【作用用途】 本品抗肿瘤活性与脱氧胞苷激酶和脱氧核苷酸激酶活性有关，本品在细胞内被脱氧胞苷激酶磷酸化后，进入 DNA 分子中，妨碍 DNA 断裂后的修复作用，造成 NAD 和 ATP 的耗竭，破坏细胞代谢，影响 DNA 的合成。对分化或静止期的淋巴细胞和单核细胞均有抑制 DNA 合成和修复的作用。主要用于干扰素治疗失败后活动性的伴有临床意义的贫血、中性粒细胞减少、血小板减少及与疾病相关的毛细胞白血病（HCL）的治疗。

【用法用量】 静脉滴注：治疗 HCL，每日 0.09 mg/kg，24 小时连续滴注，连用 7 日，如初始疗程无效，增加疗程不会获得更大利益。

【不良反应】 ①主要表现为骨髓抑制：中性粒细胞、血红蛋白及血小板减少。②感染、发热等。

地西他滨（Cladribine）

【别名】 5-氮杂-2，-脱氧胞嘧啶核苷。

【制剂】 注射剂：10 mg/10 mL。

【作用用途】 本品抗肿瘤活性与脱氧胞苷激酶和脱氧核苷酸激酶活性有关，本品在细胞内被脱氧胞苷激酶磷酸化后，进入 DNA 分子中，妨碍 DNA 断裂后的修复作用，造成 NAD 和 ATP 的耗竭，破坏细胞代谢，影响 DNA 的合成。对分化或静止期的淋巴细胞和单核细胞均有抑制 DNA 合成和修复的作用。主要用于干扰素治疗失败后活动性的伴有临床意义的贫血、中性粒细胞减少、血小板减少及与疾病相关的 HCL 的治疗。

【用法用量】【不良反应】 同克拉屈滨。

羟基脲（Hydroxyurea，HU）

【制剂】 ①片剂：500 mg。②胶囊剂：500 mg。

【作用用途】 本品是一种核苷二磷酸还原酶抑制剂，可阻止核苷酸还原为脱氧核苷酸，干扰嘌呤及嘧啶碱基生物合成，有选择性阻碍胸腺嘧啶脱氧核苷插入 DNA，选择性抑制 DNA 的合成。但对 RNA 及蛋白的合成无阻断作用，主要作用于增殖细胞的 S 期，还能使部分细胞阻滞在 G_1 与 S 期边缘，为细胞周期特异性药物。口服给药吸收良好，且能快速通过血脑屏障。主要用于慢性粒细胞白血病以及白消安耐药的 CML 的治疗，对真性红细胞增多症、原发性血小板增多症也有效。

【用法用量】 口服：20～60 mg/kg，2 次/w，6 周为 1 个疗程。

【不良反应】 ①主要为骨髓抑制：剂量限制性毒性，可致白细胞和血小板减少，停药后 1～2 周可恢复。②偶见胃肠道反应、中枢神经系统症状和脱发等。

安西他滨（Ancitabine）

【别名】 环胞苷。

【制剂】 ①片剂：100 mg。②注射剂：50 mg，100 mg，200 mg。

【作用用途】 本品为阿糖胞苷衍生物，具有细胞周期特异性，主要作用于 S 期，本身可磷酸化而阻碍脱氧核糖核酸的合成，抑制细胞合成，不直接被胞苷脱氨酶脱氨而失活，对其他代谢酶也较稳定。主要用于急性白血病、脑膜白血病以及恶性淋巴瘤等的治疗。

【用法用量】 ①口服：成人按体重每次 4～12 mg/kg，1 次/d。②肌内注射：按体重每次 4～12 mg/kg，1 次/d。③静脉滴注：按体重每次 4～12 mg/kg，1 次/d，溶于 500 mL 5％葡萄糖注射液或 500 mL 0.9％氯化钠注射液中，5～10 日为 1 个疗程。④鞘内注射：脑膜白血病 50～100 mg/次，溶于 2 mL 氯化钠注射液。

【不良反应】 ①主要为骨髓抑制：表现为白细胞、血小板减少，严重时可出现全血常规下降。②胃肠道反应：食欲减退、恶心、呕吐。③用量过大可出现腮腺痛，冷敷局部可减轻疼痛。④偶见直立性低血压、结膜充血、鼻黏膜肿胀，个别患者有头痛及皮疹。⑤其他：静脉注射部位静脉炎、流涎现象、肝损害等。

三、抗肿瘤抗生素

柔红霉素（Daunorubicin，DNR）

【别名】 正定霉素。

【制剂】 粉针剂：10 mg，20 mg。

【作用用途】 本品属于细胞周期非特异性药物，对细胞 G_2 期作用明显。本品口服无效，应作静脉注射或静脉滴注。静脉注射后迅速分布于各组织中，特别是脾脏、淋巴结和骨髓，但不能通过血脑屏障。静脉注射后 30 分钟，心、肝、肾、脾和十二指肠分布浓度最高，血细胞内浓度高于血浆浓度。为各型急性白血病首选药物。

【用法用量】 静脉注射或静脉滴注：初始剂量为 0.4～1 mg/（kg·d），1 次/d，连用 3 日。一般与 Ara-C 联合应用。

【不良反应】 主要有骨髓抑制及心脏毒性、胃肠道反应，漏出血管外时，可致局部组织坏死。

多柔比星（Adriamycin，ADM）

【别名】 阿霉素。

【制剂】 粉针剂：10 mg，50 mg。

【作用用途】 本品结构和作用机制与柔红霉素相似，直接抑制 DNA 及 RNA 合成，阻止细胞分裂，属于细胞周期非特异性药物，其抗瘤谱广。静脉给药后在血浆中很快消失，广泛分布于肾、肝、脾、心和肺脏等组织中。不能透过血脑屏障，主要经肝脏代谢。对各型急性白血病有效，对霍奇金淋巴瘤和非霍奇金淋巴瘤也有一定疗效。

【用法用量】 静脉或动脉注射：①临用前加 0.9％氯化钠注射液溶解为 2 mg/mL，缓慢注射。②用量：50～60 mg/次，每 3～4 周 1 次或每周 20～30 mg，连用 3 周，停用 2～3 周后重复给药。

【不良反应】 ①心脏毒性：可有一过性室上性心动过速、室性早搏、ST 段改变、传导阻滞、心力衰竭等。②常见骨髓抑制：多见白细胞减少，也可见贫血及血小板减少。③消化道反应。④脱发：停药后可恢复生长。⑤肝功能损害。

阿柔比星 （Aclarubicin，ACR）

【别名】　阿克拉霉素。

【制剂】　粉针剂：10 mg，20 mg。

【作用用途】　本品的基本结构类似阿霉素，但亲脂性强，易渗入细胞并维持较高浓度。通过与 DNA 结合而起抗肿瘤作用，抑制 DNA 及 RNA 的合成而抑制细胞生长，能够抑制癌细胞的生物大分子合成，属于细胞周期非特异性药物，抗瘤活性与柔红霉素相似，但弱于多柔比星，而心脏毒性较柔红霉素和多柔比星为轻，蓄积毒性较低，骨髓抑制作用轻。本品口服及注射给药均有效，静脉给药后血细胞浓度高于血浆浓度，在肺、脾、淋巴结内浓度也较高，主要在肝脏代谢。对急性白血病及淋巴瘤疗效显著，也可用于其他实体恶性肿瘤。

【用法用量】　静脉注射：急性白血病用量 20 mg（或 0.4 mg/kg），1 次/d，共 10～15 日，间隔 2～3 周后重复。

【不良反应】　①心脏毒性较多柔比星为轻。②使用柔红霉素、多柔比星后再用本品容易发生骨髓抑制。③消化道反应。④其他偶见可逆性肝、肾功能损害及皮疹、脱发等。

表柔比星 （Epriubicin，EPR）

【别名】　表阿霉素。

【制剂】　粉针剂：10 mg，50 mg。

【作用用途】　本品为多柔比星的同分异构体。主要作用机制是直接插入 DNA 分子碱基对之间，干扰转录过程，阻止 mRNA 的合成而起抗肿瘤作用，对细胞周期各期均有作用，属于细胞周期非特异性药物。与多柔比星相比，疗效相似或略高。特点为：①本品在心脏、脾、肾脏的浓度低于多柔比星，故心脏毒性较低。②本品原形药可与葡萄糖醛酸结合消除，故排泄较快。③本品不能通过血脑屏障。主要用于治疗各种急性淋巴瘤和恶性淋巴瘤等。

【用法用量】　动、静脉注射或静脉滴注：每疗程 50～60 mg/m²，3～4 周后重复给药。对既往作过放疗、化疗，老年及肝功能不全患者，联合化疗、放疗的患者，剂量要相应减少。

【不良反应】　与多柔比星相似，但心脏毒性与骨髓抑制较多柔比星为轻，本品产生心脏毒性的累积剂量约为多柔比星的 2 倍，骨髓抑制是本品的主要毒性，另外脱发较常见，其他有消化道反应、色素沉着等。

吡柔比星 （Pirarubicin，THP）

【别名】　吡喃阿霉素。

【制剂】　粉针剂：10 mg，20 mg。

【作用与特点】　本品为多柔比星的衍生物，作用机制与多柔比星相似，属于细胞周期非特异性药物。其抗瘤谱广，抗瘤活性相当或优于多柔比星，但心脏毒性较多柔比星为轻。对多柔比星耐药的瘤细胞仍有效，两者间交叉耐受性不明显。本品对急性白血病、恶性淋巴瘤有良效。

【用法用量】 静脉注射：①每次 40～50 mg/m²，3～4 周重复给药；②每次 20～25 mg/m²，1 次/w，连用 2 周，3 周为 1 个疗程；③每次 20 mg/m²，1 次/d，连日或隔日应用 5 次。常与其他抗肿瘤药联用。

【不良反应】 ①骨髓抑制：约 80% 的患者可出现白细胞下降，还可有血小板减少、贫血，偶有出血倾向。②心脏毒性有心电图异常、心律失常，甚至心力衰竭，尤其是用过其他蒽环类药物者容易发生。③消化道反应比较常见。④其他可有肝、肾功能损害，脱发等。

去甲氧柔红霉素（Idarubicin，IDA）

【别名】 善唯达，伊达比星。

【制剂】 粉针剂：5 mg，10 mg。

【作用用途】 本品为柔红霉素的衍生物，与柔红霉素相比，具有疗效高，心脏毒性低，且可口服等优点。与其他蒽环类药无交叉耐药性。体内试验证实本品是柔红霉素抗肿瘤活性的 4～8 倍。本品亲脂性强，肿瘤细胞摄取率增加，可提高细胞毒作用，且可通过血脑屏障。可口服或静脉给药。口服后吸收较快，迅速与各组织结合，分布广泛，代谢物主要经胆道排泄，少量经肾排出。主要用于急性非淋巴细胞白血病、急性淋巴细胞白血病、慢性粒细胞白血病，特别是对难治性复发性急性白血病有较好疗效，对大多数老年急性白血病患者应用小剂量治疗方案的疗效也好。

【用法用量】 ①口服：每日 40～50 mg/m²。②静脉注射：每日 7～8 mg/m²，连用 3～5 日。与其他化疗药合用时需减少本品用量。

【不良反应】 ①骨髓抑制是本品最常见毒性反应，与剂量呈正相关，最早发生于化疗后第 5 日。可有白细胞和血小板减少。②心脏毒性：与柔红霉素相比发生率低。③消化道反应。④其他有可逆性肝、肾功能损害或脱发、皮疹、神经毒性等。

米托蒽醌（Mitoxantrone MIT，NVT）

【制剂】 粉针剂：2 mg，5 mg，10 mg，20 mg，25 mg。

【作用用途】 本品为人工合成的蒽环类药物，属于细胞周期非特异性药物，其抗肿瘤活性略高于多柔比星，明显高于环磷酰胺，和蒽环类药物有部分交叉耐药性。主要用于恶性淋巴瘤、急性非淋巴细胞白血病，疗效较好，尤其对耐药的白血病；多发性骨髓瘤也有效。

【用法用量】 静脉滴注：①单药治疗：每次 10 mg/m²，溶于 5% 葡萄糖注射液 100 mL 内，静脉滴注 30 分钟，每 3～4 周 1 次；②联合用药：每次 6～8 mg/m²。

【不良反应】 ①骨髓抑制：主要是白细胞减少及血小板减少。②心脏毒性：较多柔比星轻，主要表现为心肌肥大和纤维化。③消化道反应较常见。④其他可有无力、脱发、口腔炎及肝、肾功能损害等。

博来霉素（Bleomycin）

【别名】 争光霉素。

【制剂】 注射剂：15 mg/瓶。

【作用用途】 本品属细胞周期非特异性药物，作用于增殖细胞周期的 S 期，与铁的复合物嵌入 DNA，引起 DNA 单链和双链断裂使其破坏分解，但不引起 RNA 链断裂。主要用于霍奇金淋巴瘤、恶性淋巴瘤及头颈部、食管、皮肤等癌。口服无效，需经肌内或静脉注射。

【用法用量】 ①肌内注射、静脉注射或动脉注射：15 mg/次，1 次/d 或 2~3 次/w，总量不超过 400 mg。②胸腔内注射：抽净胸腔积液，20~60 mg/次，并让患者变换体位。

【不良反应】 ①骨髓抑制作用较轻微。②常见有恶心、呕吐、皮肤反应、药物热、食欲减退、脱发、色素沉着、肿胀及脱皮等。③肺炎样症状及肺纤维化症状，表现为呼吸困难、咳嗽、啰音、间质水肿等。

放线菌素 D（Dactinomycin）

【别名】 更生霉素。

【制剂】 注射剂：200 μg/瓶，500 μg/瓶。

【作用用途】 本品嵌合于 DNA 双链内与其鸟嘌呤基团结合，抑制 DNA 依赖的 RNA 聚合酶活力，干扰细胞的转录过程，抑制 mRNA 合成，为细胞周期非特异性药物，以 G_1 期尤为敏感，高浓度下能够同时影响 RNA 与 DNA 的合成。对霍奇金淋巴瘤及神经母细胞瘤疗效突出。

【用法用量】 ①静脉注射：300~400 μg/d，或每日 6~8 μg/kg，溶于 0.9% 氯化钠注射液 20~40 mL 中，1 次/d，10 日为 1 个疗程，间歇期 2 周，1 个疗程总量 4~6 mg。②腔内注射：胸、腹腔注射，400~600 μg/次。③联合化疗的剂量及时间尚不统一。

【不良反应】 ①骨髓抑制：剂量限制性毒性，血小板及粒细胞减少，最低值见于给药后 10~21 日，尤以血小板下降为主。②胃肠道反应多见于每次剂量超过 500 μg 时。③脱发始于给药后 7~10 日，可逆。④少数出现胃炎、肠炎或皮肤红斑等。

四、植物来源的抗肿瘤药及其衍生物

长春新碱（Vincristine，VCR）

【制剂】 粉针剂：1 mg。

【作用用途】 本品系长春花中提取的一种生物碱，与微管蛋白结合，低浓度抑制微管蛋白聚合，高浓度使微管蛋白结合形成类结晶。为周期特异性药物，主要作用于 M 期。

对各种类型急性白血病均有效，尤其对急性淋巴细胞白血病疗效突出；还可用于恶性淋巴瘤。

【用法用量】 静脉注射：每次 1~1.4 mg/m² 或 0.02~0.04 mg/kg，1 次/w，一次量不超过 2 mg，1 个疗程总量 20 mg。

【不良反应】 ①本品骨髓抑制轻微，对外周神经毒性较大，表现为四肢麻木、腱反射减弱或消失、麻痹性肠梗阻等。多在用药后 6～8 周出现，其发生与每次剂量及总剂量密切相关，毒性延续较久。②局部刺激作用：可致静脉炎，漏出血管外可造成局部组织坏死，持续性疼痛。③大剂量或长期给药常引起脱发、口腔炎、便秘等。

长春地辛 （Vindesine，VDS）

【别名】 长春花碱酰胺，西艾克。

【制剂】 粉针剂：1 mg，4 mg。

【作用用途】 本品为半合成的长春碱衍生物，是一种细胞周期特异性药物，作用为长春碱新碱的 3 倍，能抑制细胞内微管蛋白的聚合，阻止增殖细胞有丝分裂中的纺锤体形成，使细胞分裂停止于有丝分裂中期。长期用药可产生抗药性，但与长春新碱之间无交叉耐药性。对急性淋巴细胞白血病及慢性粒细胞白血病急性变有较明显疗效，对恶性淋巴瘤也有效。

【用法用量】 静脉滴注：每次 3 mg/m²，1 次/w，连续用药 3 次为 1 个疗程。

【不良反应】 ①神经毒性与剂量有关，停药后可逐渐恢复。②骨髓抑制：最常见为白细胞降低，其次为血小板降低，对血红蛋白有一定影响。③胃肠道反应：轻度食欲减退、恶心及呕吐。④局部刺激作用：可致静脉炎，漏出血管外可造成局部组织坏死，持续性疼痛。

高三尖杉酯碱 （Homoharringtonine，H）

【别名】 高粗。

【制剂】 ①注射剂：1 mg/mL，2 mg/2 mL。②粉针剂：1 mg，2 mg。

【作用用途】 本品系三尖杉科提取的生物酯碱，能抑制真核细胞蛋白质的合成，使多聚核糖体结聚，是干扰核糖体功能的细胞周期非特异性药物。静脉注射后，骨髓中药物浓度最高，其次为内脏，肌肉和脑组织中最低。在肝内部分代谢，经肾和胆道排泄。适用于各型急性非淋巴细胞白血病，对慢性粒细胞白血病和真性红细胞增多症也有效。

【用法用量】 ①静脉滴注：1～4 mg，加入 5% 或 10% 葡萄糖注射液 250～500 mL 中缓慢滴注，1 mg/h，可连续滴注 40～60 日；或间歇给药，1～4 mg/d 滴注，以 4～6 日为 1 个疗程，停药 1～2 周再重复用药。②肌内注射：1～2 mg/d，加入苯甲醇注射液 2 mL 中注射，4～6 个月为 1 个疗程，间隔 1～2 周重复用药。

【不良反应】 ①骨髓抑制、胃肠道反应。②心脏毒性有心房扑动，如出现应立即停药，部分患者可有心肌损害、心力衰竭等。③低血压。

依托泊苷 （Etoposide，Vepesid，VP-16）

【别名】 鬼臼乙叉苷，足叶乙苷。

【制剂】 ①胶囊剂：50 mg，100 mg。②注射剂：50 mg/5 mL，100 mg/5 mL。

【作用用途】 本品为鬼臼毒素的半合成衍生物，体外实验对多种肿瘤细胞有明显的细胞毒作用，体内对多种移植性肿瘤有明显的抗肿瘤作用，为细胞周期特异性抗肿瘤药物，作用于 DNA 拓扑异构酶Ⅱ，形成药物-酶- DNA 稳定的可逆性复合物，阻碍 DNA 修复。研究表明对 S 及 G_2 期有较大杀伤作用，为细胞周期特异性药物。主要用于治疗急性非淋巴细胞白血病，尤其是单核细胞白血病，也可用于治疗淋巴瘤、恶性组织细胞病、骨髓增生异常综合征。

【用法用量】 ①口服：70～100 mg/m^2，1 次/d，连用 5 日；或每次 30 mg/m^2，1 次/d，连用 10～14 日，3～4 周为 1 个疗程。②静脉注射或静脉滴注：单一用药时 50～100 mg/m^2，连用 5 日，3 周后重复用药。

【不良反应】 ①骨髓抑制。②常见食欲减退、恶心、呕吐、头晕、心悸、直立性低血压（快速滴注时）等。③少数患者可产生过敏反应、轻度神经炎及脱发，偶可引起中毒性肝炎。

替尼泊苷（Teniposide，VM-26）

【别名】 鬼臼甲叉甙。

【制剂】 注射剂：50 mg/5 mL。

【作用用途】 本品为半合成的鬼臼毒素的糖基衍生物，通过阻止细胞的有丝分裂而起作用。主要作用与 VP-16 相似，抗瘤谱与 VP-16 相似，但作用强度为 VP-16 的 5～10 倍。本品与 VP-16 有交叉耐药。VM-26 进入人体后几乎全部与蛋白质结合，大部分以葡萄糖醛酸或硫酸盐形式由胆汁排出。可通过血脑屏障。适用于急性淋巴细胞白血病、恶性淋巴瘤、中枢神经系统恶性肿瘤等。

【用法用量】 常用量为 50～100 mg/d，连用 3～5 日，3～4 周重复。

【不良反应】 ①骨髓毒性：剂量限制毒性，用药 7～14 日后常见白细胞和血小板降低。②常见轻度和中度食欲减退、恶心、呕吐、头晕、心悸、直立性低血压（快速滴注时）等。③少数患者可产生急性过敏反应，如寒战、发热、心动过速等。

五、抗肿瘤靶向药物

利妥昔单抗（Rituximab）

【商品名】 美罗华（Mabthera）。

【制剂】 注射剂：100 mg/10 mL，500 mg/50 mL。

【作用用途】 本品是一种抗人 CD20 的单克隆抗体。CD20 具有影响细胞周期起始与分化过程，存在于前 B 淋巴细胞和成熟淋巴细胞上，本品和 CD20 结合后，可产生抗体介导细胞毒作用和补体介导的溶解细胞作用。也可直接抑制淋巴瘤细胞系增殖，诱导细胞凋亡。也可与化疗药物合用。临床主要用于复发或耐药的滤泡中央型淋巴瘤的治疗，与 CHOP 化疗联合治疗 CD20 抗原阳性弥漫性大 B 淋巴细胞性非霍奇金淋巴瘤时，对表达 CD20 的 B 淋巴细胞瘤也有效。

【用法用量】 静脉滴注：单药治疗每次 365 mg/m^2，1 次/w，共用 4 周。

【不良反应】 ①肿瘤负荷大的患者，发生严重不良反应的危险性升高。②第一次输注 1～2 小时后，易出现发热、寒战、面部潮红、血管神经性水肿、恶心、荨麻疹及呼吸困难等。③较少出现血液学不良反应。④其他有支气管痉挛、过敏反应、感染、肝肾功能损害等。

伊马替尼（Imatinib）

【别名】 格列卫（Gleevee）

【制剂】 ①片剂：100 mg。②胶囊剂：100 mg。

【作用用途】 本品为特异性 Bcr-Abl 酪氨酸激酶抑制剂，可选择性抑制费城染色体阳性慢性粒细胞白血病细胞、Bcr-Abl 酪氨酸激酶阳性细胞系细胞。其作用机制为 Bcr-Abl 融合基因可结合 ATP 的磷酸基因，并转运给其他蛋白使其蛋白磷酸化，从而引起细胞恶性转化，伊马替尼通过阻断 Bcr-Abl 与 ATP 的结合部位，从而抑制 Bcr-Abl 酪氨酸激酶的作用。用于治疗 Ph^+ 慢性粒细胞白血病，c-kit 基因阳性不能手术的和转移性恶性胃肠道间质瘤等。

【用法用量】 口服：400 mg/次，1 次/d，加速期和急变期 600 mg/次，1 次/d。

【不良反应】 ①常见中性粒细胞减少、血小板减少、贫血、头痛、恶心呕吐、腹泻、消化不良、眼眶周围水肿、皮炎及肌肉痉挛等。②常见中性粒细胞减少性发热、全血细胞减少、食欲减退、失眠、盗汗、体重增加等。③罕见败血症、肺炎、单纯疱疹、带状疱疹、上呼吸道感染以及脱水等。

达沙替尼（Dasatinib）

【制剂】 片剂：20 mg，50 mg，70 mg，100 mg。

【作用用途】 本品为特异性抑制 Bcr-Abl 酪氨酸激酶和 SRC 家族激酶及许多其他选择性的致癌激酶，包括 c-kit、ephrin（EPH）受体激酶和 PDGFβ 受体。临床上用于包括伊马替尼在内的治疗方案耐药或不耐受的慢性粒细胞白血病的治疗，也可用于以往治疗药物耐药或不能耐受的 Ph^+ 急性淋巴细胞白血病（ALL）的治疗。

【用法用量】 口服：①Ph^+ 慢性期 CML。起始剂量 100 mg，1 次/d，服药时间每日应当一致；②Ph^+ 加速期、急变期 CML。起始剂量 70 mg，早、晚各 1 次。

【不良反应】 常见的严重不良反应包括发热、胸腔积液、肺炎、血小板减少、发热性中性粒细胞减少、胃肠道出血、呼吸困难、贫血和腹泻等。

依鲁替尼（Ibrutinib）

【制剂】 胶囊剂：140 mg。

【作用用途】 本品是一种小分子 Bruton's tyrosine kinase（BTK）抑制剂，能够与 BTK 活性中心的半胱氨酸残基共价结合，从而抑制其活性，从而有效阻止肿瘤从 B 淋巴细胞迁移至适宜肿瘤生长的淋巴组织，减少 B 淋巴细胞恶性增殖并诱导细胞的凋亡，从而发挥治疗慢性淋巴细胞白血病（CLL）、套细胞淋巴瘤（MCL）的作用，本品经 CYP3A 酶代谢。

【用法用量】 口服：①CLL：420 mg/d，顿服。②MCL：560 mg/d，顿服。

【不良反应】 ①MCL 常见血小板减少、腹泻、中性粒细胞减少、贫血、疲乏、肌肉骨骼痛、周边水肿、上呼吸道感染、恶心、呼吸困难、呕吐及食欲减退等。②CLL

常见血小板减少、腹泻、瘀伤、中性粒细胞减少、贫血、上呼吸道感染、疲乏、肌肉骨骼痛、皮疹、发热、便秘及周边水肿等。③相比年轻患者，65 岁以上老年患者中心血管不良事件（心房颤动及高血压）、感染（肺炎及蜂窝织炎）以及胃肠道事件（腹泻及脱水）发生更频繁。

阿托珠单抗（Obinutuzumab）

【制剂】 注射剂：1000 mg/40 mL。

【作用用途】 本品是一种单克隆抗体，以前体 B 淋巴细胞和成熟 B 淋巴细胞表面 CD20 抗原为靶向。通过免疫效应细胞参与和直接激活细胞内死亡信号通路和/或激活补体级联反应，来介导 B 淋巴细胞溶解，诱导细胞死亡。与利妥昔单抗相比，本品体外表现出更强大的抗体依赖的细胞介导的细胞毒性（ADCC）活性，通过纯化蛋白与 FCγRⅢ亲和力更强。本品联合苯丁酸氮芥治疗未经治疗的慢性淋巴细胞白血病；联合苯达莫司汀治疗曾使用利妥昔单抗治疗后复发或难治性滤泡性淋巴瘤（FL）。

【用法用量】 静脉滴注：建议治疗 6 个疗程（28 日为 1 个疗程）。①治疗 CLL：第 1 个疗程第 1 日予以 100 mg，第 2 日 900 mg；第 8 和第 15 日予以 1000 mg；第 2 至 6 个疗程的第 1 日 1000 mg。②治疗难治性滤泡性淋巴瘤（FL）：第 1 个疗程的第 1、第 8、第 15 日予以 1000 mg；第 2 至第 6 个疗程的第 1 日予以 1000 mg；以后每 2 个月予以 1000 mg 直到 2 年治疗期。

【不良反应】 常见为输液反应，还会出现中性粒细胞减少、血小板减少症、贫血、发热、咳嗽、恶心和腹泻等。

【警示】 ①用药前应予以患者糖皮质激素、对乙酰氨基酚和抗组胺药物，密切关注患者输注状况，一旦出现症状应立即停药。②溶瘤综合征：提前予以抗高尿酸血症药物和足够水分，患者负瘤较重、循环淋巴细胞较多或肾损伤时，纠正电解质失调，予以支持性护理并监测肾功和体液平衡。③监测血小板计数和出血情况，出血症状出现可输注血制品支持。④治疗前或期间，患者不应接种肝病毒疫苗。

米哚妥林（Midostaurin）

【制剂】 胶囊剂：25 mg。

【作用用途】 本品是一种多靶向口服酪氨酸激酶抑制剂，通过阻断几种促进细胞增长的酶起作用，其中包括 FLT3，能够有选择性地抑制激活性突变 KIT 基因。用于化疗联合使用治疗 FLT3 阳性的急性骨髓性白血病（acute myeloid leukemia，AML）、系统性肥大细胞增多症（aggressive systemic mastocytosis，ASM）及其伴随的血液学肿瘤（systemic mastocytosis with associated hematological neoplasm，SM-AHN）或肥大细胞白血病（mast cell leukemin，MCL）。

【用法用量】 口服：与食物同服，AML 推荐用量 50 mg，2 次/d；ASM 及其伴随疾病推荐剂量100 mg，2 次/d。

【不良反应】 白细胞减少、恶心呕吐、黏膜炎、头痛、皮肤瘀点、肌肉骨骼疼痛、鼻出血、高血糖、上呼吸道感染等。

【警示】 存在肺部损伤（肺毒性）迹象或症状的患者应停止使用。

恩西地平 （Enasidenib）

【制剂】 片剂：50 mg，100 mg。

【作用用途】 本品是一种异柠檬酸脱氢酶 2（IDH2）抑制剂，可降低特异性代谢产物 2-羟基戊二酸（2-Hydroxyglutarate，2-HG）的含量从而诱导白血病细胞分化。主要用于治疗携带 IDH2 基因突变的成人复发或难治性急性髓系白血病。

【用法用量】 口服：推荐起始剂量为 100 mg，1 次/d，至少治疗 6 个月；片剂不可粉碎服用，每日大约在同一时间口服。如果在正常时间呕吐，错过或未服用，尽快在同一日给予剂量，并在第 2 日恢复正常时间表。

【不良反应】 ①最常见（≥20%）为恶心，呕吐，腹泻，胆红素升高和食欲下降。②77.1% 的患者有严重不良反应，常见（≥2%）白细胞增多、腹泻、恶心、呕吐、食欲减退、肿瘤溶解综合征以及发热、急性肾衰竭、缺氧、呼吸衰竭和多器官衰竭等。

博纳吐单抗 （Blinatumomab）

【制剂】 冻干粉针剂：35 μg。

【作用用途】 本品是获批的首款通过人体 T 淋巴细胞来杀死白血病细胞的药物，能选择性地靶向结合患者过度增殖的 B 淋巴细胞淋巴母细胞表面的 CD19 蛋白，同时特异性地结合 T 淋巴细胞表面的 CD3 蛋白，从而激活 T 淋巴细胞，通过活化的 T 淋巴细胞来识别和杀灭过度增殖的 B 淋巴细胞淋巴母细胞。临床用于复发性或难治性前体 B 淋巴细胞急性淋巴细胞白血病的治疗。

【用法用量】 静脉滴注：①第 1 疗程前 7 日 9 μg/d，第 8 到 28 日以及后续疗程给药 28 μg/d，持续 4 周静脉滴注后停药 2 周；②包括了 2 个导入治疗疗程和 3 个巩固治疗疗程。

【不良反应】 ①最常见（≥20%）为发热、头痛、周边水肿、发热性中性粒细胞减少、恶心、低钾血症以及便秘等。②常见（≥2%）包括肺炎、脓毒血症、心动过速、中性粒细胞减少、感染、震颤、脑病、金黄色葡萄球菌菌血症以及头痛等。③65 岁以上老年患者的神经毒性相关不良反应较高，包括认知疾病、脑病以及严重感染。

硼替佐米 （Bortezomib）

【别名】 万珂。

【制剂】 注射剂：3.5 mg。

【作用用途】 本品为 26S 核蛋白酶体的可逆性抑制剂，可以直接诱导肿瘤细胞凋亡，抑制细胞中及肿瘤微环境的 NF-κB 的活性，降低骨髓瘤细胞和骨髓基质细胞的黏附，阻断骨髓瘤细胞产生白介素-6（IL-6），抑制 IL-6 细胞内信号传导，阻断原血管生成介质的产生和表达，克服细胞抗凋亡基因 BCL-2 的过表达，抑制肿瘤抗性基因 p53 及 Apaf-1 的突变和丢失，而对骨髓瘤细胞具有直接的细胞毒性作用。主要用于难治、复发多发性骨髓瘤的治疗。

【用法用量】 静脉注射：①推荐剂量为每次 1.3 mg/m²，第 1、第 4、第 8 和第 11 日注射后停药 10 日，3 周为 1 个疗程，建议接受 8 个疗程的治疗；②3.5 mL 0.9% 氯化钠注射液完全溶解后在 3～5 秒内通过导管静脉注射，随后用盐水冲洗；③配制后的溶液保存在 25 ℃环境中，容器内或注射器内保存不超过 8 小时，遮光保存。

【不良反应】 ①骨髓抑制：主要表现为中性粒细胞、血小板减少以及贫血。②胃肠道反应：食欲减退、恶心、呕吐、便秘、腹泻、腹痛等。③神经精神毒性：乏力、周围神经病、头痛、头晕、焦虑。④呼吸道反应：呼吸困难、咳嗽。⑤皮疹、瘙痒、低血压、骨关节疼痛、肌痛等。⑥其他少见严重不良反应：心力衰竭、消化道出血、肾衰竭、肿瘤溶解综合征等。

沙利度胺（Thalidomide）

【别名】 反应停。

【制剂】 片剂：25 mg。

【作用用途】 本品是谷氨酸衍生物，无明显肝脏代谢，以原形方式经肾脏排泄也不是主要途径，主要消除方式是非酶的水解作用消除。许多肿瘤生长、播散和转移表现为血管新生的依赖性，因此抗血管新生的治疗对恶性血液病的治疗有重要意义。近年研究表明，沙利度胺有抗血管新生作用，同时，能抑制肿瘤细胞的增殖，对体内 T 淋巴细胞与 NK 细胞有刺激作用，增强其对肿瘤细胞的活性。临床用于多发性骨髓瘤、骨髓增生异常综合征。

【用法用量】 口服：开始量 100 mg/d，1～2 周逐渐增加 200 mg/d 至 400～600 mg/d，可与地塞米松或与其他化疗药物联合应用。

【不良反应】 ①主要有便秘、嗜睡、皮疹及周围神经病变。②少见白细胞减少、甲状腺功能减退症及心律失常等。③在用药时应逐渐增加剂量，上述不良反应可以减轻。

【警示】 孕妇禁用。

来那度胺（Lenalidomaide）

【制剂】 胶囊剂：5 mg，10 mg，15 mg，25 mg。

【作用用途】 本品为沙利度胺的新一代衍生物，化学结构与沙利度胺相似，未发现其具有致畸的毒性，药效比沙利度胺强 100 倍，具有免疫调节、抗新血管生成的作用，口服给药迅速吸收，主要经由肾脏排泄。用于多发性骨髓瘤以及骨髓增生异常综合征。

【用法用量】 口服。

（1）多发性骨髓瘤：①每 28 日为 1 个周期，1～21 日，25 mg/d，前 4 个周期的第 1～4、第 9～12、第 17～20 日联合 40 mg 地塞米松；此后每周期 1～4 日联合 40 mg 地塞米松。②当血小板低于 $30 \times 10^9/L$，立即停药，重新给药剂量为每日 15 mg，若再次出现血小板低于 $30 \times 10^9/L$，重新再给药要低于之前给药剂量 5 mg，一次给药剂量不能低于 5 mg。③若中性粒细胞低于 $1.0 \times 10^9/L$，立即停药，加用粒细胞集落刺激因子，以每日 25 mg 或 15 mg 重新给药。

（2）骨髓异常增生综合征：起始剂量为 10 mg 顿服，1 次/d，根据临床表现维持或调整剂量，一般治疗 4 周内出现中性粒细胞减少。

【不良反应】 ①心血管系统：深静脉血栓，四肢水肿。②代谢与内分泌系统：高血糖、低钾血症、低镁血症以及甲状腺功能减退症。③呼吸系统：咳嗽、呼吸困难、鼻出血、鼻炎、咽炎、肺炎及肺动脉栓塞。④肌肉骨骼系统：关节痛、背痛、肌肉痉挛以及肌无力等。⑤泌尿生殖系统：排尿困难、泌尿道感染性疾病、肾脏病变。⑥血液系统：贫血、中性粒细胞减少性发热、骨髓抑制、血小板减少等。⑦其他：头晕、头痛、失眠、神经病变、周围神经病、神经衰弱、疲乏、转氨酶升高、消化不良、恶心呕吐、腹痛、便秘、腹泻、皮肤干燥、瘙痒等。

安吖啶（Amscarine，Amsidine）

【别名】 胺苯吖啶。

【制剂】 注射剂：50 mg/mL，75 mg/1.5 mL。

【作用用途】 本品为合成的吖啶类衍生物中筛选出来的抗肿瘤新药，具有广谱抗瘤活性和免疫抑制作用。通过嵌入肿瘤细胞 DNA 碱基对之间，干扰 DNA 复制及 RNA 合成，改变肿瘤细胞膜蛋白质结构，阻止肿瘤细胞增殖，为细胞周期特异性药物。主要作用于 G_2 期细胞，对 G_1 和 S 期作用较小，口服吸收差，血浆蛋白结合率高达 98%。主要用于成人难治性及复发性急性白血病以及慢性髓系白血病急变期的治疗。

【用法用量】 静脉滴注：①诱导缓解成人根据血常规及耐受程度，每日 70 mg/m²、100 mg/m² 或 120 mg/m²，可耐受联用 5 日，1 个疗程总量约 350 mg/m²，每 3～4 周重复 1 个疗程。不耐受患者用药日数可减少。②缓解后继续治疗，每日 35 mg/m²、50 mg/m² 或 60 mg/m²，每 4～8 周重复 1 个疗程。

【不良反应】 ①心血管系统：T 波改变、室性及房性心律不齐、充血性心力衰竭、传导阻滞及窦性心动过缓等。②消化系统：口腔炎、黏膜炎、食欲减退，少见恶心、呃逆、呕吐、腹泻等。③造血系统：主要为骨髓抑制，表现为周围血白细胞减低、血小板减少，严重者可出现全血细胞减少。④其他：肾脏毒性、胆红素升高、转氨酶轻度升高等。

六、其他

门冬酰胺酶（Asparaginase，L-ASP）

【别名】 左旋门冬酰胺酶。

【制剂】 粉针剂：10000 IU。

【作用用途】 本品是机体细胞合成蛋白质所需的氨基酸，正常细胞内具有门冬酰胺酶合成酶，能合成所需的门冬酰胺，进行蛋白质合成，但肿瘤细胞不能自己合成对生长必需的氨基酸门冬酰胺，必须依赖宿主供给。本品通过水解血清中的门冬酰胺，阻断了肿瘤细胞门冬酰胺的来源，抑制了肿瘤细胞的蛋白质合成，使肿瘤细胞的生长受到抑制，主要作用于细胞 G_1 增殖周期，为细胞周期特异性药物。又是对肿瘤细胞具有选择性抑制作用的药物，与巯嘌呤、甲氨蝶呤、长春新碱、阿糖胞苷等无交叉耐药现象。用于治疗急性淋巴细胞白血病、急性粒细胞白血病、急性单核细胞白血病、慢性淋巴细胞白血病、霍奇金淋巴瘤及非霍奇金淋巴瘤等。

【用法用量】 静脉滴注：本品过敏反应较常见，故用药前须先做皮肤过敏试验。不同病种不同治疗方案，本品用量差异较大，如急性淋巴细胞白血病的诱导缓解：每日 500 IU/m^2，最高 2000 IU/m^2，10～20 日为 1 个疗程。

【不良反应】　本品不抑制骨髓，但有以下不良反应：①常见肝脏损害、胰腺炎及胃肠道反应。②少见血糖过高、高尿酸血症、高热、神经毒性等。③罕见因低纤维蛋白原血症及凝血因子减少的出血、低脂血症、颅内出血或血栓形成、下肢静脉血栓等。

盐酸丙卡巴肼（Procarbazine Hydrochloride）

【别名】　盐酸甲基苄肼。

【制剂】　①肠溶片剂：25 mg，50 mg。②胶囊剂：50 mg。

【作用用途】　本品在体内通过红细胞及肝微粒体酶作用，进入人体后自身氧化形成 H_2O_2 和 OH 自由基，引起类似电离辐射样作用，使鸟嘌呤的第三位和腺嘌呤的第一位上甲基化，抑制 DNA 和蛋白质的合成，属于周期非特异性抗肿瘤药。主要用于霍奇金淋巴瘤，对多发性骨髓瘤及其他恶性淋巴瘤、肺癌也有疗效。

【用法用量】　口服：100～150 mg/d，分 2～3 次，服药 2 周，停药 2 周。

【不良反应】　①主要为骨髓抑制，可致白细胞及血小板减少，出现较晚，也可引起溶血。②胃肠道反应。③中枢神经系统毒性：眩晕、嗜睡、精神错乱及脑电图异常等。④其他：肝功能损害、皮炎、色素沉着及外周神经炎等。

三氧化二砷（Arsenic Trioxide）

【别名】　亚砷酸。

【制剂】　注射剂：5 mg/5 mL，10 mg/10 mL。

【作用用途】　本品从中药砒霜中提取的纯化制剂，有诱导细胞分化及诱导细胞凋亡的作用。主要用于治疗急性幼粒白血病，对原发性肝癌晚期治疗有效。

【用法用量】　静脉滴注：每日 1 次，5～10 mg 或 7 mg/m^2，5%葡萄糖注射液或 0.9%氯化钠注射液 500 mL 溶解稀释后静脉滴注 3～4 小时，4 周为 1 个疗程，间隔 1～2 周，也可连续用药。

干扰素（Interferons）

详见第 43 页。

维 A 酸（Tretinoin，ATR A）

【别名】　维甲酸。

【制剂】　片剂：5 mg，10 mg，20 mg。

【作用用途】　本品是维生素 A 的衍生物，是一种肿瘤细胞诱导分化剂，通过诱导、分化机制发挥抗白血病作用。对急性早幼粒白血病具有诱导缓解治疗作用，也可用于维持治疗。

【用法用量】　口服：每次 10～20 mg/次，2 次/d，疗程 4～6 周，根据治疗反应及不良反应调整剂量，维持治疗时，常在化疗间歇服用。

【不良反应】　主要为血白细胞增多及维 A 酸综合征，可见头痛、头晕、精神异常等中枢神经系统症状，也可见恶心、腹部不适等胃肠道症状等。

〔欧阳文鹃　秦　群〕

第四章　老年人用药特点

老年人机体日趋老化，各系统功能逐渐减退，药物在体内的处置也与健康年轻人有所不同。机体各器官生理功能的改变，将影响药物的吸收、分布、代谢和排泄等药动学的各个环节，从而影响药物作用强度、持续时间，甚至药物作用的性质。老年人常因胃黏膜逐渐萎缩、胃酸缺乏、胃肠道功能减退，而影响药物的吸收与消化；老年人的器官血流量减少，机体成分发生改变，血浆蛋白的结合能力降低；肝、肾功能减退，对大多数药物的消除与排泄过程减慢，使其半衰期延长，血药浓度增高。这些药动学的变化特点，要求老年人用药时应综合考虑各种因素，合理用药，提高药效，减少不良反应的发生。

第一节　老年人药动学特点

药动学是以数学的方法定量地研究药物在体内吸收、分布、转化和排泄等规律的科学，是研究药物及其代谢产物在体内各种体液、组织及排泄物中的浓度随时间变化的规律，以定量地描述与概括药物在体内的吸收、分布、代谢和排泄的动态过程，科学地评价药物和指导临床合理用药。

一、药物吸收的特点

口服是常用的给药途径，胃肠道对于药物的吸收起着重要的作用。老年人胃肠道的结构与功能有以下几方面的特点。

老年人胃肠黏膜萎缩，细胞数量减少，小肠绒毛变短，吸收面积减少，胃肠功能减弱，因此影响药物吸收的速度和程度，尤其是通过主动转运的钙、铁、硫胺、乳糖等吸收明显降低。

老年人胃酸及胃蛋白酶等的分泌减少、胃酸缺乏的发病率明显增加，尤以女性为多。胃内 pH 升高时对低酸状态下难溶解的碱性药物和需要在酸性下崩解的固体制剂的溶解速率和吸收率均降低；同时使酸性药物的离子型增加，吸收速度下降，如巴比妥类药物吸收较差；一些遇酸不稳定的药物，老年人吸收增加。

由于老年人胃的张力和运动性降低，蠕动减弱，胃排空速度减慢，因而延长药物滞留时间，延迟药物到达小肠的时间，使药物吸收延缓、速率降低，有效血药浓度到达的时间推迟，使药物达峰时间（T_{max}）延长，而药/时曲线下面积（AUC）不变，这对于在小肠远端吸收的药物或肠溶片影响较大。在小肠上段被动扩散吸收的药物，对其影响不大。

老年人胃肠道血流量减少，可影响药物的吸收速率，65岁以上老年人胃肠道血流量减少约50%。此外，老年人常联合用药，对某些药物的吸收也受影响。

皮下或肌内注射及直肠和舌下给药的吸收，也具有年龄相关性差异。老年人局部组织血流量减少，血液循环较差，皮下或肌内注射等的药物吸收较慢且不规则，生物利用度降低。

二、药物分布的特点

药物吸收后通过血液循环运送和分布到机体各组织、器官，到达发挥作用的靶器官，与细胞受体结合成药物受体复合体而发挥药理效应。所以药物分布与疗效的关系极为密切，对药物在体内的蓄积与不良反应等也有关系。影响药物分布的因素除电离常数、油/水分配系数等药物本身的理化特性以外，与机体的组织成分、血浆蛋白及其结合力、机体的血流量、体液的pH等体内因素密切相关。

老年人机体组织的成分随年龄增长而变化。如脂肪组织增多，男性由青年期的18%增加到老年期（65岁以上）的36%；女性由33%增加到45%；而非脂肪组织（骨骼肌、肝、肾、脑）成分减少。人体总水量尤其是细胞内液量减少。这种机体组织成分的改变，使脂溶性药物表观分布容积（V_d）体内维持时间较长；而水溶性较大的药物分布容积（V_d）负相关，在脂肪组织中分布较少，在血液中浓度增高，呈零级动力学消除，易产生蓄积，毒性及不良反应增加。

药物在血液中，部分游离型迅速转运分布到机体各部位及靶区而发挥作用，大部分与血浆蛋白结合而储存，游离型与结合型药物呈动态平衡而发挥持久药效。药物与血浆蛋白的结合率，是改变分布容积（V_d）和清除率（CL）的重要因素之一。老年人血浆蛋白减少，药物与血浆蛋白的结合力比年轻人降低约21%，因此使游离药物增加，药理效应与毒性及不良反应增强。

血液循环和机体各部位的血流量与药物转运分布关系很大。老年人心排血量减少，一般30岁后每增加1岁减少1%，65岁老年人的心排血量减少30%~35%。而机体各部位血流量分布变化是不均衡的，肝、肾等的血流量改变明显；大脑循环、冠状循环和骨骼肌循环的影响较小。老年人机体的这种血流量不均衡地减少，致使药物在体内的分布相应受到不均衡的影响。

三、药物代谢的特点

药物代谢又称生物转化。被机体吸收、分布的药物，通过氧化、还原、水解、结合等生物转化过程，变成容易排泄的形式而排出体外，以免蓄积中毒。从这个意义上讲，药物代谢是一个药物"灭活"和解毒的过程。但是也有些药物的代谢产物能发挥药效。所以代谢又是一个设计合理给药方法、控制药物作用时间和开发新药的重要途径。

药物代谢的主要部位在肝脏，最重要的代谢反应"氧化"，几乎全在肝脏进行。水解、结合等代谢反应也可在肝脏以外的消化道、肠黏膜等部位进行。口服药物经胃肠道黏膜毛细血管吸收入血液后，首先经过肝微粒体酶灭活进入外周血液中，此即"首关效应"。老年人肝细胞减少，肝血流量比年轻人减少 40%～50%，首关效应减弱，对一些肝首关效应影响大的药物，如利多卡因、普萘洛尔等，代谢减慢、半衰期（$t_{1/2}$）延长。若按常规剂量连续给药，易致血药浓度过高而毒性增加。

肝微粒体的药物代谢酶（P450）随年龄增加而减少、活性降低，并且对诱导或抑制药酶作用的反应，也随年龄增加而减弱。因此无论是药物自身代谢或对其他经肝脏灭活的药物代谢都降低，致血药浓度升高，药理作用增强，药物半衰期（$t_{1/2}$）延长，代谢清除率下降。此外，有些非微粒体酶的活性也随着年龄增长而改变，因此老年人药物代谢的这些特点，表明用药剂量应该减少。

三、药物排泄的特点

机体摄取的药物经吸收、分布、代谢和排泄等一系列过程，最终排出体外。肾脏是最重要的药物排泄器官，也是仅次于肝脏的药物代谢器官。少数药物也可通过肝胆、肠管、呼吸器官、皮肤、唾液和乳腺等系统排泄，而多数药物以原形、活性或无活性代谢产物从肾脏排出，所以肾排泄与药效、维持药效时间及药物毒性反应密切相关。

老年人肾脏衰退，肾功能下降，主要表现为肾单位减少，肾小球滤过率（GFR）下降，肾小管分泌和重吸收功能约降低 40%。老年人肾脏的衰退和功能的降低，对药物的排泄影响明显，致使药物半衰期延长，清除率下降，这是造成药物蓄积中毒的重要原因。在使用时须注意调整用药剂量和时间间隔。某些药物及其代谢产物是通过肝胆排泄的，老年人肝胆功能减退，也会影响药物的排泄。

总之，影响老年人药代动力学的因素较多，是一个复杂的过程，所以在药物治疗过程中，应注意监测血药浓度的动态变化，结合临床指征，调整用药剂量和时间间隔，并从中不断探索和揭示各类药物老年人体内过程的规律。

第二节　老年人药物不良反应及药源性疾病

药物不良反应（adverse drug reaction，ADR）是指在药物的正常剂量下所产生的与防治无关的有害反应，包括不良反应、毒性作用、过敏反应、继发反应和特异质反应等。药源性疾病（Drug Induced Disease）的准确定义是：因药物不良反应致使机体某（几）个器官或组织产生功能性障碍或器质性损害而出现的一系列临床症状和体征。

它不仅包括药物正常用法情况下所出现的不良反应，而且包括由于超量、误服、错用以及不正常使用药物而引起的疾病。药源性疾病主要是由于不合理用药造成的。药物不良反应和药源性疾病的发生率随年龄增长而增加。据报道老年人的药物不良反应和药源性疾病的发生率是年轻人的 2～7 倍。

一、老年人易致药物不良反应的原因

（一）药动学系统的改变

老年人器官及功能的减退，导致药动学和药效学的改变，因此，有些药物仍按成年人常规用药的剂量或时间间隔应用，势必增加药物不良反应。

（二）老年人机体内环境稳定机制减退

衰老的一个显著特点是对各种传入信息的适应能力下降。老年人机体器官和各大系统的功能减退，致使对发生各种生理变化的生理调节功能降低，代偿恢复的速度减慢，免疫功能和维持机体内环境平衡稳定的能力下降，对药物反应的适应性和应变能力减弱。如对体位、血压、血糖、体温、心排血量等的变化的反应能力下降，尤其是血液循环系统调节能力减弱和葡萄糖耐量降低，致使年轻人可以代偿的药物反应，而对老年人来说变成难以代偿的不良反应。

（三）老年人对药物的敏感性改变

老年人个体差异很大，是任何年龄组不能比拟的。随着年龄增长，老年人体内敏感组织的结构或功能发生改变，体内受体部位的敏感性也有改变，导致对不同药物的感受性也发生改变。感受性强的药物，往往常规药量就可出现超量的不良反应。老年人因年龄增长，对药物的耐受性降低，个体差异增大，调节能力减弱，故易发生药物不良反应。但由于神经功能减退，反应迟钝，因而出现一方面发生药物不良反应，而另一方面又不能及时反映出来，使一些不良反应的体征不够典型，甚至与疾病本身的变化相混淆，增加了诊断和治疗的难度。

（四）老年人用药品种多而产生配伍变化

老年人因机体衰退，免疫功能低下，抗病能力减弱，常患有多种慢性病，因而常用多种药物治疗。由此导致药物/药物间的相互作用，大大增加了引发药物不良反应的概率。

二、老年人常见的药物不良反应和药源性疾病

大多数老年人的药物不良反应是非特异的。它们通常既是药物本身作用的延伸，又是衰老过程中各种病理生理特点综合影响的结果。这里仅就老年人常见的药物不良反应和药源性疾病作一择要简介。

（一）药物过敏反应

过敏反应也称变态反应，是指易感性的个体在用药过程中被某种药物或其代谢物

致敏，产生特异性抗体或致敏淋巴细胞，当再次应用该药时发生的特异性免疫反应。老年人免疫系统及功能发生改变，更易出现变态反应，引起药物过敏。这种过敏反应常见的有发热（称为药物热）、皮炎、荨麻疹、血管神经性水肿等。某些药物对机体引起的变态反应特别严重，可导致急性微循环功能障碍，出现休克症，称为药物过敏性休克，解救不及时可造成死亡。药物的过敏反应与剂量关系不明显，有的极小的剂量即可引起严重的反应。

老年人个体差异大，所用的药物种类多，发生药物过敏反应概率也增多。而且机体耐受性差，尤需注意药物过敏反应。对过敏性休克的预防和处理方法，一是用药前询问过敏史，按规定做过敏试验；二是一旦发生过敏性休克，要立即快而准地抢救。

（二）心血管不良反应

老年人心肌细胞逐渐出现脂褐质沉着，心肌纤维化及淀粉样变，导致心功能减退、心排血量减少。尤其是窦房结内起搏细胞数目减少，75岁以后其数目不到正常数目的10%，使窦房结内固有节律性降低。心室中隔上部纤维化引起传导系统障碍，出现不同程度的房室或束传导障碍。因而老年人对心肌有抑制作用和对传导有影响的药物更加敏感，容易引起药物不良反应。

老年人的药物心脏中毒反应，主要是用药剂量和药物配伍联用问题。所以注意剂量调整和配伍变化。对一些毒性较大，治疗量和中毒量较近的药物，应进行临床治疗药物监测。

对老年人用强度过高或降压过快的药物，如硝普钠、硝酸甘油等，若首剂量过大、过快输注可有严重的低血压反应。使用麻醉药或镇静药可加重低血压，发生直立性低血压，甚至出现低血压危象或诱发心脏停搏。临床中常可见到原有低血压者，即使应用小剂量硝普钠，特别对老年患者也会出现明显低血压、意识淡漠、昏厥等不良反应。

此外，老年人血管中枢的调节功能没有年轻人灵敏，容易发生直立性低血压，当使用降压药、吩噻嗪类、三环抗抑郁药、利尿药、血管扩张药、左旋多巴和苯二氮䓬类时，很容易发生直立性低血压，出现头昏、头晕甚至昏厥的症状，故用药时需特别谨慎。

（三）神经系统中毒反应

神经系统尤其是大脑中枢最易受药物作用的影响。通常服用中枢抑制药所致的中毒而死亡的人数高于其他系统药物。老年人在老化过程中，中枢神经系统对一些体液因素和化学物质的敏感性增加，因而一旦处于应激状态，或不适当地使用对神经系统有影响的药物就容易出现神经系统的中毒反应。老年人使用中枢抗胆碱药苯海索（安坦），即使小剂量也会发生精神混乱；伴有痴呆症的老年人，使用左旋多巴、金刚烷胺则可引起大脑兴奋，从而加重痴呆症。

老年人在原有心功能不全基础上应用损害心肌药物，如抗肿瘤药加重心衰，致使脑血流减少。利尿药使水电解质失衡，过量服用降血糖药等，使老年人易出现精神错乱。过度饮酒、镇静药与抗抑郁和抗过敏药以及β受体兴奋药、H_2受体阻滞药和过量激素等均可使精神失常。

（四）肾毒性反应

老年人肾功能都有不同程度的减退，不仅使许多经肾排泄的药物易产生蓄积中毒，而且许多药物易引起肾损害的不良反应。氨基糖苷类、大剂量头孢类、抗肿瘤药、甲基多巴等，可使老年人发生蛋白尿或加重已存在的肾衰竭。有时仅使用相当于常规剂量的 $1/3 \sim 1/2$ 也可使肾功能严重受损。如老年高血压并发肾功能不全使降压药效果不佳时，任何有害于肾功能的药物都会增加降压难度。

（五）消化系统不良反应

药物对消化系统的损害表现为多方面，涉及的药物也较多。一些药物可致消化道黏膜损害，表现为恶心、呕吐，严重者可腹泻、便血，如氮芥、环磷酰胺、巯嘌呤、氟尿嘧啶、甲氨蝶呤。能引起消化道出血的药物有糖皮质激素、阿司匹林、吲哚美辛、利血平、甲氨蝶呤等。此外，氯丙嗪、丙咪嗪、阿米替林、多塞平、抗组胺药、阿托品、东莨菪碱、苯海索和长春新碱等，可致肠麻痹甚至坏死。

药物引起的急性胰腺炎，以皮质醇类药物较为多见，其次是抗生素类药物；利尿类药物也可引发急性胰腺炎。

多数药物在肝脏代谢解毒，有些药物及其代谢产物对肝脏有损害作用。老年人药物性肝损害较年轻人多见。

（六）血液系统不良反应

药物引起的血液方面的不良反应约占所有药物不良反应的 10%，临床表现有多种。世界卫生组织药物不良反应国际研究中心的资料指出：因药物的有害作用而导致血液系统疾病患者，其顺序为粒细胞减少、血小板减少、溶血性贫血、再生障碍性贫血。再生障碍性贫血死亡率较高，达 50% 左右，它是红骨髓脂肪化导致全血细胞减少的一组综合征。易引发再生障碍性贫血的药物有氯霉素、环磷酰胺、甲氨蝶呤、阿糖胞苷、白消安等。这些药物中以氯霉素最为严重，近年国内外报道，氯霉素滴眼剂也有引起再生障碍性贫血的病例。

血小板减少症常因某些药物引起骨髓再生不良，直接破坏血小板或引起免疫性血小板减少所致。易引起血小板减少症的药物，首先是阿糖胞苷，其次是环磷酰胺、白消安、甲氨蝶呤、巯嘌呤等，再次是长春新碱。

粒细胞减少主要原因是药物引起的造血功能发生抑制。中性粒细胞有强大的吞噬能力，能消灭病原体，是人体防御感染的一道防线。所以严重的急性粒细胞缺乏症（白细胞数低于 $2000/mm^3$，中性粒细胞极度缺乏）可突发寒战、高热、口腔咽喉黏膜溃烂，甚至并发败血症。能引起粒细胞减少的药物有抗癌药氮芥、甲氨蝶呤、巯嘌呤、白消安、环磷酰胺、长春新碱等。

可引起溶血性贫血的药物有苯妥英钠、氯氮平、氯丙嗪、非那西丁、吲哚美辛、奎尼丁、甲基多巴、氯磺丙脲、甲苯磺丁脲（D_{860}）、维生素 K、青霉素、链霉素、氯霉素、异烟肼、利福平、对氨基水杨酸钠、氨苯砜、氯喹、伯氨喹、阿司匹林、磺胺类和呋喃类等。长期使用扑米酮、苯妥英钠、苯巴比妥、甲氨蝶呤、乙胺嘧啶、巯嘌呤、阿糖胞苷、氟尿嘧啶、羟基脲、阿司匹林和 TMP 等，还可引起巨幼红细胞性贫血。

（七）呼吸系统损害不良反应

药源性呼吸系统疾患常表现为呼吸抑制、支气管哮喘、肺水肿、嗜酸性粒细胞性肺炎、弥漫性间质性肺炎和肺纤维化、肺出血、肺栓塞、结节性多动脉炎、红斑狼疮综合征和肺部继发感染等。一般多在停药后可以恢复，极少数呈进行性发展。

呼吸抑制主要是中枢抑制药，如巴比妥类、地西泮、氯丙嗪、硝西泮、吗啡，用量过大易引起呼吸抑制。氨基苷类抗生素因能抑制钙离子，可导致呼吸麻痹，而致呼吸抑制，与肌肉松弛药同用时更甚。静脉滴注多黏菌素和杆菌肽也可引起呼吸抑制。

引发支气管哮喘的药物包括青霉素、氨基苷类、红霉素等。

能引起嗜酸性粒细胞性肺炎的药物有阿司匹林、呋喃妥因、呋喃唑酮、对氨基水杨酸钠、青霉素类、丙米嗪、氢氯噻嗪、氯磺丙脲、硫唑嘌呤、甲氨蝶呤等；碘化物和吩噻嗪类药物偶尔可引发结节性多动脉炎。临床表现为肺炎、哮喘和咯血，也可有栓塞和脓肿症状。

最易引发弥漫性间质性肺炎和肺纤维化的药物为博来霉素、白消安和甲氨蝶呤，环磷酰胺、苯丁酸氮芥（瘤可宁）、甲基苄肼、硫唑嘌呤、青霉胺、丝裂霉素、肼屈嗪等也能引起此药源性疾病。

此外，使用异烟肼、肼屈嗪、苯妥英钠、普鲁卡因胺、甲基多巴、利血平、美沙酮、保泰松和青霉素类药物时，可能引起红斑狼疮综合征。在使用抗肿瘤药及皮质激素类免疫抑制剂时，由于机体防御功能的降低，易致继发性感染。继发性感染也叫二重感染，一旦出现较难控制，长时间发热或低热不退，一般抗菌药物难以奏效，使人体虚弱症状日渐加重。临床上按中医攻补兼施原则，用中药调治，常收到满意效果。

（八）其他药物不良反应

药物性尿潴留也是老年人较多见的药物不良反应。由药物引起的性功能减退也较常见。

长期服用某些药物可引起维生素等营养素的缺乏。其主要机制一是使脂溶性维生素如维生素 A、维生素 D、维生素 E、维生素 K 等形成不溶性复合物而被排出体外；二是有些药物能诱导需要维生素作为辅酶因子的酶系统，从而使机体对维生素的需要量增加；三是一些药物同维生素在作用部位上发生竞争，使一些内源性维生素合成减少。能引起各类维生素缺乏的药物较多。如考来烯胺（消胆胺）可使维生素 A、维生素 D、维生素 K 和维生素 B_{12}、叶酸等缺乏，秋水仙碱（秋水仙素）可致维生素 B_{12} 缺乏，肼屈嗪可使维生素 B_6 缺乏，异烟肼可致维生素 B_6、叶酸等缺乏，甲氨蝶啶、氨苯蝶啶可使叶酸缺乏。服用此类药物时，应注意补充相应缺乏的维生素。

以上所述的药物不良反应，固然多数并非老年人所特有，其他人群也可发生。但老年人由于脏器结构和功能的衰变，药物代谢、排泄减弱延缓，肝肾功能不全，更不利于药物的代谢和排泄，使药物的血浆半衰期延长，而且老年人的血浆蛋白低，结合药物的能力低，使血中的游离药物增加，按成年人的常规量用药，容易出现药效过强或蓄积而发生不良反应。加之老年人的神经系统、免疫系统功能减退及同时使用多种药物等因素，使老年人的药物不良反应不仅概率增多，而且严重性增加。

三、老年人使用抗凝血药后出现的不良反应及防护

肝素、华法林等抗凝血药，常用于防治深部动静脉血栓、肺血栓及其他血栓性疾病等，也用于老年人预防各种心血管病的血栓并发症。随着年龄增长，形成血栓的危险性增加，但在进行预防、抗凝治疗时，也增加了出血的危险因素。所以出血是抗凝药的主要不良反应。肝素所致的出血，常见部位包括尿路、胃肠道和软组织，也有中枢神经系统和心包出血的病例。60岁以上的女性特别易于发生肝素疗法的出血并发症，还可引起免疫性血小板减少症，常发生在用药后的10日内，可能是一种肝素依赖性的抗血小板抗体所致。肝素长期使用还可能出现脱发、皮肤坏死、骨质疏松和自发骨折。华法林用药过量，会导致凝血酶原血症性出血，表现为牙龈出血、皮肤瘀点或紫癜、子宫出血、伤口或溃疡出血等。与水杨酸盐、西咪替丁、保泰松、广谱抗生素等合用，可增加出血危险。一般不良反应有皮炎、脱发、荨麻疹、恶心、呕吐、腹痛、腹泻，也可见麻痹性肠梗阻。

所以老年人应用抗凝血药时，要特别慎重。最好采用个体化用药方案，因人因症而异。胃肠道有溃疡性损伤、急性细菌性心内膜炎、重度肝肾疾病以及有出血性或伴有凝血迟缓者应禁用；对活动性肺结核、充血性心力衰竭、重度高血压、发热体衰的患者应慎用。注射肝素引起严重出血时，可注射硫酸鱼精蛋白进行急救；口服华法林出现出血时，应立即停药。严重时可口服维生素 K 4～20 mg 或缓慢静注维生素 K 10～20 mg，必要时输入新鲜血液。

第三节 老年人合理用药

一、合理地选药及其剂量、时间

（一）原则

老年人合理选药的原则为：①明确诊断，对症选用药物；②应按药理、药性选用药物；③应从近期和远期疗效结合上选用药物。

（二）用药剂量

老年人用药剂量的特殊规律十分复杂，目前尚不完善。我国通常是根据老年人的年龄、体重和体质情况而定。对年龄较大、体重较轻、体质较差的老年人，应从"最小剂量"开始，即按成人量的 1/5、1/4、1/3、1/2、2/3、3/4 等顺序用药。一般推荐用成人剂量的半量或 1/3 量为起始剂量，然后观察患者的反应和病情改善的情况，调整稳定至合理剂量。肾功能衰退者，应根据其肌酐清除率水平酌情调整剂量和用药间隔时间；还

应根据病情的轻重及主要脏器的功能，综合考虑设定剂量。老年人用药剂量个体差异很大，因此，老年人给药方案应个体化，有条件时应进行治疗药物监测（TDM）。

另外，老年人神经系统功能衰退，记忆力明显减退，尤其患有老年痴呆症的患者，往往不能按时服药，鉴于此，老年人最好选择血药浓度平稳，服用次数少的缓释、控释制剂。许多药源性疾病往往是由于用药时间过长或剂量过大所致。总之，老年人进行药物治疗应做到处方简单，药量小而适当，尽量缩短服药期，慎防药物不良反应的发生。

（三）用药时间

老年人由于对药物的体内过程、对药物的敏感性和耐受性等多方面的特殊情况，在用药时间和时间间隔上又有某些特殊性。例如降压药物，由于老年人血压受多种因素影响，波动较大，个体差异也大，最好监测 24 小时动态血压，找出最佳的用药剂量和时间及间隔时间。一般晚上不宜服用降压药，以防血压太低而引起脑供血不足等危重后果。新近开发的控释片剂如酒石酸美托洛尔控释片，每日早晨服用 1 次即可，对高血压、心绞痛，疗效较好，又较安全。

二、合理的联合用药

老年人通常有多种疾病，联合用药应注意以下几点：

（1）应抓住疾病的主要矛盾，针对性地、少而精地用药，在非必需时，尽可能减少用药种类，切忌随意联用药物。

（2）根据治疗需要合理配伍联用。合理的配伍可提高疗效，减少毒性及不良反应。

（3）注意避免药物的配伍禁忌变化。有些药物联用会降低疗效，增加不良反应或产生不希望的物理化学变化，应该避免。

所以老年人在输液中联用药物也应特别慎重，选用液体和药物力求单纯，针对性强，疗效肯定，不良反应小。需要配伍联用药物时，应参照临床药学家制订的输液的配伍禁忌表，且应认真注意总结临床用药实践中的经验。在不了解药物可否配伍的情况下，宜分别单独用药。

三、合理应用滋补药

首先应辨证施补，合理选用滋补中药。应弄清个人的体质情况，属于哪一种证型，再根据补药的药性，合理选用。

其次注意季节时令，合理进补。春天，气候温和，万物生长向上，阳气上升，五脏属肝，应以肝主疏泄为主，需补肝，称为升补；夏季，气候炎热，人体喜凉，五脏属心，应清补；秋季，气候凉爽，燥气当令，五脏属肺，需要平补；冬季，气候寒冷，万物潜藏，五脏属肾，需要滋补。四季比较，以秋冬为佳，此季人体阴精阳气也趋于潜藏，补益阴精阳气易于吸收而藏于体内，使体质得以增强，起到扶正固本的作用。

此外，还要注意服用方法及进补的宜忌和适时。

第四节　老年人使用抗肿瘤药应注意的事项

由于肿瘤细胞与正常细胞之间缺少根本性的代谢差异，因此所有抗肿瘤药都不能完全避免对正常组织的损害，不良反应普遍存在，有的还有严重的毒性及不良反应。其不良反应可分为三类：一是各种抗肿瘤药物共有的不良反应，如骨髓抑制、胃肠道反应、脱发等，大多出现于增殖迅速的正常组织。二是部分抗肿瘤药产生的特有不良反应，如长春新碱可引起外周神经变性、肢端麻木，博来霉素可引起肺纤维化、肺功能衰竭，蒽环类抗生素可引起心脏毒性，顺铂可引起肾脏毒性等，毒性的出现大都与累积的总剂量有关。三是后期出现的不良反应，如第二原发肿瘤等。常发生在初次化疗后 4 年左右，现报道的有白血病、淋巴瘤和鳞癌，可能与抗肿瘤药物对机体免疫功能的抑制和损害有关。

鉴于抗肿瘤药物的毒性及不良反应多且严重，故在临床应用中特别是老年人须谨慎，主要注意以下几点：

一、掌握适应证和禁忌证

化疗的适应证主要有：①对某些全身性肿瘤，如白血病、多发性骨髓病、恶性淋巴瘤等，化疗是首选的治疗方法，确诊后应尽早开始治疗。②对多数常见的肿瘤，如消化道癌、肺癌、乳腺癌、骨及软组织肉瘤、睾丸瘤等，在术前、术后作辅助治疗和巩固治疗。手术前化疗称为先期化疗，可提高手术的切除率和治愈率；术后化疗以杀灭或抑制残留癌细胞，防止扩散和转移，巩固和提高远期疗效，也可提高放疗的效果。③对晚期肿瘤作姑息治疗，以减轻患者的痛苦，延长生存寿命。④对某些浅表肿瘤，如皮肤癌等可行局部治疗。

进行化疗的禁忌证包括：①年老体弱或恶病质者，生存时间估计少于 2 个月者；②以往已经多疗程放疗和化疗，而且血常规很低，或有出血倾向者；③有骨髓转移肿瘤的患者，曾广泛做过骨髓照射及全身放疗者，暂不作化疗。④有严重感染，或其他并发症时，暂不作肿瘤化疗；⑤肾上腺皮质功能不全者；⑥严重肝肾功能障碍者。

二、注意选择给药途径和方法

（一）全身用药

以口服和静脉给药为主，除少数外一般不作肌内注射。静脉给药应临用前稀释，并立即注入。氟尿嘧啶、甲氨蝶呤、阿糖胞苷、三尖杉酯碱等宜静脉滴注，氮芥、丝裂霉素、柔红霉素、长春碱、长春新碱、环磷酰胺等不宜静脉滴注。

（二）局部用药

包括局部外用、动脉注射、腔内注射和鞘内注射等。

1. 局部外用　主要用于皮肤癌和癌性溃疡，常用药有秋水仙碱、氟尿嘧啶、博来霉素等。

2. 动脉注射　适用于一些不能手术，或对抗肿瘤药物不甚敏感的局限性肿瘤，或全身化疗不能耐受者，目的是使肿瘤局部有较高的药物浓度和较长的作用时间。如肺癌常取支气管动脉，肝癌取肝动脉，上颌窦癌取颈外动脉，上肢肿瘤取肱动脉，下肢肿瘤取股动脉等，多数能作静脉用的药物均可作动脉注射。

3. 腔内注射　适用于癌性胸腔积液、腹腔积液和心包积液，一般选用的药物有氮芥、塞替派、氟尿嘧啶、丝裂霉素、甲氨蝶呤等。注射前尽可能抽净腔内积液，将药物稀释于 $50\sim100$ mL 0.9% 氯化钠溶液中行腔内注射。为防止胸痛，可用 1% 普鲁卡因 $2\sim4$ mL 胸腔内注入。注入后 2 小时内应多次转动体位，以利药物与病灶广泛接触。每周注射 1 次，可连续用 $3\sim6$ 次。

4. 鞘内注射　常用于脑膜白血病的防治，常用药物有甲氨蝶呤、阿糖胞苷等。一般用脑积液稀释后缓慢注入。此外，还有肿瘤内注射和区域灌注等。

三、用药时的注意事项

（一）注意功能检测

多数抗肿瘤药在用药前及疗程中（定期）应作肾功能（尿素氮、肌酐清除率）、肝功能（血清胆红质、丙氨酸氨基转移酶）检查，白细胞计数及分类、血小板计数以及血清尿酸水平测定等。

（二）控制剂量

多数抗肿瘤药的毒性及不良反应与剂量密切相关，老年患者肝肾功能减退或受损，剂量应减少。长期大量用药，由于宿主免疫功能遭受损害显著，严重影响对病情的控制，因此对单次剂量及疗程用药总量均应注意控制。

（三）营养支持

肿瘤化疗期间必须加强支持治疗，要尽力使患者维持营养平衡，需要时应用"高营养液"扶持。凡影响患者食欲的原因，如药物引起的胃肠道反应、贫血和感染等，均应积极治疗。也可进行免疫治疗，通过调节和提高机体免疫功能，提高疗效，减少毒性及不良反应。

（四）注意药物间的相互作用

注意有些患者不宜使用的药物，如老年性肺、支气管疾患，应禁用博来霉素，避免使用甲氨蝶呤、白消安等；有心肌病变时，不宜用阿霉素、柔红霉素和金属类抗肿瘤药等；环磷酰胺与安眠药巴比妥盐同用时，可增强环磷酰胺的毒性，与皮质激素同用时，因皮质激素可抑制环磷酰胺在肝内的活化，因此当皮质激素用量减少或停药后，原来同用时能耐受的环磷酰胺的剂量，有可能出现毒性反应；甲氨蝶呤与水杨酸盐、磺胺类药、苯妥英钠、四环素、氯霉素等同用，可增加其毒性；等等。用药时均应认真对待。

（五）不可轻易停药

肿瘤化疗开始后，不可轻易停药，因为突然停用可产生"反跳"，即停药后短期内可出现肿瘤迅速增长。但遇下列情况应考虑或及时停药：

（1）用药时间超过一般显效时间，或累积剂量超过一般能显效的剂量，而临床未见显效，连续用药的有效率不大者。

（2）消化道不良反应显著，呕吐频繁，影响到进食和电解质平衡，腹泻超过每日5次，或有血性腹泻者。

（3）血常规下降，如白细胞低于$2000 \sim 3000/mm^3$，血小板低于5万～8万/mm^3；有时发现血常规锐降，虽未达到此水平，也应及时停药观察，以免发生严重骨髓抑制。

（4）体温超过38℃以上，且系非肿瘤引起的感染；⑤出现重要脏器（如心脏、肾脏、肝脏、肺等）毒性时。

〔秦 群〕

参考文献

[1] 陈新谦，金有豫，汤光. 新编药物学［M］. 第18版. 北京：人民卫生出版社，2018

[2] 刘坚，吴新荣，蒋琳兰. 药源性疾病监测与防治［M］. 北京：人民军医出版社，2009

[3] 朱绍元. 药物代谢动力学角度的老年人临床用药分析［J］. 中国医药指南，2014，12（7）：138-139

[4] 谢江. 老年人临床用药不良反应研究分析［J］. 中国当代医药，2011，18（25）：245

[5] 李淑玲，周谏开. 老年人药物不良反应及合理用药干预分析［J］. 医药前沿，2016，6（8）：177-178

[6] 王红光，郭皖豫. 老年人常见药物不良反应及合理用药的临床分析［J］. 医药前沿，2016，6（21）：191-192

[7] 于寒钰，李楠. 老年人常见药物不良反应及合理用药分析［J］. 中国实用医药，2016，11（22）：159-160

[8] 陈华. 老年人药物不良反应及合理用药干预分析［J］. 中国保健营养，2016，26（25）：318-319

[9] 席中钰. 老年人常见药物不良反应及合理用药分析［J］. 世界最新医学信息文摘，2018，18（12）：93-94

[10] 邹晶晶. 老年人常见药物不良反应及合理用药的临床分析［J］. 中国医药指南，2018，16（24）：91-92

第五章　血液病特殊治疗

第一节　血液病输血治疗

当人步入老年，各种老年性疾病的发病率都有所上升，某些疾病需要输血治疗。随着现代医学科学的进步和发展，血液分离技术的不断提高，特别是新一代血液成分分离机的广泛应用，各种血液成分品种的不断增加和制备方法的改进，使成分输血治疗获得了明显疗效。

当今临床输血治疗发展的趋向：从全血输注发展到成分血输注，包括造血干细胞输注，尤以脐血其独特的生物学特性、资源优势和临床适应证的广泛性以及近年来采用的供者淋巴细胞输注（doner lymphocyte infusion，DLI），医治各种恶性血液病已成为一种新的造血细胞成分；从替补性输血发展到治疗性输血，应用治疗性血液成分的单采和置换，如真性红细胞增多症、高白细胞性白血病及血小板增多症等患者均可单采去除体内过多的病理成分，以及紫外线照射自体血回输，静脉注射免疫球蛋白和干扰素的临床应用等；从人源性的血液制品发展到生物血液制品，如重组人红细胞生成素（rh-Epo）、粒细胞集落刺激因子（G-CSF）的临床应用，已取代部分人源性输血。

输血虽是现代医学一种重要的治疗手段，但并非绝对安全。输血时异体白细胞可对受血者产生以下不良反应：①非溶血性发热性输血反应（non-hemolytic feberile transfusion reactions，NHFTRs）；②同种异体免疫和血小板输注无效（alloimmunization and platelet refratoriness）；③输血后移植抗宿主病（transfusion associated graft versus host disease，TA-GVHD）；④输血相关急性肺损伤（transfusion related acute lung injury，TRALI）；⑤巨细胞病毒感染（transmission of cytomegalovirus，CMV）；⑥其他病毒感染（other viral transmission）等。现临床上最常用的成分输血是输注去白细胞的红细胞和去白细胞的血小板，针对年老体弱患者，临床医生应更加严格掌握输血指征，选用不同的成分血制剂。

一、输血和血液制剂

全血包括血细胞和血浆中的所有成分。成分输血治疗（blood component therapy）就是将全血中的各种有效成分（血细胞和血浆）用物理和化学方法，分离并制备成各种高浓度、高纯度的制剂，根据患者病情缺什么成分就输什么成分的输血方法，其优点：①提高了疗效；②降低了输血的不良反应；③一血多用，节约了用血。

临床医生根据输血的不同目的，选用不同的血液成分：如补充组织携氧能力，选用红细胞制剂；恢复血容量，选用晶体液、代血浆、白蛋白液或新鲜冰冻血浆；治疗粒细胞缺乏所引起的严重感染，选用浓缩粒细胞制剂；治疗血小板减少所引起的出血，选用浓缩血小板制剂；由于凝血因子缺乏所引起的出血，选用新鲜冰冻血浆、冷沉淀或浓缩的凝血因子等；去除血循环中有害病理成分和自身免疫抗体，可选用血细胞单采或血浆置换。随着现代输血观念的转变，全血输注的适应证越来越少，全血输注仅适用于各种原因（大手术、严重创伤）引起的急性大失血、某些体外循环心肺手术以及新生儿溶血病的换血治疗。

（一）新鲜全血

全血采集后立即置入含有保存液的血袋中，目前常用的保存液，主要保存红细胞的有 ACD 保存液，由枸橼酸、枸橼酸钠和葡萄糖组成，其保存期为 21 日；CPD 保存液由枸橼酸、枸橼酸钠、磷酸二氢钠和葡萄糖组成，保存期为 28 日。若 ACD 或 CPD 保存液中加入腺嘌呤即 ACD-A 与 CPD-A 全血，均可保存 35 日。全血只要一离开人体后就开始发生变化，其程度和保存液的种类、保存温度和保存时间的长短有关。如全血在 4 ℃ 保存 24 小时后，粒细胞已丧失其功能，血小板已失去其活性，第Ⅷ因子活性下降 50%，第Ⅴ因子保存 3～5 日也损失 50%。因此保存期的全血主要指红细胞，次为白蛋白和球蛋白。随着保存期的延长，红细胞中 2,3-二磷酸甘油酸（2,3-DPG）的含量下降，它导致血红蛋白对氧的亲和力增加，因而对组织供应的氧减少。目前用 CPD-A 代替 ACD，可解决 2,3-DPG 下降的问题。血浆钾、乳酸和氨的水平在 4～5 日内增高很少，2 周后才增高明显。

一般而言，新鲜血是指采集后不超过 24 小时的血液。根据输血的目的而定：如为了提供组织携氧能力，则保存于 4 ℃ 5 日以内的 ACD 血液和 10 日以内的 CPD-A 血液可视为新鲜血。

临床上一般不主张输注 24 小时内的新鲜血液，因为 24 小时内的新鲜血液中含有大量免疫活性的淋巴细胞，当输入具有免疫功能低下和免疫功能受抑制的患者，易产生一系列临床病理症候群，引起输血相关性移植物抗宿主病（TA-GVHD），应引起临床医生的重视。

全血输注的缺点包括：

（1）400 mL 全血中，除红细胞外，其他成分如白细胞、血小板、凝血因子均不够1 个治疗剂量，患者因某种成分缺乏而输注全血，不但可增加输血的不良反应，而且也是血液资源的浪费。

（2）全血中除红细胞有血型抗原外，白细胞、血小板均有各自血型抗原。认可的红细胞有 23 个血型系统，193 种抗原；人类白细胞抗原（human leucocyte antigen，HLA）共有 7 个系统，112 种表现型特异性；血小板除与白细胞共有的 HLA 抗原外，还有其特异性血小板血型系统。多次输血可使受血者产生相应抗体，发生同种免疫反应。

（3）全血中的白细胞是血源性病毒传播的媒介物，如巨细胞病毒（CMV）主要集中于白细胞内，血浆中的 HIV、HBV、HCV 等可通过输注全血，而增加输血后传染病发生的危险。

（4）对血容量正常的贫血患者，特别是老人和小儿，输注全血可加重心脏负荷。因此目前临床输血已由全血输注发展到成分血输注，成分输血也成为现代输血的重要标志之一。

（二）成分血制剂

1. 红细胞制剂

（1）浓缩红细胞（red cell concentrated，RCC）：用二联袋采集全血离心去血浆后的红细胞，由于黏稠度高，不易输注，临床上目前少用。

（2）悬浮红细胞（concentrated red cells，CRCs）：即添加剂红细胞，用三联袋采集 400 mL 全血（2 个单位），离心去除血浆，然后将转移袋中保存液转入红细胞中，容量约 300 mL。其优点为：①具有与全血同样的携氧能力，而容量大为减少，减轻了心脏负荷；②减少了血浆抗原和抗体引起的输血不良反应；③传播病毒的危险性减少，适用于各种急、慢性贫血，外科失血和心、肝、肾功能不全贫血以及小儿、老年贫血的输血。

（3）洗涤红细胞（washed red cell，WRC）：将浓缩红细胞或悬浮红细胞用等量 0.9％氯化钠溶液洗涤 3～4 次，可去除大部分血浆和白细胞，使血浆蛋白清除率≥90％，白细胞清除率≥80％，红细胞保存率达 80％以上。目前临床上采用手工洗涤法，虽在净化无菌台上操作，因在血袋开放后进行制备，故该制剂应在制备后 4～6 小时内输注。若放入 4 ℃冰箱内其保存期不得超过 24 小时。用机器洗涤法目前国内已普遍开展。由于洗涤红细胞缺乏抗 A、抗 B 凝集素，降低了输血不良反应，适用于自身免疫溶血性疾病、阵发性睡眠性血红蛋白尿等疾病的治疗。

（4）去白细胞的悬浮红细胞：是临床上常用的一种红细胞制剂。由白细胞引起的输血反应包括非溶血性发热输血反应，同种异体免疫反应，血小板输注无效，移植物抗宿主病和病毒感染等。采用沉淀离心去白膜（buffy coat）或使用白细胞滤器以去除成分血中白细胞，根据美国血库协会（AABB）标准，每袋全血（450 mL）残存白细胞<$5×10^6$个或<$1×10^6$个，可避免上述反应发生。目前临床上广泛采用白细胞滤器制备去白细胞的红细胞，明显降低了输血不良反应和相关传染病的发生。适用于需要长期反复输血，多次妊娠贫血，准备作骨髓移植和器官移植的患者，更适用于输血后引起的非溶血性发热输血反应的患者。

（5）冰冻红细胞（red blood cell frozen）：红细胞借助于冰冻保存剂（甘油）于低温保存。高浓度 40％甘油慢冻法，红细胞于−80 ℃低温冰箱中可保存 3 年；低浓度 20％甘油超速冷冻法，红细胞于−196 ℃低温冰箱中可保存 10 年。主要适用于稀有血型的输血和自身血长期保存，以备今后需要时使用。

（6）年轻红细胞（young red blood cell）：由于该细胞年龄轻，年老红细胞体积大，比重低，可用血细胞分离机从供血者血液中分离采集。其优点是含有高浓度的新生红细胞，输注人体后存活时间比普通红细胞长。它可延长输血间隔、减少输血次数，延缓血红蛋白病的发生，适用于珠蛋白生成障碍性贫血及再生障碍性贫血等。

（7）辐照红细胞（red blood cells irradiated）：为了防止淋巴细胞随输血进入人体内而引起输血相关移植物抗宿主病（transfusion associated graft versus host disease，TA-GVHD），将红细胞置入 $25\sim30$ Gy（$2500\sim3000$ rad）γ射线照射，以灭活具有免疫活性的淋巴细胞而又不损害红细胞、血小板的功能。适用于有严重免疫缺陷或免疫受抑制的患者，包括骨髓移植患者、先天性免疫缺陷患者、大剂量化疗和全身放疗所致的免疫能力低下的淋巴瘤和急性白血病患者，以防止 TA-GVHD 的发生。因免疫缺陷或受免疫抑制的患者，不能清除输入人体内具有免疫活性的淋巴细胞，特别是输入新鲜全血，致使供者 T 淋巴细胞在受者体内植活并增殖，攻击宿主组织而发生 TA-GVHD。

2. 粒细胞制剂　临床上白细胞输注主要指浓缩粒细胞输注，由于粒细胞在体内寿命短，正常人每天约有 10^{11} 个中性粒细胞经代谢清除，因此粒细胞输注量必须足够才能起到治疗作用。故输注治疗剂量需要 $(1.5\sim3)\times10^{10}$ 个粒细胞，至少 $\geqslant10^{10}$ 个粒细胞。该制剂含粒细胞的数量随制备的方法不同而异。

（1）单采浓缩粒细胞（granulocytes-pheresis）：用血细胞分离机单采技术，从单个同型供血者循环血液中采集。

（2）离心回收白膜层的浓缩粒细胞（granulocytes concentrated）：用三联或四联袋采集全血 400 mL，于（22 ± 2）℃离心回收白膜层（buffy coat），即浓缩的粒细胞，目前临床上少用。

（3）淋巴细胞：由于淋巴细胞可引起淋巴细胞毒抗体的产生，导致输血后相关同种免疫反应，故供者淋巴细胞以往被认为是一种多余的、只会引起不良反应的成分。近年来临床研究显示：在特定的条件下，取自原移植供者具有免疫活性的淋巴细胞输注（即供者淋巴细胞——doner lymphocyte infusion，DLI），可使异基因造血干细胞移植后白血病复发的患者再次获得缓解。这种供者淋巴细胞输注（DLI）是一种过继免疫疗法，可成为新的预防异基因造血干细胞移植后白血病复发的有效治疗方法。具体介绍于下：

〔制备和输注〕　供者（与移植时为同一人）无须细胞因子动员，用血细胞分离机采集外周血淋巴细胞，用密度梯度离心法分离单个核细胞（MNC）。为减少 DLI 后 TA-GVHD 的发生，可在体外采用抗-CD8 单抗和兔补体去 CD8 细胞，使其含量 $<$ 1%，用于异基因干细胞移植后白血病复发的患者。在停用干扰素、免疫抑制剂和化疗药物后输注。

〔输注的剂量〕　细胞剂量为 10^8/kg 数量级，大致为：CD3$^+$细胞（$2.20+1.02$）$\times$ 10^8/kg，MNC（$4.70+2.97$）$\times10^8$/kg，有核细胞（NC）（$4.85+3.44$）$\times10^8$/kg，CD4$^+$细胞（$0.4+1.5$）$\times10^8$/kg。

输注的淋巴细胞数量与移植淋巴细胞的作用和病种相关。其原则是输注时细胞剂量需增加到产生移植物抗白血病或出现移植物抗宿主病。对于每对供受者之间并未规定特别的细胞剂量。

3. 血小板制剂 根据制备的方法不同，血小板制剂可分为单采（机采）血小板和常规采集的全血 400 mL（2 U）制备的富含血小板血浆和浓缩血小板。一般血小板在外周血循环中寿命仅 8～10 日，离体后易发生破坏，采集后放入（22+2）℃振荡保存箱内，其保存期一般为 3 日，故制备后应立即输注。

(1) 单采血小板（platelets-pheresis）：主要通过血细胞分离机，一次从 1 个同型供血者血循环中采集血小板，一般每袋为 1 个治疗剂量，所含血小板应$\geqslant 2.5 \times 10^{11}$个。

(2) 富含血小板血浆（platelet rich plasma，PRP）：用三联袋采集全血，于 4～6 小时内在（22±2）℃下离心分离血浆，由于血小板比重较轻，大部分仍保留在上层血浆中，即为富含血小板的血浆，可获全血中 70% 以上的血小板。

(3) 浓缩血小板（platelet concentrated，PC）：将上述富含血小板血浆再次离心，使血小板下沉于血浆底部，分离后去上层血浆，留 30～50 mL 血浆即为浓缩血小板，从 400 mL 全血中制备的浓缩血小板为 2 U，每袋应含血小板$\geqslant 4 \times 10^{10}$个，混入的红细胞应$\leqslant 2 \times 10^{9}$个，混入的白细胞应$\leqslant 5 \times 10^{6}$个。其缺点为：①量不足，达不到 1 个治疗剂量。一般成人采用该机制，1 次治疗剂量需 6～8 个供血者所分离的血小板，易产生抗血小板抗体，易导致血小板输注无效（platelet refratoriness）。

(4) 冰冻血小板（frozen platelet rich plasma，FPRP）：主要用于自身血小板和同种异体血小板的冷冻保存，以备今后需要或急症需要时使用。

目前临床上常选用单采血小板输注。主要适用于血小板生成障碍引起的血小板减少症、血液病以及恶性肿瘤大剂量化疗、放疗所致的骨髓抑制，也适用于骨髓移植术后的低血小板危险期。

一般认为血小板计数在（20～50）$\times 10^{10}$/L、有出血倾向或需进行手术者，可输注血小板。但应根据患者病情，掌握输注指征。

4. 造血干细胞（hematopoietic stem cell，HSC） HSC 也是血液成分之一，它存在于骨髓、外周血、胚胎和脐血中。造血干细胞移植就是用放射或大剂量化疗，使患者免疫系统受抑制，再输入供血者的造血干细胞，临床上应用造血干细胞移植包括骨髓移植、外周血干细胞移植和脐血干细胞移植等，可治疗各种恶性肿瘤及恶性血液病等，重建和恢复造血功能。

5. 血浆及血浆蛋白制剂

(1) 新鲜冰冻血浆（fresh frozen plasma，FFP）：现代输血治疗中，FFP 是具有一系列综合治疗价值的成分血，是临床输血治疗中常用的一种成分血制剂。采集的 400 mL 全血于 6～8 小时内可分离出 200 mL FFP，置于－30 ℃冰箱中储存，其有效期为一年，需用时置于 37 ℃水浴中融化。它含有正常人血浆蛋白成分，包括全部凝血因子，特别是不稳定的凝血因子第 V 和第 Ⅷ 因子。适用于单纯凝血因子缺乏的补充，肝病引起的严重出血，口服香豆素类药物过量导致凝血因子 Ⅱ、Ⅶ、Ⅸ、Ⅹ 水平下降和大量输入保存库血以及血浆置换的患者。

（2）冷沉淀（cryoprecipitate，Cryo）：近年来，国内外医学界十分重视冷沉淀的应用和研究，无论是发达国家和发展中国家，冷沉淀也是临床输血治疗中常用的成分血之一。

每袋冷沉淀从 200 mL FFP 中制备而成，将 FFP 在 4 ℃水浴中融化后，附着在冰渣上的白色沉淀物称冷沉淀，其容量为 20～30 mL。所含成分包括不稳定的凝血因子，特别是第Ⅷ因子浓缩于血浆 10 倍以上，每袋冷沉淀为 2 U，含第Ⅷ因子为 100 U，纤维蛋白原 200～250 mg 以及纤维结合蛋白等。在密闭系统中分离制备，存入－30 ℃冰箱中，有效期为 1 年。使用时在 37 ℃水浴中 10 分钟融化，融化后立即输注，一般可不做交叉配血试验，但要求 ABO 血型相同。适用于血友病 A 的替代治疗；也适用于血管性血友病（Von Willebrands Disease，VWD）的患者；还用于纤维蛋白原的补充治疗，正常人纤维蛋白原含量为 3 g/L（2～5 g/L），当肝功能障碍合成减少或病理性纤维蛋白原消耗增加时（如胸科大手术、死胎滞产、纤维蛋白溶解活性增高等），可使纤维蛋白原含量下降而出现凝血障碍。在大手术、大创伤时希望纤维蛋白原保持在 1 g/L以上，可输注冷沉淀。由于冷沉淀中富含纤维结合蛋白，其功能在清除非毒性物质、促使细胞粘连、维持单核吞噬细胞系统的正常吞噬功能，并加速创伤和溃疡愈合中起着重要的作用，因此冷沉淀也用于严重感染（败血症、重症肝炎）及术后大出血或产后大出血、DIC 低凝阶段、大面积烧伤、肝病出血和白血病出血等治疗。一般成人每次输注剂量 12～16 U（6～8 袋），根据病情每日或隔日 1 次，连用 2～3 次。

（3）去冷沉淀血浆（cryoprecipitate reduced plasma，CRP）：又称冷上清血浆，将新鲜冰冻血浆 200 mL 置于 4 ℃水浴融化，离心挤出上层血浆即为 CRP，适用于血栓性血小板减少性紫癜（thrombotic thrombocytopenic purpura，TTP）的血浆置换。

（4）第Ⅷ因子浓缩制剂：大多数采用大批量混合浆（500～5000 个供者血浆）制备而成，其优点是已知制品瓶中第Ⅷ因子活性单位，可准确计算出输注剂量，便于血友病 A 患者存放及家庭治疗，且输注量小。该制品不含血型物质，避免了因抗 A、抗 B 存在而引起的潜在性溶血反应。随着生物技术工程的不断改进，基因重组的第Ⅷ因子浓缩制品已进入临床使用，用量日益增加，临床输血更为安全有效。

（5）凝血酶原复合物（prothrombin complex concentrate，PCC）和第Ⅸ因子浓缩制剂：是一种混合人血浆制成的冻干制剂，它含有第Ⅱ、第Ⅶ、第Ⅸ、第Ⅹ因子。由于该制备方法采用的吸附剂不同，其第Ⅸ因子的含量和其他凝血因子含量也有差异。该制剂主要用于血友病 B 的出血治疗；对肝病所致的凝血功能紊乱和由维生素 K 缺乏所致的凝血因子引起的出血，也有一定的疗效。

由于凝血酶原复合物制剂含有不定量的活化凝血因子，所以有可能发生 DIC 和/或血栓形成的危险。应用高纯度第Ⅸ因子浓缩制品可避免发生上述不良反应。

（6）白蛋白溶液：是临床上常用的一种血液生物制剂，采用低温乙醇法从血浆中分离出白蛋白，制备成 10%～25% 白蛋白溶液。该制剂经 60 ℃ 10 小时加热处理，可灭活病毒。输入 25% 白蛋白溶液 100 mL，其渗透压作用相当于 500 mL 血浆。主要适用于低血容量性休克、低蛋白血症、血浆置换和烧伤等患者。

（7）人类免疫球蛋白制剂：常用的有以下 3 种。①正常人免疫球蛋白（曾称丙种球蛋白）：从大量混合血浆中提纯制备而成，这种制剂主要含有 IgG 抗体，它具有抗病毒、抗细菌和抗毒素的作用。由于正常人免疫球蛋白抗补体活性高，只能供肌内注射，禁止静脉注射。②静脉注射免疫球蛋白（IVIG）：主要适用于对免疫抗体缺乏的补充和免疫调节。此外对预防和治疗病毒感染性疾病也有效果，用于治疗低丙种球蛋白缺乏症、严重联合免疫缺陷病，也用于获得性免疫球蛋白缺乏症的患者抗感染治疗，如慢性淋巴细胞白血病、多发性骨髓瘤以及骨髓移植的患者，静脉注射免疫球蛋白与抗生素和抗病毒药物有一定的协同作用，提高了临床治疗效果。③特异性免疫球蛋白：含有大量特异性抗体，可用于预防和治疗某些疾病。该机制是预先用相应抗原免疫或超免疫健康人后，从含有高效价的特异性抗体的血浆中制备而成，如破伤风、抗狂犬病、抗疱疹和百日咳血清等；抗乙型肝炎的人血清免疫蛋白可作预防用；抗 Rh（D）免疫球蛋白可预防新生儿溶血；对 Rh（D）阴性母亲可在分娩前 72 小时内肌注 $300 \mu g$ 抗 Rh（D）抗体，可防止母亲免疫系统对胎儿红细胞作用引起的溶血反应。

6. 造血生长因子制剂　近年来，随着分子生物学技术的发展，造血生长因子（hematopoietic growth factors）在血液病中得到广泛应用，取代了部分人源性输血，降低了输血后所致的传染病潜在危险。临床上常用促红细胞生成素、粒细胞集落刺激因子、粒-巨噬细胞集落刺激因子等治疗多种疾病。

（1）促红细胞生成素（erythropoien，EPO）：是一种调控红细胞生成的糖蛋白激素，适用于肾性贫血、白血病及恶性肿瘤所致的贫血、骨髓综合征等疾病。

（2）粒细胞集落刺激因子（granulocyte colony stimulating factors，G-CSF）和粒-巨噬细胞集落刺激因子（granulocyte and macrophagecolong stimulating factor，GM-CSF）：是一组促进粒细胞增殖、分化和成熟并增加粒细胞功能的主要因子，适用于粒细胞减少症、药物及射线引起的白细胞减少、再生障碍性贫血和骨髓异常综合征等疾病。

（3）血小板生长因子（Thrombopoientin，TPO）：是目前正在研究中的造血因子，对巨核细胞的生长具有特异性的调节作用，能显著促进巨核细胞集落的形成，使巨核细胞数量增加。适用于化疗、放疗、药物及肿瘤所致的血小板减少症。

二、成分输血适应证及其制剂选择

（一）输血的量和速度

一般而言，对一个体重 60 kg、血容量正常的贫血患者，输注 400 mL 全血或由 400 mL 全血所制备的各种红细胞制剂（浓缩红细胞、添加剂红细胞、去白细胞的红细胞、洗涤红细胞）2 U，均可提高血红蛋白 10 g/L 和血细胞比容 0.03，可根据此标准计算所需要的量，分次输入。

目前临床上多选用去白细胞的红细胞输注，对老年贫血患者，输注量偏小、速度宜慢，开始滴注速度每分钟 20～30 滴，如无反应可加速至每分钟 30～40 滴，并严密观察。当严重贫血累及心脏时应坚持少量多次的原则，每次输血量以 100 mL 为宜，速度宜慢，每分钟速度 10～15 滴。

（二）适应证及成分血选择

1. **白血病的输血** 白血病的治疗在病程某一阶段，由于发生贫血、出血和感染，需要输血治疗。在病程不同阶段，选用不同的成分血制剂，这对白血病的治疗有重要作用。

（1）红细胞输注：白血病患者严重贫血时，可选用悬浮红细胞等，每次输注量宜小，速度宜慢。准备进行异基因骨髓移植的白血病患者，宜选用去白细胞的红细胞、洗涤红细胞，以减少因输注白细胞而产生 HLA 抗体，避免移植时这些抗体对植入的干细胞产生排斥反应。

（2）粒细胞输注：目前对粒细胞输注尚有不同看法，临床医生应根据病情合理使用。用于治疗目的，粒细胞治疗量要足，每次输注粒细胞数应＞1×10^{10} 个。一般化疗后患者白细胞明显减少，且易合并革兰阴性杆菌及真菌感染，死亡率较高。因此白血病患者在严重感染并在应用抗生素的同时，仍需考虑采用单采粒细胞输注。每日 1 次，连续 3～5 日。但合并肺炎时应慎用，因经静脉输入的粒细胞需通过肺脏，部分粒细胞积聚在肺毛细血管内，若患有肺部炎症或有明显白血病细胞浸润时，有可能加重肺部炎症或引起肺血管阻塞，产生肺部气体交换不足，加重呼气困难，发生呼吸窘迫综合征（respiratory distress syndrome，RDS），故白血病合并肺炎时输注浓缩粒细胞要特别慎重，尽可能不输。

（3）供者淋巴细胞输注：适用于异基因造血干细胞移植后白血病复发的患者，使该病可获得再次缓解的机会。

（4）血小板输注及凝血因子的应用：白血病患者常伴有血小板减少，在化疗时或化疗后常加重血小板进一步减少，当血小板计数≤20×10^9/L，并伴有严重出血倾向（如颅内出血或内脏出血）时，需选用浓缩血小板制剂进行治疗。一般认为每平方体表面积输注浓缩血小板应≥1.0×10^{11} 个或成人 1 次输注 8～16 U（按 200 mL 全血为 1 个制备单位计算），每周 2～3 次。输注后根据血小板增减情况和临床疗效，决定其输注疗程。目前临床上多选用单采血小板，每袋 10～12 U（1 个治疗剂量），含血小板≥2.5×10^{11} 个，成人每次输 1 个治疗剂量可提升血小板（5～10）$\times 10^9$/L。

白血病合并 DIC 时，应针对原发病进行治疗，并在抗凝基础上输注浓缩血小板和冷沉淀，以补充 DIC 的消耗。

2. **再生障碍性贫血（简称再障）的输血** 再障贫血多属于血容量正常的贫血，无须输注全血，再障即使有全血细胞减少，也不是输注新鲜全血的理由，因 2 U（400 mL）全血中，除红细胞外其他成分均达不到治疗剂量。因此应根据病情轻、重、缓、急需要，输入相应的成分血。严重贫血时（Hb≤40 g/L）可输去白细胞的悬浮红细胞或去白细胞的红细胞。需长期输注红细胞维持生命者，可选用年轻红细胞输注，以延长输血间隔，减少含铁血黄素沉着，延缓血色病的发生；若血小板≤20×10^9/L 伴有明显出血者，可输注单采浓缩血小板；合并有严重感染者，在应用抗生素的同时，可静脉滴注免疫球蛋白 2.5 g/(kg·d)，隔日 1 次；当粒细胞≤0.5×10^9/L，选用 G-CSF，3～5μg/(kg·d)。

3. **自身免疫溶血性贫血（自免溶贫）的输血** 本病是因某种原因，体内产生了自身抗体。这种抗体与红细胞表面抗原结合或游离于血清中，使红细胞被破坏而溶血。大多数起病缓慢，少数病例起病急而发生急性溶血危象，短时间内出现严重贫血而需要输血治疗。由于自免溶贫患者的免疫血清学特点，有时输血后贫血反而加重，甚至危及生命。因此临床工作中给患者输血时应考虑输血的危险。必须掌握输血的原则：

（1）尽量避免输血，若发生急性溶血危象时，在应用激素足够疗程的基础上，选用三洗红细胞。

（2）输血量宜小，首次输入的红细胞不应超过 100 mL，必要时 1 日 2 次，不主张大量输血，更不主张将血红蛋白提高至 80 g/L 以上。此种输血的目的只是为了暂时缓解症状，一旦药物发挥作用，溶血即可减轻。过量输血的危险，特别对老年人和心肺功能不全者，易导致心衰的发生。

（3）输血速度宜慢，滴注速度维持在 1 mL/(kg·h)。

（4）难治者可进行血浆置换，发生急性溶血危像的患者进行全血置换可奏效。

4. **阵发性睡眠性血红蛋白尿的输血** 阵发性睡眠性血红蛋白尿（paroxysmal nocturnal hemoglobinuria, PNH）是一种获得性红细胞膜缺陷所引起的一种慢性溶血性贫血。其特征是红细胞对血清补体异常敏感，引起血管内溶血。临床上常有全血细胞减少，伴发作性血红蛋白尿；若在慢性血管内溶血的基础上，突然发生急性溶血，持续血红蛋白尿，血红蛋白进行性下降时，出现明显贫血症状。急性溶血引起严重贫血需要治疗，应首选三洗红细胞，尽量避免输全血。由于全血的血浆中，不但含有补体，而且可能含有能激活补体的物质，甚至还有已被激活的补体。多次输血者可能产生HLA 抗体，再次输血时又会产生抗原抗体复合物，从而激活补体发生溶血。为预防输血诱发的溶血反应，临床上常选用三洗去白细胞的悬浮红细胞。

5. **特发性血小板减少性紫癜的输血** 特发性血小板减少性紫癜（idiopathic thrombocytopenic purpura, ITP）是一种与免疫有关的出血性疾病。慢性型多见于成人，一般常应用泼尼松、脾切除及大剂量丙种球蛋白治疗。由于 ITP 患者体内存在血小板抗体，输入的血小板寿命明显缩短，故一般不作为预防性输注。当血小板≤20×10^9/L 伴有严重出血如颅内或内脏出血时，才考虑浓缩血小板输注。因经常输注血小板可产生抗血小板抗体，导致血小板输注无效，致使以后输注血小板抢救生命时失去其效果，因此应严格掌握输注指征。必要时可进行血浆置换。

6. **血友病的输血** 血友病（hemophilia）是由于凝血因子缺乏所引起的出血性疾病，有轻微外伤出血不止的倾向。血友病 A 系第Ⅷ因子缺乏，血友病 B 系第Ⅸ因子（FⅨ）缺乏，第Ⅺ因子（FⅪ）缺乏较少见。

血友病 A 出血时可输浓缩第Ⅷ因子制剂，当缺乏该制剂时，可选用冷沉淀输注。每 400 mL 全血制备的冷沉淀，每袋容量为 20～30 mL，含第Ⅷ因子约为 100 U。输注剂量：轻度出血为 10～15 U/kg；中度出血为 20～30 U/kg；重度出血为 40～50 U/kg。必要时 8～12 小时重复 1 次。维持阶段，剂量减半。

血友病 B 出血时可输注新鲜冰冻血浆、凝血酶原复合物或第Ⅸ因子浓缩制剂。新鲜冰冻血浆用量为 15～20 mL/kg，可使第Ⅸ因子增加 5%～10%；凝血酶原复合物一般用量为 10～15 U/kg。需引起注意的是反复输注凝血酶原复合物，可引起栓塞形成的危险，而选用第Ⅸ因子浓缩制剂可避免上述不良反应发生。

第Ⅺ因子（FⅪ）缺乏发病率较低，自发性出血少见，但在拔牙、创伤、手术时可发生出血，且出血倾向与第Ⅺ因子（FⅪ）水平降低不相一致。出血时可输注新鲜冰冻血浆（含 FⅪ 0.9 U/mL），每次输注量不宜超过 10～15 mL/kg，以免加重心脏负荷。新鲜冰冻血浆制备冷沉淀后，其上层血浆称为去冷沉淀血浆（CRP），CRP 含 FⅪ 1000 U/L，可用于手术前输注，用量为 8～10 mL/kg，直至伤口愈合。

（三）临床输血的不良反应及其处理

随着临床输血量的增加，发生输血不良反应的概率也相应增加。特别是输血后传播感染病的潜在危险，无论输注任何成分血液都有一定风险，故应严格掌握输血指征。输血不良反应可分为：①立即反应，可在输血当时或输血后 24 小时内发生；②迟发反应，可在输血 24 小时后、几天，甚至十几天后发生。兹分述几种主要输血不良反应及处理。

1. 发热反应　发热是临床上最常见的不良反应，多于输血后立即或数小时内发生，体温上升至 38 ℃～41 ℃，伴有寒战、头痛或心悸等，应立即停止输血，查明原因进行诊治。对既往有输血发热史和多次妊娠流产史者，成分血应选用去白细胞的悬浮红细胞或三洗红细胞制剂。

2. 过敏反应　轻者发生荨麻疹，重者出现支气管痉挛、喉头水肿和过敏性休克。此时应立即停止输血，对症处理和抗休克治疗。对 IgA 缺乏的患者，若血中存在 IgA 抗体，成分血应选用三洗红细胞、冰冻红细胞或选用缺乏 IgA 供血者的血液。

3. 溶血反应　当患者接受不相溶的红细胞或对其自身红细胞有同种抗体的供者血浆，使供者红细胞或自身红细胞在体内发生破坏，引起溶血反应，多为血型不合输血引起。主要表现为畏寒、发热、腰痛、血红蛋白尿和黄疸；一旦发生后果严重，应立即停止输血，查明原因做如下实验室检查：①立即抽血重复患者与供血者血型、交叉配血试验；②取静脉血 5 mL 离心后观察血浆颜色，血管内溶血＞25 mL 时血浆呈红色；③测定血清中游离血红蛋白及抗体筛查；④观察输血后尿液颜色及隐血试验，血管内溶血＞50 mL 可出现血红蛋白尿。应及时明确诊断，有针对性进行紧急抢救处理。对严重溶血反应者，尽早施行换血疗法，采用血细胞分离机进行红细胞置换和血浆置换，移除患者血循环中部分异型红细胞和免疫抗体以及游离血红蛋白，减轻溶血反应以挽救生命。置换液选用 0.9% 氯化钠注射液、FFP、白蛋白液；成分血选用同型相合三洗红细胞。

4. 输血相关性移植物抗宿主病（TA-GVHD）　TA-GVHD 是输血治疗最严重的输血不良反应之一，死亡率高达 90%。由于受血者特别是有免疫缺陷或免疫受抑制者，接受了全血尤其是新鲜全血或浓缩粒细胞输注，一般于输血后 4～30 日内，多数于 1～2 周出现皮肤红色丘疹，全身皮肤剥脱、高热、腹泻、全血细胞减少和肝功能异常，本病一般无特效治疗。多数患者因全血细胞减少而死于感染和出血。预防本病的关键措施是避免将有免疫活性的淋巴细胞输入能发生本病的高危人群。最简单的方法是对所有成分血进行辐照，以灭活成分血中具有免疫活性的淋巴细胞，或选用去白细胞的成分血。

5. 循环负荷加重　短时间内输入的血液超过患者心脏负荷能力，可导致心衰和肺水肿，特别是老年人心功能较差，应特别注意。

6. 输血相关急性肺损伤（transfusion related acute lung injury，TRALI）　TRALI 也是严重的输血不良反应之一，可发生于老年人。多数学者认为其发生与供者血中 HLA和/或粒细胞特异性抗体有关。这些抗体可出现于 60%～80% 病例中，所有含血浆的血液制剂如全血、红细胞、浓缩血小板、单采血小板、粒细胞和新鲜冰冻血浆都可能引起 TRALI 的发生。典型而严重的临床表现为畏寒、发热、不同程度发绀、急性呼吸窘迫、肺水肿、低氧血症和低血压等，一般于输血 6 小时之内发生，但输注血浆可在 2 小时内发生。临床上不易与成人呼气窘迫综合征（ARDS）相鉴别。TRALI 以往曾描述为数种不同疾病：非心源性肺水肿、变应性肺水肿、白细胞凝集反应和超敏反应等。结合病前数小时内有输血史，抗 HLA 和/或抗粒细胞抗体阳性可明确诊断。根据病情轻重程度，采取相应治疗措施：吸氧，必要时气管插管、升压药、皮质激素等综合治疗。

7. 低体温　大量输入 4 ℃冷藏储存血，可使患者体温降低，引起心律失常，当深部体温降低至 35 ℃时可导致血小板功能异常和各种凝血因子活性降低而出血，此时检测血小板计数及各种凝血因子水平都可在正常范围内。因此预防发生低体温的具体措施是输注预先加温的血液，将血袋浸入 32 ℃～35 ℃水浴中，加热温度切勿超过37 ℃，并调控室温，注意保暖等。

8. 肺微聚物栓塞　血液在储存过程中，由血小板、白细胞、纤维蛋白等形成直径为 20～80 μm 的微聚物。大量输血时，这些微聚物可通过孔径为 170 μm 的标准血滤器，进入人体内阻塞肺毛细血管，发生肺栓塞。患者突然烦躁不安、严重呼气困难、缺氧甚至死亡。心脏手术体外循环时，输入的血液未经过肺脏，微聚物可直接进入脑部引起脑栓塞。预防微聚物栓塞的方法：①输血时一定采用微孔滤器输血器；②选用3 日以内的血液；③成分血选用去白细胞的红细胞或洗涤红细胞；④避免输注大量冷藏库血。

9. 输血后紫癜（post-transfusion purpura，PTP）　大多数人血小板 PI^{A1}（HPA-Ia）抗原为阳性，只有 2.1% 的人 PI^A 抗原阴性受血者多次接受输血或多次妊娠后，可产生PI^A 抗体，再次接受 PI^A 抗原阳性的血液时，则发生同种免疫反应。输血后 4～40 日出现破坏性血小板减少，临床上可出现皮肤紫癜和出血倾向。治疗上采用皮质激素、静脉注射免疫球蛋白等；重者采用血浆置换。必要时可输注单采 PI^A 阴性血小板或进行血小板配型。

10. 输血相关感染 目前已知可经输血传播的感染有乙型、丙型、丁型、庚型等病毒性肝炎，还有艾滋病、疟疾、梅毒、成人 T 淋巴细胞白血病、巨细胞病毒、弓形体感染以及菌血症等；近年来又发现一种可经输血传播的西尼罗病毒（West Nile virus）。因此临床医生应严格掌握输血指征，供血单位应严格筛选血源，加强血液质量检测。择期手术患者提倡自身输血，以预防和减少输血后传染病的发生。

三、治疗性血液成分单采和置换

治疗性血液成分单采和置换，根据去除血液成分的不同，可分为治疗性血细胞单采和血浆置换。从患者体内去除血循环中异常增多的病理细胞和置换出血浆中有致病作用的抗原、抗体、免疫复合物和其他有害因子。其作用机制主要是利用血细胞分离机的离心作用和运转程序，对患者进行血液成分的采集和置换，将病理成分分离和置换，还输患者正常血液成分及补充适当的置换液，使患者体内病理成分降至一定水平，以减轻其致病作用，迅速缓解临床症状，达到控制病情的目的。这是现代输血医学中的一种特殊治疗手段。但仅是一种辅助治疗，而非病因治疗，因此应针对病因采用综合治疗措施，才能发挥其治疗效果。

（一）治疗性血细胞单采和置换

治疗性血细胞单采和置换（therapeutic hemocytes apheresis and exchange）系有针对性去除过度增生或功能异常的某一类细胞，根据去除细胞种类的不同，可分为治疗性红细胞单采（therapeutic red cell apheresis）、治疗性白细胞单采（therapeutic leukocytes apheresis）、治疗性粒细胞单采（therapeutic granulocytes apheresis）、治疗性淋巴细胞单采（therapeutic lymphocytes apheresis）和治疗性血小板单采（therapeutic platelets apheresis）等。

1. 治疗性红细胞单采和置换 适用于：

（1）真性红细胞增多症（polycythemia vera，PV）：多为老年和中年患者，当血红蛋白＞180 g/L，红细胞＞6.0×10^{12}/L，并发神经系统症状时，进行红细胞单采最为合适。一次去除红细胞 800～1500 mL，可迅速使血红蛋白降至正常范围。一次单采去除红细胞 200 mL，约相当于放全血 400 mL，可降低血红蛋白 10 g/L。每次单采红细胞量需根据患者病情而定，多数患者单采一次红细胞即可收到明显治疗效果，配合化疗可维持血红蛋白在正常范围内，避免了多次放血所产生的不良反应。

（2）镰状细胞贫血（hemoglobinopathy，Hbs）：这是患者血循环中含有大量不能变形的镰状细胞，是微循环发生淤滞，导致组织缺氧和坏死而出现的一系列临床症状。采用红细胞单采，即在去除病理性镰状红细胞的同时，输入同型供血者去白细胞的悬浮红细胞。由于在短时间内迅速得到改善，临床症状很快得到缓解。

（3）红细胞生成性卟啉症（erythropoietic protoporphyria，EPP）：本病可采用红细胞单采和血浆置换，不但可防止肝脏功能进行性恶化，同时还可明显降低血中卟啉水平，使临床症状得到缓解。

（4）遗传性血色沉着病（hereditary hemochromatosis）：本病可采用红细胞单采，可使体内铁含量迅速减少，其疗效明显优于手工放血。

（5）自身免疫性溶血性贫血（auto immune hemolytic anemia，AIHA）：难治性温抗体型自身免疫溶血性贫血，其自身抗体大部分附着于红细胞表面或游离于血清中，单应用血浆置换疗效差，可进行全血置换，特别是有溶血危象发生时，全血置换常可挽救患者生命。

（6）急性 CO 中毒：即煤气中毒，每到冬季常有因 CO 中毒抢救未成功的病案报告。

CO 与血红蛋白的亲和力比 O_2 与血红蛋白的亲和力要大 240 倍，结合后形成稳定的碳氧血红蛋白（HbCO）。即使少量的 CO 进入体内很快即形成大量的碳氧血红蛋白导致组织缺氧、脑缺氧窒息而死亡。另一方面，碳氧血红蛋白的离解速度比氧合血红蛋白的离解速度释放氧气的能力要慢很多，如急性 CO 中毒抢救应尽快置换出体内的病理红细胞，采用红细胞置换可挽救生命。

此外治疗性红细胞单采和置换还适用于阵发性睡眠性血红蛋白尿、脑型疟疾等。红细胞置换量较大时，常选用去白细胞的悬浮红细胞或洗涤红细胞，以避免或减轻同种免疫反应。

2. 治疗性白细胞单采

（1）急性白血病：患者骨髓象中原始细胞在 30％以上，当外周血白细胞数＞100×10^9/L，称为高白细胞白血病，易发生白细胞淤滞，引起肺、脑栓塞和出血。治疗性白细胞单采可在短时间内迅速减少白细胞，理论上处理一个循环血容量可有效去除白细胞 50％，若一次处理 1.5 个血容量，多数患者的白细胞可下降 50％～70％，不仅可缓解白细胞淤滞状态，还可避免因化疗大量杀伤白细胞而引起的高尿酸血症、高磷酸盐血症和高钾血症等。由于施行单采白细胞后，体内残存的白血病细胞明显减少，可减少化疗用药剂量和降低药物毒性反应，使患者尽早获得缓解。一般认为高白细胞白血病患者伴有严重并发症或无合并症而白细胞计数＞200×10^9/L 时，均应及时单采白细胞，以作为化疗前的准备治疗。目前临床上已将治疗性白细胞单采列为本病化疗前的常规治疗。必要时可每日 1 次，连续 3～5 日。若患者伴有严重贫血、血小板减少和凝血因子缺乏，应及时补充相应的成分血。

（2）慢性粒细胞白血病：各年龄均可发病，当外周血白细胞＞100×10^9/L 时，可施行治疗性粒细胞单采，以减少化疗药物引起的急性细胞溶解所致的代谢并发症，单采粒细胞后继以化疗，使临床症状获得缓解。

（3）慢性淋巴细胞白血病：一般于化疗前施行治疗性淋巴细胞单采，对本病具有一定的辅助治疗作用，治疗后可使患者体内的淋巴细胞显著减少，受累的淋巴结、脾脏病变缩小。随着临床实践的不断深入，治疗性血细胞单采的病种和范围也在不断扩大，目前已用于多种恶性淋巴细胞介导的疾病治疗。

3. 治疗性血小板单采　适用于原发性或继发性血小板计数＞1000×10^9/L 伴有出血和血栓形成时，及时进行血小板单采，以去除循环中增多的血小板，并结合药物治疗，可迅速缓解临床症状，缩短病程，达到长期缓解的目的。

（二）血浆置换

血浆置换（therapeutic plasma exchange，TPE）系指去除血浆中有致病作用的有害因子，由于短时间内（2.5～3 小时）去除大量血浆，因此保持体内血容量的恒定及血液中各种成分的相对稳定是非常重要的。

1. **置换液的分类** 为了维持患者血容量的动态平衡，常需补充一定量的溶液替代去除的血浆成分，这种溶液称为置换液。常用的有晶体液、血浆代用品和蛋白质溶液。

（1）晶体液：包括 0.9％氯化钠注射液和林格液。优点：不含抗原抗体等成分，不传播病毒；缺点：维持渗透压能力低，故扩容效果差，输入过多易致水肿。

（2）血浆代用品：包括左旋糖酐 40、羟乙基淀粉等。优点：扩容时间长，不传播病毒；缺点：用量过大可加重心脏负荷，偶有过敏反应。右旋糖酐可对交叉配血试验产生干扰，出现假凝集现象。

（3）蛋白质溶液：分为以下两类。①5％人血白蛋白注射液。优点：扩容效果好，不含炎性因子，无传播疾病的危险；缺点：不含凝血因子和免疫球蛋白，偶有过敏反应。②新鲜冰冻血浆（FFP）。优点：含有正常人血浆成分，包括正常人免疫球蛋白、各种凝血因子和补体；缺点：有传播疾病的危险，FFP 中含有抗凝血药枸橼酸。枸橼酸盐等用量过多可引起低钙血症，过敏反应较多，还有 ABO 不合溶血的危险。但仍是目前临床上常用的一种蛋白质溶液。

2. **置换液选用及其比例** 一般根据患者不同病种、病情轻重和置换血浆量来选择置换液的种类以及晶体液与胶体液之间的比例。

（1）若置换血浆量小，成人 1 次置换不超过 2000 mL，无出血倾向，置换间隔时间长，每周 1 次，多选用晶体液和血浆代用品，适当补充血浆蛋白溶液。

（2）若置换血浆量大而频繁者，或伴有水肿、低免疫球蛋白血症（IgG＜200 mg/L）以及免疫能力低下伴有感染时，宜选用人血白蛋白注射液和新鲜冰冻血浆。胶体液补充血不低于置换量的 40％～50％。

（3）若有出血倾向或缺乏某种正常血浆成分所致的疾病，如血栓性血小板减少性紫癜（TTP），置换液以选用 FFP 或 CRP 为主。

（4）纤维蛋白原低于 1 g/L 时，置换液以选用 FFP 为主，并补充冷沉淀（Cryo）。

（5）高黏综合征或高黏状态的患者，置换液宜选用右旋糖酐 40。

血浆置换过程中，特别对老年体弱患者，应密切监护心、肺功能变化。一般在置换开始阶段，去除的血浆可用晶体液替代，临床上以 0.9％氯化钠注射液为主。置换后阶段，去除至 1/3～1/2 血浆容量时，置换液以 FFP 和人血白蛋白注射液为主。但临床医生应根据患者病情及置换中的反应，合理选用和调整晶体液与胶体液之间的比例。

3. **血浆置换量、间隔时间和疗程** 一般根据不同疾病、病情、血浆中病理成分的性质和置换后的疗效来决定。对某些疾病的急性期和慢性疾病的治疗应具体分析。对于那些合成速度快且在血管内外均有分布的病理成分需要频繁地进行置换，如清除体内血中 IgG 抗体。该抗体合成速度快，有 55％ 在血管外，分子质量较小，体内半存活期长，平均 21 日，随着置换的进行，血管内的 IgG 有所下降，而血管外的 IgG 又扩散至血浆中，故对 IgG 抗体需频繁进行多次小量血浆置换才有疗效。对于那些合成速度慢且以血管内分布为主的病理成分，置换的间隔期可适当延长，如清除体内血中 IgM 抗体，该抗体合成速度慢，有 75％ 在血管内，体内半存活期短，平均为 5 日，故 1 次较大量血浆置换能获得显著而持久的疗效。

在血浆置换过程中，由于置换液与患者血浆不断混合，随着置换时间的延长，血管内原有的血浆逐渐减少，而输入的置换液越来越多。采用连续流动离心式血细胞分离机，置换 1 个血浆容量时，可去除原有血浆 63.2％；置换 2 个血浆容量时，可去除原有血浆 86.5％；置换 3 个血浆容量时，可去除原有血浆 95％。此时血浆中病理成分降至 5％ 以下，以后血浆中病理成分去除率越来越低。因此在大多数情况下，反复小量置换比 1 次大量置换疗效好，病理成分清除率高。故有人推荐每次置换 1 个血浆容量，其去除率最高且置换时间短，进入患者体内置换液减少，并发症也减少。虽然一次置换 2～3 个血浆容量可使体内病理成分减少至最低水平，但进入体内的置换液也增多，置换时间延长，带来的不良反应也增多。因此在置换过程中，应密切观察病情变化，根据具体病情均衡其利弊。血浆容量计算方法：一般为 40 mL/kg 体重或 75 mL/kg×（1－血细胞比容）。50 kg 体重血浆容量约为 2000 mL。应根据患者身高、体重、红细胞比容来考虑其置换的耐受性。若每周置换 2～3 次者，则每次置换量宜小，每次 1500～2000 mL，3～5 次为 1 个疗程。对巨球蛋白血症、重症肌无力危象者，1 次置换量宜大。伴有心血管疾病危象患者或老年患者，需行血浆置换时，其置换量应酌情减少。对大多数疾病来说，目前尚无统一标准。

4. 适应证

（1）高黏滞综合征：常见于巨球蛋白血症和多发性骨髓瘤。本病系由浆细胞或恶性淋巴瘤产生大量单克隆免疫球蛋白（M 蛋白），导致血黏度增高，血流淤滞，多器官组织缺氧，从而引起一系列心血管和神经系统症状。巨球蛋白血症多为 IgM 型，而 IgM 的分子质量是 IgG 的 5 倍，主要存在于血管内，1 次较大的血浆置换可迅速除去 IgM，使血黏度迅速下降，可获得显著而持久的疗效；多发性骨髓瘤约 2/3 为 IgG 型，1/3 为 IgA 型，后者更易出现高黏滞综合征，由于 IgG 和 IgA 存在于血管外，其含量较高，易扩散至血管内，故需定期连续进行血浆置换才能收到一定疗效。一般认为这类患者隔日血浆置换 1 次，每次置换出血浆量 800～1500 mL，连续 2～3 次后，就能迅速降低血黏度而缓解临床症状，但同时必须治疗原发病。由于这类患者常伴有血浆纤维蛋白原增高，故新鲜冰冻血浆和冷沉淀不宜使用，因其含有纤维蛋白原。应选用晶体液、右旋糖酐 40 和白蛋白液作为置换液。

（2）血栓性血小板减少性紫癜（TTP）：本病临床上以栓塞性血小板减少性紫癜、微血管性贫血、神经系统症状、肾损害以及发热五联征为其特点。目前尚无特异性治疗。而血浆置换是治疗本病的首选方法，一旦确诊应尽早进行。发病机制认为与血小板聚集能力过强有关，形成血小板栓子黏附于血管内皮细胞上，血浆置换能去除患者体内促血小板聚集物，如血小板聚集因子、钙激活胱氨酸蛋白酶、血管性血友病因子（vWF）多聚体等，同时补充正常抗凝集物以抑制血小板栓子的形成。因此血浆置换比单纯补充血浆疗效好。

一般每次置换出血浆量为 35~40 mL/kg，每日或隔日 1 次，直至病情缓解。其治疗缓解率可达 50%~75%。联合应用皮质激素、抗血小板聚集药、免疫抑制剂及脾切除等治疗，可获得长期缓解。复发者再进行血浆置换仍然有效。置换液常选用新鲜冰冻血浆（FFP）。近年来主张选用去冷沉淀血浆（CRP），即冰冻血浆上清液替代 FFP 作为置换液，避免了 vWF 促发血管内血小板的聚集。本病虽有血小板减少，但输注血小板可促进血栓形成，加重病情，应避免使用。

（3）自身免疫性溶血性贫血（冷抗体型）：本病冷抗体型其自身抗体为 IgM，选用血浆置换疗效好。若自身抗体 IgM 效价较高时，可使患者的红细胞在室温低的情况下在体外发生凝集，增加了血浆置换的难度，因此在严重溶血危象进行血浆置换时，应保持室内温度。输入体内的置换液（晶体液、血浆）均应预先加温或使用加温器，并采取保温措施。

（4）伴有抑制物的血友病：部分血友病患者由于长期应用凝血因子浓缩剂治疗，血循环中产生凝血因子抑制物即抗血友病抗体，使本病处于难治状态。因此在应用凝血因子浓缩剂治疗前，先行血浆置换，迅速清除血浆中抗血友病抗体，再输入凝血因子浓缩剂，可达到止血作用。血友病 A 选用新鲜冰冻血浆作为置换液。根据患者出血程度输注治疗剂量的冷沉淀，以补充第Ⅷ因子，可收到显著止血疗效。

（5）溶血性尿毒症综合征：典型表现为血小板减少、溶血性贫血和急性肾衰竭。本病尚无特效治疗方法，采用血浆置换和药物联合治疗，可使病情缓解。置换液宜选用新鲜冰冻血浆。

（6）肺出血肾炎综合征：主要表现为肾小球肾炎、小肺泡出血和体内存在抗肾小球膜抗体，常死于肺出血和肾衰竭。自应用血浆置换后，预后大有改观。严重肺出血者进行血浆置换，并联合应用免疫抑制剂，可取得满意疗效。置换液可选用 5% 白蛋白溶液。

近年来采用淋巴血浆置换（lymphoplasmapheresis，LPE），即在血浆置换的同时去除淋巴细胞，大大提高了治疗效果。

5. 不良反应和并发症　一般认为治疗性血液成分单采和置换是一种简单而安全的方法，新一代血细胞分离机由于体外循环血量小，血容量波动小，并由电脑精密计算和控制，在有经验的专业技术人员和临床医生操作下是较为安全的。但由于接受该项治疗的患者，往往是常规治疗效果不佳，全身情况差且病情较复杂，特别是一些危急重症，老年患者伴有心、肺、肝、肾功能不全时，血浆置换量大或置换液选择不当，易发生各种不良反应，严重者导致死亡，死亡率为 0.03%，故必须掌握其指征。常见的不良反应和并发症如下：

（1）枸橼酸盐中毒：血浆置换中所用的抗凝剂多为枸橼酸钠，进入体内的枸橼酸盐滴速过快或量过多，易引起枸橼酸盐中毒。当患者伴有肝功能不全而置换液又以新鲜冰冻血浆为主时，更易发生枸橼酸盐中毒。这是由于枸橼酸盐进入患者体内结合其血浆中钙离子，使血浆中钙离子降低导致低钙血症的发生。临床症状有畏寒、口唇麻木、手足抽搐、心动过速及心律不齐等。严重者发生心室颤动，甚至引起死亡。故血浆置换前常规口服钙剂或缓慢静脉注射 10％葡萄糖酸钙 10 mL，以预防低钙血症的发生。置换中若出现上述症状，应立即减慢置换速度，控制抗凝剂的入量和补充钙剂，并调整置换液及其比例。

（2）血容量波动：血浆置换过程中若未保持去除量和回输量的动态平衡，则可导致血容量的波动。血容量不足时可出现低血容量性休克。临床症状可突然出现面色苍白、出冷汗、四肢凉、脉细速及血压下降等；血容量过多则可导致心力衰竭或急性肺水肿。年老体弱伴心肺功能不全者更易发生，须注意预防血容量的波动。因此血浆置换过程中，应加强心电监护，保持去除的血浆量与补充的置换液之间的动态平衡。晶体液与胶体液或蛋白质液按 1∶1 的比例补充，保持胶体渗透压的稳定。

一旦出现上述症状必须及时处理：血容量不足时应减慢去除血浆的速度，适量补充胶体液，以维持有效循坏血量；血容量过多时，应减慢进入体内置换液的速度，适当加快去除血浆的速度，加用利尿药等以减轻心脏负荷。

（3）反跳现象：某些患者血浆置换后可出现临床症状加重，称之为反跳现象。其原因是血浆置换后，血浆中病理成分大大减少，血中反馈抑制作用减弱，加之未及时应用药物控制，可引起病理成分的急剧增加，以致原发病比置换前反而加重；另一方面是置换后血中治疗药物浓度的降低，特别是与血浆蛋白结合的药物，随着血浆的去除药物浓度显著下降，从而使这些药物的治疗作用大为减弱，引起原发病的加重。这种反跳现象需要引起临床医生高度重视，应注意在血浆置换时及时补充常规治疗的药物，尤其是免疫抑制药，维持一定的血药浓度，防止发生反跳现象。一旦发生反跳现象，可再次进行血浆置换。

（4）血浆过敏反应：自身免疫性疾病的患者多为过敏体质，容易发生过敏反应。多次接受血浆置换和反复输注 FFP 的患者也易发生。临床上以急性荨麻疹多见，表现为皮肤瘙痒及风团块，危重者可发生血管神经性水肿或过敏性休克，常见于缺乏 IgA 的多次受血者。由于多次输血使缺乏 IgA 的受血者产生 IgA 抗体，再次输入的血浆中含有相应的 IgA 时即发生抗原抗体同种免疫反应，激活补体，释放血管活性物质，导致发生休克。故在血浆置换前应详细询问过敏史，对血浆有过敏史者，应避免使用血浆作为置换液。口服或注射抗组胺药预防，一旦发生过敏性休克，应立即停止血浆置换，并按抗休克处理。

（5）出凝血异常：在血浆置换过程中，随着血浆的去除，凝血因子和血小板也有不同程度的减少，若血浆去除量大且患者伴有肝功能不全和血小板计数的异常，则置换液主要选用 FFP，以免发生出血倾向。临床医生还应根据病情及实验室检查结果，适当补充相应的成分血。

（6）病毒性疾病的传播：血浆置换过程中常选用 FFP 作为置换液，患者每次进行血浆置换需要接受多人份供血者的血浆，故存在着血浆输注后感染病毒性疾病的危险，尤其是病毒性肝炎和艾滋病的传播。因此加强血源管理和严格的血液检测是非常重要的。

（7）静脉穿刺部位血肿：静脉穿刺不当容易发生局部血肿，特别是伴有凝血功能障碍的患者，穿刺部位易渗血或拔针时压迫时间不够，可造成穿刺部分血肿形成，一旦出现血肿应立即拔针，用消毒棉球或无菌纱布压迫数分钟防止继续出血，必要时用绷带加压包扎。

（8）感染：反复多次血浆置换，去除了大量血浆蛋白，若输入的晶体液与蛋白质溶液比例不当，可导致低蛋白血症，免疫力下降，可发生局部或全身感染。因此对这类患者应密切观察病情变化，防止发生感染。

〔童环祥 孙 争 李碧娟〕

参考文献

[1] 田兆嵩. 临床输血学［M］. 北京：人民卫生出版社，2002，15-37，113-120

[2] Lee CK，Ho PL. Estimation of bacterial risk in extending the shelf of PLT concentrates from 5 to 7 days［J］. Transfusion，2003，43（8）：1047

[3] Nay Win，Montgonmery Julia. Recurrent transfusion related acute lung injury［J］. Transfusion，2001，41：1421

[4] Dvoren A，Curtis BR. TRALL due to granulocyte-agglutinating human neutrophil antigen-3a（5b）alloantibodies in donor plasma：a report of 2 fatalities［J］. Transfusion，2003，43：641-645

[5] Rizte A，Gorson KC. Transfusion related acute lung injury after infusion of IVIG［J］. Transfusion，2001，41（2）：264-265

[6] Lawernce D. Approaches to selecting blood for transfusion to patients with autoimmune hemolytic anemia［J］. Transfusion，2002，42：1390-1392

[7] Kaaron Bencon，Steven J. Acute and delayed hemolytic transfusion reactions secondary to HLA alloimmunization［J］. Transfusion，2003，43：753-756

[8] Theresa H，Matthew J. West Nile Virus infection transmitted by blood［J］. Transfusion，2003，43（8）：1011-1022

[9] 童环祥，禹云英. 抗E所致溶血性输血反应5例报告［J］. 中南大学学报，2000，11（4）：86-87

[10] Popovsky MA，张建伟，田兆嵩. 输血与肺：循环超负荷与急性肺损伤［J］. 国外医学：输血及血液学分册，2004，27（6）：563-564

[11] 闫石，张建伟. 红细胞增多症及放血治疗［J］. 中国输血杂志，2004，17（3）：218-220

[12] Eichbaum QG，Dizk WH. Red blood cell exchange transfusion in two patients with advance erythropoietic protopophyria［J］. Transfusion，2005，45（2）：208-213

[13] Wuncunill J，Vaquer P，Glam A，et al，In herediary hemochromatosis，red cell aphersis removes excess iron twice as fast as mananl whole blood phlebotomy［J］. J clinical Apheresis，2002，17（2）：88

[14] 童环祥，李碧娟，王智纯，等. 血浆置换的临床应用［J］. 中国现代医学杂志，2002，11（4）：86-87

[15] 尹飞，岳少杰. 临床儿科新理论和新技术［M］. 长沙：湖南科学技术出版社，2005：56-60

[16] 刘景汉，兰炯采. 临床输血学［M］. 北京：人民卫生出版社，2011：19-30，55-65，306

[17] 孙明. 内科治疗学［M］. 北京：人民卫生出版社，2017，603-605

第二节　造血干细胞移植

造血干细胞移植（hematopoietic stem cell transplantation，HSCT）是将异体或自体的造血干细胞输注到患者体内，使患者重建正常的造血功能及免疫功能，进而治疗某些恶性或非恶性疾病的有效方法。近年来，随着 HSCT 技术的发展，自体造血干细胞移植（autologous hematopoietic stem cell transplantation，auto-HSCT）以及异基因造血干细胞移植（allogeneic hematopoietic stem cell transplantaion，allo-HSCT）在治疗老年人血液系统疾病中的应用大幅度提升。

一、造血干细胞移植的分类

（一）异基因造血干细胞移植（allo-HSCT）

Allo-HSCT 是指对受者进行免疫抑制预处理后，使机体失去排斥异体组织的能力，通过输注供者的正常的多能造血干细胞，使其最终取代受者造血功能的治疗方法。allo-HSCT 是 HSCT 的主要形式，其造血干细胞供者为非同卵孪生的他人。根据最新 EBMT 数据显示，allo-HSCT 在治疗老年血液病中的比例逐年升高，其中以 60～64 岁年龄段最多。在 allo-HSCT 后，对 60 岁以上老年血液病患者而言，男女平均预期生存时间分别达 24.5 年和 21 年，且随着移植时年龄增大而递减。

实施 allo-HSCT 时主要考虑 3 个重要因素：①供者来源，包括具有血缘关系的供者和无血缘关系的供者；②供受者间组织配型，即人类白细胞相关抗原（human leukocyte antigen，HLA）的相合性，包括 HLA 完全相合、不全相合及半相合三种类型；③造血干细胞的来源，包括骨髓、外周血造血干细胞及脐带血，相应称为异基因骨髓移植（allogeneic bone marrow transplantation，allo-BMT）、异基因外周血造血干细胞移植（allogeneic peripheral blood stem cell transplantation，allo-PBSCT）和脐带血移植（cord blood transplantation，CBT）。Allo-BMT 开展于 20 世纪 80 年代，对恶性血液病的临床治疗效果可观。到 90 年代，allo-PBSCT 逐渐兴起，因其造血重建快，感染和出血风险小，且不需全身麻醉及多部位穿刺采集，易被供者接受，现已逐渐成为 HSCT 的主要方式。CBT 能随时取用、免疫源性低、病毒携带率低且 GVHD 发生率低，以往认为脐血中造血干细胞数量少且免疫不成熟，植入率低，造血免疫重建缓慢，故临床应用受到限制。近年来 CBT 在大体重儿童和成人恶性血液病中取得了较好疗效，对于白血病患者尤其是无同胞供者的白血病患者，CBT 与 allo-BMT 及 allo-PBSCT 治疗效果相同或更好，并有可能成为首选治疗。单倍体造血干细胞移植（haploidentical hematopoietic stem cell transplantation，Haplo-HSCT）技术的迅速发展解决了供者来源匮乏的问题，使几乎每位需要接受 HSCT 的患者都能找到合适的供者。其体系的不断优化，安全性及有效性得到充分证实，使之在恶性血液病的疗效显著，成为一种新兴的重要移植方法。此外，尚有对骨髓和外周血干细胞采集物进行 CD34$^+$ 细胞分离纯化后，再移植进患者体内的移植手段，称为纯化的 CD34$^+$ 细胞移植，但目前应用较少。

（二）同基因造血干细胞移植

同基因造血干细胞移植（syngeneic hematopoietic stem cell transplantation，syn-HSCT）是指同卵孪生同胞（即基因型完全相同）间的造血干细胞移植，其供受者之间不存在免疫学屏障，无需或仅予少量药物的免疫抑制处理、无 GVHD、植入率高、安全性好、过程相对简单且费用低。此类供者存在比例不及 1%，且因无移植物抗肿瘤（graft versus tumor，GVT）或移植物抗白血病（graft versus leukemia，GVL）作用，在恶性肿瘤性疾病患者行 syn-HSCT 时，应给予尽可能强的预处理，以最大限度地杀灭肿瘤细胞以减少复发可能。即便如此，其复发率仍较 allo-HSCT 高，因此，syn-HSCT 对恶性血液病的治疗具有一定局限性。

（三）自体造血干细胞移植

自体造血干细胞移植（auto-HSCT）是指采集患者自身的造血干细胞并进行或不进行特殊处理后再回输到患者体内，使其造血及免疫功能得以恢复重建的过程。根据回输的细胞来源分为自体骨髓移植（autologous bone marrow transplantation，auto-BMT）和自体外周血造血干细胞移植（autologous peripheral blood stem cell transplantation，auto-PBSCT）。根据回输的造血干细胞是否去除了肿瘤细胞分为净化的自体造血干细胞移植（purged autologous hematopoietic stem cell transplantation，purged auto-HSCT）和未净化的自体造血干细胞移植（unpurged autologous hematopoietic stem cell transplantation，unpurged auto-HSCT），另外还有去除 T 淋巴细胞的自体造血干细胞移植和纯化 CD34$^+$ 细胞所进行的自体造血干细胞移植。与 allo-HSCT 相比，auto-HSCT 来源不受供者的 HLA 抗原限制，技术难度及移植相关死亡率低，费用少，因此易被广泛接受。其缺点是回输的采集物中可能有未清除干净的肿瘤细胞，且移植后没有 GVT/GVL 作用，故疾病复发率较 allo-HSCT 高，影响到患者的长期无病生存，因此仅适用于复发风险低的患者。

二、造血干细胞移植的适应证

（一）恶性血液肿瘤

1. 急性髓细胞白血病（acute myelogenous leukemia，AML）　对于急性早幼粒性白血病（acute promyelocytic leukemia，APL）患者，除外以下两种情况一般不需要行 allo-HSCT：①初始诱导失败的患者；②首次复发的 APL 患者，包括分子生物学复发、细胞遗传学或血液学复发，经再次诱导治疗后无论是否达到第二次血液学缓解，只要 PML/RARα 仍阳性者。

对于年龄<60 岁、非 APL 的 AML 患者，按照 WHO 分层标准处于预后良好组的患者达 CR1 后需要根据强化治疗后 MRD 情况决定是否需要移植；而对于以下情况：

①按照 WHO 分层标准处于预后中危组或高危组；②经过 2 个以上疗程达 CR1；③由 MDS 转化的 AML 或治疗相关 AML 则需要在 CR1 期行 allo-HSCT。对于首次血液学复发的 AML 患者，经诱导治疗或挽救性治疗达到 CR2 后，应尽早行 allo-HSCT。对于＞CR3 期的任何患者都具有移植的指征。对于年龄＞60 岁、非 APL 的 AML 患者，若患者所患疾病符合上述条件，身体状况也符合 allo-HSCT 的条件，建议在有经验的单位行 allo-HSCT 尝试。

2. 急性淋巴细胞白血病（acute lymphoblastic leukemia，ALL）　对于年龄＜14 岁的 ALL 患者，达 CR1 行 allo-HSCT 的指征包括：①33 日未达到血液学 CR；②达到 CR 但 12 周时 MRD 仍超过 10^{-3}；③伴有 MLL 基因重排阳性，年龄＜6 个月或起病时 WBC＞300×10^9/L；④伴有 Ph 染色体阳性的患者，尤其对泼尼松早期反应不好或 MRD 未达到 4 周和 12 周均为阴性标准。早期或很早期复发的 ALL 患者，建议在 CR2 期行 HSCT。所有 CR3 期患者均有移植指征。而对于难治、复发未缓解患者，可在有经验的单位尝试性进行 allo-HSCT。

对于年龄＞14 岁的 ALL 患者，推荐 14～60 岁的患者在 CR1 期进行 allo-HSCT，尤其对于诱导缓解后 8 周 MRD 未转阴或具有预后不良临床特征的患者应尽早开始移植。对于＞60 岁，身体状况符合 allo-HSCT 且达 CR1 期的患者，可以在有经验的单位尝试在 CR1 期行移植治疗，所有＞CR2 期的患者均具有 allo-HSCT 指征。对于难治、复发后不能缓解的患者，可尝试行 allo-HSCT。

3. 慢性髓细胞白血病（chronic myelocytic leukemia，CML）　自从酪氨酸激酶抑制剂（tyrosine kinase inhibitor，TKI）成功应用于 CML 的治疗后，CML 的 HSCT 在世界范围内都已明显减少。然而，allo-HSCT 仍然是一种可望治愈 CML 的手段。CML 患者行 HSCT 的指征如下：①慢性期患者如果 Sokal 评分高危而 EBMT 风险积分＜2，且有 HLA 相合供者，HSCT 可作为其一线治疗；②伊马替尼治疗中或任何时候出现 BCR-ABL 基因 T315I 突变的患者，首选 allo-HSCT；③对第二代 TKI 治疗疗效欠佳、失败或者不耐受的所有患者，可行 allo-HSCT；④加速期或急变期患者建议行 allo-HSCT，移植前首选 TKI 治疗；⑤新诊断的儿童和青少年患者，具有配型相合的同胞供者时；如果有配型较好的其他供体，在家长完全知情和理解移植利弊的情况下，可行移植；⑥对于伊马替尼治疗失败的慢性期患者，可根据患者的年龄和意愿考虑移植。

加速期或者急变期的患者如果通过治疗能够达到 CP2，其 HSCT 效果与 CP1 相似，且明显优于挽救性移植，因此应尽可能争取加速期或急变期的患者在 HSCT 前达到 CP2。

4. 恶性淋巴瘤　多首选 auto-HSCT，对于 50％复发的恶性淋巴瘤患者，auto-HSCT 可以显著提高患者无病生存率。难治或 auto-HSCT 后复发的霍奇金淋巴瘤患者可行 allo-HSCT 治疗。非霍奇金淋巴瘤中 CLL/SLL 的年轻患者可行 allo-HSCT 治疗，指征如下：①嘌呤类似物无效或获得疗效后 12 个月内复发；②嘌呤类似物为基础的联合方案或 auto-HSCT 后获得疗效，但 24 个月内复发；③具有高危细胞核型或分子学特征，在获得疗效或复发时；④获得 Ritcher 转化。此外，对于其他淋巴瘤如滤泡淋巴瘤、弥漫大 B 细胞淋巴瘤、套细胞淋巴瘤和伯基特淋巴瘤、外周 T 淋巴细胞淋巴瘤等，在复发、难治或≥CR2 等具有 allo-HSCT 指征。对成年套细胞淋巴瘤、淋巴母细胞淋巴瘤、外周 T 细胞淋巴瘤、NK/T 细胞淋巴瘤患者，当有配型相合的供者存在时，CR1 期患者也可考虑行 allo-HSCT。

5. 多发性骨髓瘤（multiple myeloma，MM） Auto-HSCT 可以延长 MM 患者的无病生存期，并因其仅需要短程小剂量化疗，患者的生存质量较高，适用于老年及低危组患者。临床研究显示，应用 auto-HSCT 联合硼替佐米及沙利度胺等维持治疗MM，可以使患者的总体生存期延长 4 年，表明 auto-HSCT 对于 MM 治疗的重要性和有效性，常常作为 MM 治疗的首选。

Allo-HSCT 是目前有望治愈 MM 的治疗方式，适用于具有根治愿望的年轻患者，尤其具有高危遗传学核型的患者，如 t（4；14），t（14；16），17p⁻ 等，或初次 auto-HSCT 后疾病进展需要挽救性治疗的患者，以及多线治疗失败或耐药的患者。

6. 骨髓增生异常综合征（myelodysplastic syndrome，MDS） Allo-HSCT 是目前唯一根治 MDS 的有效方法，具有以下指征的 MDS 及 MDS/骨髓增殖性肿瘤（MPN）[慢性幼年型粒-单核细胞白血病（CMML）、不典型 CML、幼年型粒-单核细胞白血病（JMML）、MDS/MPN 未分类]患者应及早接受移植治疗：①IPSS 评分为中危Ⅱ及高危患者；②IPSS 低危或中危Ⅰ伴有严重中性粒细胞或血小板减少或输血依赖的患者；③儿童 JMML 患者。对于 IPSS 评分为低危患者，由于其相对良性的自然病程，则应慎重权衡利弊，严格掌握治疗指征。Auto-HSCT 因对 MDS 疗效差而不宜进行。

（二）非恶性肿瘤

1. 重症再生障碍性贫血（severe aplastic anemia，SAA）、单纯红细胞再生障碍性贫血（纯红再障）与先天性再生障碍性贫血 SAA 为非恶性肿瘤性疾患中接受 allo-HSCT 最多的疾病之一，50 岁以下的获得性 SAA 为 allo-HSCT 的适应证，首选同胞全相合 allo-HSCT。对于儿童 SAA 患者，非血缘供者≥9/10 相合的 HSCT 也可以作为一线选择。有经验的移植中心可以在患者及家属充分知情的情况下尝试其他替代供者的移植。经免疫抑制治疗失败或复发、<50 岁的 SAA，有非血缘供者、单倍体相合供者具有移植指征，在有经验的单位也可以尝试 CBT。而经免疫抑制剂治疗失败或复发，年龄 50～60 岁，体能评分<2 分，病情为 SAA，有同胞供者或非血缘供者也可行移植。输血依赖的非 SAA 患者，移植时机和适应证同 SAA。

患有纯红再障的儿童，如对皮质激素的治疗无效，或最终无法停用皮质激素，同时又具有 HLA 完全相合的供者，则应对其进行 allo-HSCT。

患有先天性再生障碍性贫血的儿童，首选同胞全相合 allo-HSCT。如无此类合适供者，可寻找非亲缘供者进行 allo-HSCT 或脐血行 CBT。对于输血不多且尚未转变成MDS 或白血病的此类患者也可以行移植。

2. 免疫缺陷病 Allo-HSCT 对于免疫缺陷病患者的免疫系统功能重建具有明显疗效。对于免疫缺陷病，尤其是重症联合免疫缺陷病应首选同胞全相合 allo-HSCT，如无此类供者，则可选用非血缘或单倍体 allo-HSCT。

3. **珠蛋白生成障碍性贫血** HSCT 适用于依赖输血的珠蛋白生成障碍性贫血，包括重型珠蛋白生成障碍性贫血、重型血红蛋白 E 病复合珠蛋白生成障碍性贫血、重型血红蛋白 H 病等。一般建议患儿（2～6 岁）在疾病进展到三级前接受 HSCT。

三、移植过程

（一）患者选择

HSCT 患者的年龄要求，清髓 allo-HSCT 时需＜55 岁或在 auto-HSCT 及 RIC allo-HSCT 时需＜75 岁。通常采用 Karnofsky 评分系统（表 5 - 1）及 Lansky 评分系统（表 5 - 2）分别评价成人患者及 16 岁以下儿童的一般状况。一般而言，auto-HSCT 或 RIC allo-HSCT 要求患者 Karnofsky 评分或 Lansky 评分高于 70%，清髓 allo-HSCT 则要求高于 70%。对老年患者而言，其一般健康状态和对 HSCT 的耐受力是尤其重要的，对患者心、肝、肾、呼吸功能的要求则更加严格，需达到：左室射血分数＞45% 且无未控制的心动过速或者心动过缓，肺功能 FEV1/FVC 及 DLCO 均＞60%，血肌酐＜正常上限的 1.5 倍，胆红素、ALT 及 AST 均＜2 倍上限值。

表 5 - 1   **Karnofsky、Lansky 评分系统**

Karnofsky		Lansky	
评分（%）	表　现	评分（%）	表　现
100	正常，无主诉，无疾病证据	100	完全的活动能力，正常表现
90	能正常活动，有轻微症状	90	做费力的活动有轻度限制
80	在努力下可正常活动，有一些症状	80	好动，但常感疲劳
70	能自理，不能正常生活或工作	70	玩受到最大限制及玩的时间减少
60	偶尔需要他人的帮助，可大部分自理	60	可起床活动，极少量的玩耍，可安静地活动
50	需要他人帮助和照顾	50	大多数时间躺着，可着装，但不能做剧烈及安静的活动
40	不能自理，需他人照顾	40	主要在床上，做一些安静的活动
30	无活动能力，需住院治疗	30	卧床不起，做安静的活动也需要帮助
20	病重，需住院给予支持治疗	20	经常睡觉，完全不能玩，仅限于被动的活动
10	濒死状态	10	完全不能玩，完全不能下床
0	死亡	0	无反应

（二）供者选择

恰当的造血干细胞供者选择是 HSCT 成功的最重要因素之一，首选 HLA 相合的有血缘关系的供者，次选为单倍体相合亲属、非血缘志愿供者和脐血。在没有合适的同胞供者时，供者的选择应该结合患者及备选供者具体情况以及移植单位的经验综合考虑。供者年龄可在 8～65 岁，以男性和未曾受孕的女性为佳，需身体健康，无严重心、肺、肝、肾、脑及精神疾患，且造血及免疫系统功能正常，HIV 阴性，无活动性 CMV 或肝类病毒感染等传染性疾病，无恶性疾患等。对于 CBT 供者，应确定胎儿无遗传性疾病。

（三）进仓准备

患者原发病控制尚可，全身无活动性感染如肝炎、结核等，以 1∶2000 氯己定（洗必泰）溶液全身彻底药浴，锁骨下静脉或颈静脉、中心静脉插管，留置双腔导管。

（四）预处理

患者接受 HSCT 之前必须经过预处理治疗，即：大剂量细胞毒药物或放疗以清除体内恶性细胞，同时抑制自身免疫系统，进而减少对供者造血干细胞的排斥反应。主要针对白血病/MDS 的预处理方案包括：①一般强度的预处理方案常用的有经典的 TBICy 和 BuCy 方案及改良方案，后者以北京大学血液病研究所的方案在国内应用最多（表 5-2）；②减低强度预处理方案（表 5-3）；③加强的预处理方案：在经典方案基础上增加一些药物，常用于难治和复发的恶性血液病患者（表 5-4）。

表 5-2　　　　　　　　　治疗白血病/MDS 的经典和改良清髓性预处理方案

清髓预处理方案	药物名称	总剂量	应用时间*（d）	移植类型
经典方案				
Cy/TBI	环磷酰胺（Cy）	120 mg/kg	−6，−5	allo-HSCT
	分次 TBI	12～14 Gy	−3～−1	
Bu/Cy	白消安（Bu）	16 mg/kg（口服）或 12.8 mg/kg（静脉滴注）	−7～−4	allo-HSCT
	Cy	120 mg/kg	−3，−2	
改良方案				
（北京大学人民医院方案）				
mBuCy	羟基脲（Hu）	80 mg/kg，分 2 次	−10	同胞相合 HSCT
	阿糖胞苷（Ara-C）	2 g/m²	−9	
	Bu	9.6 mg/kg（静脉滴注）	−8～−6	
	Cy	3.6g/m²	−5～−4	
	甲环亚硝脲（MeCCNU）	250 mg/m²（口服）	−3	
mCy/TBI	单次 TBI	770 cGy	−6	同胞相合 HSCT
	Cy	3.6 g/m²	−5，−4	

续表

清髓预处理方案	药物名称	总剂量	应用时间*（d）	移植类型
	MeCCNU	250 mg/m²	−3	
mBuCy＋ATG	Ara-C	4～8 g/m²	−10，−9	URD、CBT、HID‑HSCT
	Bu	9.6 mg/kg（静脉滴注）	−8～−6	
	Cy	3.6 g/m²	−5、−4	
	ATG	10 mg/kg	−5～−2	
	或 ATG-F	40 mg/kg	−5～−2	
mCy/TBI＋ATG	TBI	770 cGy	−6	URD‑HSCT、HID‑HSCT
	Cy	3.6 g/m²	−5，−4	
	MeCCNU	250 mg/m²	−3	
	ATG	10 mg/kg	−5～−2	
	或 ATG-F	40 mg/kg	−5～−2	

〔注〕 TBI 全身照射；ATG 抗胸腺细胞球蛋白；ATG-F 费森尤斯生产的兔抗淋巴细胞球蛋白；allo-HSCT 异基因造血干细胞移植；URD 无关供者；CBT 脐血移植；HID-HSCT 单倍体相合造血干细胞移植。* −3 指移植预处理前3日；＋3 指回输干细胞回输后第3日。

表 5‑3　治疗白血病/MDS 减低强度预处理方案

预处理方案	药物名称	总剂量	应用时间（d）	移植类型
Flu/Mel	氟达拉滨（Flu）	150 mg/m²	−7～−3	allo-HSCT
	马法兰（Mel）	140 mg/m²	−2、−1	
Flu/Bu	Flu	150 mg/m²	−9～−5	allo-HSCT
	白消安（Bu）	8～10 mg/kg（口服）	−6～−4	
Flu/Cy	Flu	150 mg/m²	−7～−3	allo-HSCT
	环磷酰胺（Cy）	140 mg/kg	−2、−1	
Flu/Bu/TT	Flu	150 mg/m²	−7～−5	allo-HSCT
	Bu	8 mg/kg（口服）	−6～−4	
	TT	5 mg/kg	−3	
TBI/Cy/ATG	TBI	4Gy	−5	Flu＋Ara−C＋AMSA 序贯，allo-HSCT
	Cy	120 mg/kg	−4、−3	
	ATG			

〔注〕 TT 塞替派；TBI 全身照射；ATG 抗胸腺细胞球蛋白；AMSA 安吖啶；allo-HSCT 异基因造血干细胞移植。其他见表 5‑2。

表 5‑4　治疗白血病/MDS 常用的加强预处理方案

预处理方案	药物名称	总剂量	应用时间（d）	移植类型
Cy/VP/TBI	环磷酰胺（Cy）	120 mg/kg	−6、−5	allo-HSCT
	VP16	30～60 mg/m²	−4	
	fTBI	12.0～13.8 Gy	−3～−1	
TBI/TT/Cy	fTBI	13.8 Gy	−9～−6	allo-HSCT

续表

预处理方案	药物名称	总剂量	应用时间（d）	移植类型
	TT	10 mg/kg	−5、−4	
	Cy	120 mg/kg	−6、−5	
Bu/Cy/MEL	白消安（Bu）	16 mg/kg（口服）	−7～−4	allo-HSCT
	Cy	120 mg/kg	−3、−2	
	马法兰（Mel）	140 mg/m²	−1	

〔注〕TT 塞替派；fTBI 分次全身照射；allo-HSCT 异基因造血干细胞移植。其他见表5-2。

（五）造血干细胞的采集、处理与回输

目前 HSCT 中所采用的干细胞主要来源于骨髓和外周血。骨髓的采集在手术室内进行，采用连续硬膜外阻滞，先于髂后上棘，必要时于髂前或胸骨采集。在采髓前提前存储 400 mL 供者血液，1 周后再回输，同时抽取血液 600 mL，反复进行。采髓时每一个部位多个方向，每个方向 3 个层次抽取。采髓前及采髓过程中注意静脉足量输液，并用肝素抗凝，采髓量一般在 10～20 mL/kg，总量不超过 1500 mL，需使所含有核细胞总数达 $3×10^8$/kg。

外周造血干细胞的采集需要动员，通常对供者予 G-CSF 5～10 μg/（kg·d）皮下注射 4～6 日，多在第 5 日或第 6 日采集干细胞。供者无须住院，需临时开放两条静脉通道，血液从一条静脉流出，经过血细胞分离机离心，将富含造血干细胞的外周血收集到采血袋中，将不需要的成分经另一条静脉返回供者体内。此过程反复循环 4～5 小时，循环血量达 15～20L。最终采集的单个核细胞应 $>4×10^8$/kg，CD34⁺ 细胞应 $>2×10^6$/kg，采集完的干细胞应在 6 小时内输完，以免造成细胞损失。

（六）移植物植活与移植失败

Allo-HSCT 后造血干细胞成功植入的表现为：连续 3 日中性粒细胞超过 $0.5×10^9$/L，连续 7 日血小板不低于 $20×10^9$/L 并脱离血小板输注，血红蛋白不低于 80 g/L 且脱离输血。移植后中性粒细胞恢复的中位时间在 10～17 日，血小板恢复时间变异较大，快者可在 2 周左右恢复，慢者可延迟至移植后数月甚至数年。

HSCT 失败的常见原因包括移植失败和植入不良。移植失败包括：①原发性移植失败，移植后 28 日内三系细胞均未达到以上植活标准；②继发性移植失败，移植后达到成功植活标准，但此后至少有两系发生功能障碍，多见于 allo-HSCT，可能的原因包括宿主对移植物的排斥作用、原发病进展、药物毒性和不良反应、感染等。植入不良是指 HSCT 后，在患者具有足够供者嵌合比例的情况下，外周血细胞计数没有达到成功植活标准，进而出现不同程度贫血、出血、感染等症状。近期黄晓军课题组研究显示，骨髓血管内皮祖细胞功能损伤与 HSCT 后植入功能不良相关，p38-MAPK 通路参与了植入不良的发生，阿托伐他汀可以通过改善受损血管内皮祖细胞的数量和功能，进而降低植入不良的发生率，最终提高 HSCT 的成功率。

四、HSCT 的主要并发症及其处理

（一）口腔溃疡

口腔溃疡多发生于预处理后 2 周内，主要与 MTX 的应用、骨髓抑制及病毒感染有关。口腔溃疡的预防及护理包括：

（1）全环境保护：空间环境净化、体表无菌化护理、肠道清理及无菌饮食；

（2）口腔护理：运用 0.9% 氯化钠溶液 + 亚叶酸钙含漱对抗 MTX 的黏膜损害，以及康复新、复方氯己定等交替含漱等；

（3）局部冷疗法：降低口腔局部温度，使末梢血管收缩以降低局部药物分布浓度等。

（二）急性胃肠道反应

急性胃肠道反应出现于预处理过程中，以恶心、呕吐、腹泻为主，严重者有胃肠道出血、水电解质紊乱等。目前使用的止吐药物主要为如托烷司琼、昂丹司琼等，与肾上腺皮质激素联用则对急性胃肠道反应有较好疗效。对于腹泻，首先应停用引起腹泻的食物，轻中度腹泻使用蒙脱石，重度腹泻则使用奥曲肽，必要时补液及使用抗感染治疗。为预防化疗、放疗所致的胃肠黏膜溃疡及消化道出血，应常规静脉使用 H_2 受体拮抗剂如西咪替丁、雷尼替丁等，或质子泵抑制剂如奥美拉唑、泮托拉唑等。

（三）出血性膀胱炎

出血性膀胱炎（hemorragic cystitis，HC）由移植前大量 Cy 及其代谢产物丙烯醛直接损害膀胱泌尿道上皮引起，主要临床表现为无菌性血尿，同时伴有膀胱刺激症状。急性 HC 重在预防，可通过大量水化、碱化、适当利尿进行。通常在 Cy 预处理前一天予补液 $3000\ mL/m^2$，并静脉给予呋塞米和美司钠。一旦 HC 出现，则必须增加碱化、水化及利尿，必要时留置导尿管行膀胱冲洗，防止血块形成及尿道阻塞。对于迟发型 HC，高压氧有一定效果，并应尽早行抗病毒治疗，并对免疫抑制剂做适当调整。轻型 HC 一般能治愈。重型 HC 通常需要外科干预，如膀胱镜检查、选择性栓塞膀胱动脉，甚至膀胱切除等。

（四）肝窦阻塞综合征

肝窦阻塞综合征（sinusoid obstruction syndrome，SOS）又称肝静脉闭塞病（hepatatic veno-occlusive disease，VOD），其发病机制为预处理中大剂量放化疗以及释放细胞因子引起肝小叶中央静脉和小叶下静脉、血窦内皮细胞损伤，导致非血栓形成的肝内小静脉纤维性闭塞及其周围肝细胞的损害及坏死为主要病理性改变的疾病。SOS 多出现在移植后第 1 周，主要表现为黄疸、疼痛性肝大及腹水，其发病率达 3%～50%，若合并有 MODS 者死亡率近 100%。SOS 发生的危险因素包括：高龄、大剂量化疗、预处理方案中使用 Bu/CY、移植后一周内有真菌感染、移植前一般情况差、既往有肝病史、使用过万古霉素及两性霉素 B、行清髓性二次移植等。根据 1993

年美国西雅图 SOS 诊断标准，HSCT 后 20 日内有以下任何两项者且能除外其他病因者即可诊断：①黄疸；②肝脏肿大或肝区疼痛；③体重在短期内迅速增加。

SOS 重在预防，预防药物包括：低分子肝素、前列腺素 E1、熊去氧胆酸等。SOS 一旦发生后治疗其为困难，目前 SOS 主要是对症处理，包括限制水钠摄入、利尿、纠正低蛋白血症、维持有效血容量和肾灌注、改善微循环等，去纤苷以及低剂量 t-PA 具有较好疗效。

（五）感染

1. 细菌感染　细菌感染在 HSCT 患者中发生率达 60%～100%。移植早期，粒细胞缺乏、大剂量化疗和/或放疗，以及中心静脉插管应用等是细菌性感染的高危因素，以 G$^+$球菌为主。移植中、后期骨髓造血功能已基本恢复，但免疫功能仍未完全建立，可因病毒感染，甚至 GVHD 而再次出现粒细胞减少，细菌感染的危险又复增大。GVHD 的发生特别是肠道 GVHD 引起的黏膜溃疡是晚期感染的主要来源，以 G$^-$杆菌为主。若患者出现不明原因发热，体温达 38～38.5 ℃时均应首先考虑感染，并立即开始抗感染处理，包括体格检查、血培养、咽拭子培养、中心静脉插管口培养、肺部 CT 等，同时检测降钙素原、C 反应蛋白、G/GM 等，在留取标本后应立即给予广谱高效的抗生素治疗。用药原则包括：①静脉足量给药；②联合用药；③立即开始经验性治疗。经验性治疗一般在 48～72 小时后即可获得缓解，若无效，则需加用抗球菌治疗，如万古霉素、利奈唑胺或达托霉素等，若治疗 72 小时发热不缓解则应立即开始抗真菌治疗。结核分枝杆菌感染在 allo-HSCT 患者内极易发生，因患者长期免疫力低下，易致体内稳定的老病灶再次活动，甚至出现严重播散，故定期复查非常重要。一旦发现结核活动，应迅速给予抗结核治疗，且剂量应较平时更大。若抗感染治疗后发热持续，需考虑鼻窦细菌感染、真菌败血症、病毒热或药物热等。

2. 真菌感染　侵袭性真菌病（invasive fungal disease，IFD）可见于移植后各个时期，是移植相关死亡的重要原因，其发病率呈逐年增高趋势。常见病原体有曲霉（曲霉菌）、假丝酵母菌（念珠菌）、隐球菌、肺孢子菌等，其中假丝酵母菌和曲霉最常见。目前国内化疗患者中 IFD 以假丝酵母菌为主，而 HSCT 患者中曲霉比例则超过假丝酵母菌。IFD 的发生主要与 HSCT 后患者免疫功能缺陷有关，其危险因素包括真菌暴露史、重度粒缺、中心静脉导管置入、抗菌药过度使用、应用糖皮质激素、基础病复发或进展、多器官功能不全等。常见抗真菌的药物主要包括三唑类（氟康唑、伊曲康唑、伏立康唑等）和棘白菌素类（卡泊芬净、米卡芬净），以及两性霉素 B 等。抗真菌治疗可分为预防治疗、经验治疗、诊断驱动治疗和目标治疗。预防治疗指对高危患者在出现感染症状之前预先应用抗真菌药物预防真菌感染。经验治疗指对广谱抗生素治疗 4～7 日无效或起初有效但 3～7 日后再次出现发热时的粒缺患者给予抗真菌治疗。诊断驱动治疗指当持续粒缺合并发热的患者出现广谱抗生素治疗无效时，同时合并有 IFD 的微生物病原学标志或影像学标志，而又不能达到临床确诊时给予的抗真菌治疗。目标治疗则指在患者确诊 IFD 后进行的抗真菌治疗。IFD 的经验治疗以持续粒缺发热且广谱抗菌药物治疗 4～7 日无效作为启动治疗的主要标准，不需要任何微生物学和影像学证据，因此更适合高危 IFD 患者的治疗。然而，对低危患者或者尚不明确 IFD 诊断的患者而言，以发热作为提示具有非特异性，存在过度治疗并导致药物毒性和不良反应、诱导耐药发生和医疗费用增加的可能。近年来，对 HSCT 后 IFD 的诊断驱动治疗越来越受到重视。国内研究显示，根据 IFD 风险积分系统对患者进行危险评估，风险积分 0～10 分的患者 IFD 发生率<2%，宜采用诊断驱动治疗；风险积分 11～15 分的患者 IFD 发生率＝5%，宜采用经验治疗或诊断驱动治疗；而风险积分>15 分的患者 IFD 发生率>15%，宜早期及时采取经验治疗。诊断驱动治疗避免了经验治疗的盲目性，减少了过度治疗，但对可疑患者的诊断技术的普及和标准化要求更高。在未来，对于 HSCT 后 IFD 的治疗决策有待于进一步前瞻性临床研究验证。

3. **病毒感染** 病毒感染是 HSCT 治疗相关死亡的重要原因之一，主要见于 allo-HSCT，而 auto-HSCT 中少见，不同程度的免疫细胞功能缺陷是病毒感染的重要原因。常见的病毒感染病原体包括疱疹病毒、呼吸道病毒、腺病毒、胃肠道病毒、EB 病毒等，主要为疱疹病毒感染。常见的有单纯疱疹病毒（herpes simplex virus，HSV）、带状疱疹病毒（varicella zoster virus，VZV）及巨细胞病毒（Gytomegalovirus，CMV）。HSV 的感染多出现于移植后 1 个月之内，VZV 感染多出现于移植后 3～6 个月之内，两者多见于体内潜在病毒的激活。CMV 感染在 HSCT 感染中发生率和死亡率最高。在 CMV 感染的基础上伴有临床器官损害或功能障碍者诊断为 CMV 病。CMV 病多累及肺、肝脏、胃肠道、角膜、中枢神经系统及造血系统等。随着预防性治疗的改善，CMV 病的发生率和死亡率明显下降。常用的临床预防措施包括：规律给予抗病毒药物预防 CMV 复发，包括阿昔洛韦、伐昔洛韦、西多福韦等，并对高危人群进行监测。HSCT 后需定期复查 CMV DNA，一旦出现病原学证据，需及时给予抗 CMV 病毒治疗。

EB 病毒是潜伏在 B 淋巴细胞中的一种病毒，HSCT 后感染率高，多表现为不明原因发热和局灶淋巴结病，供者 EB 病毒感染的 B 淋巴细胞为最常见来源。EB 病毒最常见的合并症是移植后淋巴细胞增殖性疾病，因 EB 病毒增殖快，故需要对患者进行 EBV DNA 定量检测，若其负荷增高或增殖加速则需要警惕移植后淋巴细胞增殖性疾病。常规的抗病毒药（更昔洛韦、阿昔洛韦等）无法有效抑制 EB 病毒的增殖，通常需要减量免疫抑制剂，加用利妥昔单抗等减少 B 淋巴细胞增殖，从而降低 EB 病毒负荷。

（六）非感染性肺部早期并发症

1. **特发性肺炎综合征**（idiopathic pneumonia syndrome，IPS） IPS 是 HSCT 后的严重并发症，主要病理特点为间质性肺炎和弥漫性肺泡损害共存，表现为呼吸困难、干咳、低氧血症等，危险因素包括高龄、非白血病的 HSCT、强度过大预处理、严重的急性 GVHD。IPS 诊断标准为：

（1）弥漫性肺泡损害：胸片或 CT 见多肺叶浸润影，肺炎症状和体征，呼吸生理异常以及肺泡动脉血氧增加等。

（2）排除活动期下呼吸道感染：支气管肺泡灌洗液病原体检测阴性或抗生素治疗

后无效，常规细菌、真菌、病毒培养阴性等。IPS 中位发病时间在 HSCT 后 3～20 个月，且进展迅速，2/3 以上患者数日内可发展为呼吸衰竭，死亡率达 1/3。其治疗基本与 GVHD 治疗相同，予以免疫抑制治疗。早诊断早治疗对改善 IPS 预后相当重要，在患者出现气短、血氧饱和度明显下降的情况下，应及时干预。

2. **弥漫性肺泡出血**（diffuse alveolar hemorrhage，DAH）　DAH 发生率为 7%～20%，通常发生在 HSCT 后 2～3 周，病理特征为非感染性原因所致的进展性支气管肺泡出血，其发病机制尚不清楚，高危因素包括：高龄、放射性损伤、实体恶性肿瘤、药物、感染、严重黏膜炎和血小板减少症、微血管病变等。临床表现为干咳、发热、突发的进展性呼吸困难、咯血和低氧血症。胸片无特异性，高分辨 CT 显示肺泡充填影像，呈弥漫、不对称或局灶分布。典型的 DAH 呈暴发性病程，预后差，常见死因为多器官功能衰竭和脓毒血症，早期诊断和治疗可改善预后。研究显示，HSCT 后 30 日内出现的 DAH 病死率为 30%，而迟发型 DAH 病死率则高达 70%。治疗上，大多数 DAH 患者需要入住 ICU 进行机械通气治疗，使用大剂量激素冲击治疗 3～4 日后逐渐减量可改善生存率。

（七）移植物抗宿主病（graft versus host disease，GVHD）

GVHD 是 allo-HSCT 特有且最常见的并发症，由于移植物中的 T 淋巴细胞识别了受者的不同组织相容性抗原而增殖分化，并把受者某些组织和/或器官作为靶目标进行免疫攻击，使这些组织和/或器官发生损害所致。GVHD 高危因素包括 Haplo-HSCT、多次妊娠的女性供者、老龄受者等，而 HLA 匹配程度是 GVHD 发生最直接的相关因素。以往以移植后 100 日为界限将 GVHD 分为急性 GVHD（aGVHD）和慢性 GVHD（cGVHD），而两者从发生机制到临床表现存在本质差别，NIH 对 GVHD 进行了重新定义（表 5-5）。

表 5-5　　　　　　　　　　　　　　GVHD 分类标准

分　类	发作时间（HCT/DLI 后）	aGVHD 特征	cGVHD 特征
aGVHD			
经典型	<100 日	有	无
迁延/复发/迟发型	>100 日	有	无
cGVHD			
经典型	无时间限制	无	有
重叠综合征	无时间限制	有	有

1. **急性移植物抗宿主病**（aGVHD）　多在移植后 100 日内发生，大多数在 20～40 日内。aGVHD 发生越早则越严重，其危险因素包括：患者移植前接受血液制品输注、预处理过强、预防措施不足等。aGVHD 主要影响皮肤、肠道、肝脏及造血系统，首发表现多为皮疹，伴或不伴痛痒感，常出现于手掌、足底、耳后、头颈部，后扩散至全身。起初为细小皮疹、斑丘疹，后发展为表皮坏死、皮肤剥脱，严重者可有广泛大疱性表皮松解坏死。肠道 aGVHD 常在皮肤 aGVHD 出现后数周内发生，表现为恶心、呕吐、纳差、腹痛腹泻等。腹泻常为水样便，量与肠道累及程度呈正相关，严重者出现血水样便伴剧烈腹痛，甚至有肠黏膜上皮脱落。痉挛性腹痛提示病情严重，极

重者可出现肠梗阻。肝脏 aGVHD 常见于移植 40 日后，主要表现为肝内小胆管损伤，胆汁淤积，血清胆红素和转氨酶增高等。根据 aGVHD 的严重程度和累及范围，1974 年 Glucksberg 等首次提出了 aGVHD 的分级标准（表 5-6），将 3 个累及脏器的功能分为 0～4 级（stage），并综合客观指标及对临床功能状态的主观评定将 aGVHD 分为 Ⅰ～Ⅳ度（grade）（表 5-7）。由于主观评定具有个人意识的局限性，1995 年 NIH 的 Consensus Workshop 在此基础上做出了改进，摒弃了"临床状况"这一主观参数（表 5-8）。

表 5-6   **Glucksberg aGVHD 的脏器累及分级**

级别	皮肤（斑丘疹）	肝脏（胆红素，$\mu mol/L$）	胃肠道（腹泻，mL）
＋	＜25％体表面积	34～50	＞500
＋＋	25％～50％体表面积	51～102	＞1000
＋＋＋	全身性红皮病	103～255	＞1500
＋＋＋＋	全身性红皮病伴水疱和表皮剥脱	＞255	剧烈腹泻伴或不伴肠梗阻

表 5-7   **Glucksberg aGVHD 分度系统**（1974）

aGVHD 分度	器官分级			临床状况
	皮肤	肝脏	胃肠道	
Ⅰ	＋～＋＋	0	—	0
Ⅱ	＋～＋＋＋	＋	＋	轻度下降
Ⅲ	＋＋～＋＋＋	＋＋～＋＋＋和/或	＋＋～＋＋＋	明显下降
Ⅳ	＋＋～＋＋＋＋	＋＋～＋＋＋＋和/或	＋＋～＋＋＋＋	极度下降

表 5-8   **NIH aGVHD 分度系统**

aGVHD 分度	皮肤	肝脏	胃肠道
Ⅰ	1～2 级	0	0
Ⅱ	3 级或	1 级或	1 级或
Ⅲ	—	2～3 级或	2～4 级
Ⅳ	4 级或	4 级	—

aGVHD 的发生及严重程度与预后有密切关系，其预防重于治疗，常用措施见表 5-9。

表 5-9   **预防 GVHD 的措施**

- 通过高分辨 DNA 法检测供受者的组织相容系统
- 无菌环境维持及肠道除菌
- 延长预处理中免疫抑制剂用药时间
- 在高危病例中加用第三方细胞
- 体内处理方案
  MTX、Cy、氟达拉滨与环磷酰胺合用、
  FK506、雷帕霉素、CsA、

续表

ATG、MMF、MTX＋CsA、短程 MTX＋泼尼松＋CsA
单克隆抗体
- 体外 CD34$^+$ 细胞筛选
  抗 T 淋巴细胞淡定颗粒抗体与毒素复合体
  E-玫瑰花结去 T 淋巴细胞
  大豆凝集素法
  加用第三方细胞，包括脐带血、第二供者或间充质细胞

常用的预防药物为：

(1) 环孢素（CsA）：CsA 能抑制 T 淋巴细胞活化，通常作为 HSCT 后预防 aGVHD 的基本用药，与其他免疫抑制剂合用可以使 aGVHD 的发生率几乎下降一半。通常从移植前开始给药，用药 3～6 个月，服药期间严密监测 CsA 浓度。

(2) 他克莫司（FK506）：FK506 既能抑制活化的 T 淋巴细胞，也可以抑制细胞因子的链式反应，通过结合 FKPB12 抑制钙调磷酸酶的活性，从而阻断 T 淋巴细胞信号转导通路，并使细胞因子的合成受阻。FK506 副作用与 CsA 相同，但其程度轻，肾毒性小，通常不产生高血压，有些移植中心已将 FK506 代替 CsA 用于 GVHD 的预防。

(3) 甲氨蝶呤（MTX）：MTX 选择性作用于增殖中的细胞，阻止免疫母细胞进一步分裂增殖，具有较强的抗炎作用，部分作用为抑制细胞增殖，并能抑制对组胺炎性介质的反应，其主要不良反应是黏膜炎及造血恢复延迟。

(4) 肾上腺糖皮质激素：可预防并治疗 GVHD，常用大剂量甲泼尼龙静脉注射，减药需缓慢，对于早期无法判定是预处理药物毒性或 aGVHD 时，可用小剂量发挥作用。

(5) 抗胸腺细胞球蛋白（ATG）：高浓度的 ATG 通过触发经典补体激活途径导致淋巴细胞溶解，低浓度时诱导 Fas 及其配体表达增加凋亡的敏感性导致激活的 T 淋巴细胞凋亡，使 T 淋巴细胞无功能并下调 T 淋巴细胞功能分子表达。ATG 用于预防非血缘 HSCT 及 haplo-HSCT 后 aGVHD 的发生有明显疗效。

(6) 吗替麦考酚酯（MMF）：MMF 在体内能选择性阻断 T 淋巴细胞 DNA 的合成，目前在 HLA 不完全相合的 aGVHD 中，MMF 联合以 CsA 为基础的预防方案的预防疗效可观，其主要毒副作用是骨髓抑制、中性粒细胞减少、呕吐、腹泻、肾功能损害等。

(7) 大剂量丙种球蛋白：主要通过对 CMV DNA 阳性患者起免疫调节和抗感染作用进而预防 aGVHD。

如经常规 CsA 和短程 MTX 或 MMF 预防措施后，患者仍出现 aGVHD 时，则必须及时给予全身性治疗，常用的药物有：

(1) 甲泼尼龙：是治疗 aGVHD 的一线治疗药物，治疗量从 1～20 mg/(kg·d) 均有使用，临床多采用小剂量激素 1～2 mg/(kg·d)，治疗有效后缓慢减量，若治疗 3 日后 aGVHD 仍进展，7 日后临床症状无改善，14 日后仅见部分反应，则考虑加用其他药物治疗。

(2) CsA：需维持在有效浓度范围内，为避免肝损害需及时给予保肝治疗，临床

通常使用 CsA 和甲泼尼龙联合使用治疗 aGVHD。

（3）FK506：既可以有效预防也可以治疗 aGVHD，其总体效果优于 CsA，但在患者总存活率和复发率上无显著性差异。

（4）单克隆抗体：主要用于激素治疗无效的难治性 aGVHD。抗 CD25 单克隆抗体在体外实验可以显著降低 CTLp 细胞量，阻断级联免疫反应，减轻或控制 aGVHD 的发展；人源化 IL-2 受体拮抗剂治疗 GVHD 后，患者症状完全消失，且存活率达 53%；鼠人嵌合抗 TNF-α 抗体对 aGVHD 治疗有效，尤其是对肠道受累的情况，但易发生 CMV 和曲霉感染，易产生自身抗体及患淋巴瘤等；TNF-α 拮抗剂依那西普能有效缓解 aGVHD 并提高患者生存率，但增加严重机会性真菌感染、全血细胞减少等风险。

（5）化学疗法：包括 T 淋巴细胞毒性药物和 mTOR 通路抑制剂等，均显示对激素耐药的 aGVHD 治疗有效性。

（6）细胞疗法：人间充质干细胞（hMSC）具有免疫调节作用，可抑制 T 淋巴细胞增殖，对难治性Ⅲ～Ⅳ度 aGVHD 有一定效果；$Foxp3^+CD4^+CD25^+$ 调节性 T 淋巴细胞可以保持 T 淋巴细胞内环境的稳定，与雷帕霉素合用可减少异体反应性 T 淋巴细胞增殖，从而降低 aGVHD 的死亡率；在 HSCT 中输注杀伤细胞抑制性受体（killer inhibitory receptor，KIR）不匹配的 NK 细胞可以在不减少供者 T 淋巴细胞的前提下，减少 GVHD 的发生率，且异基因 NK 细胞比同基因 NK 细胞具有更强的 GVL 效应。

（7）体外光疗：受者白细胞经光活性化合物和紫外光处理后可发生凋亡，这些凋亡细胞回输后被受者 APC 俘获，可触发某种耐受机制，使得激素耐药性 aGVHD 可以得到缓解。

2. 慢性移植物抗宿主病（cGVHD）　这是 allo-HSCT 晚期最主要的并发症，也是造成晚期非复发死亡的最主要原因。目前对 cGVHD 发病机制的理解远不如 aGVHD 清楚，临床表现类似自身免疫性疾病。cGVHD 组织学表现为苔藓样改变、干燥、管腔狭窄或硬化以及纤维化等。累及脏器广泛，包括皮肤、口腔、眼、阴道、食管、肝、肺、筋膜等。2005 年 NIH 提出了 cGVHD 器官积分系统并进行分型（表 5 - 10），根据患者功能状态将 cGVHD 分成轻、中、重型。

表 5 - 10　　　　cGVHD 器官评分和总体评价系统（2005 NIH）

脏器	1 分	2 分	3 分
皮肤	累及体表面积＜18%，无硬化症	累及体表面积 19%～50% 或浅表硬化（能收缩）	累及体表面积＞50% 或深层硬化（不能收缩）或皮肤迁移率下降、溃疡或严重瘙痒
口腔	症状/体征轻，不影响进食	症状/体征中等，进食部分受限	症状/体征重，进食受限
眼	轻度眼干（使用滴眼液＜3 次/d）或无症状的干燥性角结膜炎	中度眼干，日常生活部分受限（使用滴眼液＞3 次/d 或予以泪小点塞）	重度眼干，明显影响日常生活或无法工作或视觉丧失

续表

脏器	1分	2分	3分
胃肠道	有症状，不伴体重下降	有症状，体重下降 5%～15%	有症状，体重下降＞15%，需要营养支持或予以食管扩张术
肝脏	胆红素、AKP、AST或ALT升高＜2倍正常上限	前述指标升高在 2～5 倍正常上限或胆红素＞3 mg/L	前述指标升高＞5 倍正常上限
肺	轻度症状（登1层楼梯后气短）；FEV1 60%～79%或LFS 2分	中度症状（平走后气短）；FEV1 40%～59%或LFS 6～9分	严重症状（静息时气短或需要吸氧）；FEV1＜39%或LFS 10～12分
关节/韧带	上肢或下肢轻度紧绷，关节活动度轻度下降，但不影响正常生活	至少出现以下之一：上肢或下肢紧绷、关节痉挛、筋膜炎性红斑、关节活动度中度下降，日常生活轻中度受限	关节挛缩，活动度明显下降，明显影响日常生活
生殖道	轻度症状体征，交媾不受影响或体检时无不适感	中度症状体征，轻度交媾困难或体检时有不适感	严重症状体征（腔道狭窄、阴唇融合或重度溃疡），明显交媾疼痛或无法插入阴道镜

cGVHD 总体评价：

　　轻型：累及 1～2 个脏器（肺除外），每个脏器最高评分为 1 分；

　　中间型：累及＞1 个脏器，其中有一个评分为 2 分；或累及＞3 个脏器，其中有 1 个评分为 1 分；或累及肺，评分为 1 分；

　　重型：任一受累脏器评分为 3 分，或肺评分为 2 分。

　　cGVHD 的治疗尚无标准指南，NIH 工作组建议轻度 cGVHD 仅局部处理（如局部激素治疗），中度以上若有＞3 个以上脏器受损时，宜全身免疫抑制治疗。目前一线治疗方案是 CsA 联合泼尼松。泼尼松起始给予 1～1.5 mg/(kg·d)至少 2 周，再根据治疗反应缓慢减停，服药通常持续 1 年。经过标准免疫抑制方案治疗至少 2 个月后若症状无明显改善，或治疗 1 个月后疾病进展时，则应给予二线治疗。二线治疗无标准治疗方案，可尝试药物：MMF、FK506、沙利度胺、羟氯喹、西罗莫司、体外光疗、芦可替尼等。由于 cGVHD 的临床表现持续久且不可逆，故辅助治疗和相应脏器的支持护理是改善患者生活质量的重要措施。

五、移植后复发

　　白血病复发是 HSCT 失败也是 HSCT 后死亡的最主要原因。与 HSCT 复发相关的危险因素主要为高危患者和低强度预处理。从复发部位上可分为髓内复发、髓外复发和髓内伴髓外复发。根据复发时肿瘤负荷分为：

（一）血液学复发

指移植后完全缓解的患者外周血中又出现白血病细胞或骨髓中原始细胞≥5％或出现新的病态造血或髓外白血病细胞浸润。对血液学复发的患者，一旦明确诊断，应停用免疫抑制剂并尽早开始治疗。伴 Ph$^+$ 的白血病，视 BCR-ABL 对 TKI 的反应和 ABL 激酶区突变情况决定 TKI 与化疗的选择。AML、Ph$^-$ ALL、MDS 或 T315I 突变的 Ph$^+$ 白血病，首选化疗＋DLI。根据复发时间早晚、治疗后 MRD 是否转阴，结合患者身体状况决定是否进行二次移植，并根据患者第一次移植后 CR 的持续时间、年龄、身体状况、疾病状态等决定预处理方案。此外，NK 细胞、细胞毒性 T 淋巴细胞（CTLs）和嵌合抗原受体 T 淋巴细胞（CAR-T）等免疫治疗，均已进入临床研究。

（二）细胞遗传学复发

指移植后已达细胞遗传学完全缓解的患者又出现原有细胞遗传学异常，或性别染色体由完全供者型出现受者一定比例的嵌合，尚未达到血液学复发的标准。

（三）分子生物学复发

指应用流式细胞术和 PCR 等分子生物学方法检测到特异分子生物学标志异常或超过一定界值，但尚未达到血液学复发标准。对移植后出现细胞遗传学/分子（生物）学复发、未达血液学复发的患者，应采取抢先治疗的措施，包括：酌情减停免疫抑制剂、靶向药物、细胞免疫治疗、干扰素治疗等，干预性化疗＋DLI 两次无效可以考虑进入临床研究治疗。

一般而言，建议患者在移植后定期检测骨髓形态学、MRD 和嵌合状态。出现微小残留病灶者，一般建议在 2 周内复查以明确是否有复发趋势。移植后白血病一旦复发，应该完善骨髓形态、免疫分型、融合基因和嵌合状态的检查。针对移植前难治复发的高危患者，在出现细胞遗传学/分子（生物）学复发前应采取相应的预防措施，包括：优化并合理制定预处理方案，如加入抗肿瘤活性更强的新药；移植后针对性预防性应用靶向药物；早期减停免疫抑制剂；预防性供者淋巴细胞输注（DLI）；加用免疫调节药物预防等。

六、HSCT 相关新进展

（一）细胞治疗

1. 供者淋巴细胞输注（DLI）　是 HSCT 后防治疾病复发的传统方法，目前在不断改进和优化。对于移植前处于难治/复发状态的急性白血病患者，移植后早期给予预防性 DLI 并定期监测患者的 MRD，并根据 MRD 状态和是否发生 GVHD 给予多次 DLI 可以显著降低患者移植后疾病复发率，并最终改善 DFS。此外，对于移植后复发且诱导化疗＋DLI 后达到完全缓解的患者，定期监测 MRD，并根据 DLI 后的 MRD 状态和是否发生 GVHD 给予患者反复多次的巩固化疗＋DLI 可以明显降低再次复发率，但并未增加 TRM，最终能改善患者 DFS。

2. **嵌合抗原受体 T 淋巴细胞输注（CAR-T）** 是近年来细胞治疗领域的热点，近几年来对治疗 HSCT 后疾病复发的研究进展迅速。2017 年，美国一项研究数据显示，20 例 allo-HSCT 后进展的 B 淋巴细胞恶性肿瘤接受供者来源的 CAR-T 输注治疗后，6 例完全缓解，2 例部分缓解，6 个月的 DFS 达 39%，其中在 5 例急性淋巴细胞白血病（ALL）的患者中，4 例患者达到 MRD 阴性的缓解。此外，我国一项研究中，6 例 Haplo-HSCT 后复发的 ALL 患者接受 CAR-T 输注治疗后，5 例达到了 MRD 阴性的缓解。因此，CAR-T 细胞输注对于治疗 HSCT 后复发具有可观前景。

3. **自然杀伤细胞（NK）输注** NK 细胞是机体抗肿瘤的重要免疫细胞，近年来随着体外扩增技术的发展，NK 细胞的临床应用越来越广泛。2017 年，美国 MD Anderson 癌症中心的研究数据显示，对于接受 Haplo-HSCT 的高危 AML 患者，移植后早期给予多次体外扩增的 NK 细胞输注能快速促进 NK 细胞重建并降低病毒感染率和疾病复发率，且无输注相关的不良反应和 3～4 度急性 GVHD 发生，仅有 54% 的患者发生 1～2 度急性 GVHD。因此，NK 细胞输注未来有望用于防治移植后疾病复发。

（二）靶向药物应用

1. **FLT3 酪氨酸激酶抑制剂** 近几年来，FLT3 酪氨酸激酶抑制剂对于 FLT3-ITD 阳性的 AML 患者 allo-HSCT 后维持治疗的研究越来越受到关注。一项研究数据显示，索拉非尼作为常用的 FLT3 酪氨酸激酶抑制剂，对于 FLT3-ITD 阳性的 AML 患者 allo-HSCT 后维持治疗的疗效较好，能显著提高完全分子生物学缓解率及延长存活时间，证实了 FLT3 酪氨酸激酶抑制剂作为 allo-HSCT 后维持治疗的可行性。目前，更多相关临床研究正在进行中，以期进一步证实其作为 allo-HSCT 后维持治疗在 FLT3-ITD 阳性 AML 患者中的临床疗效。

2. **PD-1 抑制剂** PD-1 是近几年热门研究的抗肿瘤治疗靶点，对于 PD-1 抑制剂在治疗复发的血液恶性肿瘤中的重要作用得到了证实。但是，由于其能阻断 PD-1/PD-L1 通路进而激活 T 淋巴细胞的功能，PD-1 抑制剂存在诱发重度 GVHD 的潜在风险，因此，allo-HSCT 后应用 PD-1 抑制剂治疗疾病复发的研究非常有限。近期一项多中心回顾性研究显示，PD-1 抑制剂对 allo-HSCT 后复发的淋巴瘤患者有一定疗效，总体反应率、治疗反应率及总体生存率可观，但由于其可以诱发严重的 GVHD，并不推荐在 allo-HSCT 后常规应用。

3. **其他靶向药物** 近些年来，其他一些靶向药物，如恩西地平（Enasidenib）和伊布替尼等，在 allo-HSCT 后疾病复发治疗的应用也逐渐受到关注。多个小样本研究评估了这些药物对于 allo-HSCT 患者中临床应用的可行性。今后，需要更多研究来证实其有效性和安全性。

总之，近年来 HSCT 的发展，使 HSCT 的体系更加完善，患者治疗成功率和长期生存有了更好保障，一些新技术的应用，不仅使 HSCT 技术更安全，而且也可能对 HSCT 领域带来革命性的冲击。但是，仍存有许多问题有待今后进一步解决，例如如何保证最大 GVL 效应的同时降低 GVHD 伤害，如何掌控 GVHD 和疾病复发之间的平衡，是今后 HSCT 领域最受关注也是最亟待解决的问题。

〔徐雅靖　杨双汇〕

参考文献

[1] Kaushansky K. Williams Hematology [J]. Eighth Edition. England：Open University Press，2016

[2] Lipof J J, Loh K P, O'Dwyer K, et al. Allogeneic Hematopoietic Cell Transplantation for Older Adults with Acute Myeloid Leukemia [J]. Cancers, 2018, 10 (6)：179

[3] Lv M, Chang Y, Huang X. Everyone has a donor：contribution of the Chinese experience to global practice of haploidentical hematopoietic stem cell transplantation [J]. Frontiers of Medicine, 2018 (1)：1-12

[4] Michael S, Amy P, Orchard K H, et al. Biosimilar G‐CSF based mobilization of peripheral blood hematopoietic stem cells for autologous and allogeneic stem cell transplantation [J]. Theranostics, 2013, 4 (3)：280-289

[5] Franco L, Barbarella L, Pietro M. Current and future approaches to treat graft failure after allogeneic hematopoietic stem cell transplantation [J]. Expert Opinion on Pharmacotherapy, 2014, 15 (1)：23-36

[6] Xu L, Chen H, Chen J, et al. The consensus on indications, conditioning regimen, and donor selection of allogeneic hematopoietic cell transplantation for hematological diseases in China-recommendations from the Chinese Society of Hematology [J]. Journal of Hematology & Oncology, 2018, 11 (1)：33

[7] 陆道培，白血病治疗学 [M]. 第 2 版. 北京：科学出版社，2012

[8] 中华医学会血液学分会干细胞应用学组. 中国异基因造血干细胞移植治疗血液系统疾病专家共识（Ⅰ）——适应证、预处理方案及供者选择（2014 年版）[J]. 中华血液学杂志，2014，35 (8)：775-780

[9] 中华医学会血液学分会干细胞应用学组. 中国异基因造血干细胞移植治疗血液系统疾病专家共识（Ⅱ）——移植后白血病复发（2016 年版）[J]. 中华血液学杂志，2016，37 (10)：846-851

[10] 胡炯. 血液病/恶性肿瘤患者侵袭性真菌病的诊断标准与治疗原则（第 4 次修订版）解读 [J]. 中华内科杂志，2013，52 (8)：710-711

[11] De W T, Bowen D, Robin M, et al. Allogeneic hematopoietic stem cell transplantation for MDS and CMML：recommendations from an international expert panel [J]. Blood, 2017, 129 (13)：1753-1762

[12] Liu J, Zhang X, Zhong J F, et al. CAR-T cells and allogeneic hematopoietic stem cell transplantation for relapsed/refractory B-cell acute lymphoblastic leukemia [J]. Immunotherapy, 2017, 9 (13)：1115-1125

[13] Metzelder S K, Schroeder T, Lübbert M, et al. Long-term survival of sorafenib-treated FLT3-ITD-positive acute myeloid leukemia patients relapsing after allogeneic stem cell transplantation [J]. European Journal of Cancer, 2017, 86：233-239

[14] Kwong Y L, Chan T, Tan D, et al. PD1 blockade with pembrolizumab is highly effective in relapsed or refractory NK/T-cell lymphoma failing l-asparaginase [J]. Blood, 2017, 129 (17)：2437-2442

第三节　造血细胞生长因子的临床应用

随着分子生物学及克隆技术的不断进展，造血细胞生长因子（hemopoietic growth

factors，HGFs）广泛应用于血液病的临床治疗，开拓了血液病治疗新的途径，尤其在老年人血液病的治疗中起着重要作用。目前，已经得到其基因 cDNA 克隆，并成功重组其蛋白质分子的 HGFs 共有 9 个成员，包括 EPO、M-CSF、GM-CSF、G-CSF、IL-3、IL-1、IL-6、SCF、TPO，此外还有 IL-11、IL-2、IL-4、IL-5 等。

有人依据 HGF 所作用的造血祖细胞的成熟程度，将其分为 3 类：①早期作用的 HGF：SCF；②中期作用的 HGF：IL-3、IL-4、IL-6 和 GM-CSF；③晚期作用的 HGF：EPO、TPO、G-CSF 和 IL-5。

一、促红细胞生成素的治疗应用

【适应证】

（一）各种贫血

促红细胞生成素（erythropoientin，EPO）在贫血的应用包括肾性贫血、再障、各种恶性肿瘤并发贫血及放化疗后骨髓抑制所致的贫血。

EPO 基因于 1985 年被克隆，最初是被应用于慢性肾衰竭而行透析的患者。所用的最低应答剂量为 15 U/kg，在开始治疗后 8～12 周可使部分患者贫血得到纠正，而大于此剂量便可使贫血完全纠正。随后逐渐应用于其他一些非肾病性贫血以及出血或溶血性疾患、原发性骨髓造血功能衰竭、骨髓发育不全、营养缺乏、内分泌及代谢疾病所致的贫血，因为绝大多数患者均有内源性 EPO 的缺乏，所以补充外源性的 EPO 均有良好的治疗效果。多年的临床应用证实皮下给药和静脉推注效果相同，甚至更佳。对于再障，用 EPO 治疗（3000～24000 U，每周 3 次）也可使贫血改善，长时间不需输血。

恶性肿瘤常伴有严重的贫血，内源性 EPO 的合成受到明显抑制。在低危非霍奇金淋巴瘤和多发性骨髓瘤的患者中疗效显著，可在用 EPO 治疗期间血红蛋白平均提升 21 g/L，且不需要输注红细胞，同时还发现血小板增多 75％以上。慢性淋巴细胞性白血病合并贫血不是因为红系造血不足，而是由于溶血或脾瘀血。尽管这样，一些临床试验研究了慢性淋巴细胞性白血病合并贫血应用 EPO，发现部分患者有效。

对于恶性肿瘤化疗以后所致的贫血，采用 EPO 治疗能启动红系造血细胞生成。化疗药物如顺铂对多种恶性肿瘤都具有明显的肾毒性，而肾脏是内源性 EPO 产生的主要场所。有资料观察了 132 例采用包括顺铂治疗的各类恶性肿瘤患者，其中 130 例完成化疗后肾小球滤过率仅为治疗前的 40％～50％，另 2 例发生了慢性肾衰竭，需要多次输血。经使用 EPO 治疗（150 U/kg，每周 3 次）12 周后，血细胞比容明显增加，72％的患者不再需要输注红细胞。还有资料报道 EPO 可使白细胞和血小板数明显高于同一化疗方案而未使用 EPO 的对照患者。因此认为 EPO 对巨核细胞有直接刺激作用。

（二）造血干细胞移植

EPO 能缩短骨髓移植后恢复期内网织红细胞和血细胞比容增加的时间，使得需要输注的红细胞量减少。尤其在同种异基因骨髓移植（allogeneitic PBSCT，allo-

PBSCT）患者中疗效更加显著。对于外周血造血干细胞移植（peripheral blood stem cell transplantation，PBSCT），在第一次收集外周血造血干细胞（peripheral blood stem cell，PBSC）后开始使用 EPO 动员（每日 200 U/kg），直至最后一次收集为止，所有的患者均观察到了 EPO 的造血动员功效，除红系爆式集落形成单位（BFU-E）外，粒-单核集落形成单位（colony forming unit-granulocyte-monocyte，CFU-GM）也显著增多，并没有观察到 EPO 的不良反应。

（三）骨髓增生异常综合征

骨髓增生异常综合征（mylodyspenia，MDS）是一种累及多能造血干细胞的克隆性疾病，骨髓中的造血前体细胞在分化、成熟过程中发生过多的凋亡，导致骨髓中出现红细胞、粒细胞、巨核细胞的明显病态造血，造成外周血中 1～3 个系的血细胞减少，主要发生于老年人，几乎所有的患者在病程中均将发生贫血。MDS 发生贫血的机制复杂：红系祖细胞的增殖和成熟能力缺陷，内源性红细胞生成素升高，而后者并不多见于其他癌性贫血。有研究报道，大剂量的体外重组 EPO（rhEPO）可抑制体外培养的部分 MDS 患者的造血前体细胞发生凋亡，并成量-效关系，也有部分患者无反应。这种不同的反应性被认为可能与其病因、发病机制不同有关，或者部分患者的病变发生在 BFU-E 及其以上的水平。

（四）获得性免疫缺陷综合征

艾滋病又称获得性免疫缺陷综合征（acquired immune deficiency symdrome，AIDS），造血组织是 HIV 攻击的靶器官之一，涉及红细胞、粒细胞、巨核细胞、淋巴细胞、单核细胞各系。在红系方面，据统计 25% 的 AIDS 相关综合征和 75% 的 AIDS 患者并发贫血。证明 HIV 可抑制内源性 EPO 的产生，尤其是一些治疗 AIDS 及其并发症的药物（如齐多夫定、更昔洛韦）也具有抑制造血功能的作用，因此对外源性 EPO 都有良好的应答。EPO 是第一个被美国 FDA 批准用于治疗 AIDS 并发症的 HGF。

【用法用量】

（一）静脉注射

用于肾性贫血：

1. 治疗期　开始推荐剂量为血液透析患者每周 100～150 U/kg，非透析患者每周 75～100 U/kg。若血细胞比容每周增加大于 0.5%，可于 4 周后按 15～30 U/kg 增加剂量，但增加剂量最高不可超过每周 30 U/kg。血细胞比容应增加到 30%～33%，但不宜超过 36%。

2. 维持期　如血细胞比容达到 30%～33% 或血红蛋白达到 100～110 g/L，则进入维持治疗阶段。推荐将剂量调整至治疗剂量的 2/3，然后每 2～4 周检查血细胞比容以调整剂量，避免红细胞生成过速，维持血细胞比容和血红蛋白在适当水平。

（二）皮下注射

1. 肾性贫血　同静脉注射。

2. 择期外科手术患者　适用于术前血红蛋白值在 $100 \sim 130$ g/L 的择期外科手术患者（心脏血管手术除外）。每次 150 U/kg，每周 3 次，于术前 10 日至术后 4 日应用。

3. 肿瘤化疗所致的贫血　起始剂量为每次 150 U/kg，每周 3 次。如果经过 8 周治疗不能有效地减少输血需求或增加血细胞比容，可增加剂量至每次 200 U/kg，每周 3 次。血细胞比容大于 40% 时，应减少本药的剂量直到血细胞比容降至 36%。当再次开始治疗或调整剂量以维持需要的血细胞比容时，应较原剂量减少 25%。如果起始剂量即获得非常快的血细胞比容增加（如在任何 2 周内增加 4%），本药也应该减量。

【禁忌证】　不能控制的高血压，血栓栓塞性疾病，对 EPO 过敏。

【不良反应】

1. 高血压　早者于应用 2 周后发生，迟者于治疗 4 个月后才发生。皮下注射途径可明显减少高血压发生率，一般抗高血压药物可有效控制血压增高，因此不影响治疗，但如治疗无效时应减低 EPO 剂量或暂时停药观察。

2. 血液凝固性增高　这与 EPO 治疗后贫血改善和血液黏度增高有关。

3. 偶有肝功能异常　应定期检查肝功能。

【注意事项】

1. 强化补铁　除 MDS 和再生障碍性贫血患者的铁明显增高不需要补铁外，其他情况尽管铁储存量正常或相对地增加，但常呈功能性缺铁状态，即转铁蛋白饱和度 $<25\%$，如果对这些患者同时给予补铁治疗，每周注射右旋糖酐铁 100 mg，使血清铁蛋白(SF)>300 ng/mL，转铁蛋白饱和度 $>25\%$，则 EPO 的疗效更为满意，有报道可使 EPO 的应用剂量减少 30%。

2. 密切监测有关实验室检查结果　包括血红蛋白、血细胞比容（HCT）、SF、血清铁（SI）、总铁结合力（TIBC）等，根据血红蛋白和 HCT 结果以判断 EPO 疗效及调整使用剂量，一般 HCT 不可超过 35%，根据 SF、SI 和 TIBC 可判断体内铁的情况，以决定是否需要继续补铁。

二、粒细胞集落刺激因子和粒-巨噬细胞集落刺激因子的治疗应用

粒细胞集落刺激因子（G-CSF）和粒-巨噬细胞集落刺激因子（GM-CSF）及其在中性粒细胞及巨噬细胞生成调节和炎症反应过程中作用的发现，开创了血液系统疾病和恶性肿瘤患者支持治疗的新篇章。

G-CSF 的作用原理：①可缩短多能造血干细胞的休止期（G_0 期），诱导期进入细胞周期，促进干细胞的集落形成；②选择性和特异性地刺激中性粒系祖细胞的增殖、分化和成熟；③动员作用：促进骨髓中的中性粒细胞和干细胞、祖细胞释放于外周血中；④可提高中性粒细胞的化学趋化性，提高中性粒细胞的巨噬功能和杀菌功能。GM-CSF 和 G-CSF 两者的作用原理基本相同，只是 GM-CSF 对多能造血干细胞无作用，而对单核吞噬细胞系统的祖细胞还有促进增殖分化和成熟的作用；另外体外研究

表明还能促进单核吞噬细胞系统对肿瘤细胞的裂解作用。两者的适应证和用法基本相同。由于其安全性，G-CSF 得以在国内外广泛应用并获得了大量的临床经验。其应用于化疗引起的粒细胞减少患者已经获得较好的疗效。另外，更多地应用于在血液病移植过程中使用 CSF、将骨髓中 CD34$^+$ 造血干细胞动员至外周血中。

【适应证】

（一）白血病

对于急性淋巴细胞白血病（acute lymphoblastic leukemia，ALL），欧洲癌症治疗研究组织（EORTC）的专家们认为，在化疗的诱导期和巩固期使用 G-CSF 和 GM-CSF 可能是有益的。虽然有时观察到 ALL 细胞上有 G-CSF 和 GM-CSF 的功能受体，但一般而论，不论在体外还是在临床试验中，迄今尚无任何关于白血病淋巴细胞因受到 G-CSF 的刺激而增殖的证据。有足够的数据支持在初始诱导或第一个缓解后的化疗完成后的前几日给予 G-CSF，可将中性粒细胞低于 1.0×10^9/L 的时间缩短大约 1 周。关于 CSF 对于住院率和住院天数以及严重感染的发生率的影响，目前尚没有一致的结果。建议在强效治疗期后，有指征时使用 G-CSF 来降低中性粒细胞减少症的严重程度。

对于急性髓系白血病（acute myelgenous leukemia，AML），在理论上使用 HGF 治疗有两大益处：

（1）促使白血病细胞进入细胞周期，从而提高其对于化疗药物的敏感性。因此，在化疗前或化疗过程中给予 HGF，就会增加白血病细胞被杀灭的数量。

（2）在施以细胞毒性化疗后，HGF 可刺激正常的造血祖细胞，导致造血功能的加速恢复，从而降低感染的发生率及死亡率。但另一方面，正常细胞和白血病细胞表面都表达有 HGF 的受体，这就意味着：①在化疗前或进行化疗过程中给予 HGF，被动员进入细胞周期的正常多能造血干细胞中的一部分，就可能受到依赖细胞周期的细胞毒性药物的作用，从而导致骨髓不增生状态持续的时间更长；②若在化疗结束后给予 HGF，残留的白血病细胞就有可能受到刺激而增殖，导致白血病细胞对于诱导治疗产生抗性或者导致复发。无论在诱导化疗的疗程之中或之后给予，HGF 都有可能防止化疗所诱导的白血病细胞的凋亡。

有些研究显示在初始或重复诱导化疗中的初始几日完成后，短期内给予 CSF 可以适当缩短中性粒细胞减少症的持续时间。给予 CSF 对于如住院天数以及严重感染的发病率等结果的益处影响程度不一，多为中度，55 岁以上的患者最有可能从中获益。还没有研究显示在完全缓解率和长期转归方面有显著的改善。既然在此情况下使用 CSF 带来的风险微乎其微，是否使用 CSF 更大程度是出于费用方面的考虑。总而言之，必须权衡对比细胞因子自身的费用与使用之后略微加速的骨髓恢复所带来的住院时间的缩短所节省的费用。

目前有研究认为，用 CSF 致敏白血病细胞是临床上用来提高 AML 患者化疗的一种可行的办法。对于老年人 AML，采用 CAG 方案化疗也取得了良好的治疗效果。2003 年在 AML 治疗使用 CSF 的指导原则中 BCSH 建议在巩固化疗之后常规使用

CSF。如果给予 CSF 可以缩短住院时间或减少抗生素的使用，则推荐在诱导化疗后使用 CSF，特别是老年 AML 患者。

（二）化疗相关的中性粒细胞减少症

多年以来，骨髓抑制是影响血液系统和非血液系统恶性肿瘤化疗药物剂量和方案选择的决定因素之一。通常认为，白细胞和血小板计数恢复延迟的主要原因是细胞增生和分化以及产生内源性细胞调节因子需要时间。G-CSF 刺激血细胞恢复的作用在近年来的临床应用中得到了证实。多种恶性肿瘤进行化疗后，骨髓的恢复均可受益于 G-CSF 的应用。这些成果的最重要价值体现于伴有发热的持续性中性粒细胞减少症的患者。如果患者在一疗程化疗后出现发热性中性粒细胞减少症，同时合并肺炎、低血压、多脏器功能不全或真菌感染，为避免感染并发症，则更应当保持 G-CSF 的剂量，而不应该采用逐渐减量的方式。如果首次接受化疗没有明显的骨髓抑制，则不应使用 G-CSF。然而，如果采用强烈化疗，并可能出现中性粒细胞减少症的患者，则均应给予 G-CSF。

肿瘤化疗时，血液毒性的发生率随着患者年龄的增加而增加，特别是在高龄患者则更为常见。高龄也是发热性中性粒细胞减少症的预测因素之一，骨髓抑制的危险性升高也是妨碍化疗顺利进行的重要原因之一，但是如果减少化疗的剂量或是延长化疗的间隔时间，都会降低化疗的治疗效果。高龄患者预防性应用 G-CSF 可保证化疗按预定计划完成，并减少（发热性）中性粒细胞减少症和感染的发病率。

（三）造血干细胞移植

近年来，异基因外周血干细胞移植（allo-PBSCT）不断增多，为了有效地动员 PBSC，快速恢复造血功能，推荐在移植后应用 G-SCF。而其最佳用法、用量，还在探讨阶段，循证医学的证据尚未确立。但有报道指出，在 PBSC 移植后立即或至少 5 日内开始给药可以缩短中性粒细胞减少的持续时间。

美国临床肿瘤学会（ASCO）/东部肿瘤学合作组（ECOG）关于使用 CSF 的推荐原则是：对于自体移植，CSF 单独使用或与化疗药物配伍用已成为确立使用 CSF 的一个指征；对于移植前的使用目前也在不断增加。临床当用于动员造血干细胞、祖细胞进入外周血或促进造血干细胞移植后白细胞的恢复时，有人主张将 G-CSF 和 GM-CSF 同时应用，剂量为各自常规剂量的一半，常能收到较好的效果。

1. 促进造血干细胞移植后白细胞的恢复　干细胞移植后使用会使中性粒细胞恢复的时间明显缩短，从而可减少感染的机会，并缩短在层流室内隔离护理的时间。一般自移植后 1 周左右开始，每日静脉或皮下注射 10 μg/kg，可分为 2 次，直至 ANC＞1×10^9/L。

2. 动员、采集外周血造血干细胞　动员造血干细胞、祖细胞进入外周血，以便采集供给外周血干细胞移植，每日皮下注射 G-CSF 5～10 μg/kg，连续至第 5 或第 6 日外周血祖细胞和 CD34$^+$ 细胞达到峰值（可较 G-CSF 前高出 5～10 倍），开始采集，一直至采集结束。干细胞在外周血中的峰值与年龄呈负相关，并与以前化疗和放疗的程度有关，因为放疗和化疗可以损坏骨髓，减少干细胞的数量。

（四）骨髓增生异常综合征

MDS 患者血清 CSF 浓度高于正常人，但临床仍表现为粒细胞减少，必须给予外源性 CSF 使血清 CSF 浓度明显升高后才能促使粒细胞增殖。这种现象与其他疾病中造血因子改变是类同的，如肾性贫血、再障患者血清中 EPO 浓度都是高于正常人的。MDS 患者血清 CSF 浓度升高的原因可能是：①粒细胞减少，促使内源性 CSF 产生增多；②MDS 患者常伴感染，感染后促使 CSF 升高；③患者若常接受输血，输入了外源性 CSF；④有的 MDS 亚型，如慢性粒-单细胞白血病，有内源性 CSF 的产生增多。

MDS 中的 5 个亚型，其中难治性贫血（RA）及伴环状铁粒幼细胞难治性贫血（RARS），一般应用 CSF 后不会即期出现白血病细胞增多，因此 CSF 可按一般中性粒细胞缺乏症的应用；当然 MDS 中的 RA 及 RARS 本身也有可能以后会转化为白血病，这就不能归咎于 CSF 的应用。RARS 转化为白血病的可能性为 5%，而 RA 转化为白血病的概率要比 RARS 高 4 倍左右。有资料显示 MDS 者应用 CSF 后未见转化为白血病的增多。MDS 亚型中的慢性粒－单核细胞白血病（chronic myelomonocytic leukemia，CMML）一般不存在外周血白细胞减少，因此无需应用 CSF。亚型中的难治性贫血伴原始细胞增多型（refractory anemia with excess blasts，RAEB）及难治性贫血原始细胞增多转化型（refractory anemia with excess blasts in transformation，RAEB-T），此两亚型在骨髓细胞分类中已明确见到白血病细胞，只是百分比不太高而已，这类白血病又以粒系白血病为主。这类病例一般主张 CSF 与化疗药物同用，化疗药物剂量宜小些，可以提高疗效。提出这种主张是从 RAEB 及 RAEB-T 的病理生理特点及临床特点考虑而得到的启示。RAEB 及 RAEB-T 的特点是：①多发于老年患者，外周血白细胞数又是低的，化疗后易致感染，CSF 应用后有利于减少感染。②患者骨髓增生情况往往是不高的，甚至是增生降低，白血病细胞的比例也往往不很高。这种骨髓低增生，低原始细胞百分比的现象往往取决于异常细胞的增殖比率不高，处于 G_0 期细胞较多，这类细胞往往是处于白血病化疗药物不敏感的时相，应用 CSF 后可以使白血病细胞由 G_0 期转入 G_1 期，再进入 S 期（DNA 合成期），则细胞就进入了白血病化疗药物敏感的时相，可以提高疗效，当然先决条件是白血病细胞未出现耐药现象。CSF 的应用，也可能有助于白血病细胞的分化。RAEB 或 RAEB-T 患者，G-CSF 或 GM-CSF 可与化疗同步应用，剂量一般为每日 150 μg，化疗可采用低剂量的蒽环类药物与阿糖胞苷的联合治疗，如阿拉克拉霉素与阿糖胞苷联合治疗。

（五）在感染中的应用

GM-CSF 是激活吞噬细胞的有效介质，它能介导并增强成熟吞噬细胞的功能，增强粒细胞、单核细胞的抗细菌和抗寄生虫作用，刺激单核细胞释放免疫介质和加强粒细胞的吞噬功能。增强对粒细胞及单核细胞的趋化作用，使炎症细胞能集中于感染部位而发挥其吞噬活性。由于 G-CSF 使粒细胞数量增加且发生了一系列功能的改变，因此在中性粒细胞减少及其并发感染时的治疗是肯定的。某些感染如病毒、革兰阴性杆菌以及一些非化脓性的感染常可导致粒细胞减少。可促使感染加重甚至不可控制，形成恶性循环。在这种情况下，在使用抗感染药物的同时给予 CSF 治疗无疑会起到良好的治疗效果。对于某些感染较重，或同时伴有免疫缺陷者，则在粒细胞不降低时给予CSF治疗，使粒细胞成倍地升高，同时应用抗感染治疗，可使疗效提高。

【用法用量】

（一）皮下注射

1. 白血病化疗　停止化疗后 24 小时开始预防性使用本药，每日 2.5 $\mu g/kg$，待白细胞升至 $2 \times 10^9/L$ 以上即停药；或白细胞降至 $1 \times 10^9/L$ 以下时开始使用本药，剂量同前。

2. 造血干细胞移植　在移植后次日或第 5 日起使用本药，每日 2.5～5 $\mu g/kg$，待白细胞数升至 $2 \times 10^9/L$ 以上即停药。

3. 肿瘤化疗引起的中性粒细胞减少症　每次 2 $\mu g/kg$ 或（50 $\mu g/m^2$），每日 1 次，待白细胞升至 $4 \times 10^9/L$ 以上即停药。

4. 外周血造血干细胞移植前的动员　同前述。

5. 再障、MDS 和其他骨髓衰竭性疾病　每日剂量一般应超过肿瘤性疾病，且疗程宜长。

（二）静脉滴注

用法用量同皮下注射，但临床较少应用。

【不良反应】 G-CSF 和 GM-CSF 刺激来源于造血的和非造血的多种种类细胞，故可能存在多种不良反应，包括骨痛、发热和寒战，胸膜和肺积液/浸润，脉管炎包括中性粒细胞皮炎即 Sweet 综合征的皮疹，脾大，脾功能亢进，并少见的脾破裂，以及蛋白尿等。

国际上有大量应用 G-CSF 的经验，最常见的不良反应是骨痛和/或肌肉骨骼系统疼痛。除此以外，即使是多年应用 G-CSF，如重症慢性中性粒细胞减低症患者，其安全性也是令人满意的。其他报道的不良反应包括贫血、血小板减低和注射部位局部反应，过敏反应很少见。在临床试验中，不足 2% 的患者发生的皮肤反应符合皮肤血管炎（Sweet 综合征）。G-CSF 没有剂量限制性不良反应和足以影响继续用药的不良试验。在最近的实验中发现在反复使用时有脾大和呼吸困难。

虽然没有确定的证据和数字证明 G-CSF 会引起造血细胞的恶性转化或原有肿瘤的恶化，但在临床应用时仍应慎重。在体内和体外研究人皮肤癌模型时发现，疾病进展为高度恶性伴随有 G-CSF 基因的表达与分泌。肿瘤细胞表达 G-CSF 和 GM-CSF 受体，而且它们均可促进体外肿瘤细胞的增生和转移。而且，G-CSF 和 GM-CSF 的中和抗体可分别抑制它们各自引起的增生和转移。

三、聚乙二醇化重组人粒细胞刺激因子的临床应用

聚乙二醇化重组人粒细胞刺激因子（PEG-rhG-CSF）是重组人粒细胞刺激因子（rhG-CSF）的长效剂型，是在 rhG-CSF 的氨基酸序列 N 末端共价结合聚乙二醇而形成的一种蛋白质。聚乙二醇是一类无毒的水溶性中性多聚体，具有良好的生物相容性。

该种刺激因子较传统 rhG-CSF 半衰期明显延长，血浆浓度更加稳定。由于分子量大，药物的生物稳定性增强，不易被酶解，其免疫原性与抗原性降低，因此不易产生中和性抗体。传统 rhG-CSF 主要通过肾小球进行滤过清除，而 PEG-rhG-CSF 主要通过中性粒细胞吞作用清除，血浆清除率与中性粒细胞计数直接相关。

【适应证】 PEG-rhG-CSF 是防治肿瘤放疗/化疗引起的中性粒细胞减少或缺乏症的有效药物，广泛应用于常规放疗/化疗、剂量密集性化疗、造血干细胞移植前外周血干细胞动员及移植后造血功能的重建。其应用场景与传统 rhG-CSF 类同，但比传统 rhG-CSF 临床应用更加方便、稳定、高效。

【用法用量】 PEG-rhG-CSF 的预防给药方式为皮下注射，每个化疗周期给药 1 次，剂量 6 mg/次。一般化疗结束后 24~48 小时给药。PEG-rhG-CSF 特别适用于 2 周化疗方案和 3 周化疗方案的患者，如 4 周化疗方案可应用 2 次 PEG-rhG-CSF。

PEG-rhG-CSF 用于 HSCT 动员时，一次皮下给药剂量为 6 mg 或 12 mg。也可按患者体质量，以 100 μg/kg 或 200 μg/kg 进行个体化治疗。

婴儿、儿童和体质量低于 45 kg 的患者，以 100 μg/kg 进行个体化治疗。严重肾脏功能损害对药物代谢无影响，因此对肾脏功能有障碍患者，无须调整给药剂量。

【不良反应】 主要不良反应为骨痛，均为一过性不良反应。可使用对乙酰氨基酚和非甾体抗炎药或其他治疗包括使用抗组胺药与阿片类药物进行对症治疗，或减少 PEG-rhG-CSF 剂量。

PEG-rhG-CSF 在妊娠妇女中尚无充分和良好对照的研究，孕妇使用的安全性尚未明确。目前尚不清楚本品是否从母乳分泌，故哺乳妇女慎用。

【注意事项】 同步放疗化疗或放疗过程中预防性使用 PEG-rhG-CSF 疗效尚未得到评估。无论是 rhG-CSF，还是 PEG-rhG-CSF 在化疗期间使用都将增加化疗药物对骨髓的损伤。

四、白介素的治疗应用

白介素（interleukin，IL）系列包括：

IL-1 又称淋巴细胞激活因子（LAF），它直接和间接地通过 1 型 IL-1 受体刺激造血细胞的生长，既激活静止期 T 淋巴细胞，也激活内皮细胞和巨噬细胞。

IL-2 又称 T 淋巴细胞生长因子（TCGF），激活 T 淋巴细胞，表达 IL-2 受体，在无血清的培养条件下作用于定向和原始的骨髓祖细胞，在细胞因子网络中与粒系造血生长因子的效应相互影响。

IL-3 又称多项集落刺激因子（multi-CSF），是由活化的 T 淋巴细胞释放的一种淋巴因子，对造血细胞具有广谱的刺激分裂和分化的作用。这些造血细胞包括多能造血干细胞，粒系、红系、巨噬细胞和肥大细胞的祖细胞和巨核细胞，还有单核细胞和嗜酸性、嗜碱性粒细胞。

IL-4 重组的 IL-4 抑制由血内单个核细胞所产生的 GM-CSF。

IL-6　增进 B 淋巴细胞免疫球蛋白的分泌。协同 IL-3 控制多能造血干细胞进入细胞循环，刺激处于 G_0 期的造血干细胞进入 G_1 期。IL-6 和碱性成纤维细胞生成因子（BFGF）协同对成熟巨核细胞作用，细胞数量不增加，倍体数增加。血小板数可有 2～3 倍增加。

IL-7　IL-7 是小鼠 B 和 T 淋巴细胞造血的重要生长因子。重组人 IL-7 对人胎儿胸腺细胞有促增生和分化的作用，支持嗜酸性粒细胞集落形成单位（CFU-E$_0$）。

IL-9　与 GM-CSF 协同刺激人红系祖细胞的增生。并支持 IL-3 反应性 BFU-E 中的一部分亚群细胞的增生与分化。

IL-10　对巨核细胞、肥大细胞和多系集落起促进作用，与 IL-3、IL-4 协同刺激肥大细胞增生。

IL-11　IL-11 刺激人造血 $CD34^+$ 细胞和 $CD34^+$-$CD33^-$ DR^- 细胞并与 SCF、IL-3、GM-CSF 有协同作用。体外试验 IL-11 大鼠体内的巨核细胞和血小板生成有效应。

现将常用的白介素介绍如下。

（一）IL-2 的应用

近年来，IL-2 作为一种多功能的免疫细胞刺激因子曾广泛用于恶性肿瘤的免疫治疗，特别是 IL-2/LAK 疗法和 IL-2/TIL 疗法等。IL-2 不仅能激活外周淋巴细胞，也能使骨髓细胞成为激活的骨髓细胞。后者的抗肿瘤效果强于 LAK 细胞。

【用法用量】　IL-2 在血液系统疾病应用于恶性淋巴瘤、急性白血病、多发性骨髓瘤等，也可用于癌性胸腔积液和腹水的治疗。用于全身治疗：①0.5～2.0 MU 溶于 0.9% 氯化钠溶液 100～250 mL 中静脉滴注，每日 1 次，每周连用 5 次，4 周为 1 个疗程；②0.5～2.0 MU 溶于 0.9% 氯化钠溶液 20 mL 中胸腔或腹腔内注射，3～5 日 1 次，3～5 次为 1 个疗程。也可用于局部注射、皮下注射及 LAK 细胞、TIL、CIK 细胞免疫治疗。

在造血干细胞移植领域，IL-2 是一种有效且常用的淋巴细胞刺激剂，能显著地增强移植物抗肿瘤效应（GVL），但其诱导、增强 GVL 的确切机制尚不明了，且在增强 GVL 的同时如何避免引起强烈的移植物抗宿主反应（GVHD），目前也有待进一步研究。

【不良反应】　全身大剂量应用时可出现寒战、发热和乏力等全身性不良反应，多于用后 2～4 小时发生，部分患者可出现系统不良反应，如心律失常、血压降低、恶心、呕吐、食欲下降、呼吸困难、少尿和无尿、全血细胞减少等，停用后可自然缓解。

（二）IL-3 的应用

IL-3 的治疗性应用不如前述 HGF 普遍，但有研究资料表明，它对于纠正粒细胞减少、骨髓移植、动员 PBSC、防治急性放射病等方面具有一定作用。

（三）IL-11 的应用

IL-11 是从灵长类动物骨髓质细胞株发现的血小板生成因子，具有使干细胞和巨核细胞前体细胞增殖和刺激巨核细胞成熟的功能。重组人白介素 rhIL-11 制剂表现出很强的刺激骨髓巨核系造血以及其他造血因子的协同作用，而且体外毒性反应很轻，尤其是在血液病和肿瘤化疗后的临床应用正在不断地开展。

【适应证】 包括急性白血病联合化疗后血小板减少的治疗、重型再生障碍性贫血的治疗、其他恶性血液系统肿瘤化疗后的血小板减少的治疗、外周血干细胞的动员和采集、大剂量化疗后接受自体移植后的骨髓造血功能重建。

【用法用量】 皮下注射：对于化疗等各种原因引起的血小板减少症的治疗，rhIL-11 制剂 $25\sim50$ $\mu g/(kg \cdot d)$，连续 $7\sim14$ 日。

【禁忌证】 对重组 IL-11 及本品种其他成分过敏者，对血液制品、大肠埃希菌表达的其他生物制剂有过敏史者。

【不良反应】 液体潴留、头痛、发热、红眼、关节疼痛、失眠、皮疹等，一般为轻至中度，停药后能自然消退。

四、血小板生成素的治疗应用

血小板生成素（thrombopoietin，TPO）是近年来新发现的造血生长因子，目前已成功制备了两种重组人血小板生成素（rhTPO），一种为大肠埃希菌表达的人 TPO 分子氨基端 153 个氨基酸残基构成的多肽，成为巨核细胞生长和发育因子（rhMGDF），其用聚乙烯醇修饰后即为 PEG-rhMGDF，修饰作用为增加半衰期；另一种是在哺乳动物的细胞中表达的全长的糖基化的 rhTPO。两种物质具有相似的生物学活性，并已应用于临床。

【适应证】 EPO 主要作用于红系造血，对于巨核系造血也有协同作用，但 TPO 专一地作用于巨核系造血。在体外培养中 TPO 既可观察到促进巨核细胞系爆式集落形成单位（BFU-MKE）与巨核细胞系集落形成单位（CFU-MKE）的增殖，又可促进巨核系前体细胞的分化成熟，在 TPO 作用下，骨髓中巨核细胞数量、细胞体积及染色体溶性都明显增加，又增加巨核细胞表面 2b/3a 血小板膜蛋白的表达，使外周血血小板增加了 $3\sim4$ 倍等。TPO 具有明显专一性却无明显调控等级性。

化疗后的血小板减少症常常是限制癌症患者包括白血病、恶性淋巴瘤等化疗剂量的重要原因。rhTPO/PEG-rhMGDF 可缩短化疗（包括骨髓移植和外周血干细胞移植）后血小板恢复时间，减少相关并发症，已逐渐应用于临床治疗。也有资料表明 rhTPO 有促进干细胞向外周血释放的作用，被用于外周血干细胞动员，仍处于探索阶段。在特发性血小板减少性紫癜（ITP）和骨髓增生异常综合征-难治性贫血（MDS-RA）的治疗中也取得了一定的疗效，但对慢性再生障碍性贫血的治疗效果不显著。

【用法用量】 恶性肿瘤化疗时，可能引起血小板减少及诱发出血时，可于给药结束后 $6\sim24$ 小时皮下注射，国产重组人促血小板生成素（特比澳）剂量为 300 U/kg，每日 1 次，连续 14 日；用药过程中待血小板计数恢复至 $100\times10^9/L$ 以上，或血小板计数升高大于 $\geqslant50\times10^9/L$ 时即应停用。

【禁忌证】 对 rhTPO 成分过敏者；严重心、脑血管疾病者；患有其他血液高凝状态疾病且近期发生血栓者；合并严重感染者，宜控制感染后再使用。

【不良反应】　较少发生不良反应，偶有发热、肌肉酸痛、头晕等，一般不需处理，多可自行恢复。个别患者症状明显时可对症处理。

五、干细胞因子的治疗应用

已知干细胞因子（stem cell factor，SCF）在哺乳动物胚胎时造血组织、性腺的发育，皮肤和视网膜色素的形成中起着重要的作用。据最近研究，正常成年人血清中存在有较高水平的（远高于其他的 HGF，如 GM-CSF）可溶性 SCF 及其受体，提示SCF 在成年人生理活动的调控中也起着重要的作用。

近几年来，关于 SCF 对于造血、动员 PBSC 和抗放射作用方面进行了较多的研究，但仅限于动物实验和前期临床研究。SCF 作用于多系造血细胞，其靶细胞比 IL-3更原始，当它与其他 HGF 伍用时，对造血的调控作用更加明显。有资料报道了 SCF与 G-CSF 伍用在切脾小鼠中动员 PBSC 有明显的协同作用。在接受射线照射的雌性小鼠移植经 SCF 和 G-CSF 动员的雄性小鼠的 PBSC，其中具有短期及长期再殖能力的造血祖细胞数均增多；而单用 G-CSF 动员时，仅长期再殖细胞数增多。

有资料表明在治疗 MDS 的应用具有参考价值。将 MDS 患者的骨髓细胞于体外加SCF 培养，发现 SCF 能刺激大多数患者经 G-CSF、GM-CSF 或 IL-3 诱导的 CFU-GM的生长（增加 $50\%\sim140\%$）；约有一半患者经 EPO 或 IL-3 加 EPO 诱导的 BFU-E 也受到 SCF 的刺激；约有 1/3 患者的 CFU-Meg 受到 SCF 的轻度刺激作用。

六、造血细胞因子的临床地位及应用前景

随着分子生物学的迅猛发展，不但众多 HGF 相继重组成功，而且还不断有新的HGF 出现。这就为逐步深入了解体液因子对造血的调控作用提供了物质基础，同时也为外源性纠正人体内造血功能障碍增加了有效的工具。重组 HGF 的出现，已在临床上治疗一些顽症、解决一些难题中发挥了突出的作用。不过由于一些原因，HGF 目前在临床中的应用还受到一些限制。归纳起来这些原因是：

（一）不良反应

从临床使用的经验来看，几乎每种 HGF 都报道有某些不良反应。例如注射局部浅静脉炎、肌痛、骨痛、发热、皮疹、流感样症状等。但这些不良反应一般都较轻，绝大多数患者均能耐受，且其中有些作用是由于生产过程中污染细菌或酵母菌蛋白引起的。相信今后经改进生产工艺，这些不良反应是可以大部分得到克服的。

（二）停药后作用消失快

不论是 EPO 还是 GM-CSF 或 G-CSF 等，虽持续用药期间对造血功能有明显的刺激作用，但停药后其作用便较快消失，甚至又回复到用药前的状态。

（三）安全性

虽然 HGF 都是人体内天然存在的，但给予外源性的 HGF 会不会引起其靶细胞过

度增殖，甚至产生恶性转化或在癌症患者中使用会不会刺激癌细胞生长？这些顾虑迄今并未彻底消除，何况也已有不利的证据，有些报道指出许多癌细胞都具有某种 HGF 受体表达等。因此，目前除 EPO 外，其他的 HGF 还只限于癌症晚期患者、年长患者、AIDS 患者或重度急性放射病患者中使用，而对于尚未威胁生命的疾病患者甚至正常人中则主要是探索性、小规模地使用。

（四）费用

目前 HGF 重组分子的价格较高，也是一个实际的问题。相信今后推广应用、生产量增大时，价格会相应降低。不过，曾有人算过细账，认为由于 HGF 的使用提高了血细胞的数量，增强了患者的防御能力，从而使感染并发症减少，抗菌药物、输血等支持疗法的费用减少，住院天数缩短，即使以目前 HGF 的价格估计，也是合算的。

（五）其他

最佳剂量、使用方案目前都未完全确定，单用一种还是伍用几种 HGF，以及伍用时的序贯方案，也需进一步探索。

总之，关于 HGF 的作用机制、不良反应以及潜在的不良后果，都待进一步的深入研究，以便有目的性地临床使用，同时也能解除现有的顾虑，扩大使用范围。对不同报道中互有矛盾的结果，也希望能通过进一步的观察予以澄清。还希望今后有新的 HGF 逐渐被发现和重组成功，加之现正处于研究阶段的利用恰当的载体向患病宿主体内倒入一种或数种 HGF 基因的基因治疗方法，也都是更好地发挥 HGF 生物学治疗作用的一些新的方向。

〔陈　聪　舒毅刚〕

参考文献

[1] 吴祖泽，贺福初，裴学涛，等. 造血调控 ［M］. 上海：上海医科大学出版社，2000，9

[2] Storing PL，Tiplady RJ，Gaines Das RE，et al. Epoetin alfa and beta differ in their erythropoietin iso-form compositions and biological proterties ［J］. Br J Haematol，1998，100：79

[3] Golab J，Zagozdzon R，Stoklosa T，et al. Erythropoietin prevents the development of interleukin-12-induced anemia and thrombocytopenia but does not decrease its antitumor activity in mice ［J］. Blood，1998，91：4387

[4] Dale DC，Liles WD，Liewellyn C，et al. Effects of granunocyte macrophage colony-stimulating factor (GM-CSF) on neutrophil kinetics and function in normal human volunteers ［J］. Am J Hematl，1998，57：7

[5] Maruyama K，Tsuji K，Tanaka R，et al. Characterization of peripheral blood progenitor cells mobilized by nartograstin (N-terminal replaced granulocyte colony-stimulating factor) in normal volunteers ［J］. Bone Marrow Transplant，1998，22：313

[6] 熊梅，常瑛. 粒细胞集落刺激因子在治疗成人急性髓系白血病中的应用 ［J］. 中华血液学杂志，1997，18：315

[7] Aviles A. Effect of granulocyte colny-stimulating factor in patients with diffuse large cell lymphoma treated with intensive chemotherapy ［J］. Leuk Lymphoma，1994，15：153-157

［8］ Bjorkholm M. Randomized trail of r-metHu granulocyte colony stimulating factor (G-CSF) as adjunct to CHOP or CNOP treatment of elderly patients with aggressive non-Hodgkin's lymphoma ［J］. Blood，1999，94：599

［9］ Ozer H，Armitage JO，Bennet CL，et al. Update of recommendations for the use of hematopoietic colony-stimulating factors：Evidence-based，clinical practice guidelines ［J］. J Clin Oncol，2000，188：3558-3585

［10］ Repette L，Biganaoli L，Koehne CH，et al. EORTC Cancer in the Elderly Task Force guidelines for the use of colony-stimulating factors in elderly patients with cancer ［J］. Eur J Cancer，2003，39：2264-2272

［11］ 李成文，严文伟，郝玉书，等. IFN-联合 IL-2 激活的骨髓对白血病细胞的细胞毒作用 ［J］. 实验血液学杂志，1996，4：403

［12］ Ikeda T，Sasaki K，Ikeda K，et al. A new cytokine-dependent monoblastic cell line with t (9；11) (P22；q23) differentiates to macrophages with macrophage colony-stimulating factor (M-CSF) and to asteoclast-like cells with M-CSF and interleukin-4 ［J］. Blood，1998，91：4543

［13］ 马军，朱军，徐兵河，等. 聚乙二醇化重组人粒细胞刺激因子 (PEG-rhG-CSF) 临床应用中国专家共识 ［J］. 中国肿瘤临床，2016，43 (7)：271-274

各论篇

第六章 老年贫血

贫血是指单位容积外周血中的血红蛋白（Hb）、红细胞计数（RBC）及血细胞比容（HCT）低于同龄同性别正常人的最低值。一般认为在平原地区，成年男性 Hb<120g/L，RBC<4.5×10^{12}/L 及 HCT<0.42；成年女性 Hb<110 g/L，RBC<4.0×10^{12}/L 及 HCT<0.37 可以诊断为贫血。国内有人建议将老年贫血的诊断指标暂定为 Hb<105 g/L，RBC<3.5×10^9/L 及 HCT<0.35。日本学者高久史磨曾提出可将老年人高龄者 Hb<110～105 g/L 视为贫血。瑞典报道 Hb 下降与年龄明显相关，70～88 岁的健康男性平均每年 Hb 下降 0.53 g/L，女性下降 0.05 g/L，认为 80～82 岁的男女 Hb 低于 115 g/L 为贫血。国内张纯等人通过 717 名老年人的资料分析研究认为老年人贫血的诊断标准应比中青年相应降低，当 Hb<110 g/L 时可诊断为贫血。但也有人认为老年人 Hb 定量、RBC 和 HCT 值应与成年人一样，建议我国老年人的血常规正常值和贫血诊断应大致参照国内成年人的标准。总之，从目前情况看，对是否建立老年人贫血的诊断标准，存在不同看法。部分学者并不同意将老年人另立贫血诊断标准，其理由是若将老年人不按成年人的标准诊断贫血，有可能漏掉重要的疾病。

血红蛋白浓度和红细胞计数是在标准单位容积中的取样测定，因此在病理情况下，当失血或血容量减少时，由于血液浓缩，红细胞计数及血红蛋白浓度均偏高，故本来确有的贫血可能被掩盖；另外，当有低蛋白血症、充血性心力衰竭、全身性水肿时，由于血浆量增加，血液稀释，致使红细胞计数及血红蛋白浓度偏低而造成"假性贫血"现象。以上病理状态老年人较常见，故在诊断贫血时应逐一排除。

第一节 概 述

一、老年贫血的发病率

近些年对老年人贫血的发病率报道不一，从 2%～44% 不等。有人分析这是因为被调查的样本和对象不一致，诊断标准、检验方法和统计处理的方法不统一所致。与非老年人人群贫血特点不同的是，红细胞计数和血红蛋白浓度在正常老年男女之间差别不大。这也许是由于老年男性雄性激素分泌水平明显减低和老年女性处于绝经期无月经血液丢失之故。

各种不同类型贫血的发病率显示了不同类型贫血在各年龄段的差别，并提示慢性病贫血，无论年龄大小均属最常见的贫血（表 6 - 1）。老年人也不例外，以慢性病贫血最多，而且高于其他年龄组。缺铁性贫血居老年人贫血的第二位。至于老年人各不同类型贫血的发病率各地报道也不一，据国内一组 266 例住院老年人贫血原因分析，认为老年人以营养性贫血最多见，其中主要是巨幼细胞贫血，其次为巨幼细胞贫血合并缺铁性贫血，单纯缺铁性贫血较少见。

表 6 - 1　　　　　　　　　　　不同年龄各贫血类型发病率

年龄（岁）	缺铁性贫血	巨幼细胞贫血	溶血性贫血	再障	恶性血液病	慢性病贫血
20～29	20.6%	1.0%	1.3%	3.3%	1.3%	63.3%
40～49	10.1%	0.7%	1.0%	4.0%	5.3%	71.9%
>60	12.3%	3.2%	1.0%	0.7%	2.7%	81.2%

另一报道回顾性分析临床上表现为贫血的 664 例老年患者，认为老年贫血的疾病种类中以缺铁性贫血、巨幼细胞贫血两种疾病发病率最高。国内李蓉生总结临床资料，认为老年人的贫血主要是缺铁性贫血和慢性病贫血，其次为营养性贫血，再次为铁粒幼细胞贫血、骨髓病性贫血（多数与恶性血液病有关）、再障和溶血性贫血。综上所述，国内对我国老年人各类贫血发病率的统计结果并不一致。为何有以上出入呢？从报道的资料看，可能与下列因素有关：资料报道慢性病贫血发病率最高者，其内可能包含了缺铁性贫血或其他营养性贫血的患者；也可能是有的老年患者同时有两种类型的贫血存在，在统计发病率时究竟属于哪一类型还是纳入两种类型范围内，在认识上并不统一；还可能存在统计对象（住院和/或门诊病例）和区域发病率的差异。样本是否够大能否说明发病的真实情况也值得考虑。

二、老年人红细胞系造血组织及其他生理特点

骨髓造血组织主要组成是红骨髓。正常成人大约有 1500 mL 骨髓，进入老年期后，造血组织逐渐减少，并被脂肪组织和结缔组织所替代。这种退化最早发生在长骨，扁骨进行较慢，椎骨的骨髓最后出现脂肪改变。红骨髓细胞在 60 岁后进一步减少，80 岁时仅为成年人的 29%。在造血代偿方面，老年人与中青年人也有差别，青壮年人在应激情况下黄骨髓可转变为具有造血活力的红骨髓，使机体尽快恢复造血能力，而老年人这种应激能力明显减低。动物实验发现，在出血或溶血之后，老年动物骨髓的增生反应在 4 日后就开始降低，而年轻动物则一直是较好的。老年人与中青年人体外造血干细胞培养中维持的生成时间一样，但骨髓中干细胞的数量则随年龄增长明显下降。健康老年人的红细胞系（简称红系）爆式集落形成单位（burst forming unit-erythoid，BFU-E）、红系集落形成单位（colony forming unit-erythrocyte，CFU-E）等集落数均低于健康非老年人，说明老年人骨髓红系等造血组织的增生能力减低。不仅如此，健康老年人骨髓红系对促红细胞生成素（erythropoien，EPO）的反应能力明显降

低。国外资料统计显示老年人外周血血红蛋白及血细胞比容的平均值随年龄增长而略有下降，但仍在成年人的正常范围内。老年男女之间血红蛋白浓度的差别越来越小，前者可能由于睾丸的萎缩而致雄激素分泌减少而对造血的刺激作用减弱所致。老年人红细胞平均体积（erythrocyte mean corpuscular volume，MCV）随年龄的增加而略有增加，红细胞分布宽度（red blood cell distribution width，RDW）也增加，红细胞体积的均一性发生一些改变。据红细胞生物及理化性质的实验研究，老年人红细胞的生物学活性发生如下改变：①红细胞内的 2,3-二磷酸甘油酸含量随年龄的增长而降低；②红细胞渗透脆性随年龄的增长而增加；③红细胞对 K^+ 的运转能力，红细胞的渗透性和抗机械性能减低，红细胞寿命偏短；④红细胞膜流动性在老年健康人明显低于非老年健康人，影响细胞信息传递过程；⑤老化红细胞胞浆中的蛋白激酶 C（PKC）活性减低，而膜上的 PKC 活性增加，后者使膜结构趋于松散。

此外，老年人血清铁水平随年龄增加而降低，骨髓铁储备减少，血清运铁蛋白水平及血清总铁结合力降低，放射性铁吸收率随年龄增长而减退等老年生理学改变。

对老年人红细胞生存和破坏构成影响因素的不单单是红系造血组织，如老年人睾丸素分泌不足，红细胞生成素分泌减少，直接影响红系祖细胞的分化与成熟；又如老年人胃壁细胞萎缩、胃酸和内因子分泌不足，造成维生素 B_{12} 吸收障碍，加之老年人食欲降低，进食少或有偏食等，可造成维生素 B_{12}、叶酸和铁元素的摄入减少引起营养性贫血。另外老年人的免疫器官及其活性都趋向衰退，T 淋巴细胞数量减少，功能也呈现低下，抗原刺激后免疫反应下降。血清 IgG 和 IgA 水平随年龄增加而增长，IgM 水平下降，自身免疫活性细胞对机体正常组织失去自我的识别能力，给自身免疫性溶血性贫血的发病提供了条件。

三、分类

基于不同的临床特点，可将贫血按不同的类别进行分类，根据不同的分类，有利于临床对贫血的原因进行诊断和鉴别诊断，以期获得较快的合理的治疗。

（一）一般分类

1. **按贫血进展速度分类** 分为急性贫血和慢性贫血。

2. **按贫血的轻重程度分类** 判定的指标是血红蛋白浓度测定值，分为轻度贫血（Hb＞90 g/L）；中度贫血（Hb 60～90 g/L）；重度贫血（Hb 30～59 g/L）；极重度贫血（Hb＜30 g/L）。

3. **按骨髓增生情况分类**

（1）增生性贫血：骨髓增生程度多表现为增生明显活跃或极度活跃。分类是以红细胞系统增生为主体，常见疾病包括失血性贫血、缺铁性贫血和溶血性贫血等。

（2）增生不良性贫血：骨髓增生程度呈现减低或严重减低，分类大都显示红系，还包括其他各系造血细胞增生低下，这类贫血见于再障、单纯红细胞再生障碍性贫血和急性溶血危象等。

4. 根据红细胞形态特点分类　主要根据患者的红细胞平均体积（MCV）及红细胞平均血红蛋白浓度（mean corpuscular hemoglobin concentration，MCHC）将贫血分为3类（表6-2）。

表6-2　　　　　　　　　　　　　　　贫血的细胞形态特点分类

类型	MCV（fl）	MCHC（%）	常见疾病
大细胞性贫血	>100	32~35	巨幼细胞性贫血、伴网织红细胞大量增生的溶血性贫血、骨髓增生异常综合征、肝脏疾病
正常细胞性贫血	80~100	32~35	再障、纯红细胞再障、溶血性贫血、骨髓病性贫血、急性失血性贫血
小细胞低色素性贫血	<80	<32	缺铁性贫血、铁粒幼细胞贫血、珠蛋白生成障碍性贫血

〔注〕MCV：红细胞平均体积；MCHC：红细胞平均血红蛋白浓度。

如表6-2所示，这种分类法可对贫血的诊断提供一定的线索，使诊断的思考缩小至一定的范围。严格地说，有它的实用价值，但过于简单机械，如溶血性贫血应属于正常细胞性贫血，在长期血红蛋白尿后，也可因缺铁而表现为小细胞低色素性贫血，当溶血发生时，又可呈现大细胞性贫血；老年人同时存在铁、叶酸及维生素 B_{12} 缺乏时，红细胞的形态则可以是正常细胞性和正色素性。

（二）按发病机制及病因分类

1. 红细胞生成减少性贫血

（1）造血干祖细胞异常所致的贫血：包括以下几种。①再障；②纯红细胞再障；③先天性红细胞生存异常性贫血，如范可尼贫血；④造血系统恶性克隆性疾病，如骨髓增生异常综合征、白血病、多发性骨髓病等。

（2）造血调节异常所致贫血：包括以下几种。①骨髓基质细胞受损所致贫血，见于骨髓坏死、骨髓纤维化、骨髓硬化症、大理石病、各种髓外肿瘤性疾病的骨髓转移以及各种感染或非感染性骨髓炎；②淋巴细胞功能亢进所致贫血，如 T 淋巴细胞因子介导造血细胞凋亡而使造血功能衰竭，常见某些急性再障，B 淋巴细胞功能亢进可产生抗骨髓细胞自身抗体所致的免疫相关性全血细胞减少；③造血调节因子水平异常所致贫血，如肾功能不全、垂体或甲状腺功能减退症等均可因产生 EPO 不足引起贫血，肿瘤、某些病毒感染、慢性病贫血也均属此类；④造血细胞凋亡亢进所致贫血，如阵发性睡眠性血红蛋白尿及再障的某类造血细胞凋亡可归纳为此类。

（3）造血原料不足或利用障碍所致贫血：包括以下几种。①叶酸或维生素 B_{12} 缺乏或利用障碍，如巨幼细胞贫血、维生素 B_{12} 缺乏、内因子阻断抗体阳性的恶性贫血；②缺铁和铁利用障碍性贫血，如缺铁性贫血和铁粒幼细胞性贫血。

2. 红细胞破坏过多性贫血　即溶血性贫血。

3. 失血性贫血　属血液流失造成的贫血，分为急性失血和慢性失血。

四、贫血的诊断和诊断步骤

贫血的诊断国内外已有明确的标准，老年贫血的诊断如前所述，仍可按所在地区成年人贫血评价标准进行诊断。诊断应包括贫血的程度，贫血的类型及贫血产生的原因。后者的重要性毋庸置疑，例如对于慢性贫血患者来说，原发疾病对患者的身体状况可能具有更大的危害性；又如急性白血病的治疗比该患者同时所患的贫血的治疗有着不可替代的治疗作用。贫血诊断的步骤与其他内科疾病的诊断一样仍然是详细地询问病史，准确的体格检查和适当的实验室检查。

（一）询问病史

应详细询问现病史和既往史、家族史、营养史等，从现病史了解贫血发生的时间、速度、程度、并发症、可能的诱因、与其他疾病有无关联，以及干预治疗的反应等。了解既往史有时可获得贫血的原发病线索，要注意有无出血倾向或隐性出血的迹象；有无腹泻等胃肠道症状及其他慢性疾病史。有无皮肤及巩膜黄染；有无化学毒物、放射线或特殊接触史以及家族中有无类似病史。了解平时的营养状况及有无偏食习惯，对缺铁、缺乏叶酸或维生素 B_{12} 等造血原料所致的贫血有辅助诊断价值。值得一提的是营养性贫血并不一定仅见于家庭经济困难、营养条件差的老年人，还常常见于经济条件好，有高血压、冠心病、高脂血症而对自己进行营养限制的老年患者。

（二）体格检查

贫血貌即贫血者皮肤黏膜苍白，系单位容积血液内红细胞和血红蛋白含量减少所致。另外，贫血时神经体液调节引起有效血容量重新分布也是贫血貌的成因之一。体查时要注意皮肤有无出血点、瘀斑、是否同时有出凝血障碍；巩膜、皮肤有无黄染等，后者见于肝病或溶血性贫血类疾病；舌乳头有无萎缩，并注意 MCV、MCHC 值有否增大；指甲凹陷（反甲），口角干裂提示外胚叶组织营养障碍，常见于缺铁性贫血和巨幼细胞贫血。淋巴结、肝、脾是否肿大，以便排除恶性血液病所致的贫血，若肝、脾大而淋巴结肿大不明显则需要鉴别溶血性贫血、脾功能亢进和骨髓纤维化等疾病；下肢溃疡仅见于某些溶血性贫血；肢端麻木可由贫血并发的末梢神经炎所致，常见于维生素 B_{12} 缺乏性巨幼细胞贫血。

（三）实验室检查

1. 血常规 血常规检查可确定有无贫血和贫血的程度以及是否伴有白细胞或血小板数量的变化，可判断是否存在全血细胞减少。血红蛋白浓度与红细胞计数间应是互相应对的。如果血红蛋白降低的程度比红细胞计数的减少更明显，提示低色素性贫血；反之若红细胞计数减少的程度比血红蛋白更明显，则提示为大细胞性贫血。较轻度的贫血更应注意血红蛋白的变化，如小细胞低色素性贫血，红细胞体积小，此时单位容积的红细胞数量可能是正常低值，而血红蛋白的量已明显减少。红细胞有关参数MCV、红细胞平均血红蛋白量（mean corpuscular hemoglobin, MCH）、MCHC，能反映红细胞大小及血红蛋白改变，为贫血的性质提供相关线索。网织红细胞计数可以间接反映骨髓红系增生的状况，外周血片的观察可以观察血细胞的数量，有无幼稚细胞，有无破碎红细胞、泪滴状红细胞等。

2. 骨髓检查　骨髓检查是对造血组织"发源地"进行直接观察。为了明确贫血的病因，毫无疑问骨髓检查常被列入实验室检查的必要程序之中。从临床实践中得出，除了病因相当明确的贫血和进展不迅速的轻度贫血可以依据临床经验先给予药物治疗外，其他不明原因的贫血均有做骨髓检查的指征，尤其是进展迅速或严重度在中度以上的贫血，或者是同时伴有粒系和/或血小板减少的贫血者，此时骨髓检查应该优先考虑。骨髓检查包括骨髓涂片和骨髓活检。涂片分类反映骨髓细胞的增生程度、细胞成分、比例和形态变化；活检反映骨髓造血组织的结构、增生程度、细胞成分和形态变化以及骨髓基质的改变。通过骨髓检查可以评价贫血时造血储备水平和代偿能力的高低；还可以提示造血组织是否出现肿瘤性改变或者有无髓外肿瘤细胞浸润；是否有坏死、纤维化或大理石化。骨髓造血细胞涂片检查是微观的，对于呈灶性病理改变的疾病，如多发性骨髓瘤，恶性肿瘤骨转移等，一个部位检查的阴性往往难以作出否定的结论，应多部位骨髓穿刺加以确定。

（四）贫血发病机制和病因检查

该检查可以分为两类：一类为血液病实验室特殊有关检查，包括缺铁性贫血的铁代谢的检查；巨幼细胞贫血的血清叶酸和维生素 B_{12} 水平测定及其辨别哪种造血原料缺乏的检查，溶血性贫血的红细胞膜、酶、珠蛋白、血红素、自身抗体、同种抗体或阵发性睡眠性血红蛋白尿（paroxysmal nocturnal hemoglobinuria，PNH）克隆等检查；骨髓造血功能衰竭性贫血的造血细胞异常，如染色体、抗原表达、细胞周期、细胞功能及基因等；造血系统肿瘤性疾病的细胞遗传学和某些融合基因的检查。另一类是常规范围内进行的必要检查：如尿常规，肝、肾功能和大便隐血试验，胃肠道 X 线检查，胃肠镜检查以及有关生物化学、免疫学（如狼疮、类风湿等）、组织病理学、病原学及核素检查。此类检查看似普通、常规，但有时可以明确病因和明确疾病的系统和部位，在诊断血液和非血液系统的继发性贫血方面有重要意义。

综上所述，贫血的诊断及对贫血病因的诊断，需要询问详细的病史、接触史、家族史，仔细的体格检查以及必要的血液学和非血液学实验室检查，有时还需辅以诊断性治疗才能作出。多数病例可以明确诊断，采取相应的治疗措施。但也有些病例，贫血的病因不可能在当时及时查出，应继续追踪检查，如某些血液病的贫血、骨髓增生异常综合征、慢性淋巴细胞增殖性疾病等的贫血，骨髓检查需要经历一段时间后再复查方能显示原发病的性质。老年人的贫血也有这个特点。老年贫血应多考虑后天性的，很少考虑遗传性的。

五、老年贫血的特点

（一）耐受力低

老年人由于各器官有不同程度衰老，且常有心、肺、肝、肾及脑等脏器疾病，造血组织应激能力差，因而对贫血的耐受力低，即使轻度或中度贫血，也可以出现明显的症状，特别是在迅速发生的贫血。

（二）诊断困难

老年人贫血多为综合因素所致，如有的患者既有胃肠道疾病，由叶酸、维生素 B_{12} 吸收障碍导致的营养不良性巨幼细胞贫血，又同时有慢性失血所致的缺铁性小细胞性贫血。因而在临床表现和实验室检查方面均表现不典型，给诊断治疗带来困难。

（三）继发性贫血多见

老年人贫血以继发性贫血多见，约80%。此与老年人伴发的疾病及经常使用药物有关，如肿瘤、感染、肾功能不全、慢性失血及某些代谢性疾病等。

（四）容易误诊

老年人贫血易出现中枢神经系统症状而导致误诊，一些老年患者往往以精神、神经等首发症状而就诊，如冷漠、抑郁、易激动、幻想、幻觉等，甚至出现精神错乱，看似与精神疾病无异，实为贫血所致。

六、治疗措施

（一）病因治疗

应尽快纠正出血的原因，才能彻底根治出血性贫血。某些药物所致的溶血性贫血，应立即停止并绝对避免再次用药。营养性贫血除病因治疗外，还要有针对性地补充造血原料，如铁剂、维生素 B_{12} 或叶酸。

（二）药物治疗

1. 刺激红细胞生成的药物　已经广泛用于临床的有司坦唑醇（康力龙）、十一酸睾酮（安雄）、达那唑、丙酸睾酮及红细胞生成素（erythropeietin，EPO）等。康力龙和睾酮对部分慢性再障有治疗作用；rHuEPO（recombinant human erythropoietin）系人类重组促红细胞生成素，临床上除应用于慢性肾性贫血、某些结缔组织病所致的贫血外，近些年也广泛用于各种恶性肿瘤贫血的治疗，收到一定效果。部分老年人的贫血一时查不出原因，有学者认为可能是由于红细胞生成素分泌减少所致，因此建议对不明原因的老年人试用小剂量的基因重组 EPO 治疗。

2. 免疫抑制剂　此类药物有肾上腺皮质激素、环孢素（CyclosporinA，CsA）、抗胸腺球蛋白（antithymocyte globulin，ATG）和抗淋巴细胞球蛋白（antilymphocyte globulin，ALG），常用于治疗急性再障，使半数患者获效，预后大为改善；皮质激素和达那唑或环磷酰胺或硫唑嘌呤用于治疗自身免疫性溶血性贫血，近期疗效满意。

（三）脾切除术

脾切除术可作为遗传性球形细胞增多症的首选治疗，这对于脾功能亢进所致的贫血也同样适用。自身免疫性溶血性贫血、部分血红蛋白病和红细胞酶缺陷所致的溶血性贫血酌情考虑脾切除治疗。

（四）输血治疗

重度贫血患者、老年或合并心肺功能不全的贫血患者应输红细胞，纠正贫血以改善体内缺氧状态；急性大量失血者应及时输血或输入红细胞和血浆，以期恢复血容量并纠正贫血。老年人输血均应注意输血的速度，并且每次的输注量不宜过多，以避免诱发急性左心功能不全。

虽然异基因骨髓移植用于治疗重型再障、珠蛋白生成障碍性贫血和阵发性睡眠性血红蛋白尿，但老年人由于生理原因，上述贫血均不适宜进行骨髓移植。

第二节　缺铁性贫血

缺铁性贫血（iron deficiency anemia，IDA）是指由于体内储存铁消耗殆尽，不能满足正常红细胞生成的需要时发生的贫血。IDA是我国贫血中最常见的一类贫血。老年人发病率较高，一般报道为36%～66%，有报道在老年单纯性贫血中，IDA占首位（47.22%）。

正常男性平均每千克体重含铁50～55 mg，女性含铁35～40 mg。人体内铁的总量为3～5g。铁在体内分为两部分，一部分为功能状态铁，包括血红蛋白铁，占体内总铁的67%、肌红蛋白铁占15%、运铁蛋白铁为3～4 mg，还包括乳铁蛋白、酶和辅因子结合的铁。另一部分为储存铁，男性储存铁1000 mg，女性300～400 mg，以铁蛋白和含铁血黄素的形式储存，人体一旦需要这部分铁即可转化为功能性铁。正常人每日造血需20～25 mg铁，主要来自衰老红细胞，极少量不够的部分需要从饮食中摄取。正常人维持体内铁平衡每日需从食物中摄铁1～1.5 mg。人对动物食品铁吸收率高，可达20%；植物食品铁吸收率低，为1%～7%。因此，摄入的铁主要由食物中的肉类、肝、鱼及餐具中的铁制品提供，蔬菜、乳品中的铁较难吸收。

铁在人体吸收部位主要位于十二指肠及空肠上段。饮食中的铁一般为三价铁有机化合物，经胃酸作用还原为二价铁。进入胃肠黏膜上皮的吸收靠主动的细胞内运转（服大量铁剂时，铁亦可被动弥散进入肠黏膜）。吸收入血的二价铁经铜蓝蛋白氧化为三价铁，与运铁蛋白结合后转运至组织或通过幼红细胞膜运铁蛋白受体胞饮入细胞内，再与运铁蛋白分离并还原成二价铁，参与形成血红蛋白。多余的铁以铁蛋白、含铁血黄素形式储存于单核吞噬细胞系统内，待铁需要量增加时动用。正常情况下，人体每日铁的排泄量不超过1 mg，铁主要是随肠黏膜脱落细胞从粪便中排出。少数由尿液排泄，随皮肤、汗液排出量极少。哺乳妇女每日从乳汁中排出的铁约1 mg。

【病因和发病机制】　IDA的发生与人体对铁的吸收障碍和/或铁的丢失程度和/或铁元素的补充是否充足有关。老年人每日铁的需要量约为10 mg。主要来源于肉类，特别是动物的肝、禽蛋类及面粉制品。老年人由于牙齿脱落、咀嚼困难，或过度担心进肉食后胆固醇的增高，导致进肉食等固体食物不足，致使摄入不足。同时由于衰老过程，胃肠道黏膜萎缩使胃酸分泌减少，造成铁吸收不良。而IDA本身又可使胃黏膜进一步萎缩，形成负铁吸收的恶性循环。除生理衰退过程中的因素外，最主要的原因当属那些病理性的、继发于诸多疾病的出血以及由此对铁的摄入和吸收造成的不利影响。这些疾病常见的有胃和十二指肠溃疡、胃癌、出血性胃炎、食管及胃底曲张静脉破裂出血、食管裂孔疝及结肠的肿瘤、憩室，息肉、痔疮出血等。国内一组报道老年人 60.14% IDA 的病因主要是下消化道疾患。另一组报道 320 例老年人缺铁性贫血，有胃肠道疾病症状 169 例（52.8%），大便隐血试验阳性 140 例（43.8%）。其他疾病尚有支气管扩张、肺癌引起的咯血，膀胱癌等泌尿系统肿瘤引起的血尿，妇科疾病包括妇科肿瘤引起的阴道流血。有人认为老年妇女由于年轻时月经和分娩经常处于铁储备减少的情况，等到年老时铁储备更低，故易产生缺铁性贫血。

【临床表现】 贫血引起组织器官缺氧，可导致贫血的一般表现，如头晕、乏力、气短心悸、腹胀、记忆力减退等。许多影响细胞氧化还原过程的酶含有铁或为铁依赖酶，诸如细胞色素 C、细胞色素 C 氧化酶、过氧化氢酶、过氧化物酶、细胞色素 C 还原酶、黄嘌呤氧化酶、琥珀酸脱氢酶等。这些酶影响人体的精神和行为，或影响劳动力与耐力，或细胞免疫状态等。在严重缺乏时还影响外胚叶发育而来的组织的营养状况。老年人 IDA 口角炎、舌炎发生率较高，发生吞噬困难乃至 Plummer-Vinson 综合征较其他年龄组者多见。总的来说，老年人缺铁性贫血的临床症状多数受到原发疾病的影响而表现得千差万别。即便是轻度、中度贫血也可以有明显的症状。常伴有精神错乱、淡漠、抑郁或易激，加之出现幻觉或幻想，极易被误诊为脑血管疾病；若主要表现为气短、胸闷，甚至踝部水肿，易误诊为单纯性充血性心力衰竭。故老年人初始的临床症状给医生的印象或临床思维与该病的最后诊断往往不完全一致。

【实验室检查】 IDA 有关的实验室检查对该病诊断的成立是至关重要的。

（一）外周血检查

因贫血的轻重不一，血常规表现也不一致。早期轻度贫血时，红细胞计数处于正常范围，血红蛋白正常，为正常细胞性贫血。但红细胞形态镜下观察已有变化，红细胞分布宽度（RDW）增高。中度贫血后，呈典型的小细胞低色素性贫血，血红蛋白下降较红细胞下降更明显。红细胞有关参数 MCV、MCH、MCHC 均明显低于参考值下限，RDW 继续增高。由于红细胞指数的改变发生在缺铁的中后期，因此这些指标不是缺铁的指标，但对贫血疾病在诊断上的筛选有指导意义。中重度贫血镜下红细胞形态大小不等，以小细胞为主，可出现少量椭圆形、靶形及形态不规则的红细胞，中心淡染区扩大。网织红细胞大多为正常或轻度增高，但急性出血所致的 IDA 网织红细胞可明显增高。白细胞和血小板计数一般正常，慢性失血患者可有血小板增多，钩虫病引起的贫血患者常有嗜酸性粒细胞增多。

（二）骨髓穿刺涂片检查

IDA 呈增生性贫血的骨髓象，表现为红细胞系增生活跃，以中晚幼红细胞增生为主，核分裂细胞易见，多数幼红细胞体积小，胞质量少，呈"核老浆幼"型。涂片做铁染色，患者骨髓单核吞噬细胞系统的储存铁缺乏，即细胞外铁阴性。细胞内铁也明显减少或缺如，颗粒变小和着色淡。骨髓铁染色对缺铁性贫血患者有早期诊断价值，但易出现假阴性。

（三）其他检查

1. **血清铁蛋白（serum ferritin，SF）测定**　SF 含量也能准确反映体内储铁状况，与骨髓铁染色结果有良好的相关性。低于 14 μg/L 可作为缺铁标准（女性＜10 μg/L），诊断符合率 95.3％。经过多年的临床实践，SF 在诊断缺铁中有很高的准确度和敏感度，但易受感染、炎症、结缔组织病、肿瘤和肝病的影响而升高。

2. **红细胞内铁蛋白（erythrocyte ferritin，EF）测定**　又称红细胞内碱性铁蛋白测定，EF 则较少受上述因素影响，在合并上述病情而单纯缺铁时，EF 的准确度高于 SF，但不及后者灵敏。

3. **血清铁（serum iron，SI）、总铁结合力（total iron binding capacity，TIBC）及运铁蛋白饱和度（transferrin saturation，TS）检测**　正常 TIBC 为 2000～3000 μg/L，约 1/3 与 SI 结合，TS＝SI/TIBC×100％。IDA 时 SI＜500 μg/L，TIBC＞4500 μg/L，TS＜15％（正常 30％左右）。以上 3 项指标同时检测，对 IDA、慢性疾病引起的贫血和其他储存铁过多的贫血的诊断有鉴别意义。

4. **红细胞游离原卟啉（free erythrocyte protoporphyrin，FEP）测定**　因铁缺乏致血红蛋白合成减少，造成红细胞内 FEP 蓄积。所以 FEP 的量可以间接反映铁的缺乏。敏感性仅次于 SF 和 EF。其值增高也可见于铅中毒、铁粒幼细胞贫血、炎症和肿瘤。

【诊断】　诊断标准：

（一）血液病的诊断

1. **缺铁性贫血**　包括：①小细胞低色素性贫血，Hb 男性＜120 g/L、女性＜110 g/L、孕妇＜100 g/L，MCV＜80 fL，MCH＜26 pg，MCHC＜0.31，红细胞形态可有明显的低色素表现；②有明确的缺铁病因和临床表现；③血清（血浆）铁＜10.7 μmol/L，总铁结合力＞64.44 μmol/L；④运铁蛋白饱和度＜0.15；⑤骨髓铁染色显示骨髓小粒可染铁消失，铁粒幼细胞＜15％；⑥红细胞原卟啉＞0.9 μmol/L（全血），或血液锌原卟啉＞0.96 μmol/L（全血）或 FEP/Hb＞4.5 μg/Hb；⑦血清铁蛋白＜14 μg/L；⑧铁剂治疗有效。

符合第①条和②～⑧条中任何 2 条以上者诊断为缺铁性贫血。

2. **储铁缺乏的诊断标准**　符合以下任何一条即可诊断：①血清铁蛋白＜14 μg/L；②骨髓铁染色显示骨髓小粒可染铁消失。

3. **缺铁性红细胞生成的诊断标准**　符合储铁缺乏标准，同时有以下任何一条符合者即可诊断：①运铁蛋白饱和度＜0.15；②红细胞游离原卟啉＞0.90 μmol/L（全血），或锌原卟啉＞0.96 μmol/L（全血），或 FEP/Hb＞4.5 μg/Hb；③骨髓铁染色显示骨髓小粒可染铁消失，铁粒幼红细胞＜15％。

（二）其他

如在有合并症的情况下（感染、炎症、肿瘤等）需要测定红细胞内碱性铁蛋白＜6.5 μg/细胞，始能诊断缺铁，或以骨髓铁染色显示骨髓小粒可染铁消失作为标准。

从以上诊断标准得出，IDA、铁缺乏和缺铁性红细胞生成的诊断并不困难，难点是需要明确产生 IDA 的原因。临床上常常出现单纯补铁不探究病因的现象，患者血红蛋白的量虽然可以有一定的纠正，但始终难以达到正常值水平，有的甚至难以获得任何提升。只有明确病因，IDA 才可能根治。临床实践证明缺铁的病因比贫血本身更具重要性。例如消化道肿瘤伴慢性失血或胃癌术后残胃癌所致的 IDA 以及月经过多的妇科肿瘤，对患者的危险性显然更大。铁缺乏的原因有时很明显，但有时也很隐蔽。老年人 IDA 原因不明显时，应对各种不同原因引起的慢性失血多加关注，尤其是消化道出血。此类出血大多是隐蔽性的，可能数次大便隐血试验阴性，有些出血也可能是间歇性的，不易引起患者和医生的注意。故不能以 1～2 次大便潜血阴性来排除消化道出血的可能。对高度疑有消化道出血的病例，应不失时机地选择内镜检查。甚至有人建议应进行相关多重影像、内镜检查，如胃镜、肠镜、钡餐、钡灌肠等检查，进行逐一排查。只要没有心肺功能衰竭或近期心肌梗死等情况，高龄不是内镜检查的禁忌证。

【鉴别诊断】

（一）珠蛋白生成障碍性贫血

常有家族史、自幼贫血并有脾大。血涂片可见较多靶形红细胞，RDW 多在正常水平。骨髓铁染色细胞外铁和细胞内铁都增加，血清铁和运铁蛋白饱和度增加。血红蛋白电泳可见胎儿血红蛋白（fetal hemoglobin，HbF）或血红蛋白 A_2（hemoglobin A2，HbA_2）增加。

（二）慢性系统性疾病贫血

患者多为正细胞正色素或小细胞正色素性贫血。骨髓铁染色外铁增加、内铁增加或偏少；血清铁蛋白正常或增加，血清铁、运铁蛋白饱和度降低，总铁结合力正常或降低。

（三）铁粒幼细胞贫血

临床上不多见，好发于老年人。主要是由于铁利用障碍。常为小细胞正色素性贫血。血清铁增高而总铁结合力正常，故运铁蛋白饱和度增高，血清铁蛋白水平也增高。骨髓铁染色巨噬细胞内铁粒及含铁血黄素颗粒明显增多，铁粒幼细胞明显增多，可见到多数环状铁粒幼细胞。

【治疗】

（一）病因治疗

IDA 的治疗原则是补充足够的铁制剂，使血红蛋白恢复正常，直到正常储存铁量得以补充，更重要的是还要去除引起缺铁的病因，包括治疗相关的原发病。老年人过分地对动物饮食的限制，青少年和妊娠妇女营养不足，都应该改善饮食或饮食结构；月经过多和子宫出血引起的 IDA 应去妇科诊治；寄生虫感染者应驱虫治疗；恶性肿瘤者应手术治疗或放疗、化疗；消化道溃疡引起者应抑酸治疗等。

（二）补铁治疗

治疗性铁剂有无机铁和有机铁两类。无机铁以硫酸亚铁为代表，有机铁是指有机盐铁和含蛋白铁。有机盐铁有右旋糖酐铁、葡萄糖酸亚铁、富马酸亚铁、琥珀酸亚铁和乳酸亚铁等。有机铁剂的不良反应较无机铁剂来得轻（主要是指胃肠道不良反应），但价格明显较高。一般来说二价铁盐比三价铁盐易于吸收，口服铁制剂较注射铁制剂更为安全，故应首选口服铁制剂。

1. 口服铁制剂

（1）硫酸亚铁：0.3 g/次，3 次/d，餐后服用。相对胃肠道反应小且易耐受，进食茶类、咖啡、蛋类、牛奶、谷类、植物纤维对铁的吸收会带来不利影响，应尽量避免同用。如有溃疡病需要服制酸药，也要与铁剂错开时间服。饮食中的鱼、肉、维生素C 等则可加强铁的吸收。

硫酸亚铁缓释片，如维铁缓释片，每次 1 粒，每日仅服 1 次，故服用方便。胃肠反应较硫酸亚铁轻。

（2）有机盐铁制剂：常用的有以下几种。①富马酸亚铁，在胃内铁离子的释放较硫酸亚铁缓慢，对胃肠道刺激小，老年人用量为 0.3 g/d，分 3 次口服。②琥珀酸亚铁如速力菲，以亚铁离子形式主要在十二指肠降部及空肠吸收，建议餐后服用，0.1 g/片，3 次/d。③乳酸亚铁如尤尼雪胶囊，每粒含乳酸亚铁 150 mg，成人 0.15～0.30 g/次，3 次/d，有减少肠蠕动而引起便秘的不良反应，出现药物性黑便。

（3）生物的可用铁制剂：以蛋白质为铁的载体，如血清蛋白、脂蛋白、大豆蛋白、肝脏蛋白等。已有的产品如铁-琥珀酸化蛋白复合物，证实在胃内不释放，在小肠中吸收良好，用量 40～80 mg/d，分 2 次服用。

口服铁制剂有效者，通常在服药后初始 48 小时感觉良好，4～5 日后网织红细胞计数开始上升，第 10 日达高峰。随后血红蛋白上升，一般需要治疗 2 个月左右，血红蛋白计数正常。贫血纠正后至少还需要继续治疗 3～6 个月以补足储存铁，否则容易复发。值得注意的是病因未同时治疗者其血红蛋白则难以达到正常值，或虽处于正常值却难以持续维持正常。血清铁蛋白检测可用以监测储铁恢复情况。

2. 注射铁制剂 如果患者对口服铁制剂不能耐受，不能吸收或失血速度快需及时补充者，可改用肠道外给药。此时注射铁制剂是一种选择。右旋糖酐铁是最常用的注射铁剂，首次给药须用 0.5 mg 作为试验剂量，1 小时后无过敏反应可给足量治疗，即第一日给 50 mg，以后每日或隔日给 100 mg，直至总需要量。注射用铁的总量按公式计算：（需达到的血红蛋白浓度—患者的血红蛋白浓度）×0.33×患者体重（kg）

山梨醇铁分子质量小，吸收快，只作为肌内注射，注射后 2 小时达高峰，注射量最多不超过每日 1.5 mg/kg 或 100 mg/d。Imferon 尚可静脉注射，适用于不能耐受肌内注射或需要短期内纠正缺铁者，按总剂量分次用药，用时应用 0.9%氯化钠注射液稀释后缓慢静脉滴注，Imferon 给药前须做过敏试验。注意需注射铁制剂，尤其是静脉滴注者要严格掌握临床指征，老年人一般应严格禁忌，因有 5%～13%的患者于注射铁制剂后可发生局部疼痛、淋巴结炎、头痛、头晕、发热、荨麻疹及关节痛，此多为轻度及暂时的。但约 2.6%的患者可出现过敏性休克，甚至危及生命，故注射时应有急救设备，配备肾上腺素、氧气及复苏设施。

【预后及预防】 缺铁性贫血的预后取决于原发病治疗取得疗效的程度。通过治疗原发病，纠正不正确的饮食习惯（老年人或需改变饮食结构或需改变食物制作方法以利消化），中止显性或隐性出血以及补充铁制剂是可以使血红蛋白得以提升至正常或接近正常，达到完全纠正贫血或者改善贫血的目的。如治疗不甚理想，血红蛋白未能明显提升的原因则可能与如下因素有关：

（1）诊断错误，贫血不是缺铁所致或不单是由于缺铁。

（2）合并慢性疾病，如慢性感染、炎症、肿瘤或尿毒症等，干扰了铁制剂的治疗。

（3）造成缺铁的病因未消除，铁剂的治疗未能补偿所丢失的铁量。

（4）同时合并有叶酸或维生素 B_{12} 缺乏影响血红蛋白的恢复。

（5）制剂治疗中存在不适当因素，如每日剂量不足或吸收不够，疗程不够，未注意食物或其他药物对铁吸收的影响。

本病的预防，首先是注意纠正偏食及不良饮茶习惯，对高危人群给予适当干预措施，如国外采用依地酸钠铁强化食品干预高危人群。也可对早产儿、孪生儿、妊娠期妇女、胃切除者及反复献血者给予预防性口服铁制剂，在钩虫病流行区进行大规模寄生虫病防治工作，做好肿瘤性疾病和慢性出血性疾病的人群防治，将有效降低缺铁性贫血的患病率。

第三节 巨幼细胞贫血

巨幼细胞贫血（megaloblastic anemia，MA）简称巨幼贫。为细胞脱氧核糖核酸（DNA）合成障碍，骨髓及外周血细胞呈特征性巨型改变的大细胞性贫血。主要原因是叶酸和/或维生素 B_{12} 缺乏，故称营养性巨幼细胞贫血。恶性贫血（pernicions anemia）也是维生素 B_{12} 缺乏的巨幼细胞贫血的一种类型，其病因是胃黏膜分泌的内因子缺陷。营养性巨幼细胞贫血具有区域性，我国以山西、陕西、四川等地区多见，在同期贫血病例中占 $50\%\sim60\%$，主要是营养不良所致，小儿及妊娠妇女较常见。据资料显示营养性巨幼细胞贫血在老年人有较高的发病率，它占到老年人贫血疾病种类的第二位或第三位，也是老年人全血细胞减少病例的常见病种。恶性贫血在欧美较多，我国很少见。

【病因】

（一）叶酸代谢及缺乏

叶酸是水溶性 B 族维生素的一种，成人每日需要从食物中摄入叶酸 $200\ \mu g$。它广泛存在于新鲜绿色蔬菜中，如菠菜、莴苣、蘑菇和动物肝、肾脏以及水果如香蕉、柠檬等食物中含量丰富。叶酸的酸性性质很不稳定，易被光、热分解，故烹调过度可使叶酸大量（损失 $50\%\sim90\%$）丢失。叶酸摄入后，经解聚酶分解成叶酸单谷氨酸，主要在空肠近端被吸收，以 N^5-甲基四氢叶酸（N^5-HF_4）形式存在于血浆、红细胞、肝脏中，浓度为血清中的 $2\sim4$ 倍。在细胞内，经维生素 B_{12} 依赖性甲硫氨酸合成酶的作用，N^5-FH$_4$转变为 FH$_4$，一方面为 DNA 合成提供一碳基团，如甲基、甲烯基和甲酰基等；另一方面，FH$_4$ 经多聚谷氨酸合成酶的作用再转变为多聚谷氨酸型叶酸，并成为细胞的内辅酶。每日随胆汁排出的叶酸 100 μg 以上。叶酸经肝肠循环，调节肝中储备及外周组织叶酸的含量。人体内叶酸储存量为 5～20 mg，近 1/2 在肝内。叶酸主要经尿和粪便排出体外，每日排出 2～5 μg。

导致叶酸缺乏的原因为：

1. 摄入减少　由于叶酸每日需要量为 200～400 μg。人体内叶酸的储存量仅够 4 个月之需，因此在一段时间的摄入不足就可以导致叶酸的缺乏或耗竭。如烹调时间过长或温度过高，损坏大量叶酸；其次是偏食致使食物中蔬菜、肉、蛋类减少。

2. 需要量增加　婴幼儿、青少年、妊娠和哺乳妇女需要量明显增加而未及时补充；甲状腺功能亢进、慢性感染、肿瘤等消耗性疾病患者叶酸的需要量也增加。

3. 吸收障碍　腹泻、小肠炎症、肿瘤和手术，以及某些药物如抗癫痫药、柳氮磺胺吡啶、乙醇等影响叶酸的吸收，这在老年患者中更为突出和常见。

4. 利用障碍　抗核苷酸合成药物，如甲氨蝶呤、甲氧苄啶、氨苯蝶啶、乙胺嘧啶等均可干扰叶酸代谢；一些先天性相关酶的缺陷可影响叶酸的利用。

5. 排出增加　血液透析、酗酒可增加叶酸的排出。此外 ICU 病房的患者也常出现急性叶酸缺乏。

（二）维生素 B$_{12}$代谢及缺乏

维生素 B$_{12}$ 为含钴的维生素，仅由某些微生物所合成，人体所需的维生素 B$_{12}$ 主要从动物性食物，如肉类、肝、鱼、蛋和乳制品中摄取。成人每日推荐的摄入量为 2.0 μg，普通饮食可以充分满足人体需要量。正常成人体内维生素 B$_{12}$ 总量为 2～5 mg，其中 50%～90% 储存在肝内，此量远非叶酸在人体肝脏的储存量可比。因此单纯因食物中含量不足而导致缺乏者极为罕见。维生素 B$_{12}$ 主要经粪便、尿排出体外。

食物中的维生素 B$_{12}$ 与蛋白结合，经胃酸和胃蛋白酶消化，与蛋白分离，再与胃黏膜壁细胞合成的 R 蛋白结合成 R-维生素 B$_{12}$ 复合物（R-B$_{12}$）。R-B$_{12}$ 进入十二指肠经胰蛋白酶作用，R 蛋白被降解。两分子的维生素 B$_{12}$ 又与同样来自胃黏膜上皮细胞的内因子（intrinsic factor，IF）结合成 IF-B$_{12}$ 复合物。IF 保护维生素 B$_{12}$ 不受胃肠道分泌液破坏，到达回肠末端与该处肠黏膜上皮细胞刷状缘的 IF-B$_{12}$ 受体结合并进入肠上皮细胞，继而经门静脉入肝。血浆中有 3 种维生素 B$_{12}$ 结合蛋白：运钴胺（transcobalamine，TC）Ⅰ、Ⅱ、Ⅲ，简称 TCⅠ、TCⅡ和 TCⅢ。TCⅡ系运输蛋白，仅结合 10%～30% 的血浆维生素 B$_{12}$，并很快运输到组织被利用；TCⅠ 和 TCⅢ系 R 蛋白，主要由粒细胞分泌，TCⅠ可结合血浆中大部分维生素 B$_{12}$，并且半衰期较长（为 6～9 日），R 蛋白功能欠明，部分和储存维生素 B$_{12}$ 有关。在细胞内的 TCⅡ被降解，维生素 B$_{12}$ 还原成甲基钴胺素或 5-脱氧腺苷钴胺素。前者是甲硫氨酸合成酶的辅酶，半胱氨酸在此酶作用下，接受 N^5-FH$_4$ 的甲基形成甲硫氨酸。甲硫氨酸活化后形成 S-腺苷甲硫氨酸（SAM）。SAM 是细胞内重要的甲基供体之一。N^5-FH$_4$ 脱去甲基后与多个谷氨酸聚合形成多聚谷氨酸 FH$_4$，再转变为 N^5，N^{10}-甲烯基 FH$_4$，后者供应甲基参与胸苷酸合成酶催化一磷酸脱氧尿苷形成一磷酸脱氨胸苷（deoxy thymidine monophosphate，d TMP），d TMP 形成三磷酸脱氧胸苷（deoxy thymidine triphophate，d TTP）后参与 DNA 合成。

引起维生素 B_{12} 缺乏的原因为：

1. 摄入不足　如前所述单纯由于食物摄入不足而致缺乏者少见。在贫困地区，生活水平低下或饮食习惯不良，小儿发育生长及哺乳期需要量增加，未及时补充，则可发生维生素 B_{12} 缺乏。

2. 吸收不良　胃肠道或胰腺疾病，维生素 B_{12} 吸收不良。可见于内因子缺乏，如恶性贫血、胃黏膜萎缩等；胃酸和胃蛋白酶缺乏，如老年人和胃切除患者胃酸分泌减少常会有维生素 B_{12} 缺乏、胰蛋白酶缺乏；肠道疾病；先天性内因子缺乏或维生素 B_{12} 吸收障碍；药物的影响，如对氨基水杨酸、新霉素、二甲双胍、秋水仙碱和苯乙双胍等；肠道寄生虫，如阔节裂头绦虫病或细菌大量繁殖可消耗维生素 B_{12}。

3. 利用障碍　先天性 TCⅡ缺乏引起的维生素 B_{12} 输送障碍；麻醉药氧化氮可将钴胺氧化而抑制甲硫氨酸合成酶。

【临床表现】

（一）血液系统表现

贫血起病缓慢、逐渐加重。如胃切除后可数年才出现巨幼细胞性贫血，但妊娠妇女发病可较急，与短期内叶酸需要增多有关。贫血相关症状有头晕疲乏、心悸气促，并于活动后加剧。体格检查可见面色苍白、心脏扩大，出现心脏杂音。严重患者全血细胞减少，反复感染和出血。少数患者可表现轻度黄疸。

（二）其他系统表现

1. 消化系统表现　常见有消化不良、食欲减退、腹胀恶心，可有腹泻或便秘，口腔黏膜、舌乳头萎缩，舌面呈"牛肉样舌"，舌有烧灼痛、味觉减退，或有舌的溃疡。

2. 神经系统表现和精神症状　特别是恶性贫血的患者常有神经系统症状，主要是由于脊髓后索、侧索和周围神经受损所致。表现为乏力、手足对称性麻木、感觉障碍、下肢步态不稳、行走困难等。小儿及老年人常表现脑神经受损的精神异常、无欲、抑郁、嗜睡或精神错乱，甚至人格变态等。部分巨幼细胞贫血患者的神经系统症状可发生在贫血之前。叶酸缺乏者，神经系统病变较少见而精神症状相对较多，表现为情感改变，如易激动、喜怒无常。

【实验室检查】

（一）血常规检查

大细胞正色素性贫血，MCV、MCH 升高，MCHC 正常，RDW 升高，RBC 与 Hb 下降不平行，RBC 下降更明显。网织红细胞计数可正常。重者全血细胞减少。血片中红细胞形态大小不等，形态不规则，中心淡染区消失，有大椭圆形红细胞、点彩红细胞、Howell-Jolly 小体及有核红细胞，白细胞数正常或减少，中性粒细胞分叶过多，五叶核占 5% 以上或出现六叶核；亦可见巨型杆状核粒细胞；可见巨大血小板、血小板数正常或减低。

（二）骨髓检查

骨髓增生活跃或明显活跃，以粒系、红系、巨核系三系细胞均出现巨幼变为特征。本病幼红细胞与正常幼红细胞相比，细胞胞体较大，胞质丰富，核染色质较细致而排列疏松，胞核与胞质比率增大，胞核发育程度落后于胞质，呈"核幼浆老"型。从原始红细胞至晚幼红细胞各阶段均可见巨幼改变。原始红细胞、早幼红细胞比例增高。另见核破裂的残余物，如 Cabot 环或 Howell-Jolly 小体等。成熟红细胞较大而厚。

粒细胞发育也存在异常，在形态上主要是核浆发育不平衡。以中幼粒细胞改变最明显，称中巨幼粒细胞，亦有晚巨幼粒细胞、巨杆状以及巨分叶中性粒细胞。巨核细胞数量可正常或减少，形态可正常，也可见到巨型巨核细胞，巨型巨核细胞胞核可呈多个独立的分叶核，颗粒型巨核细胞减少，骨髓在老年人多为增生活跃，很少见到年轻人出现明显活跃及极度活跃。

（三）特殊检查

1. 叶酸的测定　一般认为血清中叶酸<6.91 nmol/L，红细胞叶酸<227 nmol/L为叶酸缺乏。因红细胞叶酸不受当时叶酸摄入情况的影响，能反映机体叶酸的总体水平及组织的叶酸水平，价值更大。

2. 血清维生素 B_{12} 测定　血清维生素 B_{12}<74 pmol（100 pg/mL）为缺乏。因其测定影响因素多，特异性不及叶酸测定，分析应结合临床及其他结果综合分析判断。

3. 内因子抗体测定　在恶性贫血患者的血清中，内因子阻断抗体的检出率在50％以上，故内因子阻断抗体测定为恶性贫血的筛选方法之一。如阳性，再做维生素 B_{12} 吸收试验。

4. 维生素 B_{12} 吸收试验　空腹口服 ^{57}Co 标记的维生素 B_{12} 0.5 mg，2 小时后肌内注射未标记的维生素 B_{12} 1 mg，收集 24 小时尿，测定排出的放射性物质含量。正常人应超过 7％，巨幼细胞贫血及维生素 B_{12} 吸收不良者<7％，恶性贫血常在 5％以下。

5. 诊断性治疗　口服生理剂量的叶酸（0.1 mg/d）或肌内注射维生素 B_{12}（5 μg/d）治疗 10 日，观察用药后患者是否有临床症状改善，血红蛋白量的变化，巨幼红细胞形态上的恢复以及网织红细胞百分比（或绝对数）的升高。本试验还有助于鉴别营养性贫血是由于缺乏叶酸还是缺乏维生素 B_{12} 引起。

6. 血清高半胱氨酸和甲基丙二酸水平测定　用以诊断及鉴别叶酸缺乏或维生素 B_{12} 缺乏。血清高半胱氨酸在叶酸缺乏及维生素 B_{12} 缺乏时均升高（正常值为 5～16 μmol/L），可达 50～70 μmol/L。甲基丙二酸仅见于维生素 B_{12} 缺乏时（正常值 70～270 nmol/L），可达 3500 nmol/L。

【诊断】　根据病史及临床表现，血常规呈大细胞性贫血（MCV>100 fL），中性粒细胞分叶过多（五叶者占 5％以上或有六叶者），应考虑有巨幼细胞贫血的可能，骨髓细胞出现典型的巨幼改变就可肯定诊断。如怀疑是叶酸缺乏所致贫血，应测定血清及红细胞叶酸水平，有助于诊断，否则可再进行血清高半胱氨酸水平测定；如怀疑系缺乏维生素 B_{12} 所为，应测定血清维生素 B_{12} 水平，还可进一步测定血清高半胱氨酸或甲基丙二酸以证实；若需探讨缺乏维生素 B_{12} 的原因，有条件可测定内因子阻断抗体及

进行维生素 B_{12} 吸收试验。若无条件检测血清维生素 B_{12} 和叶酸水平，可予诊断性治疗，叶酸或维生素 B_{12} 治疗 1 周左右网织红细胞上升者，应考虑叶酸缺乏或维生素 B_{12} 缺乏。

【鉴别诊断】

（一）全血细胞减少的疾病

因部分巨幼细胞贫血患者外周血三系（粒系、红系、巨核系）减少，需与其他全血细胞减少的疾病鉴别。如本病与再障的鉴别，两者的骨髓细胞分类与形态有不同之处，可以区别；免疫性全血细胞减少症 Coombs 试验多为阳性，并有其他免疫指标的异常，叶酸、维生素 B_{12} 治疗无效也可以区别。

（二）造血系统肿瘤性疾病

如急性非淋巴细胞白血病 M_6 型、红血病、骨髓增生异常综合征，骨髓可见巨幼样改变等病态造血现象，叶酸、维生素 B_{12} 水平不低且用之无效可资鉴别。

（三）无巨幼细胞改变的大细胞性贫血

见于部分甲状腺功能减退症、肝脏疾病、酒精中毒、骨髓增殖性疾病及骨髓增生异常综合征（MDS）等患者。这些疾病除有自身特点外，大红细胞一般不具有巨幼细胞巨幼变的特点，中性粒细胞无分叶过多现象。

此外，巨幼细胞贫血如合并缺铁性贫血，其红系的巨型改变可被掩盖而不典型，周围血液可见两种类型红细胞，构成所谓"二形性贫血"。此时，巨幼细胞性贫血粒系的巨型改变和分叶增多，则不易被掩盖，可资辨别。巨幼细胞贫血时，血清铁、运铁蛋白饱和度、血清和红细胞内铁蛋白均增高，如降低则表示同时有缺铁存在。

有报道指出，老年巨幼细胞贫血常因非血液病就诊而漏诊，其发生与同时存在的消化道疾病有密切关系，临床表现多不典型，变化多端，极易漏诊、误诊。

【治疗】

（一）原发病的治疗

如前所述，老年人巨幼细胞贫血的发生与消化道疾病关系密切。随着胃镜的普及应用，发现老年人萎缩性胃炎是造成巨幼细胞贫血的常见原因。老年患者溶血性贫血、感染、甲状腺功能亢进症及恶性肿瘤等，偶尔可出现维生素 B_{12} 缺乏症。因此，治疗原发病有利于或者从根本上去除导致叶酸、维生素 B_{12} 缺乏的原因。

（二）补充缺乏的营养物质

1. 维生素 B_{12} 缺乏的治疗　可采用维生素 B_{12} 肌内注射每日 100 μg，连续 2 周（也可每日 500 μg，每周 2 次），以后改为每周 2 次，共 4 周或直到血红蛋白恢复正常，起始 6 周维生素 B_{12} 总量应在 2000 μg 以上。以后改为维持量每月 100 μg。无维生素 B_{12} 吸收障碍者可口服维生素 B_{12} 片剂 500 μg，每日 1 次。若有神经系统表现，治疗维持半年到 1 年；恶性贫血者治疗应维持终生。维生素 B_{12} 缺乏单用叶酸治疗是禁忌的，因会加重神经系统的损害。老年人如考虑到有胃肠道疾病，可优先使用肌内注射剂型。

2. 叶酸缺乏的治疗　叶酸在胃肠道吸收及体内生物利用度良好。口服每次 5～10 mg，每日 2～3 次，用至贫血表现完全消失。若无原发病，无需维持治疗，因为叶酸在体内储存的量非常有限。胃肠疾病叶酸吸收不良者，也可肌内注射甲酰四氢乙酸钙 $3\sim6$ mg/d，直至贫血和病因被纠正。如同时有维生素 B_{12} 缺乏，则需同时注射维生素 B_{12} 注射剂，否则可加重神经系统损伤。临床上有时还难以明确哪一种营养物质缺乏，主张维生素 B_{12} 与叶酸联合应用。应用 1 周网织红细胞计数上升，2 周内白细胞血小板恢复正常，$4\sim6$ 周贫血纠正。

（三）其他辅助治疗

严重的巨幼细胞贫血在病因治疗后，要警惕低钾血症发生。因为在贫血恢复过程中，大量钾血进入新生的血细胞内，会突然出现低钾血症，这对老年患者和有心血管病患者、纳差者特别重要，应及时补钾以避免不良后果。另外，重症患者因大量红细胞新生，也可以出现相对性缺铁，加之有的患者可能同时合并缺铁，故需适当补充铁制剂。老年人有消化系统疾患者，还需同时补充维生素 C、维生素 B_1 和维生素 B_6 及蛋白质。

【预防及预后】 针对营养性巨幼细胞贫血的高发人群，应采取适当的干预措施，如婴幼儿及时添加辅食，青少年和妊娠妇女多食新鲜蔬菜，也可以服用小剂量叶酸和维生素 B_{12} 预防。对慢性溶血性贫血或长期使用干扰核苷酸合成药物治疗的患者，也应同时给予叶酸和维生素 B_{12} 治疗。全胃切除者每月使用一次维生素 B_{12} 肌内注射或口服。老年人有胃肠道症状者，应尽早明确原发疾病。老年有贫血者，不要简单地给予输血治疗，而要考虑是否有铁、叶酸及维生素 B_{12} 的缺乏。

巨幼细胞贫血的预后与原发疾病有关。一般患者经适当治疗后可较快取得疗效，临床症状改善，贫血症状有望完全消失。但神经系统症状可能逐渐恢复或不恢复。如果血液学指标不能完全被纠正，则可能是原发病本身难以根治所致。

〔谭达人　何　群〕

第四节　再生障碍性贫血

再生障碍性贫血（aplastic anemia，AA）简称再障，是一组由于物理、化学、生物或不明因素作用使骨髓造血干细胞和骨髓微环境严重受损，造成骨髓造血功能减低或衰竭的疾病。临床以全血细胞减少所致的贫血、感染和出血为主要表现。其骨髓造血功能减低需要排除肿瘤细胞浸润或骨髓纤维化所致。

【发病率】 再障的发病率，东西方国家和各地区的报道不一致，在欧美国家，再障的发病率为 2.2/10 万～2.4/10 万，60 岁以上老年人则高达 43.6/10 万。据我国 1986—1988 年组织全国 21 个省（市）调查的结果，再障的发病率为 0.74/10 万，其中急性再障发病率为 0.14/10 万，慢性再障为 0.6/10 万，急性再障的发病年龄、性别，发病率波动较大，慢性再障发病率男性高于女性，且男、女慢性再障发病率在老年期均存在明显高峰，因此有学者认为慢性再障是一种"老年病"。

【病因】

1. 原因不明　即特发性再障，占 $50\%\sim75\%$。

2. 化学因素　特别是氯霉素类抗生素、磺胺类药、抗肿瘤化疗药物以及苯等。其中抗肿瘤药与苯对骨髓的抑制与剂量有关，即接受了足够的剂量，一般人都可发生再障，而抗生素、磺胺类药物等引起的再障与剂量关系不大，却与个体敏感性有关，后果较严重。老年再障患者多有服药史，是其常见的病因。

3. 物理因素　长期接触 X 射线、镭、放射性核素等。

4. 生物因素　病毒性肝炎、各种严重感染、烧伤等。

【发病机制】　再障骨髓造血功能衰竭的发病机制主要存在 3 个传统学说：

（1）原发性或继发性造血干细胞或祖细胞量和/或质的异常（"种子"学说）。

（2）造血微环境异常（"土壤"学说）。

（3）免疫异常（"虫子"学说）。

近年来，多数学者认为再障的主要发病机制是免疫异常，并认为再障是一类由 T 淋巴细胞功能亢进介导的造血功能衰竭性的自身免疫性疾病，并据此应用免疫抑制治疗取得了较好的疗效。

【临床表现】

（一）重型再障

重型再障（sever aplastic anemia，SAA）又称急性再障。多起病急骤，病情进展迅速，常见症状是由严重粒细胞减少或缺乏引起的感染和严重血小板减少所致的出血，贫血症状随病情进展而呈进行性加重。

1. 感染　常见感染菌种以革兰阴性杆菌、金黄色葡萄球菌和真菌为主，多数患者出现 39 ℃以上的高热，感染部位以呼吸道最常见，亦可见于消化道、泌尿道、皮肤、肛周等部位，感染严重难以控制，常合并败血症，甚至出现感染性休克。

2. 出血　出血部位多而严重。除鼻出血、牙龈出血、皮肤瘀点瘀斑、球结膜出血等浅表部位出血以外，约 60% 的患者合并内脏出血，如消化道出血、泌尿生殖道出血及中枢神经系统出血，其中颅内出血为患者常见的死亡原因。再障患者往往开始以血小板减少起病，容易被忽视。

3. 贫血　多表现为头晕、乏力、面色苍白、心悸、气促等，贫血症状在起病初期尚不明显，随病情进展及出血现象的发生而进行性加重。

（二）非重型再障

非重型再障（non-sever aplastic anemic anemia，NSAA）又称慢性再障（chronic aplastic anemia，CAA）。多起病缓渐，病程较长，进展较为缓慢，病情相对重型为轻。常以贫血症状为主，以感染或出血发病者较为少见。

1. 贫血　患者逐渐出现乏力、头晕、耳鸣、活动后心悸气促等，少数患者对贫血耐受性较好，可无明显症状。

2. 出血　程度较轻。多表现为皮肤瘀点瘀斑或轻微的牙龈出血，年轻女性可表现为月经过多和不规则阴道出血，很少发生内脏出血。

3. 感染　多表现为容易发生上呼吸道感染，发热者较少，如有发热，体温多在 38 ℃以下，且易于控制，极少患者合并严重感染。感染菌种以革兰阴性杆菌和各类球菌为主。

老年人再障的临床特点：病情相对较重，贫血、感染及出血症状多见而严重，且多数老年人患有冠心病、高血压、糖尿病、肺气肿等合并症，容易导致心力衰竭、感染性休克或内脏出血而死亡，因此，老年人再障较年轻患者病死率高，预后差。

【实验室检查】

（一）血常规检查

典型再障的血常规表现为全血细胞减少，但在疾病早期，3种细胞的减少不一定同时出现，一般以中性粒细胞和血小板的下降更为明显。

重型再障全血细胞减少十分严重，贫血多呈正细胞正色素性，少数为轻度大细胞性，Hb可低至30g/L以下，网织红细胞常<1%，绝对值<15×10^9/L；白细胞计数（WBC）多低于2×10^9/L，中性粒细胞绝对值<0.5×10^9/L，淋巴细胞比例相对增高，可达60%～90%；血小板计数（PLT）亦明显降低，常<20×10^9/L，部分患者<10×10^9/L。

非重型再障全血细胞减少的程度相对较轻，Hb多在50 g/L左右，网织红细胞多数≥1%；WBC多在（2.0～3.0）×10^9/L，分类可见淋巴细胞比例增高；PLT多为（10～20）×10^9/L。

（二）骨髓穿刺形态学检查

骨髓穿刺涂片细胞学检查通常显示骨髓小粒减少，有核细胞增生低下，显著脂肪空泡。淋巴细胞、浆细胞、巨噬细胞和肥大细胞在骨髓中存在，因髓系造血低下，使得这些非造血细胞更加容易被发现。骨髓小粒主要为非造血细胞组成的空虚结构。少数情况下，骨髓小粒可以显示增生活跃，称为造血热点，但是即便在这样的增生活跃部位取材，巨核细胞通常是减少的。造血热点现象与AA的预后没有关系。骨髓红系前体细胞减少，可能显示以晚幼红细胞为主，部分细胞可能出现轻度的大细胞样病态样形态改变，有时甚至难以与骨髓增生异常综合征相区别，这种现象考虑是由于代偿性EPO水平增加所致。粒细胞和巨核细胞不会呈现病态改变。在早期，骨髓中巨噬细胞可增多，甚至出现嗜血现象，也可以在背景中出现嗜酸性物质，提示存在炎症所致的间质水肿。由于AA发生发展过程中造血状态可能有部位差异，所以，必须多部位评价才能准确评估造血系统损伤的程度。

老年人再障骨髓象特点为骨髓中脂肪明显增多，骨髓增生程度较非老年患者显著低下，且骨髓细胞成分中粒、红二系减少的程度更重，骨髓中几乎全部缺乏增生灶。

（三）骨髓组织活检

骨髓活检是诊断AA的必备检查，而且取材特别重要，最好能尽早多部位检查，以便尽早确立诊断。活检组织至少需要达到2 cm，这样才能准确评估总体造血面积，评价残留造血细胞的形态并排除异常细胞的浸润或骨髓纤维化。在诊断时需要注意以下几个问题：第一，需要避免沿骨皮质下活检，因为皮质下骨髓在正常情况本来就是增生减低的。第二，大部分情况下活检标本显示各视野均为增生减低，但是也可以发现残留造血部位，甚至在局部活检部位呈现红系和粒系细胞增生旺盛，此时增生的细胞往往为同一分化阶段的细胞，提示来源于寡克隆的前体细胞。如果病理学上将这些细胞描述为髓系幼稚细胞，可能影响临床医生对于 AA 的判断，此时，针对红系的免疫组化染色准确进行系列检查。第三，在早期，可能会发现局部有淋巴细胞的簇状聚集，但是骨小梁旁的淋巴聚集多数提示淋巴瘤。第四，网状纤维增加、巨核细胞免疫酶标时显示病态造血以及原始细胞的出现提示不能诊断 AA。据国际再障研究组（International Aplastic Anemia Study Group）的建议，如果骨髓活检结果细胞容量低于 25%，或者低于 50% 但是造血细胞 <35%，都是诊断 AA 的骨髓活检指标。

骨髓涂片具有快速、细胞形态好、易于辨认等优点，但由于其受血液稀释、骨髓基质对细胞的黏附力、推片的力度等方面的影响，往往 1~2 次涂片难以真实反映骨髓造血的情况，骨髓组织活检则不受以上因素的影响，较能正确地反映骨髓造血组织的真实情况，因此，骨髓穿刺涂片和骨髓组织活检两种方法相结合，既有助于快速诊断，又可提高诊断的准确率。

（四）其他检查

1. 造血祖细胞培养　将造血祖细胞进行培养，可见粒、单核系祖细胞（CFU-GM）、红系祖细胞（BFU-E、CFU-E）及巨核系祖细胞（colony forming unit-megakaryocyte，CFU-Meg）均减少，重型 AA 减少的程度更严重。

2. 中性粒细胞碱性磷酸酶　（neutrophil alkaline phosphatase，NAP）由于再障时中性粒细胞的生成存在质的异常，故表现为 NAP 的活性增高，有助于再障的诊断，病情好转后 NAP 可恢复正常。

3. 免疫功能　研究结果显示，再障患者的淋巴细胞绝对值减少，T 淋巴细胞、B 淋巴细胞均减少，且存在外周血 T 淋巴细胞亚群失衡，主要表现为 $CD8^+$ T 淋巴细胞所占的比例增加，$CD4^+$ T 淋巴细胞的比例减少，$CD4^+/CD8^+$ 比值降低，且异常激活的 $CD8^+$ 细胞能抑制造血。此外，淋巴因子也有变化，血清中具有抑制骨髓造血作用的 IL-2、IL-2 受体、IFN-γ 及肿瘤坏死因子等水平增高。

【诊断】

（一）诊断标准

国内对再障的诊断曾有多次讨论，根据 1987 年第四届全国再生障碍性贫血学术会议的讨论，国内确定诊断标准如下：

（1）全血细胞减少，网织红细胞减少，淋巴细胞比例增高。

（2）一般无肝脾大。

（3）骨髓象：骨髓穿刺显示骨髓多部位增生减低或重度减低，小粒空虚，非造血细胞增多，巨核细胞明显减少或缺如。造血热点残留可以表现增生活跃，红系可有病态表现，巨核细胞减少。骨髓组织活检显示造血组织减少，脂肪组织增加，无肿瘤细胞和纤维组织浸润。

（4）能除外引起全血细胞减少的其他疾病。如阵发性睡眠性血红蛋白尿症、骨髓增生异常综合征中的难治性贫血、急性造血功能停滞、骨髓纤维化、急性白血病、恶性组织细胞病、分枝杆菌感染等。

（二）分型

根据上述标准诊断为再障后，再进一步分型为急性再障和慢性再障。

1. 急性再障 （acute aplastic anemia，AAA，又称重型再障Ⅰ型，SAA-Ⅰ）

〔临床表现〕 发病急，贫血呈进行性加剧，常伴严重感染、内脏出血。

〔血常规检查〕 除血红蛋白下降较快外，须具备下列3项中之2项：

(1) 网织红细胞<1%，绝对值$<15\times10^9$/L。

(2) 白细胞明显减少，中性粒细胞绝对值$<0.5\times10^9$/L。

(3) PLT$<20\times10^9$/L。

〔骨髓象〕

(1) 多部位增生减低，三系造血细胞明显减少，非造血细胞增多。如增生活跃有淋巴细胞增多。

(2) 骨髓小粒中非造血细胞及脂肪细胞增多。

2. 慢性再障 （chronic aplastic anemia，CAA，又称非重型再障，NSAA)

〔临床表现〕 发病缓慢，贫血、感染、出血均较轻。

〔血常规检查〕 血红蛋白下降速度较慢，网织红细胞、白细胞、中性粒细胞及血小板值常较急性再障为高。

〔骨髓象〕

(1) 三系或二系减少，至少1个部位增生不良，如增生良好，红系中常有晚幼红（炭核）比例升高，巨核细胞明显减少。

(2) 骨髓小粒中非造血细胞及脂肪细胞增加。

(3) 如病情恶化，临床、血常规及骨髓象与急性再障相似，则称重型再障Ⅱ型（SAA-Ⅱ）。

（三）国外诊断标准参考

2015年英国血液学会推荐再障诊断标准如下：

1. 血常规检查 全血细胞（包括网织红细胞）减少，至少符合以下3项中2项：

(1) 中性粒细胞计数 （absolute neutrophil count，ANC）$<1.5\times10^9$/L。

(2) Hb<100 g/L。

(3) PLT$<50\times10^9$/L（成人），$<100\times10^9$/L（儿童）。

2. 骨髓形态学检查 多部位（不同平面）骨髓增生减低或重度减低；小粒空虚，非造血细胞（淋巴细胞、网状细胞、浆细胞、肥大细胞等）比例增高，巨核细胞明显减少或缺如。

细胞学和组织学检查未发现骨髓内异常细胞浸润，组织学检查未发现骨髓纤维化。

3. 分型标准

(1) 重型 AA （SAA)：骨髓细胞增生程度<正常的25%，如果在正常的25%～50%，则残存的造血细胞应<30%（注意儿童患者增生较成人活跃）。血常规需具备下列3项中的2项：ANC$<0.5\times10^9$/L，网织红细胞绝对值$<40\times10^9$/L（自动计数仪$<60\times10^9$/L)，PLT$<20\times10^9$/L。

（2）极重型 AA（very severe aplastic anemia，VSAA）：在重型标准基础上，ANC$<0.2\times10^9$/L 为 VSAA。

（3）非重型 AA：符合 AA 诊断但是未达到重型标准的 AA。如果 PLT$<10\times10^9$/L 和/或 Hb<70 g/L，称为输血依赖型。

【再障相关疾病】

（一）病毒相关性再障

研究发现可能与再障发病有关的病毒主要有肝炎病毒、巨细胞病毒（CMV）、人类微小病毒 B19、EB 病毒、人类免疫缺陷病毒（human immuno-deficiency virus，HIV）及登革热病毒等。

肝炎病毒与再障的研究报道较多，发生于肝炎病毒感染之后的再障称为病毒性肝炎相关性再生障碍性贫血（hepatitis associated aplastic anemia，HAAA），HAAA 占再障总发病数的比例，在东、西方国家分别为 4%～10% 和 2%～5%，这可能与病毒性肝炎在上述地区间发病率的差异有关，多数文献报道病毒性肝炎患者中，HAAA 的发生率为 0.1%～0.2%。HAAA 的临床特点有：

（1）以青少年男性为主，常在肝炎发病后 6 个月内发生，多数患者处于肝炎的恢复期，肝炎症状相对较轻，而再障多较严重，病情进展较快，预后常较差。

（2）HAAA 的病原学仍不清楚，目前的研究表明绝大多数 HAAA 是由甲型、乙型及丙型肝炎病毒以外的其他肝炎病毒感染所致，但有关的具体肝炎病毒尚不明确。

巨细胞病毒和人类微小病毒 B19 所引起的再障多发生于器官移植后等有免疫功能障碍的患者，其中人类微小病毒 B19 容易造成再障危象和纯红细胞再障。

EB 病毒相关性再障主要发生于儿童及青年人，多发生于 EB 病毒感染后 1 个月内，全血细胞减少显著，多并发自身免疫功能紊乱，对免疫抑制治疗反应好者可完全恢复造血，反应差者多死亡。

HIV 感染所引起的再障多较严重，且常常伴有免疫功能低下，并常继发 CMV、人类微小病毒 B19 等其他病毒感染。

（二） 再障-阵发性睡眠性血红蛋白尿（AA-PNH）综合征

AA 和 PNH 都是造血干细胞疾病，均可有全血细胞减少、骨髓增生低下，两者关系非常密切，可同时发生于同一患者，亦可相互转化。文献报道，10%～13% 的 AA 可转化为 PNH，约 25% 的 PNH 可演变为 AA。在病程中先后或同时出现 AA 和 PNH 特征的病症即称为 AA-PNH 综合征。

（三）传染性单核细胞增多症（简称传单）**后再障**

由急性 EB 病毒感染引起的传单，在病期或恢复期出现全血细胞减少、骨髓增生减低，血清学有 EB 病毒感染的依据，部分患者症状消失后血常规可自行恢复。

（四）噬血细胞-再障综合征

约 1/3 的噬血细胞综合征患者的骨髓象由增生活跃转为增生低下类似再障，但噬血细胞易见，称为噬血细胞-再障综合征。噬血细胞-再障综合征患者均有系统性免疫缺陷、恶性肿瘤和感染，在感染中以疱疹病毒、巨细胞病毒等病毒感染最常见。

【鉴别诊断】 AA 的基本诊断条件是外周血细胞减少和骨髓造血细胞增生低下。由于目前 AA 的发病原因及机制仍然存在一定的异质性，尚未有客观、明确的实验室指标来建立 AA 的诊断（正面诊断），因而临床中必须要排除其他已经明确定义的、可引起全血细胞减少或骨髓衰竭的疾病。

（一）骨髓增生异常综合征

骨髓增生异常综合征（myelodysplastic syndrome，MDS）是一组起源于造血干细胞的克隆性疾病，由于克隆性造血的存在和扩增，表现出难治性血细胞减少、骨髓病态造血以及髓系白血病转化的临床特征。无其他原因可解释的长期血细胞减少（无效造血）和骨髓造血细胞病态改变（病态造血）是 MDS 的基本血液学特征。随着机制研究的进展，MDS 的诊断越来越重视恶性克隆性造血的直接证据。细胞遗传学和分子生物学对染色体、基因结构和数量异常的检测在 MDS 的诊断及判断病情演变中起到非常重要的作用。需要注意构成 MDS 诊断的必备条件是血细胞减少，在染色体异常层面定义的克隆性造血及形态学层面定义的病态造血是构成 MDS 的次要条件。如果只有克隆性造血或者只有病态造血而没有血细胞减少，分别定义为潜质未定的克隆性造血（clonal hematopoiesis of inderterminate potential，CHIP）或意义不明的病态造血。如果只有长期稳定的血细胞减少，多部位穿刺没有造血衰竭的证据，且缺乏病态造血和克隆性造血证据，定义为意义不明的血细胞减少症（ICUS）；如果有血细胞减少但是没有病态造血，克隆性造血的证据可以替代病态造血构成 MDS 的诊断（MDS-U）。

某些低增生 MDS 可呈现造血衰竭的表现，例如全血细胞减少，网织红细胞不高甚至降低，骨髓增生减低，有时很难与 AA 相鉴别。但该种类型的 MDS 的骨髓增生常不会类似于重型或极重型 AA，其表现更多类似于非重型 AA。粒系未成熟前体细胞异常定位（abnormal localization of immature precursor，ALIPs）是指髓系原始造血细胞离开骨小梁内皮细胞，进入骨小梁旁区或骨小梁间区进行自主性增殖，在骨髓组织活检时出现 3～5 个或更多原始粒细胞、早幼粒细胞呈簇状积聚的现象。这一现象是 MDS 的最具有特征性的病理学证据，可作为 MDS 与再障鉴别的要点之一。但是需要注意 ALIPs 可能非 MDS 所特有，AA 患者的骨髓中残留造血热点中既可能出现不成熟粒细胞（不等同于原始细胞）的少量聚集，也可能出现由发育异常的幼稚红细胞组成的造血岛，形态学上易误判为 ALIPs，二者往往需要进行免疫组化染色才能准确区分。此外，红系病态造血在 AA 中也很常见，不能作为与 MDS 的鉴别依据。

以下征象提示患者的骨髓衰竭是由于恶性克隆性疾病导致的：①粒细胞和巨核细胞系病态造血，血片或骨髓涂片中出现异常核分裂象。②骨髓纤维化，骨髓活检示网硬蛋白增加。③外周血、骨髓涂片或骨髓活检中原始细胞（而非幼稚细胞）比例增高；流式细胞学或免疫组化染色显示骨髓中 $CD34^+$ 细胞增多，可查得异常幼稚细胞克隆。对于有血细胞减少、骨髓增生减低但缺乏病态造血的患者，以下核型异常有助于鉴别 MDS 和 AA：t (11；16) (q23；p13.3)；t (2；11) (p21；q23)；inv (3) (q21；q26.2)；t (3；21) (q26.2；q22.1)；t (1；3) (p36.3；q21.2)；t (6；9) (p23；q34)；-7 or del (7q)；-5 or del（5q）；i（17q）or t（17p）；-13 or del（13q）；del（12p）or t（12p）；del（9q）；del（11q）；idic（X）（q13）和 Complex karyotype。但是以下单独核型不作为 MDS 诊断依据：-Y，+8 或 20q⁻。这是由于这些患者常常对免疫抑制治疗有较好效果，有学者认为诊断成 AA 更合适。因为血液系统相关基因突变在 MDS、AA、PNH 及正常人群中均可以出现，也有学者认为基因突变尚不能作为鉴别 MDS 和 AA 的主要依据。对于 MDS，目前基因突变没有作为诊断指标，但是可能作为预后的因素。AA 最常见的基因突变有 PIGA 和 BCOR/BCORL1，往往提示对免疫抑制剂反应好，预后良好，诊断时可倾向于 AA；ASXL1，DNMT3A 与 MDS 和 AML 相关的基因突变提示对免疫抑制剂反应不佳，向 MDS 和 AML 进展的机会较大，预后不良，但是尚不能作为诊断 MDS 的主要依据。

（二）阵发性睡眠性血红蛋白尿

阵发性睡眠性血红蛋白尿（paroxysmal nocturnal hemoglobinuria，PNH）是一种后天获得性的起源于造血干细胞水平的良性克隆性疾病。PNH 发病与 X 连锁的磷脂酰肌醇聚糖 A（phosphatidylinositol A，PIG-A）基因突变有关，突变后血细胞膜上糖化磷脂酰肌醇（glycosylphosphatidy-linositol，GPI）锚合成障碍，PNH 克隆来源的红细胞、粒细胞、单核细胞及淋巴细胞上 GPI 锚连蛋白（包括具有抑制补体激活功能的 GPI 锚连膜蛋白）均部分缺失，引起血细胞，尤其是红细胞，易于发生免疫破坏，临床上表现为多系血细胞减少，获得性血管内溶血及血栓形成。PNH 克隆的出现和存在与骨髓微环境的免疫异常及自身克隆演变有关，这两个因素均可能导致正常骨髓造血衰竭。典型的 PNH 可以通过典型的溶血证据与再障鉴别，然而不典型者可能无血红蛋白尿发作，但有造血衰竭表现，易误诊为单纯再障。部分患者处于典型 PNH 向 AA 或 AA 向典型 PNH 之间的过渡过程，骨髓增生程度可有动态变化，更加造成二者的识别困难。AA 和 PNH 并非完全不相容的概念，部分患者既有临床溶血的表现也符合 AA 的诊断概念（此时流式细胞学法常检测到 PNH 克隆＞10%），可以诊断为 AA 合并 PNH；约 50% 的 AA 患者通过流式细胞学法可检测到少量 PNH 克隆的存在（＜10%且＞1.0%），可以诊断为 AA 并 PNH 克隆；如果 PNH 克隆为 0.01%～1.0% 之间，可以诊断为 AA 并 PNH 微小克隆。因此，AA 与 PNH 的鉴别关键是溶血的证据和 PNH 克隆的识别。前者表现为网织红细胞计数增高、尿含铁血黄素阳性、血清间接胆红素增高和乳酸脱氢酶增高；后者主要依靠流式细胞学法检测粒细胞、单核细胞的 GPI-Anchor 及白细胞、红细胞膜表面的 CD55、CD59。

（三）霍奇金淋巴瘤和非霍奇金淋巴瘤

霍奇金淋巴瘤和非霍奇金淋巴瘤（HL 和 NHL）是起源于淋巴组织的恶性肿瘤。淋巴瘤引起全血细胞减少最常见的原因是淋巴瘤继发免疫紊乱，其次是淋巴瘤骨髓浸润及伴发的继发性骨髓纤维化。但需要注意，淋巴瘤发生骨髓浸润的比例可能远高于原来预计。另外，少部分淋巴瘤可原发于骨髓，当肿瘤细胞分布不均匀，数量偏少或骨髓组织取材量少时均可能漏诊。淋巴瘤骨髓浸润可伴发骨髓纤维化，但是局灶性纤维化也容易被忽略。需要注意的是，AA 是一种免疫异常导致的临床综合征，骨髓中往往淋巴细胞比例增加，浆细胞易见，所以当淋巴细胞呈现小灶分布时容易误诊为淋巴瘤。免疫组化及基因重排有助于诊断。异常淋巴细胞在骨小梁区的聚集是淋巴瘤的一个重要特征，在骨髓活检时需要留意。其他肿瘤浸润性表现，例如无痛性淋巴结肿大、肝脾大及乳酸脱氢酶增高等临床特征往往提示可能并非 AA。

此外，大颗粒淋巴细胞白血病（large granule lymphocytic leukemia，LGL）是一种慢性 T 淋巴细胞增殖性疾病，细胞毒性 T 淋巴细胞通过直接杀伤或产生细胞因子，调节造血而引起骨髓造血损伤，呈现纯红细胞再生障碍性贫血（pure red cell aplasia，PRCA），部分患者出现全血细胞减少和骨髓增生减低，类似 AA。外周血涂片及骨髓涂片检查可发现大颗粒淋巴细胞增多或相对增多，骨髓活检可发现 CD3+，CD8+ 细胞间质浸润。

（四）骨髓纤维化

骨髓纤维化（myelofibrosis，MF）指骨髓造血组织被纤维组织代替从而影响造血功能导致全血细胞减少，此时骨髓穿刺抽吸涂片检查往往为干抽或稀释，被误认为骨髓增生低下，需要与 AA 鉴别。原发性骨髓纤维化是慢性髓系恶性克隆增殖引起细胞因子异常造成骨髓纤维增生的一种疾病，早期可能出现全血细胞增多；中期由于脾大出现贫血和血小板减少；白细胞仍增多或减少，后期逐渐出现全血细胞减少和骨髓增生减低。骨髓常干抽，骨髓及外周血涂片可见泪滴红细胞，有核红细胞，巨大血小板，髓系细胞核左移。因出现髓外造血，血涂片可以见到不成熟造血细胞。骨髓活检可见骨髓基质纤维增生，网硬蛋白增加和大量纤维细胞以及巨核细胞形态异常和集聚现象。伴脾大，常为巨脾，如果骨髓纤维化没有巨脾则需要考虑继发性。部分原发性骨髓纤维化患者可查得骨髓增殖性疾病的相关基因突变，如 JAK2 v617F 突变、CALR 突变及 MPL 突变等。许多其他系统和血液系统疾病均可能导致继发性骨髓纤维化，如髓系肿瘤（全髓白血病、巨核细胞白血病及骨髓增生异常综合征），恶性淋巴瘤，转移癌，炎症反应，肉芽肿反应，结缔组织病及骨病等。其中，结缔组织病可引起自身免疫性骨髓纤维化，与原发性骨髓纤维化不同之处在于较少见泪滴型红细胞及巨核细胞聚集现象。

（五）特殊感染

某些细菌、病毒（如 EBV、CMV、HIV 和微小病毒 B_{19} 等）、真菌、立克次体、原虫等感染并发病时是一种全身的疾病状态，病原体本身或引发的各种炎症反应、免疫细胞激活等病理生理改变可导致全血细胞减少，甚至引起骨髓增生减低。需要注意与再障合并感染发热的患者进行鉴别。感染所致全血细胞减少一般是短期暂时性，原发感染控制后 2~4 周，造血可逐渐恢复，不同于再障的永久性免疫损害。分枝杆菌尤其是非典型分枝杆菌感染，会出现发热并全血细胞减少和骨髓增生低下。骨髓检查可发现肉芽肿、纤维化、骨髓坏死、噬血细胞等，可见泡沫状巨噬细胞吞噬现象。嗜酸性坏死常见于非典型结核分枝杆菌感染，结核分枝杆菌感染少有嗜酸性坏死和肉芽肿。疑为结核者，应送骨髓液行分枝杆菌培养。病变组织的分子生物学检验有助于判断分枝杆菌的菌种。

（六）神经性厌食与长期饥饿

神经性厌食或胃肠道手术后不能进食、外科减肥手术后吸收减少，或其他原因导致长时间饥饿的患者，由于缺乏营养，会出现造血异常，骨髓增生减低或退化，导致全血细胞减少。该类患者骨髓胶化（浆液变性或萎缩），造血细胞和脂肪细胞均减少，骨髓基质 HE 染色显示为淡粉色，而 AA 患者骨髓中脂肪细胞比例增高，可见不同程度的脂肪变性，尤其是早期演变阶段。红系和粒系前体细胞空泡化，浆细胞铁染色增多。此外，由于饮食结构或习惯引起维生素 B_{12} 和叶酸缺乏的患者，可以出现巨幼细胞贫血，严重的巨幼细胞贫血也可出现全血细胞减少，骨髓涂片形态有典型的改变：红系及粒系巨幼变，粒系核右移，巨核细胞数目不减少，容易与 AA 相区别。但由于有形态异常，需要注意与 MDS 鉴别，一般在补充造血原料及营养元素后 2 周左右血常规会有治疗反应。

（七）免疫性血小板减少症

免疫性血小板减少症（immune thrombocytopenia，ITP）是自身免疫异常引起的血小板破坏增多，导致血小板减少，出现出血症状。有时再障患者首先只表现出单独的血小板减少，造血细胞进一步损伤才出现全血细胞减少。但是 AA 患者骨髓增生减低或显著减低，巨核细胞减少或缺如，而 ITP 则一般巨核细胞增多或正常。多数患者糖皮质激素等免疫抑制治疗有效。

（八）遗传性骨髓衰竭综合征

遗传性骨髓衰竭综合征（inherited bone marrow failure syndromes，IBMFs）患者均有不同程度的骨髓造血衰竭，表现出外周血细胞减少，骨髓一系或多系增生不良，且随年龄增长而逐渐进展。大多幼年确诊，少部分患者成人后确诊，需要注意与获得性 AA 进行鉴别。

（九）GATA2 缺陷症

GATA2 缺陷症（GATA2 deficiency）是一种与造血细胞发育相关的转录因子，其杂合突变导致功能不全，可表现为多种临床综合征，如单核细胞减少并分枝杆菌感染；树突状细胞、单核细胞、B 淋巴细胞及 NK 细胞缺陷；家族性骨髓增生异常综合征/急性髓系白血病以及 Emberger 综合征（原发性淋巴水肿并骨髓增生异常综合征）。当全血细胞减少合并骨髓增生低下时，如果表现有外周血单核细胞减少或缺失、B 淋巴祖细胞缺乏，CD4：CD8 比例倒置时，提示 GATA2 缺陷可能，需要进行基因筛查以便选择合适治疗方法。

（十）急性造血功能停滞

急性造血功能停滞（acute arrest of hemopoiesis，AAH）目前仍然是一个比较模糊的概念，国内外尚缺乏统一诊断标准。它是指在某些诱因如急性病毒或细菌感染或药物作用下，激发机体免疫反应，引起免疫细胞激活，造血负调细胞因子释放增加，促使造血功能紊乱和代偿失调，血细胞发生暂时性减少或缺如，但是经过早期积极支持治疗，患者可能痊愈。依据定义，AHH 表现为全血细胞减少，骨髓增生低下，但是病情具有自限性。国外学者强调骨髓涂片中出现巨大的早幼红细胞是其形态学特征，而国内长期采用回顾性诊断的方式定义 AAH。但是依据转归来定义一种疾病似乎存在逻辑上的问题，而且在临床实际诊疗过程中可能造成延误治疗，反而影响 AA 的治疗结果，因而建议对符合现行 SAA 诊断标准的患者应当进行积极的诊断和治疗，如果经过 2～3 周的诊断和初步支持治疗阶段造血未能自发好转，积极行移植或免疫抑制治疗，以免延误治疗时机。

【治疗】

（一）治疗原则

1. 病因治疗　避免接触有可能引起骨髓损害的物质，禁用一切可引起骨髓抑制的药物。

2. 支持治疗

（1）纠正贫血：输血是纠正贫血的有效方法，可以防治由于贫血过重所导致的各类并发症。但输血过多可能产生免疫反应而使将来骨髓移植后发生移植物抗宿主病（GVHD）的危险增加，且可能导致输血性血色病的严重后果，因此必须严格掌握输血的适应证。一般认为：慢性型 Hb＜60 g/L 且缺血缺氧症状明显时，可考虑输血；急性型可适当放宽输血指征。一般输注浓缩红细胞，因浓缩红细胞不会使血容量剧增以加重心血管负荷，尤其适用于老年人再障患者；输注应用白细胞滤器去除白细胞的浓缩红细胞则有利于减少输血反应及输血后 GVHD 的发生。

（2）防治感染：感染是再障患者常见的死亡原因，感染的严重性和死亡率与中性粒细胞减少的程度和时间有关，中性粒细胞绝对值越低、粒细胞减少持续的时间越长，感染的发生率和死亡率越高。当再障患者粒细胞＜0.2×10⁹/L 时，感染几乎不可避免，因此，对于感染的预防和治疗极其重要。为预防 SAA 患者感染，应采取保护性隔离，给予无菌饮食，注意保持口腔和肛周清洁，并口服肠道不吸收的抗生素。一旦临床出现感染征象，应及时取血液、尿、大便或可疑感染部位的分泌物等做细菌培养（包括需氧、厌氧、真菌）和药物敏感试验，并立即静脉滴注广谱抗生素治疗，待细菌培养和药敏试验有结果后再换用敏感的抗生素继续治疗。当应用广谱抗生素 3 日后患者仍发热，尤其是对于第二次发热者，应考虑合并真菌感染可能，常见为假丝酵母菌和曲霉感染，及早应用氟康唑或两性霉素 B 可降低感染死亡率。

（3）控制出血：出血是再障最常见的并发症，严重的脏器出血，尤其是颅内出血是再障患者的另一主要死亡原因。控制出血的一般治疗包括应用止血药物，如酚磺乙胺；合并血浆纤溶酶活性增高者可用抗纤溶药，如氨基己酸（注意泌尿生殖系统出血患者禁用）；女性子宫出血可肌内注射丙酸睾酮。输注新鲜浓缩血小板对血小板减少引起的严重出血有效，但多次输注血小板将使机体发生同种异体的免疫反应而产生同种异体抗体，从而导致血小板输注无效。因此一般认为输注血小板的指征是：凡迅速发展的紫癜、严重口腔或视网膜出血、血尿或血小板低于 10×10⁹/L 同时有感染者及合并颅内出血、消化道大出血者。也有学者认为：再障患者预防性输注血小板界限定在 5×10⁹/L 是适宜的。输注单采血小板或 HLA 配型匹配的血小板可以预防和延缓血小板抗体的产生，而输注去白细胞的血小板（应用白细胞滤器或 γ 射线照射）不仅可减少血小板抗体的产生，还可降低骨髓移植后 GVHD 的发生率。

3. 分型治疗　对急、慢性型再障的治疗方法不同。急性再障（SAA-Ⅰ）及慢性重型再障（SAA-Ⅱ）需采用造血干细胞移植、免疫抑制剂、造血细胞生长因子等治疗，而慢性再障则一般采用雄激素、中医中药等治疗即可。

4. 早期治疗　有资料显示，慢性再障治疗前病程小于半年者，治疗的有效率为 90％，小于 2 年者为 74％，而大于 2 年者仅为 57.9％，三者间有显著性差异，提示早期治疗是提高再障疗效的关键。

5. 联合治疗　无论何种类型再障，联合治疗均比单一用药好。例如采用序贯强化免疫抑制联合造血生长因子治疗重型再障的有效率明显高于单用免疫抑制治疗的疗效。

6. 坚持治疗　指治疗方案确定后应坚持治疗半年以上，切勿中断治疗或频频换药。因再障是骨髓造血细胞、间质细胞及骨皮质皆萎缩的病变，须较长期地用药才能逐步使其恢复正常。

7. 维持治疗　指治疗方案有效，病情得到缓解后，仍需继续维持治疗一定的时间。此举对降低再障复发率，提高远期疗效有着重要的意义。

8. 合并症治疗　对于慢性再障有感染灶，如鼻窦炎、慢性扁桃体炎等，应早期清除感染灶，因感染往往会加重骨髓衰竭，使再障的治疗难以奏效。

（二）重型再障（SAA）的治疗

老年患者（年龄＞60 岁）骨髓造血组织存在生理性的退化，因此在进行骨髓检查，尤其是骨髓活检的结果判断时，需要考虑年龄的因素。由于老年人群中骨髓增生异常综合征的发病率高于 AA，所以需要小心二者之间的鉴别诊断。老年 AA 患者携带髓系肿瘤相关基因突变机会增加，治疗后发生恶性克隆转化的可能性增大。因此，老年再障患者较年轻患者更为复杂，且疗效更差。

治疗之前，首先应回顾资料，再次确定诊断的正确性，尤其应排除低增生性 MDS。同时，除了血细胞计数，生存质量也是评价老年患者疗效的重要指标。因此，个体化原则在老年再障的治疗中尤为重要。总体而言，老年 AA 患者的治疗策略主要基于以下几点：①疾病的严重程度，尤其是粒细胞缺乏的程度；②是否合并感染；③是否有其他合并症；④患者的治疗意愿；⑤家庭支持情况。

1. 免疫抑制治疗　免疫抑制治疗（immunosupressive therapy，IST）并无严格的年龄限制，其有效率也并不受年龄影响，适用于无严重合并症且有治疗意愿的老年 AA 患者。

感染是老年患者的主要死亡原因，因此，对于有严重粒细胞缺乏（$N < 0.2 \times 10^9/L$）或严重感染的 SAA 和 VSAA 患者来说，治疗起效快可能会降低死亡率。联合使用免疫抑制剂 ATG＋CsA（详见免疫抑制治疗章节）比 CsA 单药起效更快，且完全缓解率更高，从而降低了因致命性感染死亡的风险，由于其临床获益大于不良反应，似乎是老年患者的首选方案。老年人的 IST 治疗方案及剂量更为个体化。有以下方案可选：

（1）标准方案：hATG 160 mg/kg 分为 4～10 日，或 rATG 18.75 mg/kg 分为 5

日，联合或不联合 CsA。

(2) 减量方案：ATG 减量至标准剂量的 50% 以下，联合或不联合 CsA。CsA 从第 14 日开始用药，起始剂量 2.5～5 mg/（kg·d），每 12 小时 1 次；此后根据血药浓度调整剂量。但仍需注意，重症感染危及生命的患者并不一定受益于 ATG+CsA 联合治疗。由于免疫抑制剂的毒性及不良反应，老年患者使用 ATG 的生存获益逊于年轻患者。ATG 的使用及血清病的发生可导致血小板的进一步下降。此外，老年 AA 患者使用 ATG 治疗时，出血、感染、心功能不全和心律失常事件的风险相对年轻患者较大。因此需要在治疗前全面评估老年患者的心功能、肝功能、血脂、糖耐量等问题，并在治疗中严密监测。

对于非粒细胞缺乏（N>0.5×10^9/L）且未合并严重感染的 NSAA，可以首选环孢素单药，5 mg/（kg·d），分 2 次服用。环孢素单药具有方便，相对低毒，且可门诊口服等优点。在此组患者中，虽然单药 CsA 的起效时间和缓解率均低于 ATG 联合 CsA，但总生存率（OS）并无差别。而且单药 CsA 无效时，患者再选择 ATG 联合 CsA 依然有效。环孢素可引起肾毒性和血压升高，必须监测血药浓度（75～200 μg/mL）。

2. 雄激素（androgen，Adr）　司坦唑醇及达那唑可单药用于对于 CsA 不能耐受（如肾功能损害）或无效的老年患者，尤其男性老年患者。司坦唑醇用法为 40 mg/次，每日 3 次。达那唑是雄激素的中间产物，男性化不良反应较司坦唑醇轻，更适于女性老年患者。单药剂量通常每日 300 mg 起始，最大剂量每日 600 mg，起效的中位时间为 3 个月，总有效率可达 46%。长期应用雄激素，可能出现肝毒性、心力衰竭、前列腺增生、情绪改变以及水钠潴留等不良反应。所以肾病和心衰患者慎用，前列腺癌患者禁用。

3. 造血干细胞移植治疗　造血干细胞移植作为老年患者一线治疗的研究不多，需要进一步临床研究明确干细胞移植在这个人群中的作用和价值（详见造血干细胞移植章）。

4. 阿仑单抗　阿仑单抗（Alemtuzumab）治疗 AA 耐受较好，感染并发症较少，对于难治复发患者疗效优于初治患者，甚至可以替代环孢素以降低免疫抑制剂联合治疗的毒性。肾功能不全者及其他无法耐受环孢素的老年难治复发患者，可考虑单药使用阿仑单抗。单药使用剂量通常为 10 mg，静脉输注 2 小时，（每日 1 次）连续 10 日。但近期研究发现除了常见的输液反应外，30%～40% 的患者在使用阿仑单抗后可有继发性自身免疫性疾病、甲状腺功能异常、免疫性血小板减少性紫癜等，并且恶性肿瘤（尤其是甲状腺肿瘤）的发病率增高。因此需要谨慎使用，严密监测。

5. 促进造血药物

(1) 艾曲波帕片是一种口服的血小板生成素受体激动剂，可促进 AA 患者三系造血的恢复。现已被 FDA 批准用于对 IST 无效的 SAA。欧洲药品管理局（EMA）也批准其用于 IST 无效的重型 AA，或之前接受多种治疗无法行 HSCT 的重型 AA。剂量通常从 50 mg/d 起始，每 2 周加量 25 mg，直至或血小板计数达到 20×10^9/L，或达到单日最大剂量 150 mg。艾曲波帕片可单药或联合 CsA 使用。对于难治性 SAA 患者，有研究报道其有效率可达 40%，起效时间为 3~4 个月，且不良反应较小（如转氨酶升高），网织红细胞绝对值对艾曲波帕疗效有预测意义。但被质疑可导致克隆演变如 -7 号染色体缺失（-7）。在治疗前需反复行骨髓穿刺，排除异常细胞遗传学克隆，尤其是 -7 的存在。

（2）ATG 联合重组人血小板生成素（recombinant human thrombopoietin，rh-TPO），可提高 SAA 的 IST 血液学反应率，加快血小板恢复。通常在 ATG 结束后第 14 日开始连续或隔日皮下注射 rh-TPO 15000 U/d，总疗程 28 日。rh-TPO 具有不良反应轻微，无克隆性血液学转化，无骨髓纤维化的优点，但对于红系和粒系造血恢复的促进作用尚不肯定。

（三）非重型再障（NSAA）的治疗

1. **雄激素** Adr 是一类甾体化合物或类固醇，代表物质是睾酮。是治疗 CAA 的首选药物，也是治疗 SAA 的基础药物之一。

Adr 治疗 AA 的可能作用机制为：Adr 在体内可还原为 5α-双氢睾酮和 5β-双氢睾酮，前者可促进肾脏产生促红细胞生成素促进红系造血，后者可直接刺激造血干/祖细胞使 BFU-E、CFU-E、CFU-GM 增加，并且 Adr 可提高体内雄激素受体（AR）水平，从而使上述生物效应增强。

临床常用的 Adr 类药物可分为两大类：①$17\alpha$-烷基衍生物类，如司坦唑醇、达那唑等；②$17\beta$-羟基酯类，如丙酸睾酮、长效睾酮等。多于治疗 3 个月后出现疗效，首先表现为网织红细胞的上升，随后血红蛋白、白细胞开始上升，最后血小板有不同程度的恢复。骨髓红系先恢复，继之粒系，巨核系往往在 1 年后始有所改善。有效病例，应减量持续维持治疗 1~2 年或更长时间以防复发。治疗过程中，若一种雄激素治疗无效，可选用另一种或两种雄激素治疗。

国内单用 Adr 治疗 CAA 的有效率为 50%~60%，与其他药物联用如康力龙＋一叶秋碱＋左旋咪唑（SSL）方案等有效率可提高到 70% 左右；近年来多采用 Adr＋CsA 联合治疗，其疗效达 80% 左右。一般认为：CAA 治疗前病程<2 年，外周血中性粒细胞>$1.0×10^9$/L，骨髓增生活跃，血清睾酮水平降低不明显，骨髓细胞雄激素受体阳性率>4% 者疗效较好，单用 Adr 治疗 SAA 的有效率不超过 20%，与免疫抑制剂并用有协同作用。

雄激素的不良反应有：

（1）男性化作用：常见有痤疮、毛发增多、声音嘶哑，妇女可有闭经、阴蒂肥大、乳房缩小、性欲增加等，一般女性患者的不良反应较男性患者为重。老年男性可有前列腺增生。

（2）肝功能损害：常有转氨酶升高，可见血清碱性磷酸酶增高及肝内阻塞性黄疸。肝脏损害与用药剂量、时间有关。

（3）其他：可有水钠潴留而发生浮肿，尤其是老年人。注射部位感染偶见。

2. **中医中药治疗** 中医认为再障以肾虚为主，采用补肾中药为主治疗 CAA，有效率为 50% 左右，如与 Adr 等药物联合应用，有效率可达 80% 左右。中药治疗 AA 常将其分为肝肾阴虚型、脾肾阳虚型、气血两虚型及阴阳两虚型 4 种，并按类型分别以滋补肝肾、温补脾肾、补益心脾、阴阳两补而进行治疗。在治疗过程中发现，凉润滋阴药能缓解症状，温热补阳药可改善造血功能。常用药物有黄芪、人参、当归、熟地黄、肉苁蓉、何首乌、补骨脂、菟丝子、巴戟天、肉桂、仙茅、鹿茸、附子等。实验证明，黄芪加白术、肉苁蓉加菟丝子、淫羊藿加丹参可提高 CFU-E 及 BFU-E 的产率；人参、巴戟天、补骨脂、鹿茸可增加 CFU-GM 的产率。补肾中药的疗程应大于半年，有效后需巩固治疗。本疗法的优点为疗效持久，无明显不良反应。

【疗效标准】 1987 年第四届再生障碍性贫血学术会议制定了我国现行的再障疗效标准，目前仍沿用：

1. **基本治愈** 贫血和出血症状消失。男性 Hb 120 g/L、女性 Hb 100 g/L，WBC 4×10^9/L，PLT 80×10^9/L，随访 1 年以上未复发。

2. **缓解** 贫血和出血症状消失。男性 Hb 120 g/L、女性 Hb 100 g/L，WBC 3.5×10^9/L 左右，PLT 也有一定程度增加，随访 3 个月病情稳定或继续进步。

3. **明显进步** 贫血和出血症状明显好转，不输血，Hb 较治疗前 1 个月内常见值增长 30 g/L 以上，并能维持 3 个月。

判定以上 3 项疗效标准者，均应 3 个月内不输血。

4. **无效** 经充分治疗后，症状、血常规未达明显进步。

【预后】 再障的预后与病情和治疗方法密切相关。SAA 起病急、病情重，以往病死率极高（>90%），死亡原因多为颅内出血和败血症。近 10 年来，随着治疗方法的改进，SAA 的预后已明显改善，远期生存率达到 60% 左右。NSAA 患者通过合理治疗，2/3~3/4 可缓解或治愈，仅少数进展为 SAA-Ⅱ型。老年再障患者一般病情较重，且多合并有其他系统疾病，预后不良，因此，对老年再障的治疗措施应全面积极，特别应注意加强支持疗法，争取患者及早康复。

〔付　斌〕

第五节　自身免疫性溶血性贫血

自身免疫性溶血性贫血（autoimmune hemolytic anemia，AIHA）是 B 淋巴细胞免疫调节紊乱，产生自身抗体吸附于红细胞膜表面，导致红细胞破坏增多而引起的溶血性贫血。

根据是否存在基础疾病或相关疾病，AIHA 分为原发性及继发性。原发性 AIHA 患者无基础疾病。继发性 AIHA 常继发于：①淋巴细胞增殖性疾病如淋巴瘤、慢性淋巴细胞白血病及意义未明的单克隆 IgM 丙种球蛋白血症等；②自身免疫性疾病如系统性红斑狼疮、桥本甲状腺炎、溃疡性结肠炎等；③感染如支原体感染，EB 病毒、巨细胞病毒感染和微小病毒、肝炎病毒感染等；④卵巢皮样囊肿；⑤药物相关，如青霉素、α甲基多巴、头孢菌素、氟达拉滨等。根据自身抗体与红细胞结合所需的最适温度分为温抗体型、冷抗体型〔包括冷凝集素综合征（cold agglutinin syndrome，CAS）和阵发性冷性血红蛋白尿（paroxysmal cold hemoglobinuria，PCH）〕及其混合型。

【临床表现】

（一）温抗体型 AIHA

临床表现多样化，多数慢性病程，除溶血和贫血外，半数有脾大，1/3 患者有黄疸及肝大，继发性患者还有原发病表现。病毒感染常导致病情加重，呈急性溶血表现，有寒战、高热、腹痛、腰背痛，部分患者出现休克和神经系统紊乱表现如头痛、烦躁甚至昏迷。

（二）冷抗体型 AIHA

原发性 CAS 多见于老年人，且女性多见。继发性 CAS 常继发 B 淋巴细胞增殖性疾病如淋巴瘤、多发性骨髓瘤、原发性巨球蛋白血症以及某些感染如支原体肺炎、传染性单核细胞增多症。CAS 多呈慢性溶血经过，寒冷环境下有耳郭、鼻尖、手指发绀，但一经加温即见消失。除贫血和黄疸外，其他体征很少。PCH 罕见，可继发于梅毒或某些病毒感染，以受寒后急性血管内溶血和血红蛋白尿为特点，多数持续几小时，偶有几日者。

【实验室检查】

（一）常规检查

1. 血常规　血红蛋白及红细胞计数下降，多数呈正细胞正色素性贫血，但有时可为大细胞性贫血。白细胞正常，急性溶血时可出现类白血病反应；血小板正常，如降低则提示 Evans 综合征。网织红细胞增多（再障危象时网织红细胞减少），血涂片可见有核红细胞和球形红细胞增多。

2. 骨髓象　红系增生明显活跃，以中晚幼红细胞增生为主，偶见红系轻度巨幼样变，发生再障危象时骨髓增生低下，呈再生障碍性表现。

（二）红细胞自身抗体检测

1. 抗人球蛋白试验　即 Coombs 试验。直接抗人球蛋白试验（direct antiglobulin test，DAT）检测被覆红细胞膜自身抗体。70% 左右的 AIHA 患者 DAT 阳性，主要是抗 IgG 和 C3 型，偶为 IgA 型。温抗体自身抗体与红细胞最佳结合温度为 37 ℃，冷抗体自身抗体与红细胞最佳结合温度为 0 ℃～5 ℃。间接抗人球蛋白试验（indirect antiglobulin test，IAT）检测血清中的游离温抗体，可为阳性或阴性。

2. 冷凝集素试验　冷凝集素是 IgM 型冷抗体，与红细胞最佳结合温度为 0 ℃～5 ℃。血清中冷凝集素效价＞1∶32 时即可以诊断 CAS，CAS 的 DAT 为补体 C3 阳性。

3. 冷热溶血试验　检测冷热双相溶血素（D-L 抗体）。D-L 抗体是 IgG 型冷热溶血素，在 0 ℃～4 ℃时与红细胞结合，并吸附补体，但并不溶血；在 30 ℃～37 ℃发生溶血。PCH 的冷热溶血试验阳性，DAT 为补体 C3 阳性。

【诊断】　自身免疫性溶血性贫血诊断与治疗中国专家共识（2017 年版）提出以下诊断标准。①血红蛋白水平达贫血标准。②检测到红细胞自身抗体。③至少符合以下一条：网织红细胞百分比＞4％或绝对值＞120×10⁹/L；结合珠蛋白＜100 mg/L；总胆红素≥17.1 μmol/L（以非结合胆红素升高为主）。值得注意的是不能仅满足于AIHA的诊断，需要进一步寻找是否存在引起 AIHA 的继发因素，只有排除继发因素后，才能诊断原发性 AIHA。

（一）温抗体型 AIHA 诊断要点

Coombs 试验阳性；近 4 个月无输血或未服用特殊药物；冷凝集素效价正常；肾上腺皮质激素或脾切除有效。如 Coombs 试验阴性，但临床表现符合，肾上腺皮质激素或脾切除有效，排除其他溶血性贫血，尤其是遗传性球形红细胞增多症，可诊断为 Coombs 试验阴性的 AIHA。

（二）冷抗体型 AIHA 诊断要点

1. CAS 诊断要点　寒冷环境下外露凸起部位如耳郭、鼻尖、肢体末端发绀，升温后消失；冷凝集素试验阳性；DAT 阳性，几乎均为 C3 型。

2. PCH 诊断要点　受寒后出现急性发作的血红蛋白尿；冷热溶血试验（D-L 试验）阳性；DAT 为补体 C3 型。

【鉴别诊断】

（一）温抗体型 AIHA

由于红细胞膜表面吸附有抗体，在通过单核吞噬细胞系统时部分细胞膜被吞噬形成球形红细胞，故应与遗传性球形红细胞增多症（hereditary spherocytosis，HS）相鉴别，尤其是 Coombs 试验阴性的 AIHA。HS 可有家族史、红细胞自身抗体阴性、红细胞自溶试验及纠正试验有助于两者的鉴别，必要时可通过红细胞膜蛋白分析进行鉴别。

（二）冷抗体型 AIHA

尤其是 CAS 临床表现易与阵发性睡眠性血红蛋白尿（paroxysmal nocturnal hemoglobinuria，PNH）混淆，因 CAS 患者有补体致敏的红细胞，故也可出现酸溶血试验阳性，但无 PNH 细胞，而 PNH 患者无冷抗体。

【临床体会】　AIHA 常常作为老年患者原发其他疾病的首发表现，其原发病起病隐匿，临床表现不典型，易被忽略，因而常导致误诊和漏诊。临床工作中不能满足于溶血的诊断，应积极寻找病因。AIHA 不论是温抗体型还是冷抗体型均可见于老年人，尤其是温抗体型注意排除继发于肿瘤的可能，如淋巴瘤、慢性淋巴细胞白血病等。

老年人 AIHA 治疗原则与年轻人无异，但因为老年自身免疫功能减退，且常同时患心脑血管疾病、糖尿病等疾病，故在使用糖皮质激素、免疫抑制剂等药物时，更强调个体化治疗及加强对症支持治疗，警惕各种治疗并发症，防止出现医源性意外。

【治疗】

（一）病因治疗

有病因可寻的继发 AIHA 患者应首先治疗原发病，如停用导致溶血的药物；控制感染、肿瘤等。CAS 和 PCH 患者应注意保暖。

（二）糖皮质激素

糖皮质激素是治疗温抗体型 AIHA 的首选药物。通常选用泼尼松，起始剂量 1～1.5 mg/（kg·d），可以根据具体情况换算为地塞米松、甲泼尼龙等静脉输注。治疗有效者 1 周左右血红蛋白开始上升，糖皮质激素用至红细胞比容大于 30％或者 HGB 水平稳定于 100 g/L 以上才考虑逐渐减量。有效者泼尼松剂量在 4 周内逐渐减至 20～30 mg/d，以后每月递减（减少 2.5～10 mg），在此过程中严密检测血红蛋白水平和网织红细胞绝对值变化。泼尼松剂量减至 5 mg/d 并持续缓解 2～3 个月，考虑停用糖皮质激素。足剂量糖皮质激素治疗 3 周病情无改善者视为无效，治疗无效或维持剂量每日大于 15 mg 者应更换其他治疗方案。另需注意的是，由于不同的发病机制，糖皮质激素及后述的脾切除治疗 CAS、PCH 则无效。

（三）脾切除

其适应证是：①糖皮质激素治疗无效；②激素维持剂量超过 15 mg/d（按泼尼松计算）；③不耐受激素治疗或有激素使用禁忌证。目前尚无能预测脾切除疗效的指标。脾切除总有效率 60％左右，脾切除后感染发生率增高，此外还有静脉血栓、肺栓塞、肺动脉高压等并发症，应严格掌握指征。

（四）免疫抑制剂

糖皮质激素治疗无效或需较大剂量维持者，以及脾切除无效或有脾切除禁忌证者，可选用免疫抑制剂。常用的有环磷酰胺 [1.5～2 mg/（kg·d）]、硫唑嘌呤 [2～2 mg/（kg·d）]、长春新碱（2 mg/w）等药物，治疗期间应严密监测其骨髓抑制毒性，及时减量或停用。一般有效率为 40％～60％，多数情况下仍与糖皮质激素联用。

环孢素 3～6 mg/（kg·d），维持血药浓度不低于 150～200 μg/L。环孢素不良反应有齿龈/毛发增生、高血压、胆红素增高、肾功能受损等。由于环孢素需要达到有效血药浓度后才起效，建议初期与糖皮质激素联用。他克莫司和霉酚酸酯用于难治性 AIHA 也有报道。苯丁酸氮芥 2～4 mg/d，疗程 3～6 个月，有报道治疗慢性 CAS 疗效较好。

（五）利妥昔单抗

剂量为 375 mg/（m²·w），第 1 日、8 日、15 日、22 日，共 4 次；或小剂量 100 mg/d 连续 4 周，后者在降低患者经济负担、减少不良反应的同时，并不降低疗效。有研究报道使用小剂量利妥昔单抗治疗老年 AIHA，完全缓解率 66.7％，有效率 91.7％，有效性、安全性均优于泼尼松。使用利妥昔单抗者应注意继发体液免疫缺陷，引发感染或激活体内病毒如乙型肝炎病毒等。HBV 感染患者应在抗病毒药有效控制并持续给药的情况下使用利妥昔单抗。监测 B 淋巴细胞水平可以指导控制利妥昔单抗的并发症，包括感染、进行性多灶性白质脑病等。

（六）其他

静脉免疫球蛋白对部分 AIHA 患者有效。血浆置换对 IgM 型冷抗体效果较好

（37℃时 80% IgM 型抗体呈游离状态），但对其他吸附在红细胞上温抗体效果不佳，且置换带入大量补体。

（七）输血

应严格掌握适应证，尽可能避免输血。温型红细胞自身抗体具有同种抗体特性，易导致严重输血反应，甚至加重溶血。输血时机应根据贫血程度、有无明显症状、发生快慢而定。对于急性溶血性贫血患者，出现严重症状时能排除同种抗体者须立刻输注红细胞。对于慢性贫血患者，Hb<50 g/L 时应输血。输血前必须严格交叉配血，避开患者自身具有的血型抗原，输血前给予足量的抗过敏药物，缓慢输血并严密观察输血反应。CAS 和 PCH 患者输血时红细胞应预温至 37 ℃，并同时注意患者保暖。

〔祝 焱〕

参考文献

[1] Norton A，Roberts I. Management of Evans Syndrome [J]. Br J Haematol，2006，132：125-137

[2] Garratty G. Immune hemolytic anemia associated with negative routine serology [J]. Semin Hematol，2005，42（3）：156-164

[3] King KE，Ness PM. Treatment of autoimmune hemolytic anemia [J]. Semin Hematol，2005，42（3）：131-136

[4] Semple JW，Freedman J. Autoimmune pathogenesis and autoimmune hemolytic anemia [J]. Semin Hematol，2005，42（3）：122-130

[5] Gertz MA. Cold agglutinin disease and cryoglobulinemia [J]. Clin Lymphoma，2005，5（4）：290-293

[6] Petz LD. Review：evaluation of patients with immune hemolysis [J]. Immunohematol，2004，20（3）：167-176

[7] Jack M. Guralnik，William B. Ershler，Stanley L. Schrier，et al. Anemia in the Elderly：A Public Health Crisis in Hematology [M]. Washington，DC. Hematology（Am Soc Hematol Educ Program），2005：528-532

[8] 付斌. 再生障碍性贫血临床医生诊疗手册 [M]. 上海：世界图书出版公司，2008

[9] 沈悌，赵永强. 血液病诊断及疗效标准 [M]. 第 4 版. 北京：科学出版社，2008

[10] Sally B. Killick，Writing Group Chai，et al. Guidelines for the diagnosis and management of adult aplastic anaemia [J]. British Journal of Haematology，2016，172：187-207

[11] 中华医学会血液学分会红细胞疾病（贫血）组. 自身免疫性溶血性贫血诊断与治疗专家共识（2017 年版）[J]. 中华血液学杂志，2017，38（4）：265-267

[12] 张小坤，孙杰. 小剂量利妥昔单抗治疗老年自身免疫性溶血性贫血的临床研究 [J]. 中华血液学杂志，2014，35（3）：236-238

第七章 老年骨髓增生异常综合征

骨髓增生异常综合征（myelodysplastic syndrome，MDS）是一组克隆性造血干细胞疾病，其特征是血细胞减少，髓系细胞一系或多系发育异常，无效造血，以及演变为 AML 的风险增高。MDS 主要发生于老年人群，中位发病年龄 60～75 岁，男性多于女性。由于我国人口老龄化加重，老年患者就医意愿提高，MDS 年发病率预计会明显升高。

【临床表现与分型】 骨髓增生异常综合征的临床表现无特殊性，常见慢性进行性贫血，面色苍白，乏力，活动后心悸、气促等，粒细胞减少患者表现为反复感染和发热，血小板减少致皮肤瘀点、瘀斑，鼻出血、牙龈出血及内脏出血。少数患者出现多发性关节炎、多发性软骨炎、自身免疫性溶血性贫血等自身免疫性疾病表现，可有抗核抗体、抗 DNA 抗体、直接抗人球蛋白试验阳性。发生白血病转化的患者，临床表现同急性白血病。

1982 年，FAB 协作组根据外周血、骨髓中原始细胞比例、骨髓环状铁粒幼红细胞比例、外周血单核细胞绝对值计数、有无 Auer 小体等将 MDS 分为 5 个亚型：难治性贫血（refractory anemia，RA）、环状铁粒幼细胞性难治性贫血（RA with ringed sideroblasts，RARS）、难治性贫血伴原始细胞增多（RA with excess blasts，RAEB）、难治性贫血伴原始细胞增多转变型（RAEB in transformation，RAEB-t）、慢性粒-单核细胞白血病（chronic myelomonocytic leukemia，CMML）（表 7-1）。

表 7-1　　　　　　　　　　　骨髓增生异常综合征的 FAB 分型

类　型	外周血	骨　髓
RA	原始细胞<1%	原始细胞<5%
RARS	原始细胞<1%	原始细胞<5%，环状铁粒幼红细胞>15%有核红细胞
RAEB	原始细胞<5%	原始细胞 5%～20%
RAEB-t	原始细胞≥5%	原始细胞>20%而<30%；或原始细胞中出现 Auer 小体
CMML	原始细胞<5%，单核细胞绝对值>1×10⁹/L	原始细胞<20%

WHO（2001 版）分型保留了 FAB 分型中的 RA、RARS 和 RAEB 亚型，将 RAEB-t 归入 AML，CMML 归入骨髓增生异常/骨髓增殖性肿瘤（myeloplastic/myeloproliferative neoplasma，MDS/MPN），增加了难治性血细胞减少伴多原增生异常

（refactory cytopenia with multilineage dysplasia，RCMD）、5q–综合征和 MDS-U 三种亚型。

WHO（2008 版）的 MDS 分型标准主要是对原始粒细胞<5％那部分患者的诊断标准进行了修订：① 儿童 MDS 提出一个暂定类型"儿童难治性血细胞减少（refractory cytopenia of childhood，RCC）"；② 新增了"难治性血细胞减少伴单系发育异常（refractory cytopenia uniparental dysplasia，RCUD）"亚型，包括 WHO（2001 版）的"难治性贫血 RA"，及新提出的"难治性中性粒细胞减少（refractory neutropenia，RN）"和"难治性血小板减少（refractory thrombocytopenia，RT）；③ 将 RCMD-RS 归入 RCMD；④ 重新定义了 MDS 不能分类型（MDS unclassifiable，MDS-U），外周血原始细胞为 1％的 RCUD 和 RCMD，或外周血 3 系血细胞减少而骨髓只有单系髓系细胞发育异常或外周血持续性血细胞减少且原始细胞≤1％，骨髓 1 系或多系髓系细胞发育异常的细胞<10％，原始细胞<5％，但有 MDS 特征性细胞遗传学异常。

WHO（2016 版）的 MDS 诊断标准较 WHO（2008 版）做了进一步修订：① 改变命名，去除了"难治性贫血"或"难治性血细胞减少"，冠以"MDS"；② 骨髓红细胞比例>50％，原始细胞数按所占有核细胞比例计算；③ 修订了 MDS-RS 诊断标准，如果 SF3B1 基因突变，环状铁粒幼红细胞≥5％即可诊断；④ 修订了 5q⁻综合征的诊断标准，除了单纯 del（5q），还包括 5q⁻异常同时合并另一染色体异常（除外-7/7q⁻）。具体见表 7-2。

表 7-2　　　　　　骨髓增生异常综合征 WHO（2016 版）的分型标准

亚　型	外周血	骨　髓
MDS 伴单系发育异常（MDS-SLD）	1 系或 2 系血细胞减少*，未见或罕见原始细胞	原始细胞<5％，1 系细胞发育异常≥10％
MDS 伴环状铁粒幼红细胞（MDS-RS）	贫血；未见或罕见原始细胞	原始细胞<5％，环状铁粒幼红细胞≥15％；或 SF3B1 突变且环状铁粒幼红细胞≥5％
MDS 伴多系发育异常（RCMD）	血细胞减少（1～3 系）；未见或罕见原始细胞；未见 Auer 小体；单核细胞<1×10⁹/L	两系或多系髓系细胞发育异常≥10％；原始细胞<5％；未见 Auer 小体；环状铁粒幼红细胞<15％
MDS 伴原始细胞增多 1 型（MDS-EB-1）	血细胞减少（1～3 系）；原始细胞≤2％～4％；单核细胞<1×10⁹/L；未见 Auer 小体；	单系或多系细胞发育异常；原始细胞 5％～9％；未见 Auer 小体
MDS 伴原始细胞增多 2 型（MDS-EB-2）	血细胞减少（1～3 系）；原始细胞 5％～19％；Auer 小体（±）；单核细胞<1×10⁹/L	单系或多系细胞发育异常；原始细胞 10％～19％；Auer 小体（±）
未分类的 MDS（MDS-U）	血细胞减少（1～3 系）；±至少 2 次不同时间检测到原始细胞 1％；未见 Auer 小体	单系细胞发育异常或无发育异常，但有 MDS 特征性染色体异常；原始细胞<5％；未见 Auer 小体

续表

亚　型	外周血	骨　髓
MDS 伴有单纯 del (5q)	贫血；血小板计数正常或增高；原始细胞<5％	核分叶过少的巨核细胞数量正常或增多；原始细胞<5％；单纯 del (5q) 或同时伴有另一异常核型（除外 $-7/7q^-$）异常；未见 Auer 小体

＊血细胞减少：中性粒细胞绝对值$<1.8\times10^9/L$，Hb<100 g/L，PLT$<100\times10^9/L$。

【实验室检查】

（一）血常规

可出现一系、两系血细胞减少或全血细胞减少，血红蛋白减少最为明显，表现为大细胞或正细胞性贫血。外周血可出现有核红细胞，红细胞形态异常，如卵圆形、椭圆形等，可出现点彩红细胞、多嗜性红细胞等。白细胞多小于 $5\times10^9/L$，RAEB 者 WBC$>10\times10^9/L$，外周血出现原始及早、中、晚幼粒细胞，核浆发育异常，Palger-Huet 畸形。血小板数可正常、增多或减少，血涂片可见巨大血小板，甚至见小巨核细胞。

（二）骨髓检查

1. **细胞形态学异常**　MDS 患者任一系细胞中有至少 10％形态异常的细胞可判断该系别存在发育异常。MDS 形态学国际工作组先后于 2008 年、2014 年和 2016 年对各系形态学异常做出了解释。

（1）红细胞生成异常：外周血中大红细胞增多、红细胞大小不均，可见到巨大红细胞（直径>2 个红细胞）、异形红细胞、点彩红细胞，可出现有核红细胞；骨髓中可见核出芽、核间桥、核碎裂、多核、核过分叶、核的巨幼红细胞样改变，以及环状铁粒幼红细胞（≥5 个绕核周分布的铁颗粒，常≥1/3 核周）、细胞质空泡现象，且糖原染色阳性。

（2）粒细胞生成异常：粒细胞发育异常，包括 Palger-Huet 畸形，巨大分叶核中性粒细胞（至少达到正常分叶核中性粒细胞大小的 2 倍），中性粒细胞颗粒减少（胞质颗粒减少至正常细胞 2/3 或以上）或缺如，不规则核过分叶，细胞核棒槌小体（4 个以上，非性染色体相关），异常染色质凝集（大块状，有清亮区分隔），其他核发育异常（不符合目前已有的任何发育异常的形态学定义，但确实有核异常），假 Chediak-Higashi 颗粒、Auer 小体。

（3）巨核细胞生成异常：外周血中可见到巨大血小板，骨髓中可出现小巨核细胞（细胞面积$<800\ \mu m^2$），包括淋巴细胞样小巨核细胞（类圆形，直径 $5\sim8\ \mu m$，细胞核质比较大，核染色质浓聚，结构不清，无核仁，细胞质极少，强嗜碱性，常有不规则的毛状或小泡状突起，无颗粒或颗粒极少），可见小圆核（1~3 个核）小巨核细胞，或有多个小核的大巨核细胞。

2. **骨髓活检**　突出表现为粒系未成熟前体细胞异常定位（ALIP）。正常骨髓切片内原始与早幼粒细胞常单个散在定位于骨小梁旁区，若 3~5 个或以上聚集成簇，位于小梁间区，即为 ALIP。每张骨髓切片上至少出现 3 处即为 ALIP 阳性。在 RAEB、RAEB-T、CMML 三组高危病例骨髓切片中常可检出 ALIP，而在 RA、RAS 低危病例中仅 50％者有。ALIP 对诊断有重要意义。

（三）细胞遗传学检测

50％～60％的 MDS 患者应用染色体核型分析及荧光原位染色（FISH）技术可检测出细胞遗传学异常，包括非平衡异常和平衡异常。特征性的染色体异常有助于 MDS 的诊断，但＋8、del（20q）和－γ 在不符合形态学诊断标准的情况下不能作为 MDS 的确诊依据。

（四）流式细胞术检测

CD34[+]祖细胞、成熟中性粒细胞、单核细胞和红系细胞的异常免疫表型是对 MDS 患者骨髓细胞发育异常判断的一个重要补充手段。有 2 个积分系统即 Ogata MFC-score 和 the RED-score，联合这 2 个积分系统对骨髓原始细胞比例低于 5％诊断 MDS 的敏感性和特异性分别为 87.9％和 88.9％。2009 年欧洲白血病网 MDS 流式工作组提出了 MDS 流式细胞术分析指南，2014 年在此基础上又提出了修订指南。需要强调的一点是流式细胞术分析的 CD34[+]细胞比例不能作为 MDS 患者诊断和分型的依据。只有在细胞形态学分析发育异常细胞不足 10％时，免疫表型分析结果可辅助 MDS 的诊断。

（五）二代基因测序检测

90％的 MDS 患者用二代基因测序方法可检测到基因突变，2018 年 NCCN 提出 30 个基因为 MDS 常见受累基因，最常受累的基因有 SF3B1、TET2、SRSF2、ASXL1、DNMT3A 和 RUNX1，这些基因突变频率均在 10％以上。但目前仅发现 SF3B1 基因突变与骨髓环状铁粒幼红细胞增多相关，且对 TGF-β/SMAD 途径的靶向治疗药物 Luspatercept（ACE-536）敏感。部分基因突变可见于正常人群和 20％～30％的再障患者，因此基因突变的检测仅有辅助诊断价值，或为治疗提供指导。

（六）其他

1. 组化染色　有核红细胞糖原 PAS 可呈弥漫阳性。病态巨核细胞 PAS 可块状阳性，CD41 阳性。POX 阴性，NAP 积分减少。

2. 造血祖细胞培养　多数患者 BFU-E、CFU-E、CFU-GM、CFU-MK 集落生长减少或不生长，集簇增加，造血生长因子体外培养可使部分患者 BFU-E、CFU-E、CFU-GM、CFU-MK 增加，但对造血生长因子反应明显低于正常人。

【诊断】　2006 年，美国国家癌症综合网（NCCN）、MDS 国际工作组（IWG）及欧洲白血病网（ELN）的专家在维也纳召开研讨会，达成了 "MDS 最低诊断标准" 的共识。由于潜质未定的克隆性造血 CHIP（clonal hematopoiesis of indeterminate potential）及意义未定的克隆性血细胞减少 CCUS（clonal cytopenias of undetermined significance）等概念的提出，2017 年对该最低诊断标准进行了修订（表 7 - 3）。

表 7 - 3 　　　　　　　骨髓增生异常综合征 2017 版最低诊断标准[a]

必备条件（下面 2 个条件必须同时具备，缺一不可）

（1）下列细胞系别中一系或多系持续性减少（≥4 个月）[b]：红细胞（Hb<110 g/L）；中性粒细胞（ANC<1.5×10^9/L）；巨核细胞系（PLT<100×10^9/L）

（2）排除可以成为血细胞减少/发育异常原发原因的所有其他造血组织或非造血组织疾病[c]

确定条件（至少满足其中 1 条）

（1）骨髓涂片中红细胞系、中性粒细胞系或巨核细胞系任何一系细胞中至少 10% 有发育异常

（2）环状铁粒幼红细胞≥15%（铁染色）或≥5% 同时伴有 SF3B1 基因突变

（3）骨髓涂片中原始细胞占 5%～19%（或外周血涂片中原始细胞占 2%～19%）

（4）典型的染色体异常（常规核型分析法或 FISH）[d]

辅助标准[e]［指符合（1）而不符合（2）的患者，但表现其他方面的典型临床特征，如输血依赖的大细胞贫血，考虑暂定 MDS 诊断需满足辅助诊断标准至少 2 条］

（1）骨髓切片组织学和/或免疫组织化学染色研究有支持 MDS 诊断的异常发现[e]

（2）流式细胞术检测骨髓细胞异常表型，明确显示有单克隆红系和/或髓系细胞组群的多种 MDS 相关表型异常

（3）分子测序研究 MDS 相关基因突变显示有单克隆髓系细胞组群的证据[f]

　　a　符合所有两个"必备条件"和至少一个"确定条件"时，可确诊为 MDS；若不符合任何"确定条件"，但患者显示有髓系疾患，则需参考"辅助条件"，以帮助确定患者是否患有似 MDS 的髓系肿瘤，或是将发展成 MDS。

　　b　有原始细胞增多或 MDS 相关细胞遗传学异常时，不需推延即可诊断。

　　c　由于较多患者被诊断为有两个髓系肿瘤并存，在很少数患者即使查出可能引起血细胞减少的另一个共存疾病，MDS 的诊断仍能成立。对于这类情况须加以说明。

　　d　典型的染色体异常是指重现性且在 MDS 中常出现的-7，5q⁻等；即使缺乏 MDS 形态学标准依然在 WHO 标准中考虑提示 MDS 的异常。

　　e　如 ALIP、CD34⁺细胞簇，用免疫组化染色检测发育异常的小巨核细胞（≥10% 有意义）。

　　f　检测到典型见于 MDS 的基因突变（如 SF3B1）则提示患 MDS 或将发展为 MDS 的可能性增高。

【鉴别诊断】　病态造血是诊断 MDS 的关键，但非 MDS 特有，还可见于骨髓增殖性疾病，骨髓增生性贫血，非造血组织肿瘤如鼻咽癌、卵巢癌等。另有 10% MDS 患者骨髓增生低下，约 25% 患者无明显病态造血，因此需与再障、巨幼细胞贫血、溶血性贫血等疾病鉴别。

（一）再生障碍性贫血

MDS 和再障均可表现为慢性进行性贫血，可出现全血细胞减少，无明显肝、脾、淋巴结肿大，部分 MDS 患者骨髓增生低下，无明显病态造血，两者易混淆。MDS 患者外周血及骨髓中可见髓系细胞病态造血，原始细胞数量增加，可见小巨核细胞，骨髓切片中可见 ALIP 现象，嗜银染色可见网状纤维局灶增多。常合并异常染色体核型及基因突变。再障患者多为正细胞性贫血，骨髓涂片中无小巨核细胞，淋巴细胞及浆细胞增多，病态造血少见，骨髓切片中无 ALIP 现象。

（二）巨幼细胞贫血

巨幼细胞贫血患者叶酸、维生素 B_{12} 水平降低，补充叶酸、维生素 B_{12} 治疗有效；而 MDS 患者补充叶酸、维生素 B_{12} 治疗无效，如合并巨幼细胞贫血，补充营养元素血

常规可部分恢复。

（三）溶血性贫血

溶血性贫血可有相应实验室检查异常如抗人球蛋白试验、Ham 试验阳性等，MDS 可合并 PNH 克隆、染色体核型异常，骨髓和外周血可见髓系细胞病态造血，溶血性贫血则多无。

（四）骨髓增殖性疾病

骨髓纤维化、慢性粒细胞白血病等骨髓增殖性疾病也可有骨髓病态造血改变，需完善骨髓涂片、活检和细胞遗传学、基因检测。

此外，MDS 要和 ICUS（idiopathic cytopenias of undetermined significance，意义未定的特发性血细胞减少）、IDUS（idiopathic dysplasia of unkown significance，意义未定的特发性病态造血）、CHIP（clonal hematopoiesis of indeterminate potential，潜质未定的克隆性造血）、CCUS（clonal cytopenias of undetermined significance，意义未定的克隆性血细胞减少）相鉴别。具体区别详见表 7-4。

表 7-4　　　　　　　　　　　MDS、ICUS、IDUS、CHIP、CCUS 鉴别

特　征	ICUS	IDUS	CHIP	CCUS	MDS
体细胞突变	−	−	+/−*	+/−*	+/−
克隆性染色体异常	−	−	+/−*	+/−*	+/−
骨髓发育异常	−	+	−	−	+
全血细胞减少	+	−	−	+	+

*满足以下 1 个或 2 个特征：或者有克隆性染色体异常，和/或存在体细胞突变。二代基因测序应至少包括 21 种最常见的 MDS 相关基因，较为少见的基因突变可为诊断 CHIP 或 CCUS 提供依据。

【治疗】　MDS 是一组恶性克隆性疾病，患者的病程和转归差异很大，多数患者处于持续血细胞减少状态，真正转化为白血病的患者不超过总体的 30%。因此 MDS 的治疗必须采用个体化手段。患者一旦确诊 MDS，应对其进行预后分组。较低危组患者（IPSS 低危/中危；IPSS-R 极低危、低危和中危）以提高患者血细胞数量和改善生活质量为主要治疗目的，而较高危组患者则主要是清除其 MDS 恶性克隆，延长其生存期。因老年 MDS 患者多数合并各种基础疾病，在制定具体治疗方案前对其合并疾病进行评估非常重要。目前 MDS 患者合并疾病的积分模型主要分为两大类：一是广泛适用于多种基础疾病合并疾病的积分模型（如成人合并症评估——27），二是针对 MDS 患者提出（如 MDS 血液系统外合并症指数）。MDS 血液系统外合并症指数（MDS-comorbidity index，MDS-CI）将 5 类疾病（心脏疾病、中至重度肝脏疾病、严重呼吸系统疾病、肾脏疾病及实体瘤）依次评估，其中按权重心脏疾病占 2 分，其余疾病各占 1 分，加权相得最终预后评分，将患者进行分层：低危 0 分，中危 1~2 分，高危 ≥3 分。如患者 MDS-CI 评分高危，应尽量避免强烈化疗。

（一）对症支持治疗

1. 治疗合并疾病　老年患者常合并多种基础疾病如高血压、冠心病、糖尿病、脑

梗死、慢性阻塞性肺疾病等，积极控制，及时处理可改善患者生活质量，并为 MDS 治疗创造条件。

2. 成分输血　根据患者临床需要，有针对性输入红细胞、血小板等。

3. 防治感染　注意个人及环境卫生，合理使用抗生素。

4. 去铁治疗　Leitch 等研究证实去铁治疗可显著延长 IPSS 低危/中危 I 期 MDS 患者的总体生存期。因此，对于较低危的 MDS 患者，如血清铁蛋白≥1000 ng/mL 或输注红细胞≥4 U/m，持续 1 年，此类患者可行去铁治疗。国内常用的去铁药物有祛铁胺和地拉罗司。

（1）祛铁胺：20～40 mg/kg，推荐采用输液泵持续皮下注射或静脉输注，1 周或 5～7 日，直至血清铁蛋白<1000 ng/mL。

（2）地拉罗司：为口服药物，推荐剂量为 20～30 mg/kg，每隔 3 个月根据血清铁蛋白趋势进行剂量调整。

（二）刺激造血药物的应用

1. 细胞因子　细胞因子可刺激骨髓残存正常祖细胞生长分化，诱导 MDS 克隆分化，最常用的有促红细胞生成素（EPO）、粒系集落刺激因子（G-CSF）及粒-巨噬细胞集落刺激因子（GM-CSF）。应用前根据 Hellstrom-Lindberg 提出的 EPO 疗效预测积分系统（表 7-5）评估 EPO 治疗 MDS 的疗效。单用 EPO 10000 U/d，连用 6 周，无效再用 6 周或加用 G-CSF（或 GM-CSF），用量从 75 μg/d 至 150 μg/d 至 300 μg/d，每周递增，使白细胞数维持在（6～10）×10^9/L。在达到最佳疗效后，减少 EPO 和/或 G-CSF 的用量至维持最佳疗效的最低用量。

表 7-5　　　　　　　　　　EPO＋G-CSF 治疗 MDS 疗效预测表

指　标	影响因素	积　分	总积分	反应分组
血清 EPO（U/L）	<100	+2	>+1	高
	100～500	+1		
	>500	-3	=±1	中
输血量（U/m）	<8	+2		
	>8	-2	<-1	低

2. 血小板生成素（TPO）受体激动剂　TPO 受体激动剂通过与巨核细胞表面的 TPO 受体相结合，诱导巨核细胞的增殖、分化和成熟来促进血小板的生成。目前有两种药物：罗米司亭和艾曲泊帕。较低危的 MDS 患者伴有严重的或危及生命的血小板减少，可以考虑应用上述药物治疗。

（1）罗米司亭：Aristoteles Giagounidis 等进行了一项罗米司亭治疗低危及中危-1 MDS 患者的随机、双盲、安慰剂对照试验，总共纳入了 250 例患者，被 2∶1 随机分配到罗米司亭治疗组（167 例）及安慰剂组（83 例），罗米司亭剂量为每次 750 μg，1 次/w，皮下注射，共治疗 58 周。结果显示，罗米司亭治疗组患者的临床显著出血事件及血小板输注频率均低于安慰剂组，而血小板反应率显著高于安慰剂组；共有 14 例患者进展为 AML，罗米司亭治疗组为 10 例（6%），安慰剂组为 4 例（4.9%），罗米司亭治疗组的危险比为 1∶20；但罗米司亭组与安慰剂组患者的总生存和转 AML 风险相似。

（2）艾曲波帕：这是一种口服制剂，一项正在进行的 Ⅱ 期多中心、单盲、安慰剂对照的临床试验中，给予较低危 MDS 患者艾曲泊帕 50 mg/d，每 2 周增加 50 mg/d，最大剂量至 300 mg/d，直至 PLT>100×10^9/L。初步结果表明治疗组较安慰剂组血小板计数明显提高（$P=0.006$），15 例患者中 12 例未再发生出血，脱离血小板输注。David W 等的体外研究表明艾曲泊帕可抑制人白血病细胞系的增生，提示艾曲泊帕有抗白血病效应。因此，有临床试验将艾曲泊帕用于血小板计数<30×10^9/L 的进展的 MDS 或急性髓系白血病患者，该试验表明艾曲泊帕的治疗安全且可耐受，但尚需进一步研究其对较高危 MDS 患者的疗效。

3. **雄激素**　刺激肾脏增加分泌促红细胞生成素，增强造血干细胞对促红细胞生成素反应，促进骨髓造血。

（1）司坦唑醇：一般用 6～12 mg/d，疗程 1～2 个月，对 RA、RAS 疗效较好，其药物的不良反应为肝功能损害、转氨酶升高，停药后可恢复；女性患者应用司坦唑醇可出现男性化。

（2）达那唑：为人工合成雄激素，一般用 600～800 mg/d，疗程 3～6 个月，对部分 RA、RAS 有效，肝功能损害为其主要不良反应。

（三）免疫抑制治疗

已有证据表明 MDS 患者存在免疫异常，在体外试验中 MDS 患者的 T 淋巴细胞攻击骨髓中残存的正常干细胞，造成骨髓衰竭和外周血细胞减少。采用免疫抑制剂可使部分患者恢复骨髓正常造血。HLA-DRB1 * 1501 阳性，骨髓增生减低，染色体核型正常，IPSS 较低危组，合并 PNH 克隆及红细胞输注时间<2 年的患者免疫抑制治疗效果较好。常用的免疫抑制剂有抗胸腺细胞球蛋白（ATG）：常用剂量 40 mg/（kg•d），连用 4 日，可使部分患者脱离输血；环孢素 3 mg/（kg•d），口服至少 3 个月。

（四）免疫调节药物治疗

1. **沙利度胺（Thalidomide）**　MDS 患者血管内皮细胞生长因子表达增强，而骨髓血管增生程度与白血病转化有关，沙利度胺可抑制血管新生，具有抗肿瘤作用。剂量 100～400 mg/d，治疗有效率 37%，中位起效时间 10 周。有效者血红蛋白上升最快，其次是血小板，白细胞上升不明显。

2. **来那度胺（Lenalidomide）**　这是沙利度胺的一种类似物，作为第二代免疫调节药物，与沙利度胺相比没有神经毒性和致畸性，但抗肿瘤、免疫调节的作用更强。2005 年 FDA 批准其用于治疗 5q-伴或不伴额外细胞遗传学异常且依赖输血的低危和中危 Ⅰ 期的 MDS 患者，目前是 MDS 伴 del（5q）患者的首选治疗。单纯 5q31.1-异常或伴有额外染色体异常的 MDS 患者脱离输血率分别为 69% 和 49%，获得血液学疗效的患者中 76% 同时获得细胞遗传学疗效，其中 55% 的患者达到 CR。20%～30% 不伴 5q⁻ 的 MDS 患者用来那度胺治疗也有效。推荐剂量 10 mg/d，连续 21 日，每 28 日重复。主要不良反应是中性粒细胞和血小板减少。tp53 基因突变可导致来那度胺治疗无效或失效。因此，在治疗前及治疗失效后应监测患者 tp53 基因的状态，以便及时调整治疗方案。

（五）去甲基化药物治疗

去甲基化药物目前是 MDS 患者的一线治疗药物。不能接受造血干细胞移植治疗的患者常用去甲基化药物治疗。

1. 地西他滨（decitibine，DAC）　2006 年 FDA 批准地西他滨用于初治和治疗过的 MDS、所有 FAB 亚型的原发或继发 MDS 及 IPSS 积分中危 I 期、中危 II 期和高危 MDS 患者。目前推荐的标准治疗方案为 5 日方案 [DAC 20 mg/（m² · d）×5/d]，主要的不良反应是骨髓抑制。80％左右的患者在 4 个疗程后达到最佳疗效，因此 MDS 患者需在治疗 4～6 个疗程后评估地西他滨的疗效。达到最佳疗效后，一定要维持治疗，但可酌情减少治疗剂量，适当延长间隔时间（一般不超过 2 个月），直至疗效丧失或疾病进展。

2016 年，先后有两个研究报道采用地西他滨治疗合并 TP53 突变的 MDS 和 AML 患者，CR 率显著高于未发生该突变的患者。鉴于 TP53 突变患者接受常规化疗 CR 率极低，预后极差，造血干细胞移植也无法改善该类患者总生存率，这个结果非常振奋人心。但需要进一步的临床试验研究地西他滨单用或联合造血干细胞移植对合并 TP53 突变的 MDS 患者的总反应率，以指导这部分患者临床治疗方案的制定。

目前有多个中心采用低剂量地西他滨方案（减低药物剂量或减少治疗天数）治疗 MDS 患者，以期获得治疗疗效的同时减轻药物对骨髓的抑制。但目前对于具体剂量及最佳获益人群并未达成共识。

2. 阿扎胞苷（Azacitidine，AZA）　GALGB-III 期临床试验采用 AZA 治疗 MDS 患者，剂量为 75 mg/m²，皮下注射连用 7 日，间歇 3 周为 1 个疗程，至少连用 4 个疗程，总有效率达 63％（CR 6％，PR 10％，HI 47％），转化为急性白血病或死亡的中位时间为 22 个月，优于支持治疗组的 12 个月，中位生存时间 18 个月，开始显效和达到最佳疗效的中位时间分别是 64 日和 93 日，治疗相关死亡率低，治疗有效者生活质量提高。基于此，FDA 于 2004 年批准阿扎胞苷用于所有亚型的 MDS 患者。与地西他滨比，阿扎胞苷治疗 MDS 显示了生存优势，但起效时间相对较慢。有效者需维持治疗。如地西他滨治疗无效，可换用阿扎胞苷进行治疗。

（六）化疗

化疗是治疗高危 MDS 的常用方法，有低强度化疗和急性髓系白血病（AML）样强烈化疗。Kantarjian 等分别采用地西他滨和 AML 样化疗方案治疗相对高危 MDS 患者，结果表明地西他滨治疗组显示更好的生存优势（中位 OS 时间 22 个月比 12 个月），而治疗相关死亡率更低。因此，低强度化疗目前更多用于老年 MDS，常用药物如下：

1. 小剂量阿糖胞苷（Cytarabine，Ara-C）　10～20 mg/（m² · d），分 2 次皮下注射，疗程 7～21 日，有效率 30％～40％，持续有效时间较短，多少于半年，治疗相关死亡率 15% 左右，主要不良反应是骨髓抑制。

1995 年日本学者最先提出 CAG〔阿糖胞苷（Ara-C）、阿克拉霉素 Aclacinomycin，（ACR）和粒细胞集落刺激因子 granulocyte-colony stimulating factors，（G-CSF）〕方案用于治疗 MDS-RAEB 患者，疗效较好。方案设计的理论基础是 G-CSF 可动员 G_0 期恶性克隆细胞进入增殖周期，增加其对 Ara-C 和 ACR 的敏感性。在此基础上，国内有中心将 ACR 替换成 HHT（Homoharringtonine，高三尖杉酯碱）、MIT（Mitoxantrone，米托蒽醌），改为 CHG/CMG 方案，疗效相似。具体用法：

Ara-C 10 mg/（m^2·d），ih，q12h，d1～14；

ACR 5～7 mg/（m^2·d），iv gtt，d1～8，或 HHT 2 mg/d，iv gtt，d1～8 或 MIT 2 mg/d，iv gtt，d1～8；

G-CSF 200 μg/（m^2·d），ih，d1～14，当白细胞计数>$20×10^9$/L 时，G-CSF 减量或暂停。中国医学科学院血液病医院徐泽峰等对比了地西他滨单药和 CA/HG 为方案治疗 MDS-RAEB 的患者，两组总有效率分别为 66.2% 和 56.4%（$P=0.276$），两组的中位生存时间分别为 19.5 个月和 20.3 个月（$P=0.947$）。但 CA/HG 组 1 个疗程起效率和第 3 疗程相关感染发生率明显高于地西他滨组。表明 CA/HG 方案起效更快，而地西他滨单药治疗安全性更好，对于老年 MDS 患者，地西他滨可以作为治疗首选。

2. 小剂量马法兰　2 mg/d，连服 2～4 个月，1/3 患者 CR，中位 CR 时间 14.5 个月。

3. AML 样化疗　对于 60～65 岁及以下年龄，确诊时间不长，体能状况良好，合并疾病危度分组为低危组，不适合接受造血干细胞移植的 IPSS 中危 Ⅱ 和高危 MDS 患者可选择 AML 样联合化疗。CR 率波动在 15%～65%，由于 MDS 患者正常造血储备能力很差，对 AML 样联合化疗耐受性差，治疗相关死亡率较高（15%～35%），中位存活时间为 10～18 个月。

（七）造血干细胞移植

造血干细胞移植（hematopoietic stem cell transplantation，HSCT）是目前唯一可能治愈 MDS 的方法。每一例患者确诊后均应考虑行 HSCT 的可行性，综合年龄、ECOG 评分、合并疾病指数评估、危险度分层、外周血细胞减少程度等因素。由于老年患者移植相关死亡率较高，国内的移植中心多将移植年龄限定在 65 岁以下。随着减低剂量预处理方案（reduced-intensity conditioning，RIC）的日渐成熟，已有研究证实单纯年龄因素已不再影响老年患者选择 HSCT。最近 2 个较大系列的回顾性研究发现 60～70 岁的 IPSS 高危和中危 Ⅱ 患者 RIC allo-HSCT 疗效好于应用去甲基化药物治疗，而 IPSS 低危/中危 Ⅰ 患者则应用去甲基化药物疗效好于 RIC allo-HSCT，为老年患者在去甲基化药物治疗应用时代 HSCT 的选择提供了临床证据。HSCT 前是否需要去甲基化药物进行桥接治疗目前尚未达成共识，需要进一步前瞻性的临床试验来研究该方案的获益群体。

（八）其他

1. TGF-β 信号途径抑制剂　MDS 患者 TGF-β 血清水平升高，而 TGF-β 信号转导

是通过 SMAD 蛋白磷酸化实现的。TGF-β/SMAD 途径的靶向治疗药物有 sotatercept
（ACE-011）和 luspatercept（ACE-536）。两药可促进晚期 EPO 非依赖性红系细胞增
生和红细胞成熟。2 期 luspatercept 临床试验结果表明，SF3B1 突变阳性患者红系改善
为 60%，而 SF3B1 突变阴性患者仅为 11%。

2. 三氧化二砷（arsenic trioxide，As_2O_3）　对低危和高危 MDS 均有治疗作用，
但单药治疗疗效轻微。Patricia L 将 42 例患者（40 例 MDS，2 例 CMML）分成 3 组，
地西他滨联合三氧化二砷组，单用地西他滨组，地西他滨联合卡铂组，结果显示地西
他滨联合三氧化二砷组患者的总有效率最高，其总生存时间（17.8 个月）明显长于其
他两组（9.8 个月，3.9 个月）。

【临床体会】　老年 MDS 患者起病隐匿，大多伴有多种基础疾病，这些疾病在一
定程度上掩盖了 MDS 的症状，易造成误诊漏诊。

老年 MDS 患者制定治疗方案前一定要评估患者的合并症指数，同时综合疾病的
危度分组，以及患者和亲属的治疗意愿。对于合并症指数评分高危的患者，最佳支持
治疗可能是患者最合适的治疗方案。需向患者及其亲属耐心解释，支持治疗也是一种
治疗方式。

对于老年患者而言，选择去甲基化药物治疗相对常规化疗方案和 CAG/CHG/
CMG 方案，疗效较好且安全性更高，是 MDS 患者的首选治疗。

【预后】　统计发现，FAB 不同亚型的中位生存期及转白率不同。1997 年，国外血
液学工作者提出了评价 MDS 预后的国际评分系统 IPSS（International Prognostic Sco-
ring System），已被证实是预测 MDS 患者生存期和白血病转变有用的方法（表 7-6）。
适用于原发初治的 MDS 患者。IPSS 预后危度分组分为低危、中危-1、中危-2 和高危
4 组，其中位生存期分别为 5.7 年、3.5 年、1.2 年和 0.4 年，AML 转化的中位时间
分别为 9.4 年、3.3 年、1.1 年和 0.2 年。

表 7-6　　　　　　　　　　评价 MDS 预后的国际评分系统（IPSS）

预后参数	积分（分）				
	0	0.5	1.0	1.5	2.0
骨髓原始细胞（%）	<5	5～10	—	11～20	21～30
染色体核型[a]	良好	中等	不良		
外周血细胞减少[b]	0～1 系	2～3 系			

a 正常核型、−Y、5q−、20q−；预后不良核型：复杂核型（≥3 种核型异常）或 7 号染色体异常；预后中等核型：
除上述两类以外的其他核型异常。

b Hb<100g/L，中性粒细胞绝对值<1.8×10⁹/L，血小板计数<100×10⁹/L。

危度分组：低危（0 分）、中危-1（0.5～1 分）、中危-2（1.5～2.0 分）和高危（≥2.5 分）。

通过大系列病例研究，发现 MDS 患者有一些少见但有明确预后意义的染色体核
型异常，因此对 IPSS 预后积分系统中细胞遗传学预后分组进行了修订：

非常好　del（11q），−γ。

好　正常，del（1；7），del（5q），del（12p），del（20q），伴 del（5q）的两种

异常。

中等 -7/del（7q），+8，i（17q），+19，+21，任何其他单独异常或独立的多个克隆。

差 -7，inv（3）/t（3q）/del（3q），包含-7/del（7q）的两种异常，共3种异常。2012年提出修订的IPSS-R，将细胞遗传学、骨髓原始细胞数和外周血血细胞计数进行了细化，将患者分为极低危、低危、中危、高危和极高危5组（表7-7），其中位生存期分别为6.8年、4.3年、2.3年、1.5年和0.9年，发生AML转化的中位时间分别是未达到、未达到、15.7年、4.8年和2.6年。

表7-7 　　　　　　　　　　　评价 MDS 预后的 IPSS-R 积分系统

预后参数	积分（分）						
	0	0.5	1	1.5	2	3	4
遗传学	非常好		好		中等	差	极差
骨髓原始细胞	≤2%		>2%～5%		5%～10%	>10%	
血红蛋白（g/L）	≥100		80～<100		<80		
血小板计数（×10⁹/L）	≥100	50～80			<50		
中性粒细胞绝对数（×10⁹/L）	≥0.8	<0.8					

危度分组：极低危组（≤1.5分），低危组（1.5～3分），中危组（3～4.5分），高危组（4.5～6分）和极高危组（>6分）。

2005年德国学者基于WHO分型标准提出WHO分型预后积分系统（WHO classification-based prognostic scoring system，WPSS）。该积分系统适用于MDS患者病程中的任一时点的危度评估，也包括继发性MDS患者。MDS患者被分为极低危、低危、中危、高危和极高危组，中位生存期分别为141个月、66个月、48个月、26个月、9个月，2年AML转化率分别为3%、6%、21%、38%和80%，5年AML转化率分别为3%、14%、33%、54%和84%。2011年又提出修订的WPSS预后积分系统（表7-8）。

表7-8 　　　　　　　　　　WHO 分型 MDS 预后积分系统（WPSS）

预后参数	积分（分）			
	0	1	2	3
WHO分类	RCUD、RARS、伴有单纯5q⁻的MDS	RCMD	RAEB-1	RAEB-2
染色体核型[a]	良好	中间	不良	
严重贫血[b]	无	有		

a ①正常核型：-Y，5q⁻、20q⁻；②预后不良核型：复杂核型（≥3种核型异常）或7号染色体异常；③预后中等核型：除上述两类以外的其他核型异常。

b 男性患者 Hb<90g/L，女性患者 Hb<80g/L。

危度分组：极低危（0分）、低危（1分）、中危（2分）、高危（3～4分）和极高危（5～6分）。

【MDS 的疗效判断标准】 详见表 7 - 9。

表 7 - 9　国际工作组(International Working Group，IWG)修订的标准(IWG)修订的 MDS 治疗反应标准[a]

---

1. **改变疾病自然病程**

   完全缓解（CR）：反应须持续≥4 周[b]

   　BM：bls≤5%[c]，各系细胞成熟正常，可允许继续存在 dys[c]，但要加以注明

   　PB：HB>110g/L；ANC≥$1.0×10^9$/L；PLT<$100×10^9$/L，无 bls，可继续存在 dys

   　　部分缓解（PR）：反应须持续≥4 周[b]

   　BM：bls 较治疗之前减少≥50%，但仍>5%，不考虑有核细胞增生程度和 dys[d]

   　PB：同 CR 标准

   　骨髓 CR：bls≤5%，较治疗之前减少≥50%，但 PB 血细胞减少未恢复，如果 PB 达到下述 HI

   　　标准，须加以注明

   稳定（SD）：未达到 PR 标准，但无下述 PD 证据，≥8 周

   失败（Failure）：治疗中死亡或疾病进展

   　CR 或 PR 后复发（Relapse）：有下列≥1 项

   　　BM 中 bls 恢复到治疗前水平

   　　ANC 或 PLT 较缓解/有效时的最高值减少≥50%

   　　HB 减少 15 g/L 或依赖输血

   进展（PD）：有下列≥1 项

   　BM：bls<5%者，增加≥50%，达到>5%

   　　bls 5%～10%者，增加≥50%，达到>10%

   　　bls 10%～20%者，增加≥50%，达到>20%

   　　bls 20%～30%者，增加≥50%，达到>30%

   　PB：ANC 或 PLT 较缓解/有效时的最高值减少≥50%，Hb 减少≥20g/L，依赖输血

   生存时间的计算：

   　　总生存时间（OS）：从进入治疗试验到任何原因死亡

   　　无变故生存（EFS）：从进入治疗试验到治疗失败或任何原因死亡

   　　无进展生存（PFS）：从进入治疗试验到 PD 或因 MDS 死亡

   　　无病生存（DFS）：从达到 CR 到复发

   　　特定原因死亡（CSD）：MDS 相关死亡

2. **细胞遗传学反应　须用常规方法分析 20 个中期分裂象**

   完全反应（CCR）：原有的染色体异常消失，且未出现新的异常

   部分反应（PCR）：原有的染色体异常减少≥50%

3. **生存质量（QOL）**

   使用各种问卷或 WHO 体能积分

4. **血液学进步（HI）[e]　反应须持续≥8 周**

   红系反应（HI-E）：治疗前 Hb<110 g/L，治疗后增加≥15 g/L

   输血减少：（只用于治疗前 Hb≤90 g/L 的依赖输血者）与治疗前 8 周相比，治疗后 8 周输注红细胞

   　单位数减少≥4 个

   PLT 反应（HI-P）：

   　治疗前 PLT<$100×10^9$/L，PLT>$20×10^9$/L 者，治疗后净增≥$30×10^9$/L

   　治疗前 PLT<$20×10^9$/L 者，治疗后增至>$20×10^9$/L，且增幅≥100%

   ANC 反应（HI-N）：治疗前 ANC<$1×10^9$/L，治疗后增加≥$0.5×10^9$/L

   HI 后进展或复发[f]：≥下列 1 项

   　　ANC 或 PLT 从最佳反应水平下降≥50%

---

a 本表中的血常规测定值是指治疗前或治疗结束≥1 个月后至少相隔 1 周的 2 次测定的平均值（无输血影响）。

b 在某些情况下，化疗规划可能需在每 4 周或 8 周的期限之前就开始下一步治疗，这类患者的反应评定可归入开始进一步治疗时所符合的反应类别，在重复化疗过程中出现的短暂性血细胞减少，随后又恢复到前一个疗程的改善值，这段过程不应影响对其化疗反应持续时间的判定。

c 如红系细胞<NC 的 50%，bls 按 NC 计算，如红系细胞>NC 的 50%，bls 按 NEC 计算。

d dys 的判断按 WHO 标准。

e 在同时有 HI-E 和 HI-P 两类反应时，在报告个别反应外，也将两者作为总体反应加以报告。无急性感染、重复化疗过程、脏器出血、溶血等其他原因。

f BM，骨髓；PB 外周血；bls 原始细胞；dys 发育异常；ANC 中性粒细胞绝对计数；NC 有核红细胞；NEC 非红系细胞；PLT 血小板计数。

〔聂　玲〕

参考文献

[1] 肖志坚. 骨髓增生异常综合征. 肖志坚 2018 观点 [M]. 北京. 科学技术文献出版社，2018

[2] Arber DA, Orazi A, Hasserjian R, et al. The 2016 revision to the World Health Organization classification of myeloid neoplasms and acute leukemia [J]. Blood, 2016, 127 (20): 2391-2405

[3] Tterpos E, Mougiou A, Kouraklis A, et al. Prolonged administration of erythropoietin increases erythroid reaonse rate in myelodysplastic syndromes: a phase II trial in 281 patients [J]. Br J , 2002, 118: 174-180

[4] Rusnak DW, Rudolph SK, Safavi A, et al. Eltrombopag, but not romiplostim or thrombopoietin, inhibits growth of thrombopoietin receptor positive and negative human leukemia cell lines [J]. Blood, 2012, 120: abstr 4726

[5] Oliva E, Santini V, Zini G, et al. Eltrombpag for the treatment of thrombocytopenia of low and intermediate-1 IPSS risk myelodysplastic syndromes: results of a prospective randomized, tiral. Haematologica 2013; 98: abstr s1110

[6] Seng JE, Peterson BA. Low dose chemotherapy for myelodysplastic syndromes [J]. Leuk Res, 1998, 22: 481-484

[7] Chan GW, Foss FM, Klein AK, et al. Reduced-intensity transplantation for patients with myelodysplastic syndrome achieves durable remission with less graft-versus-host disease [J]. Biol Blood Marrow Transplant, 2003, 9: 753-759

[8] Abou Zahr A, Saad Aldin E, Barbarotta L, et al. The clinical use of DNA methyltransferase inhibitors in myelodysplastic syndromes [J]. Expert Rev Anticancer Ther, 2015, 15 (9): 1019-1036

[9] List A, Kurtin S, Roe DJ, et al. Efficacy of lenalidomide in myelodysplastic syndromes [J]. N Eng J Med, 2005, 352: 549-557

[10] Greenberg P, Cox C, Lebeau MM, et al. International scoring system for evaluating prognosis in myelodysplastic syndromes [J]. Blood, 1997, 89: 2079-2088

第八章 老年骨髓增殖性疾病

骨髓增殖性疾病（myeloproliferative diseases，MPD）是一组起源于造血干细胞，以骨髓一系或多系（如粒细胞系统、红细胞系统、巨核细胞系统、肥大细胞等）过度增殖为特征的疾病。肝、脾、淋巴结等髓外组织可出现髓细胞增生，故临床上除一系或多系血细胞增生外，可伴肝、脾、淋巴结肿大。本组疾病进展缓慢，但可发生骨髓纤维化、无效造血，少数患者进展为急性白血病。2008 年 WHO 将 MPD 分为以下几种：①慢性粒细胞白血病（chronic myeloid leukemia，CML）；②慢性中性粒细胞白血病（chronic neutrophilic leukemia，CNL）；③真性红细胞增多症（polycythemia vera，PV）；④原发性骨髓纤维化（primary myelofibrosis，PMF）；⑤特发性血小板增多症（essential thrombcytothemia，ET）；⑥慢性嗜酸粒细胞白血病非特指型（chronic eosinophilic leukemia，not otherwise specified，CEL，NOS）；⑦高嗜酸细胞增多症；⑧肥大细胞增多症（mastocytosis）；⑨骨髓增殖性疾病（MPD），不能分型。大部分MPD 患者 JAK-STAT 信号通路的激活发生突变，认为酪氨酸激酶的激活是促进 MPD 发生发展的主要机制。JAK2V617F 突变（JAK2 激酶 617 位缬氨酸→苯丙氨酸）见于绝大多数 PV 患者和半数左右 ET 及 PMF 患者。

第一节 真性红细胞增多症

真性红细胞增多症（polycythemia vera，PV）是一种慢性造血干细胞克隆性疾病，以红细胞增多为突出临床表现，常伴有白细胞和血小板增多。95％以上患者发生JAK2V617F 或 JKA2 第 12 外显子突变。PV 起病隐匿，病程缓慢，早期红细胞明显增多，晚期则出现全血细胞减少、髓外造血、骨髓纤维化，少数患者进展为急性白血病。中位发病年龄 60 岁左右，是一种中老年性疾病，男性患者稍多于女性。

【临床表现】 本病起病缓慢，部分患者是在偶然查血时被发现。症状根据病情、病期不同差别较大。

（一）主要症状

1. **非特异性症状** 头痛最常见，可伴眩晕、疲乏、盗汗、耳鸣、眼花等类似神经症的症状，少数因脑血管意外为首发症状就诊，是本病严重的并发症之一。

2. **多血质表现** 皮肤红紫，尤以面部、唇、舌、耳、四肢末端明显，球结膜明显充血，部分患者伴高血压或皮肤瘙痒，特别是在热水浴用力搔抓后，与嗜碱性粒细胞增多释放组胺有关。

3. **血栓形成、栓塞和出血** 由高血容量、高黏滞血症所致，常见发生部位有脑、周围血管、冠状动脉、门静脉、肠系膜、下腔静脉和脾、肺静脉等，根据发生血栓栓塞的不同部位产生相应临床症状。少数患者发生出血，如皮肤瘀点、鼻出血、牙龈出血、咯血、月经过多等。出血原因与血管内膜损伤、组织缺氧、血小板和凝血因子质和量异常有关。

4. **胃肠道症状** 上腹不适、消化性溃疡等。

（二）其他

由于细胞过度增殖、核酸代谢亢进导致尿酸水平增高，患者继发痛风、尿路或胆道尿酸性结石。

【实验室检查】

（一）常规检查

1. **血常规** RBC≥$6×10^9$/L，Hb≥180 g/L，HCT≥50%。对于伴有反复胃肠道出血或静脉放血治疗的患者，可出现小细胞低色素性贫血。晚期合并骨髓纤维化和髓外造血时，可出现贫血及外周血见泪滴形红细胞。2/3患者白细胞增多，可见少数幼稚粒细胞，嗜碱性粒细胞比例也增高，中性粒细胞碱性磷酸酶积分增高。血小板计数多高于正常，可见体积增大、畸形血小板。晚期血小板减少。

2. **骨髓** 早期增生活跃，以红系和巨核系增生为主，铁染色显示储存铁减少。晚期增生低下，骨髓病理示网状纤维增生明显。

3. **生化** 血清维生素 B_{12} 增加，尿酸增加，多数患者有高组胺血症。

（二）分子遗传学检查

1. **染色体** 常见 20q-、+8、+9 或 9p-等。

2. **JAK2 突变检测** 95%～97%的患者存在 JAK2V617F 突变，JKA2 第12外显子突变见于 50%～80%JAK2V617F 突变阴性的患者。

【诊断】

（一）PV 诊断标准

按照 2016 WHO 诊断标准，确诊需满足 3 条主要标准或前 2 项主要标准及 1 项次要标准。

〔主要标准〕 ①男性 Hb>165 g/L，女性 Hb>160 g/L，或男性 HCT>49%、女性>48%，或 HCT 在正常预测值的基础上升高>25%；②骨髓病理提示相对于年龄而言的高增生（全髓），包括显著的红系、粒系增生和多形性、大小不等的成熟巨核细胞增殖；③存在 JKA2V617F 突变或 JKA2 第12外显子突变。

〔次要标准〕 血清 EPO 水平低于正常参考值。

主要标准②在以下情况不必要求：如主要标准③和次要标准同时满足，且男性 Hb>185 g/L，女性 Hb>165 g/L，或男性 HCT>55%、女性>49.5%。

（二）PV 后骨髓纤维化（Post-PV MF）**诊断标准**

采用骨髓纤维化研究和治疗国际工作组（IWG-MRT）标准。

〔主要标准〕 以下2条均需满足。①此前按WHO诊断标准确诊为PV；②骨髓活检示纤维组织分级为2~3级（按0~3级标准）或3~4级（按0~4级标准）。

〔次要标准〕 至少满足以下2条。①贫血或不需持续静脉放血（在未进行降细胞治疗情况下）或降细胞治疗来控制红细胞增多；②外周血出现幼稚粒细胞、幼稚红细胞；③进行性脾大（此前有脾大者超过左肋缘下5 cm或新出现可触及的脾大）；④以下3项症状中至少出现1项：过去6个月内体重下降>10%，盗汗，不明原因的发热（>37.5 ℃）。

【治疗】

（一）放血及红细胞单采术

放血可在短期内减少体内红细胞数量和血容量，达到改善症状的目的。每次静脉放血300~500 mL，每周2~3次，经过几次放血治疗保持男性Hb≤140 g/L，女性Hb≤120 g/L，HCT降到40%~45%，可避免血栓形成的并发症。年龄<50岁且无栓塞病史患者可首选此种治疗方法。红细胞单采术可在短时间内快速降低HCT，在必要时可以采用此治疗。反复静脉放血治疗可出现铁缺乏的相关症状和体征，但一般不进行补铁治疗。体重低于50 kg的患者应减少每次放血量。老年人、心血管疾患及脑血管疾患的患者对放血治疗很敏感，有产生栓塞的危险，因此放血时应小心。此时可每次放血200~300 mL，每周2次。有条件可使用血细胞分离机进行单采红细胞，但应补充和单采红细胞等容积的血浆或代血浆。

（二）预防血栓

确诊PV患者均需预防血栓形成，如无阿司匹林禁忌，首选低剂量阿司匹林（75~100 mg/d），不能耐受者可选用双嘧达莫片（50 mg/次，3次/d）。

（三）降细胞治疗

高危患者应接受降细胞治疗。对静脉放血不能耐受或需频繁放血、有症状或进行性脾大、有严重的疾病相关症状、PLT>1500×10⁹/L以及进行性白细胞增高也为降细胞治疗指征。

1. 干扰素 干扰素α能抑制多能造血祖细胞和定向造血祖细胞的增殖，有效控制血细胞的总量，无致癌作用，为PV治疗的一线用药。剂量为(9~25)×10⁶ U/w（分3次皮下注射）。可长期应用，有效率29%~86%，不良反应有疲倦发热、体重减轻、肌痛、胃肠道反应和肝损害等。禁用于甲状腺疾病患者及精神疾病患者。

2. 羟基脲 为PV的一线用药，但对于年轻患者（<40岁），羟基脲应慎用。剂量15~30 mg/(kg·d)，70%~80%的患者可获得长期控制疾病。其不良反应为胃肠道不适、发热、皮疹、口腔炎、白细胞减少、肝炎和可能肾功能损害。

3. 芦可替尼 2014年12月芦可替尼被FDA批准用于治疗羟基脲疗效不佳或不耐受的PV患者。推荐起始剂量为20 mg/d，在开始治疗的前4周不进行剂量调整，每次剂量调整间隔不应少于2周，最大剂量不超过50 mg/d。

芦可替尼最常见的血液学不良反应为3~4级的贫血、血小板减少以及中性粒细胞减少，治疗过程中外周血PLT<50×10⁹/L或中性粒细胞绝对值<0.5×10⁹/L、Hb<

80 g/L 应停药。停药应在 7～10 日内逐渐减停，应避免突然停药，停药过程中推荐加用泼尼松（20～30 mg/d）。

（四）Post-PV MF 和白血病转化治疗

晚期患者常发展为骨髓纤维化或白血病，此时按转化的疾病处理。

【预后】 根据 IWG-MRT 积分系统对患者做出预后判断（表 8-1）。

表 8-1　　　　　　　　　　　　PV 患者国际预后积分系统

预后因素	分 值	预后因素	分 值
年龄 57～66 岁	2 分	静脉血栓	1 分
年龄≥67 岁	5 分	WBC>15×10⁹/L	1 分

积分分层：低危 0 分（OS 26 年）；中危 1～2 分（OS 15 年）；高危≥3 分（OS 8.3 年）。

第二节　原发性血小板增多症

原发性血小板增多症（essential thrombocythemia，ET）是一种以骨髓巨核细胞持续增生和血小板增多为特征的慢性骨髓增殖性疾病，属于髓系克隆性疾病。诊断时一般年龄为 50～60 岁，男女发病基本相当。

【临床表现】

（一）一般症状

起病隐匿，病程缓慢，多数患者长期无症状，少数患者感乏力、疲劳，与 PV 相比，发热、盗汗、体重减轻、皮肤瘙痒等症状少见。

（二）特征性表现

1. 出血　以牙龈出血、鼻出血、皮肤紫癜、消化道出血常见，出血呈发作性，间歇时间较长，出血原因主要由于血小板功能缺陷所致，微循环中小血栓形成及继发纤溶亢进亦可增加出血。

2. 血栓和栓塞　好发于肝、脾、肠系膜静脉和下肢静脉，腋动脉、颅内及肢端动脉，常引起相应症状。下肢静脉血栓脱落可并发致死性肺梗死。

3. 脾大　多数患者脾大，巨脾少见。约半数患者肝脏轻度增大，一般无淋巴结肿大。20% 患者可有无症状脾梗塞，导致脾萎缩。

【实验室检查】

（一）常规检查

1. 血常规　血小板计数明显增高，超过 600×10⁹/L，一般在（1000～3000）×10⁹/L，红细胞和白细胞数一般正常，长期慢性失血者可合并缺铁性贫血。血涂片可见血小板形态异常，如巨大血小板、形态奇特的血小板、颗粒减少的血小板等。

2. 骨髓　各系细胞均明显增生，以巨核细胞增生为主，并有大量血小板生成。骨髓病理显示巨核细胞数目明显增多，体积变大，多分叶核巨核细胞。原始和幼稚巨核细胞均增多，以后者为主，粒红系造血基本正常；未见网状纤维或胶原纤维。

3. 血小板和凝血功能检查 多数患者血小板黏附率降低，ADP、肾上腺素及胶原诱导的血小板聚集异常，凝血检查一般正常。

（二）细胞和分子遗传学检查

约 50％患者存在 JAK2V617F 突变，该突变也存在于 PV 和原发性骨髓纤维化患者。但 PV 患者中纯合 JAK2V617F 突变较多，ET 中杂合突变较多，且此类患者具有较高的血红蛋白和白细胞计数，更易转化为 PV，不排除早期 PV 可能。另 JAK2 突变阳性的 ET 患者有着更高的血栓发生率。CALR（19p13.2）突变在 ET 中发生率为 15％～24％，MPL（1p34）突变在 ET 中发生率为 4％。染色体检查结果不一，可出现异常核型，如+8、9q$^-$、20q$^-$ 等。

【诊断】

（一）ET 诊断标准

采用 WHO（2016）诊断标准：符合 4 条主要标准或前 3 条主要标准和次要标准即可诊断 ET。

〔主要标准〕 ①PLT≥ $450×10^9$/L；②骨髓活检示巨核细胞高度增生，胞体大、核过分叶的成熟巨核细胞数量增多，粒系、红系无显著增生或左移，且网状纤维极少轻度（1 级）增多；③不能满足 BCR-ABL 阳性慢性髓性白血病、真性红细胞增多症（PV）、原发性骨髓纤维化（PMF）、骨髓增生异常综合征和其他髓系肿瘤的 WHO 诊断标准；④有 JAK2、CALR 或 MPL 基因突变。

〔次要标准〕 有克隆性标志或无反应性血小板增多的证据。

（二）ET 后骨髓纤维化（Post-ET MF）诊断标准

采用骨髓纤维化研究和治疗国际工作组（IWG-MRT）标准：主要标准 2 条均需符合，次要标准至少需符合 2 条。

〔主要标准〕 ①此前按 WHO 诊断标准确诊为 ET；②骨髓纤维化分级为 2～3 级（按 0～3 级标准）或 3～4 级（按 0～4 级标准）。

〔次要标准〕 ①贫血或血红蛋白含量较基线水平下降 20 g/L；②外周血出现幼粒幼红细胞；③进行性脾大（超过左肋缘下 5 cm 或新出现可触及的脾大）；④LDH 增高；⑤以下症状中至少出现 1 项：过去 6 个月内体重下降＞10％，盗汗，不能解释的发热（＞37.5 ℃）。

【治疗】

（一）预防血栓

患者确诊 ET 后首先应按 ET 血栓国际预后积分（IPSET-thrombosis）系统对患者发生血栓的风险作出评估：年龄＞60 岁（1 分），有心血管危险因素（CVR）（1 分），此前有血栓病史（2 分），JAK2V617F 突变阳性（2 分）。根据累计积分进行血栓危险度分组：低危（0～1 分）、中危（2 分）和高危（≥3 分）。根据患者血栓危险度分层选择治疗方案。除非有禁忌证，或患者 PLT＞$1000×10^9$/L，首选阿司匹林 100 mg/d，对阿司匹林不耐受的患者可换用氯吡格雷 75 mg，每日 1 次。

（二）降细胞治疗

1. 羟基脲　口服，0.5 g/次，3 次/d，或 15～30 mg/(kg·d)，每周检查血细胞数，剂量根据疗效进行调整，给予适当的维持剂量。主要不良反应是骨髓抑制引起的白细胞减少、贫血、皮疹、口腔炎、色素沉着等。对羟基脲耐药或不耐受的患者可换用干扰素或阿那格雷等二线药物。

2. 干扰素　为年龄＜40 岁患者的首选治疗药物。起始剂量为 300 万U/d，皮下注射，起效后调整剂量，最低维持剂量为 300 万U，1 次/w。醇化干扰素的起始剂量为 0.5 μg/kg，1 次/w，12 周后如无疗效可增量至 1.0 μg/kg，1 次/w。不良反应有疲倦发热、体重减轻、肌痛、胃肠道反应和肝损害等。禁用于甲状腺疾病患者及精神疾病患者。

3. 阿那格雷　对于难治或不能耐受一线治疗的 ET 患者，可采用阿那格雷。阿那格雷能特异性干扰巨核细胞成熟、分化，抑制血小板生成。起始剂量为 0.5 mg，2 次/d，口服，至少 1 周后开始调整剂量，维持 PLT＜$600×10^9$/L。剂量增加每周不超过 0.5 mg/d，最大单次剂量为 2.5 mg，每日最大剂量为 10 mg，PLT 维持在 $(150～400)×10^9$/L 为最佳。不良反应有头痛、心悸、腹泻、贫血等。

4. Post-PV MF 和白血病转化治疗　晚期患者常发展为骨髓纤维化或白血病，此时按转化的疾病处理。

【预后】　采用 IWG-MRT 提出的 IPSET 对患者总体生存预后作出评估：年龄（＜60 岁，0 分；≥60 岁，2 分）；白细胞计数（＜$11×10^9$/L，0 分，≥$11×10^9$/L，1 分）；血栓病史（无，0 分；有，1 分）。依累计积分预后危度分组：低危组（0 分），中危组（1～2 分），高危组（≥3 分）。各危度组患者中位生存期依次为没有达到、24.5 年和 13.8 年。

第三节　原发性骨髓纤维化

原发性骨髓纤维化（primary myelofibrosis，PMF）是造血干细胞克隆性疾病，属于一种 MPN。其特点是骨髓呈不同程度的弥漫性纤维组织增生，常伴髓外造血，主要在脾脏，其次在肝脏、淋巴结。典型临床表现为幼粒、幼红细胞血症，脾显著增大，不同程度的骨质硬化，骨髓常干抽。多见于老年人，中位发病年龄约 70 岁，男女发病率相当。50% 左右的 PMF 患者存在 JAK2V617F 突变，约 10%JAK2V617F 阴性的 PMF 患者存在促血小板生成素受体（MPL）的激活，认为 MPL 突变（MPLW515L/K）与 PMF 发病可能有关。

【临床表现】　起病隐匿，进程缓慢，部分患者开始多无症状或症状不典型，偶然发现脾大而确诊。常见症状有贫血和脾大引起的压迫症状，可伴有代谢增高所致的发热、盗汗和体重减轻。巨脾是本病特征，1/4～1/3 患者有轻至中度肝大，因门静脉和肝静脉血栓形成，可导致门静脉高压。病程中常合并感染和出血。

【实验室检查】

（一）常规检查

1. 血常规　30%～50%患者确诊时有轻至中度正细胞正色素性贫血，晚期患者重度贫血，成熟红细胞大小不一，异形红细胞、泪滴形红细胞对诊断有价值。白细胞数正常或增多，但很少超过 $50\times10^9/L$。血涂片可见幼红细胞、幼粒细胞，为本病特征之一，可出现少量原始细胞（一般＜5%），嗜酸性和嗜碱性粒细胞轻度增多。早期血小板数增多，随病情进展，多数出现血小板减少，血小板形态大而畸形。

2. 骨髓　骨髓干抽为典型特征，病程早期巨核细胞和粒细胞增生，后期增生低下，可局灶增生。成功的骨髓涂片并非确诊 PMF 的依据，确诊依赖于骨髓活检。主要病理改变以非均一纤维组织增生为主，伴有骨髓窦扩张、骨小梁增生、造血细胞减少。

（二）细胞和分子遗传学检查

50%左右的 PMF 患者存在 JAK2V617F 突变，25%～35%患者存在 CALR 突变，10%患者存在 MPL W515 L/K 突变，少数患者存在 ASXL1、TET2、EZH2、IDH、SRSF2、SF3B1 等突变。30%左右患者有克隆性染色体异常，13q⁻或 der(6)t(1；6)(q21－23；p21.3)高度提示 PMF，其他染色体异常包括 20q⁻、+8、+9 等。

【诊断】

（一）WHO 2016 纤维化早期（pre PMF）诊断

符合 3 条主要标准及至少 1 条次要标准。

〔主要标准〕①巨核细胞增生和异形巨核细胞，无显著网状纤维增多（≤MF-1），巨核细胞改变必须伴有以粒细胞增生且常有红系减少为特征的按照年龄调整后的骨髓增生程度增高；②不满足 PV、CML、MDS 或其他髓系肿瘤的 WHO 诊断标准；③有 JAK2V617F、CALR、MPL 基因突变，如无以上突变，需有其他克隆性增殖的证据，或不满足反应性骨髓纤维化增生的最低标准。

〔次要标准〕以下检查需连续 2 次进行：①非其他疾病伴发的贫血；②白细胞计数＞$11\times10^9/L$；③可触及的脾大；④乳酸脱氢酶（lactic dehydrogenase，LDH）增高。

（二）WHO 2016 纤维化明显期（over PMF）诊断

符合 3 条主要标准及至少 1 条次要标准。

〔主要标准〕①巨核细胞增生和异形巨核细胞，伴有网状纤维增多（MF 2～3级），巨核细胞改变必须伴有以粒细胞增生且常有红系减少为特征的按照年龄调整后的骨髓增生程度增高；②不满足 PV、CML、MDS 或其他髓系肿瘤的 WHO 诊断标准；③有 JAK2V617F、CALR、MPL 基因突变，如无以上突变，需有其他克隆性增殖的证据，或不满足反应性骨髓纤维化增生的最低标准。

〔次要标准〕以下检查需连续 2 次进行：①非其他疾病伴发的贫血；②WBC＞$11\times10^9/L$；③可触及的脾大；④乳酸脱氢酶（LDH）增高；⑤骨髓病性贫血。

【治疗】 治疗目的是改善症状和治疗髓外造血的并发症，异基因造血干细胞移植（allo-HSCT）是目前唯一可能治愈 PMF 的治疗方法，但由于较高的移植相关死亡率和并发症，故应慎重选择。

（一）常规治疗

1. 雄激素和蛋白同化激素 此类激素有促进幼红细胞分化、成熟和改善骨髓造血功能的作用。初治患者可联合糖皮质激素治疗 [0.5～1.0 mg/（kg·d）]，疗程至少3个月，如效果好皮质激素可逐渐减量，雄激素继续使用。常用制剂有司坦唑醇2 mg，2～3 次/d；十一酸睾酮 40 mg，2～3 次/d；达那唑 200 mg，3 次/d，一般需治疗 3 个月后才显效。丙酸睾酮每周肌注 200～300 mg，可试用 3～6 个月；也可用长效的十一酸睾酮 250～500 mg 肌注，每半个月 1 次。注意在男性患者接受雄激素治疗前常规进行前列腺癌筛查。糖皮质激素可使 1/3 严重贫血或血小板减少的患者得到改善，因此，伴贫血和/或血小板减少的患者初治时可联合雄激素（司坦唑醇或达那唑）和糖皮质激素（泼尼松 30 mg/d），至少 3 个月。如果疗效好，雄激素继续使用，糖皮质激素逐渐减量。

2. 促红细胞生成素（EPO） EPO 治疗 PMF 的观点尚不统一。有作者对已发表文献进行 Meta 分析的结论是 EPO 治疗 PMF 导致的贫血的有效率为 30%～40%。主要适用于血清 EPO< 100 U/L 的贫血患者，常用剂量为 30000～50000 U/w。

3. 免疫调节剂 沙利度胺抑制新生血管生成，抑制 TNF-α、IL-1α、IL-1β 等细胞因子合成。单药剂量 100～400 mg/d，主要不良反应为神经毒性、嗜睡、乏力、便秘及粒细胞减少等。小剂量沙利度胺（50 mg/d）联合泼尼松 [0.5 mg/kg·d] 较单用沙利度胺能提高疗效，增加血红蛋白和血小板数，使脾脏缩小并减少不良反应。

来那度胺单药或联合泼尼松治疗 PMF 的反应率在 20%～30%，尤其适用于伴 del（5q）者，多数表现为贫血症状改善，骨髓抑制是最常见的毒性反应。在来那度胺（PLT<100×10^9/L 患者起始剂量为 5 mg/d，PLT≥100×10^9/L 患者起始剂量为 10 mg/d，连续服用 21 日、停药 7 日、28 日为 1 个周期）联合泼尼松（30 mg/d）的 II 期临床试验中，改善贫血和脾大的有效率分别为 30% 和 42%。

4. 羟基脲 对骨髓增生型、白细胞和/或血小板明显增多及巨脾者可试用。对骨髓造血功能减低和白细胞、血小板减少者不宜用。剂量 10～20 mg/kg，2～3 次/w，密切观察脾脏大小、白细胞和血小板数以调整剂量。

5. 芦可替尼（Ruxolitinib） 是一种高选择性 JAK1/2 抑制剂。COMFORT-I、II 临床试验中几乎所有 Ruxolitinib 组患者脾脏均有不同程度缩小，脾脏体积中位缩小为 30%。大部分患者常见的全身症状如盗汗、瘙痒、骨骼或肌肉酸痛、腹部不适等全身症状也明显改善。与常规 MF 治疗药物相比，Ruxolitinib 可显著延长患者的总体生存期。"2014 英国骨髓纤维化研究和诊治指南"推荐 MF 患者在以下情况首选芦可替尼治疗：①症状性脾大；②影响生活质量的 MF 相关症状；③MF 导致的肝大和门脉高压。治疗前 PLT>200×10^9/L 患者推荐起始剂量为 20 mg，2 次/d；PLT（100～200）×10^9/L 患者推荐起始剂量为 15 mg，2 次/d；PLT（50～<100）× 10^9/L 患者推

荐起始剂量为 5 mg，2 次/d。前 4 周不应增加剂量，调整剂量间隔至少 2 周，最大用量为 25 mg，2 次/d。治疗过程中 PLT$<100\times10^9$/L 应考虑减量；PLT$<50\times10^9$/L 或中性粒细胞绝对值$<0.5\times10^9$/L 应停药。芦可替尼最常见的血液学不良反应为 3～4 级的贫血、血小板减少以及中性粒细胞减少，但极少导致治疗中断。治疗过程中出现贫血的患者可加用 EPO 或达那唑。停药应在 7～10 日内逐渐减停，应避免突然停药，推荐停药过程中加用泼尼松 20～30 mg/d。

（二）放疗

放疗主要用于因巨脾而引起的压迫症状。照射后脾脏缩小，但维持时间较短。放疗有时也可引起血细胞减少，故目前较少应用。脾区照射的总剂量为 0.1～0.5 Gy（分为 5～10 次照射），可出现因血细胞减少而致的 10% 以上的死亡率。对于药物治疗无效的有症状的脾大患者可考虑脾切除术。

（三）脾切除

具有下列条件者可考虑脾切除：有症状的门静脉高压（如静脉曲张出血、腹水），药物难治的显著脾大伴疼痛或合并严重恶病质，以及依赖输血的贫血。相反，严重的血小板减少是即将发生白血病转化的标志，切脾对此类患者的总体预后不会有良好的影响。脾切除后可能发生腹腔出血、膈下感染、血小板增多而引起血栓形成，加重肝脏髓外造血使得肝脏迅速增大及肝功能恶化，因而要严格掌握手术适应证。

（四）异基因造血干细胞移植（allo-HSCT）

allo-HSCT 是目前唯一可能治愈 PMF 的治疗方法，但有相当高的治疗相关死亡率和罹病率。清髓性和非清髓性 allo-HSCT 疗效相当。常规强度预处理的 allo-HSCT 患者的 1 年治疗相关死亡率约 30%，总体生存率为 50%。减低强度预处理者，5 年中位生存率约为 45%，与治疗相关和复发相关死亡率相近。对于预计中位生存期短于 5 年且符合移植条件者，应权衡 allo-HSCT 相关合并症的风险。这将包括 IPSS 高危（中位生存期约 27 个月）或中危-2（中位生存期约 48 个月）患者，以及输血依赖（中位生存期约 20 个月）或有不良细胞遗传学异常（中位生存期约 40 个月）的患者。还必须考虑其他可导致 allo-HSCT 失败的不良因素：根据 Lille 预后模型定义的低危、中危和高危患者的 5 年总生存率分别为 70%、59% 和 41%。IPSS 中危-2/高危、输血依赖、年龄大、不良核型、显著脾大、骨髓硬化、无关供者或同胞供者 HLA 非全相合等是 allo-HSCT 的预后不良因素。

9. 急变期的治疗　该期患者的任何治疗效果都很差，应考虑试验性或姑息性治疗。应考虑对有选择的患者进行强烈诱导化疗，然后行 allo-HSCT 进行巩固。

【预后】 PMF 患者确诊后应根据国际预后积分系统（IPSS）、动态国际预后积分系统（DIPSS）或 DIPSS-Plus 预后积分系统对患者进行预后分组。IPSS 适合初诊患者，而 DIPSS 和 DIPSS-Plus 则适合患者病程中任一时间的预后判定（表 8-2）。针对中国 PMF 患者特征修订的 IPSS（IPSS-Chinese）或 DIPSS（DIPSS-Chinese）积分如下：① IPSS 或 DIPSS 低危组积 0 分；②IPSS 或 DIPSS 中危-1、触诊脾大或 PLT$<100\times10^9$/L 积 1 分；③IPSS 或 DIPSS 中危-2 积 2 分；④IPSS 或 DIPSS 高危积 3 分。

依据积分分为低危（0～1 分）、中危（2～3 分）和高危（4～5 分）三组。

表 8-2   PMF 预后积分系统

预后因素	IPSS 积分	DIPSS	DIPSS-Plus 积分
年龄＞65 岁	1	1	－
体质性症状	1	1	－
Hb＜100 g/L	1	2	－
WBC＞25×10^9/L	1	1	－
外周血原始细胞≥1%	1	1	－
PLT＜100×10^9/L	－	－	1
需要红细胞输注	－	－	1
预后不良染色体核型*	－	－	1
DIPSS 中危-1	－	－	1
DIPSS 中危-2	－	－	2
DIPSS 高危	－	－	2

〔注〕预后不良染色体核型包括复杂核型或涉及+8、−7/7q−、i（17q）、−5/5q−、12p−、inv（3）或 11q23 重排的单个或 2 个异常。

IPSS 分组：低危（0 分）、中危-1（1 分）、中危-2（2 分）、高危（≥3 分）。

DIPSS 分组：低危（0 分）、中危-1（1～2 分）、中危-2（3～4 分）、高危（5～6 分）。

DIPSS-Plus 分组：低危（0 分）、中危-1（1 分）、中危-2（2～3 分）、高危（4～6 分）。

〔祝　焱〕

参考文献

[1] Barosi G，Mesa RA，Thiele J，et al. Proposed criteria for the diagnosis of post-polycythemia vera and post-essential thrombocythemia myelofibrosis：a consensus statement from the International Working Group for Myelofibrosis Research and Treatment [J]. Leukemia，2008，22（2）：437-438

[2] Efferi A，Rumi E，Finazzi G，et al. Survival and prognosis among 1545 patients with contemporary polycythemia vera：an international study [J]. Leukemia，2013，27（9）：1874-1881

[3] 中华医学会血液学分会白血病淋巴瘤学组. 真性红细胞增多症诊断与治疗中国专家共识（2016 年版）[J]. 中华血液学杂志，2016，37（4）：265-268

[4] Vannucchi AM，Barbui T，Cervantes F，et al. Philadelphia chromosome-negative chronic myeloproliferative neoplasms：ESMO Clinical Practice Guidelines for diagnosis，treatment and follow-up [J]. Ann Oncol，2015，26Suppl 5：v85-99

[5] Barbui T，Finazzi G，Carobbio A，et al. Development and validation of an International Prognostic Score of thrombosis in World Health Organization—essential thrombocythemia（IPSET-thrombosis）[J]. Blood，2012，120（26）：5128-5133

[6] Passamonti F，Thiele J，Girodon F，et al. A prognostic model to predict survival in 867 World Health Organization—defined essential thrombocythemia at diagnosis：a study by the International Working Group on Myelofibrosis Research and Treatment [J]. Blood，2012，120（6）：1197-1201

［7］中华医学会血液学分会白血病淋巴瘤学组. 原发性血小板增多症诊断与治疗中国专家共识（2016 年版）［J］. 中华血液学杂志，2016，37（10）：833-836

［8］Cervantes F，Dupriez B，Pereira A，et al. New prognostic scoring system for primary myelofibrosis based on a study of the International Working Group for Myelofibrosis Research and Treatment［J］. Blood，2009，113（13）：2895-2901

［9］Passamonti F，Cervantes F，Vannucchi AM，et al. A dynamic prognostic model to predict survival in primary myelofibrosis：a study by the IWG-MRT（International Working Group for Myeloproliferative Neoplasms Research and Treatment）［J］. Blood，2010，115（9）：1703-1708

［10］Gangat N，Caramazza D，Vaidya R，et al. DIPSS plus：a refined Dynamic International Prognostic Scoring System for primary myelofibrosis that incorporates prognostic information from karyotype，platelet count，and transfusion status［J］. J Clin Oncol，2011，29（4）：392-397

［11］Xu Z，Gale RP，Zhang Y，et al. Unique features of primary myelofibrosis in Chinese［J］. Blood，2012，119（11）：2469-2473

［12］中华医学会血液学分会白血病淋巴瘤学组. 原发性骨髓纤维化诊断与治疗中国专家共识（2015 年版）. 中华血液学杂志，2015，36（9）：721-725

第九章　老年白血病

白血病（leukemia）是造血干细胞恶性克隆性疾病，白血病细胞增殖失控、分化障碍、凋亡受阻而停留在细胞发育的不同阶段。白血病细胞在骨髓和其他造血组织中大量增殖并浸润其他组织器官，使正常造血受到抑制。

根据白血病自然病程和细胞成熟程度，将白血病分为急性白血病（acute leukemia，AL）和慢性白血病（chronic leukemia，CL）。再根据受累的细胞将急性白血病分为急性髓细胞白血病（acute myelogenous leukemia，AML）和急性淋巴细胞白血病（acute lymphoblastic leukemia，ALL）；慢性白血病则可主要分为慢性粒细胞白血病（chronic myeloid leukemia，CML）和慢性淋巴细胞白血病（chronic lymphoblastic leukemia，CLL）。

随着年龄增长，白血病发病率呈上升趋势。AML 发病率 50 岁开始明显升高，60～69 岁达高峰，我国 AML 发病率为 1.62/10 万，60～70 岁人群发病率为 3/10 万。ALL 在婴幼儿有一发病高峰，随年龄增长发病率下降，但 50 岁后发病率再次上升，70 岁以上者发病率为 3.7/10 万。CML 发病率随年龄增长逐渐上升，50～59 岁形成发病小高峰，>60 岁者发病率为 0.7/10 万，高于我国总发病率 0.36/10 万。CLL 在 20 岁前未见病例，20～50 岁处于较低的发病水平，50 岁后发病率明显上升，>50 岁的男性发病率为 0.34/10 万，>50 岁的女性发病率为 0.14/10 万。

老年人白血病多以>60 岁为年龄界限，分类以 AML 最多，其次为 ALL、CML、CLL。AML 中 M2、M5、M6 发生率较高，M1、M3 低于非老年组，老年人 ALL 中 L3 型比非老年组多见。由于人口老龄化导致老年人白血病患者日渐增多，老年人是一个特殊的群体，其生理特点及白血病生物学、预后因素等方面均与年轻患者有着明显不同，因此应引起医务工作者的重视。

第一节　老年急性白血病

老年急性白血病以 AML 多见。ALL 的年发病率约 $1/10^5$，约占成人 ALL 的 1/3。AML 的发病率则随年龄增长而升高，中位发病年龄为 60～65 岁。丹麦癌症登记处报告<20 岁和 20～60 岁人群 AML 的年发病率分别为 $0.8/10^5$ 和 4.1/10 万，60～80 岁人群为 14.9/10 万。由于人口老龄化导致老年人急性白血病患者日渐增多，中位发病年龄 63 岁。老年人是一个特殊的群体，其生理特点及白血病生物学、预后等均与年轻

患者有着明显不同。

一、老年急性白血病特点

年龄是急性白血病的重要独立预后因素。急性白血病的完全缓解率和生存率随年龄增长而下降。<50 岁成人 AML 完全缓解（complete remission，CR）率为 70%，50～59 岁 68%，60～69 岁 52%，70～75 岁 39%，> 75 岁仅为 22%。5 年生存率≤45 岁为（58±19）%，46～60 岁为（27±28）%，>60 岁为（18±20）%。老年人白血病预后差的主要原因有：

（一）老年人生理状况改变

老年人脏器功能下降，且多数老年人合并心、肺、肝、肾等重要脏器疾病，免疫力降低，其骨髓造血能力也随年龄增长而下降。因此老年人化疗后易出现较长时间骨髓抑制，并易在治疗早期由于严重感染、出血或器官衰竭等死亡。

（二）前驱血液病史

不少老年人发病前有病态造血表现。有报道 70 例年龄 75 岁以上的 AML 患者中 10 例（14%）发病前有 MDS 史，28 例（40%）有骨髓三系病态造血。MDS 可引起多种染色体异常，并表现 MDR，导致化疗失败。

（三）白血病细胞生物学特点

染色体核型是独立的预后因素。预后不良核型在老年患者中明显高于年轻人，常见-5/5q-、-7/7q-、+8、t(9；22)、+13、del(20q)等。另外，老年 AML 患者不良预后的基因突变如 FLT3-ITD、RAS 等比较常见，而预后好的核型及基因突变，如 t(8；21)、inv(16)、t(16；16)、NPM1 等，仅见于少于 5% 的老年 AML 患者。英国医学研究会（MRC）的 AML11 试验调查了 1065 例平均年龄为 66 岁的 AML 患者，显示有 t(15，17)、t(8，21)、inv(16)等核型异常者预后较好，CR 率 72%，耐药率 8%，复发率 56%，5 年总生存期（overall survival，OS）率 34%；正常核型者 CR 率 63%，耐药率 17%，复发率 78%，5 年 OS 率 15%；复杂核型者 CR 率 26%，耐药率 56%，复发率 91%，5 年 OS 率 2%。55 岁以上患者中预后良好核型仅 7%，复杂核型 13%，而 55 岁以下患者与之相反，预后良好核型占 24%，复杂核型 6%。Ph$^+$的 ALL 预后差，老年人 ALL Ph 染色体阳性率较高。

老年人急性白血病多药耐药基因（multidrug resistance gene，mdr-1）和 P-糖蛋白（P-glycoprotein，Pgp）常高表达。SWOG 报道一组平均年龄 68 岁的 AML，预后不良核型发生率、mdr-1 和有功能的 Pgp 阳性率分别为 32%、71%和 58%。不良核型和 mdr-1 均单独影响预后。mdr-1 阴性伴预后良好或中间核型组 CR 率 81%，mdr-1 阳性伴预后不良核型组 CR 率仅 12%，说明 mdr-1 表达和核型异常是老年 AML 重要的预后因素。此外，年轻 AML 患者的红细胞和血小板源于正常干细胞，而老年人 AML 患者所有的细胞均源于白血病细胞克隆，即使在疾病缓解期也如此，因此老年 AML 患者常表现为持续的白血病克隆和高复发率。

【临床表现】

（一）骨髓正常造血功能受抑的表现

1. 贫血　头昏、乏力、心悸、面色苍白等，与出血程度不成比例，老年患者贫血更常见。贫血的主要原因是幼红细胞的代谢被白血病细胞干扰，红细胞生成减少；无效红细胞生成；合并隐性溶血。

2. 发热　可有不同程度的发热，虽然白血病本身可以发热，高热常提示继发感染，常有发热而找不到明确病灶。感染以口腔炎、牙龈炎、咽峡炎最多见，肺部感染、肛周感染也很多见，严重时可发生败血症。最常见的致病菌为革兰阴性杆菌，近年来革兰阳性菌的发病率有所上升。长期使用抗生素可继发真菌感染，免疫缺陷者可发生病毒感染。

3. 出血　可发生在全身各部位，以皮肤瘀点、瘀斑和牙龈出血、月经过多常见，眼底出血导致视力障碍，有时发生致命性出血，如颅内出血、消化道或呼吸道大出血。急性早幼粒细胞白血病易并发弥散性血管内凝血而出现全身广泛性出血。血小板减少是出血的最重要原因，PLT$<20\times10^9$/L 时存在高危出血倾向；凝血功能障碍和化疗药物、细菌毒素、白血病细胞浸润损伤血管内皮细胞也为引起出血的因素。

（二）白血病细胞增殖浸润的表现

1. 淋巴结肿大和肝脾大　淋巴结肿大 ALL 多见，肝、脾轻到中度肿大，对于肝、脾明显增大者注意与 CML 急变鉴别。

2. 骨关节痛　白血病细胞大量增生，骨髓腔内压力增高，浸润破坏骨质和骨膜，引起疼痛。常有胸骨压痛，对诊断有意义。发生骨髓坏死可引起剧痛。

3. 皮肤浸润　以急性粒单细胞白血病（AML M4）和急性单核细胞白血病（AML M5）多见，可见斑丘疹、结节、肿块、剥脱性皮炎等。

4. 牙龈改变　以 AML M4 和 AML M5 多见，白血病细胞浸润导致牙龈增生肿胀、溃烂出血。

5. 粒细胞肉瘤　常累及骨膜、软组织和皮肤，好发在眼眶、鼻旁窦、胸壁、乳房等处，是由原粒或原单细胞引起的髓外肿瘤，因瘤细胞内含大量髓过氧化物酶（MPO）使瘤体切面呈绿色，又称绿色瘤。

6. 中枢神经系统白血病（Central nervous system leukemia，CNSL）　可发生在疾病各个时期，但常发生在缓解期。患者可无症状，也可出现颅内压增高和脑神经麻痹等症状。ALL 多见，AML 中外周血白细胞和原始细胞数高，显著肝脾大，M4 或 M5 亚型，以及伴染色体单体 7 或 inv（16）(p13，q22) 是发生 CNSL 的高危因素。

7. 睾丸　无痛性肿大，多为单侧，另一侧虽无肿大，但活检时也往往发现白血病细胞浸润。多见于 ALL 化疗后缓解的幼儿和青年。是仅次于 CNSL 的白血病髓外复发根源。

（三）其他

白血病细胞还可浸润心脏、心包、肺、胸膜、胃肠道、肾等器官，但一般很少出现临床症状。

【实验室检查】

（一）血常规

实验室检查大多数患者白细胞增多，（10～100）×10⁹/L，分类可见原始和/或幼稚细胞，部分患者白细胞正常，少数患者（M3 型或老年患者）白细胞$<4×10^9$/L。患者常有不同程度的贫血和血小板减少。

（二）骨髓象

骨髓象是诊断急性白血病的主要依据。多数病例骨髓中有核细胞显著增生，原始细胞和幼稚细胞显著增多。FAB 协作组提出原始细胞占全部骨髓有核细胞（ANC）≥30%为急性白血病诊断标准，少数骨髓增生低下但原始细胞仍在 30%以上者，称为低增生性白血病，老年患者较多见。

（三）细胞化学

细胞化学主要用于协助形态学鉴别各类白血病，常用的见表 9-1。

表 9-1　　　　　　　　　常见急性白血病细胞化学鉴别

鉴别项目	急性淋巴细胞白血病	急性粒细胞白血病	急性单核细胞白血病
过氧化物酶（POX）	阴性	+～+++	-～+
中性粒细胞碱性磷酸酶（NAP）	增加	减少或阴性	正常或增加
非特异性酯酶（NSE）	阴性	-～++，不被 NaF 抑制	++～+++，能被 NaF 抑制
糖原染色（PAS）	阳性，粗颗粒状或块状	阴性或阳性，弥漫性淡红色	阴性或阳性，弥漫性淡红色或细颗粒状

〔注〕NaF　氟化钠；-～++所示量无至少量或中等量。

（四）免疫学检查

白血病细胞分化障碍，停滞在细胞分化的某一抗原表达阶段，因此可利用单克隆抗体检测相应白细胞表面抗原或胞质内分化抗原进行白血病类型鉴别，从而指导治疗，判断预后。采用急性白血病的一线单抗来筛选 AML 和 T 淋巴细胞、B 淋巴细胞白血病，采用二线单抗进一步确定亚型（表 9-2）。

表 9-2　　　　　　　　　急性白血病免疫标志

免疫标志	一线单抗	二线单抗
髓系	CD13、CD117、Anti-MPO[a]	CD33、CD14、CD15、CD11、CD61、CD41、CD42、血型糖蛋白 A
B 淋巴系	CD22[a]、CD19、CD10、CD79a[a]	CD20、CD24、Cyμ、SmIg
T 淋巴系	CD3[a]、CD7、CD2	CD1、CD4、CD5、CD8
非系列特异性	TdT[b]、HLA-DR	CD34

[a] 胞质表达；[b] 胞核表达。

（五）染色体和基因改变

白血病常伴特异的染色体和基因改变（表 9-3），该检测有助于急性白血病的诊断、鉴别诊断，选择治疗方案、监测病情和判断预后。AML 的核型异常检出率达 90% 以上，分为两类，一类是和 FAB 亚型相关的染色体结构重排，主要是易位、倒位，产生融合基因；另一类是和 FAB 亚型不相关的异常，多为数目异常，常见 +8，其次为 -5/del(5q)、-7/del(7q)、+21 等。还有报道四体 8 的 AML，多数为单核细胞白血病，老年患者居多，对化疗不敏感，缓解率低，生存期短。60%～80% 的 ALL 可发现克隆性核型异常，其中 66% 为特异性染色体重排，并和其免疫学亚型相关。数目异常以超二倍体、亚二倍体、假二倍体多见。单体核型（MK）指染色体核型分析至少存在 2 个或 2 个以上克隆的染色体单体或至少存在 1 个单体同时伴其他染色体异常，-7 最常见，其次为 -17、-18 和 -5。MK-AML 好发于老年患者，且随年龄增长而增加，伴有 MK 的患者预后极差。

表 9 - 3 　　　　　　　　　　白血病常见的染色体异常和基因

染色体异常	受累基因	白血病类型
t(8；21)(q22；q22)	AML1-ETO	M2
t(15；17)(q22；q21)	PML-RARα	M3
t(11；17)(q23；q21)	PIZF- RARα	M3
inv(16)(p13；q22)	CBFβ-MYH11	M4Eo
t(16；16)(p13；q22)	CBFβ-MYH11	M4Eo
t/del(11)(q23)	MLL	M5
t(8；14)(q24；q32)	MYC-IgH	L3
t(11；14)(p13；q11)	TCRD	T 淋巴细胞 ALL
t(9；22)(q34；q11)	BCR-ABL	CML，ALL，AML

【诊断与分型】 根据临床表现、血常规和骨髓象，诊断急性白血病一般不难，但应注意老年患者不典型病例症状隐匿，主要是贫血，缺乏发热、出血表现，可无肝脾、淋巴结肿大，外周血幼稚细胞出现率低，骨髓为低增生性，易误诊为再生障碍性贫血，此时最好做骨髓活检。形态学和细胞化学是诊断基础。目前以形态学为基础的法美英（FAB）分类法已经广泛采用，但也有其局限性，如有时原始细胞单凭形态学难以定型，不能区分 T 淋巴细胞、B 淋巴细胞，没有提出染色体异常等，无法提供选择治疗和判断预后的重要信息。结合细胞形态学(morphology)、免疫学(immunology)、细胞遗传学(cytogenetics)和分子生物学(molecular biology)技术对急性白血病做出 MICM 分型，可以为急性白血病作出更准确诊断，对指导治疗、判断预后有重要意义。

（一）FAB 分型

根据白血病细胞形态学特点，FAB 分型将急性白血病分为 AML 和 ALL 两大类，AML 分为 M0～M7 的 8 个亚型，ALL 分为 L1～L3 的 3 个亚型。

1. AML 分型

M0 型（急性髓细胞白血病微分化型）：原始细胞＞30%，无嗜天青颗粒和 Auer 小体，髓过氧化物酶（MPO）和苏丹黑染色阳性细胞＜3%，至少表达一种髓系抗原 CD13 或 CD33，淋巴细胞系统（简称淋系）抗原阴性，血小板抗原阴性，电镜下 MPO 阳性。

M1 型（急性粒细胞白血病未分化型）：原始细胞（Ⅰ型＋Ⅱ型）占骨髓非红系有核细胞（NEC）≥90％。

M2 型（急性粒细胞白血病部分分化型）：原始细胞占骨髓 NEC 30％～89％，早幼粒细胞及以下阶段细胞＞10％，单核细胞＜20％。

M3 型（急性早幼粒细胞白血病）：骨髓中以颗粒增多的异常早幼粒细胞为主，此类细胞在 NEC 中＞30％，胞质中有大量密集的粗大颗粒。M3v 为变异型急性早幼粒细胞白血病，胞质中颗粒细小。

M4 型（急性粒-单核细胞白血病）：骨髓中的原始细胞占 NEC 的 30％以上，各阶段粒细胞 30％～80％，各阶段单核细胞＞20％。M4 型中还有一种变异型，除 M4 特征外，骨髓中异常嗜酸性粒细胞占 NEC 的 5％或更多，为 M4Eo。

M5 型（急性单核细胞白血病）：骨髓 NEC 中原始单核细胞、幼稚单核细胞和单核细胞≥80％，原始单核细胞≥80％为 M5a，原始单核细胞＜80％为 M5b。

M6 型（红白血病）：骨髓中幼红细胞≥50％，NEC 中原始细胞≥30％。

M7 型（急性巨核细胞白血病）：骨髓中的原始巨核细胞≥30％，血小板抗原阳性，血小板过氧化物酶阳性。

我国的 AML 分型是在 FAB 分型基础上作了部分修改，主要修改内容如下：

（1）将 M2 型分为 M2a 型和 M2b 型：M2a 型即 FAB 分型中的 M2 型，M2b 型特点为骨髓中以异常的中性中幼粒细胞为主，此类细胞＞30％，核仁明显，核浆发育明显不平衡。

（2）将 M3 型分为 M3a 型和 M3b 型：即粗颗粒型与细颗粒型，后者即 FAB 分型中的 M3v。

（3）将 M4 型按粒细胞与单核细胞的比例分为 4 个亚型：M4a 以原始和早幼粒细胞增生为主，原、幼单核细胞和单核细胞＞NEC 的 20％；M4b 以原、幼单核细胞增生为主，原始和早幼粒细胞＞NEC 的 20％；M4c 为具有粒系和单核系两系特征的原始细胞≥ANC 的 30％；M4Eo 的特征同 FAB 分型。

2. ALL 分型

L1 型：以小细胞为主，细胞直径≤12 μm，大小较一致，核染色质较粗，无核仁或有 1～2 个小核仁，胞质量少。

L2 型：以大细胞为主，细胞直径＞12 μm，细胞大小不一，核形不规则，核染色质较疏松，核仁较大，1 至多个。

L3 型：以大细胞为主，大小较一致，核染色质均匀致密细点状，核仁 1 至多个且明显，胞质嗜碱，深蓝色，有较多空泡。

（二）免疫分型

白血病免疫分型欧洲组（EGIL）提出白血病免疫学积分系统，将急性白血病分为 4 型，标准见表 9 - 4。

1. 急性白血病未分化型（acute undifferentiated leukemia，AUL） 髓系和 T 淋巴细胞或 B 淋巴细胞系抗原积分均≤2。

2. 急性混合细胞白血病或急性双表型白血病　主要因白血病细胞同时表达髓系和淋系抗原或双克隆白血病（两群来源于各自干细胞的白血病细胞分别表达髓系和淋系抗原）或双系列白血病（与双克隆相似，同时存在两种细胞，但来源于同一干细胞），髓系和 T 淋巴细胞或 B 淋巴细胞系抗原积分均>2。

3. 伴髓系抗原表达的急性淋巴细胞白血病（$My^+ ALL$）　T 淋巴细胞或 B 淋巴细胞系抗原积分>2同时粒-单系抗原表达，但积分≤2；伴淋系抗原表达的急性髓系白血病（$Ly^+ AML$）髓系积分>2同时淋系抗原表达，但积分≤2。

4. 单表型急性白血病　表达淋系抗原者髓系积分和髓系抗原者淋系积分均为 0。

表 9-4　　　　　　　　　　白血病免疫积分系统（EGIL）

分值（分）	B 系	T 系	髓系
2	CD79a	CD3	MPO
	CyCD22	TCR-αβ	
	CyIgM	TCR-γδ	
1	CD19	CD2	CD117
	CD20	CD5	CD13
	CD10	CD8	CD33
		CD10	CD65
			CD14
0.5	CD24	CD7	CD15
		CD1a	CD64

〔注〕Cy　胞质内；TCR　T淋巴细胞受体。

ALL 的免疫分型经历了 5 分法、两大类 7 分法和四型 21 类法（EGIL）3 个阶段。较常见将 ALL 分成 T-ALL 和 B-ALL 两型，T-ALL 又分成早 T 前体-ALL 和 T 淋巴细胞 ALL；B-ALL 分为早 B 前体-ALL、普通型- ALL、前 B-ALL 和 B-ALL。后将普通型- ALL 归入早 B 前体-ALL，增加转化型前 B-ALL，此型是前 B-ALL 和 B-ALL 间的过渡型。ALL 的免疫学亚型与 FAB 亚型之间除 L3 外无相关性。

髓系相关抗原的表达反映了细胞起源，但不能严格代表细胞的成熟阶段。FAB 与免疫学的联系见表 9-5。

表 9-5　　　　　　　　急性髓细胞白血病 FAB 分型与免疫标志

FAB 亚型	免疫标志
M0	CD34，CD33，CD13
M1	MPO，CD34，CD33，CD13
M2	MPO，CD15，CD33，CD13
M3	MPO，CD33，CD13（HLA-DR 阴性）
M4	MPO，CD15，CD33，CD13，CD14
M5	MPO，CD33，CD13，CD14
M6	CD33，血型糖蛋白
M7	CD33，CD41，CD42b，CD61

免疫学分型提高了急性白血病的诊断准确率，可区分单凭形态学难以确定的白血病类型和亚型，如 M0 、M7、混合细胞白血病，可对 ALL 进行明确的免疫分型。

（三）MIC 分型

免疫学分型反映了一定的预后意义，但是细胞遗传学和分子生物学的一些特征是最重要的预后因素，将形态学（M）、免疫学（I）和细胞遗传学（C）结合即为 MIC 分型，可以提供更加全面准确的诊断、选择治疗和判断预后的信息。具体分型见表 9-6～表 9-8。

表 9-6　　　　　　　　　　　　急性髓细胞白血病 MIC 分型

核型	FAB 分型	MIC 建议分型
t(8；21)(q22；q22)	M2	M2/ t(8；21)
t(15；17)(q22；q12)	M3、M3v	M3/ t(15；17)
t/del(11)(q23)	M5a(M5b；M4)	M5a/ t/(11q)
inv/del(16)(q22)	M4Eo	M4Eo /inv(16)
t(9；22)(q34；q11)	M1(M2)	M1/ t(9；22)
t(6；9)(p23；q34)	M2 或 M1 伴嗜碱性粒细胞增多	M2/ t(6；9)
inv(3)(q21；q26)	M1(M2，M4，M7)伴血小板增多	M1/inv(3)
t(8；16)(p11；p13)	M5b 伴吞噬细胞增多	M5b/ t(8；16)
t/del(12)(p11～13)	M2 伴嗜碱性粒细胞增多	M2Baso/ t(12 p)
+4	M4(M2)	M4/+4

表 9-7　　　　　　　　　　　　T-ALL MIC 分型

亚型	核型	CD7	CD2	TdT	FAB 分型
早期前 T-ALL		+	−	+	L1　L2
早期前 T-ALL	t 或 del(9p)				
T-ALL		+	+	+	L1　L2
T-ALL	t(11；14)				
T-ALL	6q−				

〔注〕+阳性；−阴性。

表 9-8　　　　　　　　　　　　B-ALL　MIC 分型

亚型	核型	CD19	TdT	Ia	CD10	CyIg	SmIg	FAB 分型
早期前 B-ALL		+	+	+	−	−	−	L1 L2
早期前 B-ALL	t(4；11)							
早期前 B-ALL	t(9；22)							
普通型 ALL		+	+	+	+	−	−	L1 L2
普通型 ALL	6q−							
普通型 ALL	近单倍体							
普通型 ALL	t 或 del(12p)							
普通型 ALL	t(9；22)							
前 B-ALL		+	+	+	+	+	−	L1
前 B-ALL	t(1；19)							
前 B-ALL	t(1；19)							
前 B-ALL	t(9；22)							
B-ALL		+	−	+	+/−	−/+	+	L3

续表

亚型	核型	CD19	TdT	Ia	CD10	CyIg	SmIg	FAB 分型
B-ALL	t(8；14)							
B-ALL	t(2；8)							
B-ALL	t(8；22)							
B-ALL	6q⁻							

〔注〕＋ 阳性；－ 阴性。

（四）世界卫生组织分型

2001 年世界卫生组织（WHO）提出新的血液系统肿瘤分类标准，建议将骨髓中原始细胞数≥20％作为诊断急性白血病的标准，并将骨髓中原始细胞数＜20％但伴重现性遗传学异常者均诊断为急性白血病。WHO 提出的分型标准结合染色体核型改变和受累基因异常表达，较法美英（FAB）协作组分型对治疗选择和预后判断更有指导意义。2016 年 WHO 对急性白血病分型标准见表 9－9 和表 9－10。

表 9－9　　　　　2016 年 WHO 对急性髓系白血病分型

AML 伴重现性遗传学异常
　　AML 伴 t(8；21)(q22；q22)；RUNX1-RUNX1T1
　　AML 伴 inv(16)(p13；q22)或 t(16；16)(p13；q22)；CBFβ-MYH11
　　AML 伴 PML/RARα
　　AML 伴(9；11)(p21；q23.3)；MLLT3-KMT2A
　　AML 伴 t(6；9)(p23；q34.1)；DEK-NUP214
　　AML 伴 inv(3)(q21.3q26.2) or t(3；3)(q21.3；q26.2)；GATA2，MECOM
　　AML（原始巨核细胞性）伴 t(1；22)(p13.3；q13.3)；RBM15-MKL1
　　暂定分型：AML 伴 BCR-ABL
　　AML 伴 NPM1 突变
　　AML 伴 CEBPA 双等位基因突变
　　暂定分型：AML 伴 RUNX1 突变
AML 伴骨髓增生异常相关改变
治疗相关髓系肿瘤
急性髓系白血病，非特指型(NOS)
　　AML 伴微分化型
　　AML 伴未成熟型
　　AML 伴成熟型
　　急性粒单核细胞白血病
　　急性单核细胞白血病
　　纯红系白血病
　　急性巨核细胞白血病
　　急性嗜碱粒细胞白血病
　　急性全髓白血病伴骨髓纤维化
髓系肉瘤
唐氏综合征相关髓系增生
一过性骨髓细胞生成异常
唐氏综合征相关性髓系白血病

表 9 - 10 　　　　　　　　　2016 年 WHO 对急性淋巴细胞白血病分型

B 淋巴母细胞白血病/淋巴瘤
　　B 淋巴母细胞白血病/淋巴瘤；非特指型
　　B 淋巴母细胞白血病/淋巴瘤伴再现性遗传学异常
　　B 淋巴母细胞白血病/淋巴瘤伴 t(9；22)(q34.1；q11.2)；BCR-ABL1
　　B 淋巴母细胞白血病/淋巴瘤伴 t(v；11q23.3)；KMT2A 重排
　　B 淋巴母细胞白血病/淋巴瘤伴 t(12；21)(p13.2；q22.1)；ETV6-RUNX1
　　B 淋巴母细胞白血病/淋巴瘤伴超二倍体
　　B 淋巴母细胞白血病/淋巴瘤伴亚二倍体
　　B 淋巴母细胞白血病/淋巴瘤伴 t(5；14)(q31.1；q32.3) IL3-IGH
　　B 淋巴母细胞白血病/淋巴瘤伴 t(1；19)(q23；p13.3)；TCF3-PBX1
　　暂定型：B 淋巴母细胞白血病/淋巴瘤，BCR-ABL 样
　　暂定型：B 淋巴母细胞白血病/淋巴瘤伴 iAMP21
T 淋巴母细胞白血病/淋巴瘤
　　暂定型：早期前体 T 淋巴细胞白血病
　　暂定型：自然杀伤(NK)细胞淋巴母细胞白血病/淋巴瘤

【治疗】

(一) 急性髓系白血病（AML）的治疗

1. 诱导缓解治疗

(1) 标准剂量诱导方案：对于一般情况良好，重要脏器功能正常的老年 AML 患者，可采用标准 DA3+7 方案。柔红霉素（Daunorubicin，DNR）45 mg/(m² · d)，连用 3 日；阿糖胞苷（Cytosine arabinoside，Ara-C）100 mg/(m² · d)，连用 7 日，此方案 CR 率达 50% 左右。也有用米托蒽醌（Mitoxantrone，MIT）10 mg/(m² · d)，连用 3 日，或去甲氧柔红霉素（Idarubicin，IDA）8~10 mg/(m² · d)，连用 3 日代替 DNR 与 Ara-C 联用，多数临床研究表明应用 MIT 或 IDA 较 DNR 的 CR 率相近或稍高，无病生存期（Disease-free survival，DFS）和 OS 无明显延长。

(2) 减低剂量诱导方案：老年人采用强化疗后骨髓抑制期死亡率较高，因此多主张减少化疗剂量。SWOG 用 V-TAD 治疗老年人 AML，VP16 50 mg/(m² · d)，连用 3 日，6-TG 75 mg/m²，1 次/12 h，连用 5 日，Ara-C 75 mg/(m² · d)，连用 5 日；DNR 20 mg/(m² · d)，连用 2 日，诱导 CR 率 44%，平均缓解时间 6 个月，认为该方案耐受性好，但不改善 OS。

Manoharan 等采用小剂量 Ara-C 100 mg/m²，皮下注射，每 12 小时 1 次，连用 7~14 日，口服依托泊苷（VP16）100 mg/d，连用 7~14 日，MIT 6 mg/(m² · d)，连用 1~3 日治疗老年 AML，CR 率 44%，PR 率 32%，认为与标准方案具有同样的抗白血病效应而毒性较低。但 PALG 认为该方案毒性与标准 DA3+7 方案相当。

(3) 预激方案：1995 年，Yamsda 等首先采用预激方案治疗 3 例老年 AML 患者获得缓解。国内也有报道对老年 AML 采用 CAG 方案，总 CR 率 86.67%，中位无病生存 7 个月。CAG 的用法为 Ara-C 10 mg/m²，皮下注射，1 次/12 h，连用 14 日；ACR 10~14 mg/m²，静脉滴注，1 次/d，连用 4 日；人粒细胞集落刺激因子(G-CSF)

$200~\mu g/(m^2 \cdot d)$，皮下注射，在第 1 次注射 Ara-C 前 1 日给予，至最后 1 次注射 Ara-C 前 12 小时停用。如 WBC$>20 \times 10^9$/L，则暂停 G-CSF。此方案主要毒性及不良反应为恶心、呕吐、肌肉酸痛、轻度黏膜炎和肝功能损害，无心、肾等其他重要脏器毒性及不良反应，适用于老年 AML。现认为预激方案中的 G-CSF 可使 G_0 期白血病细胞 S 期，利于小剂量 Ara-C 发挥诱导凋亡作用，AML 的幼稚细胞普遍表达 G-CSF 受体，G-CSF 可加强化疗药物对急性髓系白血病的粒细胞集落形成单位（CFU-AML）杀伤作用，但预激方案不降低 WT1 基因表达，不能用于长期巩固治疗。此外应注意小剂量 Ara-C 有累积毒性，治疗过程中可出现明显骨髓抑制。

（4）口服化疗药物方案：去甲氧柔红霉素（IDA）是唯一可口服的蒽环类药物，诱导期每次用 IDA 20 mg/m^2，于第 1、8、15、22 日用药；巩固期每次用 20 mg/m^2，每周 1 次，共用 4 周。维持治疗持续 3 个月，口服巯嘌呤 2 mg/(kg·d)，每周用 4 日，共用 8 周；皮下注射 Ara-C 1 mg/kg，每周 1 次，共用 8 周。第 3 个月每次服 IDA 20 mg/m^2，第 1 日、第 8 日。对诱导失败者给予补救治疗，每次口服 IDA 20 mg/m^2，每周 1 次，共用 4 周。CR 率 25%，PR 率 4%，总有效率 29%，死亡率 6%，14 例有效者平均 DFS 9.6 个月。IDA 的星期疗法对于高危老年 AML 是一种适宜有效的治疗方案，可能是真正意义上的替代姑息疗法。口服 IDA 并非绝对安全，84% 患者粒细胞减少，49% 血小板减少，84% 需输注红细胞，59% 输单采血小板；有 3 例发生严重出血，其中 2 例死于脑出血，约 20% 发生感染，需用抗生素；部分患者出现恶心、呕吐、腹泻和黏膜炎，对心血管无毒性发生。

采用 ETI 方案（VP16 80 mg/m^2，连用 5 日；6-TG 100 mg/m^2，每日 2 次，连用 5 日；IDA 15 mg/m^2，连用 3 日，均为口服）治疗中位年龄 73 岁的 AML 患者，CR 率 60%，早期死亡率 4%，缓解后继行 ETI 方案巩固并用巯嘌呤、甲氨蝶呤（Dethotrexate，MTX）维持，中位生存期 9.9 个月，明显优于 DAT5+1 方案对照组（CR 率 23%，早期死亡率 23%，中位生存期 3.7 个月）。2004 年 Ruutu 等又比较了 ETI 与 TAI 方案，92 例年龄 65~84 岁的经 IDA+ Ara-C 诱导后的 AML 患者在第 2 个疗程随机采用 ETI 方案或静脉 TAI 化疗。ETI 和 TAI 在 CR 率（67%：72%）、无病生存（disease-free survival，DFS）、复发率方面无差异，提示口服 ETI 方案与静脉 TAI 方案抗白血病效应相似，但接受 ETI 者粒细胞缺乏及血小板减少期短，严重感染者少，住院天数明显缩短。

（5）去甲基化治疗：

1）地西他滨（Decitabine）：是一种胞嘧啶核苷类似物，能够通过抑制 DNA 甲基转移酶诱导脱甲基作用，对白血病细胞有诱导分化及凋亡的双重作用。相关研究对具有不良或中等遗传学预后因素的老年 AML 的临床实验结果显示，与支持治疗及小剂量阿糖胞苷组相比，地西他滨组的缓解率更高，地西他滨组患者的中位生存期显著延长。Blum 等报道，一组 53 例年龄 60 岁以上的 AML 患者，其中具有复杂核型的患者占 30%，行地西他滨 20 mg/(m^2·d)×10 d 的治疗方案，结果显示总反应率 64%，其中具有复杂核型患者 CR 达 50%，正常核型患者 CR 率 53%，中位总生存期 55 周。

Cashen 等采用地西他滨 20 mg/(m² · d)×5 d 方案治疗一组中位年龄 74 岁的 AML 患者，4 周为 1 个疗程，总反应率为 25%，中位生存时间 7.7 个月，主要的不良反应为骨髓抑制、中性粒细胞减少、发热及疲劳感。国内学者采用该方案治疗老年 AML 患者也获得类似疗效。在地西他滨单药治疗老年 AML 获得一定疗效基础上，国内多中心观察地西他滨联合半量 CAG 疗效明显优于单药，CR 率在 60%～70%，总有效率达 80% 左右，且不增加化疗风险，可作为老年 AML 的一线治疗。

2）阿扎胞苷（Azacitidine，AZA）：AZA 是 DNA 甲基转移酶抑制剂，特异性作用于细胞周期的 S 期，抑制蛋白质的合成，还可通过抑制乳清酸核苷酸脱羧酶而影响嘧啶的合成。国际Ⅲ期随机对照研究显示，与传统治疗方案比较，阿扎胞苷治疗老年 AML 患者显示较好的有效性和安全性，中位 OS 时间延长（10.4 vs 6.5 个月），一年生存率增加（46.5% vs 34.2%），在支持治疗下不良事件发生率两组无差异。Seymour 等报道对伴有 MDS 相关改变的老年 AML 患者，阿扎胞苷较传统治疗方案可明显延长中位生存期达到 8.9 个月，其中一组 65～74 岁具有标危细胞遗传学的老年 AML 患者，中位生存时间达到了 14.2 个月。

2. 缓解后治疗 年轻患者经治疗完全缓解（CR）后接受中等剂量及大剂量 Ara-C、蒽环类药物、VP16 等进行强化巩固治疗可延长 DFS，长期维持治疗不提高疗效，但老年 AML 则相反，大剂量 Ara-C 强化巩固治疗对老年患者无益，毒性反应大，尤其是对小脑的毒性。维持治疗可能有益于老年 AML 延长生存期。BGM84 方案对已达完全缓解的老年 AML 患者口服 6-MP、MTX 和雄激素维持，每 2～3 个月行减量的诱导方案巩固，2 年 DFS（33±22）%，明显优于多药强烈序贯化疗组（16±13）%。口服 IDA（IDAol）亦为一较理想的维持用药。标准诱导有效的老年 AML 接受 IDAol 5 mg/d，连用 14 日，间歇 2 周，至少维持 6 个月，观察中性粒细胞不少于 $1×10^9$/L，血小板不少于 $50×10^9$/L，无感染发生，耐受性良好。总的认为目前尽管有一些老年 AML 患者维持治疗方案，但 DFS 和 OS 无明显延长，如何延长老年患者 DFS 和 OS 是急待解决的问题。

3. 逆转耐药治疗 多药耐药（multidrug resistance，MDR）是老年人 AML 化疗缓解率低的重要原因。CsA 可逆转 MDR，但由于其不良反应较大，已渐被其类似物 valspodar（PSC833）取代。valspodar 逆转耐药功能较 CsA 强 10 倍，且无肾毒性和免疫抑制作用，但当前临床尚未用。由于 PSC833 改变了化疗药物药动学，与之联用的化疗药物需减少剂量以降低毒性，MIT 6 mg/(m² · d)，VP16 60 mg/(m² · d)，DNR 30～35 mg/(m² · d)较合适，诱导缓解率 40%～50%。LEE EJ 等将 110 例 60 岁以上初诊原发 AML 患者分为两组，一组给予 ADE 方案：Ara-C 100 mg/(m² · d)，连用 7 日；DNR 60 mg/(m² · d)，连用 3 日；VP16 100 mg/m²，连用 3 日。另一组给予 ADEP 方案：Ara-C 100 mg/(m² · d)，连用 7 日；DNR 40 mg/(m² · d)，连用 3 日；VP16 60 mg/m²，连用 3 日；PSC833 首先负荷量 1.5 mg/kg，静脉滴注 2 小时以上，再持续滴注 10 mg/(m² · d)至 DNR 或 VP16 用药结束 24 小时后。ADE 组 CR 率 48%，ADEP 组 CR 率 44%，两组无显著差异。可见加用 PSC833 可减少 DNR 或

VP16 用量，而不影响 CR 率。CAGLB 9720 研究对 120 例≥60 岁初诊 AML 随机采用 ADE 或 ADEP 方案，发现 ADE 组中患者治疗前白血病细胞有 PSC833 外排作用者，CR 率 41％，NR 率 41％，早期死亡率 18％，反之 CR 率 91％，NR 率 9％，早期死亡率为 0，ADEP 组中这两种情况的患者上述指标相似。白血病细胞有 PSC833 外排作用的患者接受 ADE 治疗中位 DFS 5 个月，接受 ADEP 者中位 DFS 14 个月。

4. 免疫治疗　大剂量化疗使急性髓细胞白血病预后得以明显改善，但还是有相当一部分患者死于化疗毒性或疾病复发，尤其是老年患者。免疫治疗则为治疗急性白血病提供了新方向。

（1）CD33：是骨髓粒系前体细胞上的一个分化抗原决定簇，90％以上的 AML 白血病细胞上有表达，而正常造血干细胞和造血组织是不表达的，因此 CD33 是一个非常有希望的治疗靶点。

（2）Gemtuzumbe Ozogamicin（GO）：又称 Mylotarg，是人抗 CD33 抗体与蒽环类抗生素蒽麻毒素结合的免疫复合体，体外试验中该复合体对 AML 原始细胞表现出选择性杀伤作用，随即进入临床试验。单用该药对 12 例≥65 岁 AML 进行诱导巩固和维持治疗，有效率 27％，其药物的不良反应可耐受，疗效持续 7.6 个月。2002 年 Mylotarg 研究组对 101 例≥60 岁首次复发的 AML 患者给予 GO 9 mg/m^2，持续静脉滴注 2 小时，CR 率 13％，另 15％患者获得 CRp（p 指 PLT<100×10^9/L，但不需输注 PLT），总缓解率 28％，CR 者平均生存 14.5 个月，CRp 者平均生存 11.8 个月。总体平均生存期 5.4 个月。主要不良反应为 99％中性粒细胞减少和血小板减少，24％患者出现 3～4 级胆红素升高，15％患者出现 3～4 级转氨酶升高，3％患者出现 3～4 级黏膜炎，27％患者发生感染，无治疗相关的心脏毒性、小脑毒性和脱发。Mylotarg 已被 FDA 批准用于检测 CD33 阳性，年龄＞60 岁且不宜接受再次强烈诱导化疗的首次复发 AML 患者。

（3）HuM195：是人工的鼠抗 CD33 单抗。对 50 例平均年龄 62 岁的复发或耐药 AML 患者给予 HuM195。用法：HuM195 12 mg/m^2 或 36 mg/m^2，持续静脉滴注 4 小时，第 1～4 日，15～18 日，有效者第 29～32 日和第 43～46 日再用 2 周期。在 49 例可分析病例中，2 人 CR，1 人 PR，此 3 人均接受 12 mg/m^2 的剂量且骨髓中原始细胞低于 30％，另 9 人骨髓中原始细胞比例降低 30％～74％。大部分患者多在第 1 次输注时出现轻度寒战、发热、恶心、呕吐和腹泻，黏膜炎少见，对心、肝、肾无毒性，两种剂量之间临床疗效和毒性无显著差异。HuM195 对低瘤负荷者疗效较好，对微小残留病较有意义或可考虑与化疗联用。

5. 造血干细胞移植

（1）异基因造血干细胞移植：由于多采用超大剂量放疗化疗预处理，易引起严重脏器毒性和严重感染，老年 AL 患者难以耐受，移植物抗宿主病等移植相关死亡率（transplantation related mortality，TRM）因素也随年龄增大而增高。近年国外许多研究组在老年患者自体造血干细胞移植（autologous stem cell transplantation，ASCT）方面进行了尝试，研究表明，ASCT 对 50 岁以上的 AML 患者仍可获得较好疗效。

Gorin 等对 193 例 AML 患者行 ASCT，其中 147 例处于第一次完全缓解，年龄 60～75 岁，中位年龄 63 岁，干细胞来源为骨髓和外周血。97% 患者移植成功，TRM(15±4)%，复发率(58±5)%，3 年无白血病生存率(36±5)%，总生存率(47±5)%。接受骨髓移植比外周血移植复发率低，移植物含中等量以上粒-单核细胞集落形成单位者复发率较低，认为对移植结果有影响的主要因素是移植时间和干细胞来源。

（2）非清髓性造血干细胞移植（non-myeloablative stem cell transplantation；NST）：以免疫抑制为主，降低放疗化疗强度，适用于年老不能耐受超大剂量放疗化疗预处理的患者。目前多采用以氟达拉滨为基础的预处理方案，有研究表明对 22 例中位年龄 66 岁的 AML 患者行 NST，18 例可评价患者中 16 例植活。2 个月后 10 例形成完全供者嵌合体，6 例建立混合嵌合体。中位随访 7.5 个月，9 例仍存活，故认为年龄非 NST 影响因素。

艾辉胜教授团队创先应用"微移植"治疗老年 AML，取得了良好的长期疗效，CR 率达 80%，整体人群的 2 年无白血病生存（LFS）、OS 率分别为 38.9% 和 39.3%，取得了良好的长期疗效。吴德沛教授团队进一步采用地西他滨联合微移植作为老年 AML 巩固方案，2 年 LFS 率为 50.7%，2 年 OS 率为 54.9%，疗效令人鼓舞。

（二）急性早幼粒细胞白血病治疗

由于维 A 酸（ATRA）的应用，急性早幼粒细胞白血病（acute promyelocytic leukemia，APL）的疗效明显提高，被认为是可能治愈的急性白血病。有 15%～20% 的 APL 患者为老年人，ATRA 用法为 45 mg/(m² · d)，经 ATRA 诱导治疗后 CR 率在 80% 以上，3 年无病存活率 57%。老年 APL 患者对 ATRA 的敏感性与年轻患者无异，尚无资料表明老年人与年轻人 ATRA 综合征发生率有差异。APL93 试验中老年人 APL 的 CR 率为 86%，CR 后采用 ATRA 和/或低剂量化疗维持治疗，18.6% 的老年 APL 在巩固治疗期间死于败血症，年轻患者仅 5.7%，4 年 OS 分别为 57.8% 和 78%，因此老年 APL 完全缓解后寻找低毒性的药物维持治疗是十分必要的。

意大利 GIMEMA 对 134 例年龄 60～75 岁的初治老年 APL 给予维 A 酸＋IDA 诱导缓解治疗，86% 患者达 CR，16% 早期死亡。其后 106 例患者接受了进一步巩固治疗。一组采用 AIDA 方案，即 CR 者进行 3 个疗程巩固治疗。第 1 个疗程 IDA 5 mg/ m²＋Ara-C 1 g/ m² d1～4；第 2 个疗程 MIT 6 mg / m²＋VP16 100 mg/ m² d1～5；第 3 个疗程 IDA 12 mg/ m² d1＋ Ara-C 150 mg/ m²，皮下注射，1 次/8 h，d1～5 ＋6-TG 70 mg/ m²，1 次/8 h，连用 5 日，该组患者 CR 期死亡率 13%，复发率 18%，3 年总体生存率 81%，3 年无病生存率 73%。另一组采用改良的 AIDA（aAIDA）方案，第一疗程巩固治疗同 AIDA 组，经此达分子学 CR 者用 ATRA 单药维持 2 年，ATRA 45 mg/(m² · d)，连用 15 日，1 次/3 m。aAIDA 组 CR 期死亡率 5%，复发率 15%，3 年总体生存率 83%，3 年无病生存率 72%。由此得出结论：老年 APL 完全缓解后减弱巩固治疗可明显降低治疗相关毒性而疗效相同。

（三）急性淋巴细胞白血病的治疗

老年人患急性淋巴细胞白血病（ALL）较少见，占成人 ALL 的 16%～31%，与年轻人 ALL 相比有以下特点：①FAB 分型上，L2 多见，但 L3 发生率明显高于年轻患者。②其免疫表型与年轻患者明显不同，B 淋巴细胞型和普通型 ALL 发生率高于年轻患者，预后较好的 T 淋巴细胞型 ALL 仅 9%，年轻患者则达 20%～25%。③Ph 染色体阳性率可高达 40%，这些均导致老年 ALL 预后差。

1. 以 VP 为基础的化疗方案　采用 IDA＋长春新碱（Vincristin，VCR）＋Pred＋左旋门冬酰胺酶（L-Asparaginase，L-ASP）对一组平均 64 岁的 ALL 诱导治疗，缓解后给予 IDA＋VCR＋环磷酰胺（Cyclophosphamide Cytoxan，CTX）＋L-ASP，颅脑照射及鞘内注射 Ara-C 和 MTX，VCR＋CTX 与 Ara-C＋替尼泊苷（Teniposide）每周交替使用，MP＋MTX 维持治疗 2 年，诱导缓解率 59%，早期死亡率 18%，有效者平均生存期 12 个月。用 VCR＋多柔比星（Adriamycin，ADM）＋地塞米松（DXM）方案治疗老年 ALL，CR 率 58%，早期死亡率 12%，缓解后行 MP＋MTX＋α 干扰素维持治疗，间以原诱导方案强化，缓解者 3 年 CCR 率 22%，但 3 年 OS 率低于 10%。

2. 减低剂量化疗方案　Delannoy 等选择一般情况良好，无心功能损害和伴发肿瘤的老年 ALL 使用减量的 LALA 方案，具体如下：

(1) 诱导缓解：VCR 2 mg 静脉注射，1 次/w，共 4 周；CTX 400 mg/m²，静脉注射，1 次/w，共 4 周；泼尼松 60 mg/m² 隔日口服，第 1～22 日，DNR 30 mg/m²，1 次/w，共 4 周，对第 15 日骨髓中原始细胞＜20% 者，第 3、4 周的 DNR 可不用。

(2) 巩固强化：第 28 日骨髓达 CR 者，第 35 日行巩固强化，DNR 40 mg/m²，第 1 日，Ara-C 60 mg/m² 肌内注射或静脉滴注，第 1～5 日，L-ASP 500 U/kg 肌内注射或静脉滴注，第 6～10 日。对于第 28 日未获 CR 者立即用上述强化方案补救治疗，获 CR 后再用一个疗程巩固强化。该方案 CR 率 82%，生存期 14.2 个月。回顾资料老年人患 ALL 诱导期死亡率 7%～42%，治疗总有效率 12%～85%，缓解率低于 70%，中位 OS 仅 7 个月，寻找更有效且低毒性的治疗方案是十分必要的。

以伊马替尼为代表的酪氨酸激酶抑制剂（tyrosine kinase inhibitors，TKIs）已纳入 Ph 阳性急性淋巴细胞白血病（Ph⁺ ALL）的治疗，年龄≥60 岁的患者中约有 50% 存在 Ph 异常，伊马替尼已经明显改善了年龄较大的 Ph⁺ ALL 患者的预后。有研究表明老年 Ph⁺ ALL 患者接受达沙替尼（Dasatinib，DA）联合低强度化疗的治疗，CR 率为 96%，36% 的老年 Ph⁺ ALL 患者可获得长期生存。Ottmann 等报道采用尼洛替尼（Nilotinib，NI）联合低强度化疗治疗一组年龄 55 岁费城染色体阳性 ALL 患者，87% 的患者达到完全血液学缓解，所有患者 2 年的中位总生存率为 67.1%。

【临床经验体会】

(1) 老年 AL 患者常伴有其他的老年性疾病，起病初期常有循环、呼吸、消化系统等不典型首发症状，起病较隐匿，临床症状缺乏特异性。浸润体征如淋巴结肿大、肝脾大和骨骼压痛不如非老年 AL 明显，中南大学湘雅医院曾统计老年 AL 组有淋巴结肿大及肝脾大或骨骼压痛者分别为 26%、55%、18% 和 26%，较之对应的非老年 AL 组则分别为 60%、70%、40% 和 60%。

(2) 老年 AL 患者外周血幼稚细胞出现率低于非老年 AL，有时可表现为全血细胞减少，骨髓呈低增生性，易与再生障碍性贫血混淆，必要时应行骨髓活检以资鉴别。老年 AL 患者由于上述两点容易造成误诊，在实际工作中应注意仔细观察、全面分析。

（3）老年 AL 患者由于机体状态与疾病生物学特点，与非老年 AL 患者相比，化疗耐受性低，疗效差，死亡率高，应权衡患者的一般状况和重要脏器功能等因素，选择治疗方案和剂量强度，做到个体化治疗。

（4）老年 AL 患者并发症多，感染最常见，其次为出血。感染部位以呼吸道最多，由于患者年老体弱，免疫力低，加之化疗后骨髓抑制，易产生严重感染，是主要的死亡原因之一，治疗中应注意在化疗同时积极对症支持、抗感染治疗。

【预后】　造血干细胞移植使年轻患者的预后得以改善，缓解率达 80％，5 年无病生存率超过 40％。而老年 AL 患者在过去 10 年里预后并无改善，即使采用强烈化疗也如此，缓解率 60％，3 年无病生存率＜10％，这与其生理特点、疾病生物学特点有关。

〔祝　焱〕

第二节　老年慢性粒细胞白血病

慢性粒细胞白血病（chronic myelocytic leukemia，CML）是一种骨髓增殖性疾病，病变起源于多能造血干细胞，白血病细胞有特异性 t(9；22)(q34；q11)染色体易位。病程较缓慢，患者可从慢性期（chronic phase，CP）经加速期（accelerate phase，AP）进入急变期（blast phase，BP），中位生存期 3～5 年。CML 在各年龄组均可发病，50～60 岁为高峰发病年龄，男性发病多于女性。

【临床表现】　老年 CML 的临床表现与年轻患者相似，慢性期患者常有乏力、低热、多汗、体重减轻、上腹饱胀不适等症，部分患者无自觉症状，常因检查时有血常规异常而被发现。体格检查见胸骨压痛，脾大，淋巴结和肝脏也可增大，加速期患者常有发热、骨痛，逐渐出现血红蛋白和血小板减少，脾脏持续或进行性增大，急变期临床表现与急性白血病相同。

【实验室检查】

（一）常规检查

1. 血常规　白细胞数明显升高，约一半患者 WBC＞100×10^9/L，血片中性粒细胞明显增多，可见各阶段粒细胞，以中性中幼粒、晚幼粒、杆状核为主，原始细胞＜10％，嗜酸性粒细胞、嗜碱性粒细胞增多。早期血小板正常或增多，晚期红细胞和血小板减少。

2. 骨髓象　有核细胞增生极度活跃，粒系为主，中性中幼粒、晚幼粒、杆状核细胞增多，原始细胞＜10％，嗜酸性粒细胞、嗜碱性粒细胞增多，巨核细胞正常或增多。

3. 组织化学染色　中性粒细胞碱性磷酸酶积分降低或阴性反应，治疗有效时中性粒细胞碱性磷酸酶积分活性可恢复。

4. 血液生化检查　血清及尿液中尿酸升高，血清乳酸脱氢酶升高，血清维生素

B_{12} 与维生素 B_{12} 结合力明显升高。

（二）细胞遗传学及分子生物学检查

95％以上患者有 Ph 染色体，BCR-ABL 融合基因表达阳性，为经典型 CML，约 5％患者 Ph 染色体阴性，但 BCR-ABL 融合基因表达阳性，也为经典型 CML。

【诊断与临床分期】 典型 CML 患者根据临床表现及实验室检查结果不难作出诊断，具体临床分期见表 9-11。

表 9-11 　　　　　　　　　　2016 年 WHO 关于 CML 的临床分期

分期	标　准
慢性期	不符合加速期和急变期标准
加速期	与治疗无关的白细胞计数进行性升高（>10×10⁹/L）
	与治疗无关的血小板持续减少（<100×10⁹/L）或增加（>100×10⁹/L）
	与治疗无关的脾脏进行性增大
	外周血嗜碱性粒细胞≥20％
	原始细胞在外周血和/或骨髓有核细胞中占 10％～19％
	新增的染色体异常如"主要路径"[+Ph，+8，i(17q)，+19]、复杂核型、3q26.2 异常
	治疗过程中 Ph 阳性克隆出现新的染色体异常
急变期	原始细胞外周血和/或骨髓有核细胞中≥20％
	原始细胞髓外浸润
	骨髓活检示原始细胞聚集

【治疗】 以甲磺酸伊马替尼（Imatinib mesylate，IM）为代表的酪氨酸激酶抑制剂（Tyrosine kinase inhibitor，TKI）的出现使得慢性粒细胞白血病的疗效发生了质的飞跃，CML 患者的 10 年生存率达 85％～90％。治疗目标是更快获得完全细胞遗传学反应、主要分子学反应以及深层次的分子学反应。临床研究数据表明，部分经 TKI 治疗获得深度分子学反应持续超过 2 年的患者可获得长期无治疗缓解（treatment free remission，TFR），即功能性治愈。功能性治愈是众多 CML 患者追求的治疗长期目标。

（一）CML 慢性期治疗

1. TKI 治疗　慢性期患者首选 TKI 治疗，根据患者个体状况、基础疾病、合并用药和治疗目标选择恰当的一线治疗药物。伊马替尼作为 CML 慢性期首选治疗早已达成共识，二代 TKI 是否可以替代一代 TKI 作为治疗首选是目前争论的焦点之一，现有证据表明对于 Sokal、Hasford 或 Eutos 积分高危、克隆性染色体异常/Ph⁺ 患者，二代 TKI 较一代 TKI 可取得更好疗效。根据中国 2016 年慢性髓系白血病治疗指南，慢性期首选伊马替尼或尼洛替尼。治疗期间监测血液学、细胞学及分子学反应评估治疗反应，及时调整治疗方案。早期分子学反应尤其是治疗头 3 个月 BCR-ABL 融合基因水平至关重要。TKI 治疗反应的定义、评价标准及调整方案见表 9-12～表 9-15。

（1）伊马替尼（Imatinib，IM）：是一种小分子拮抗剂，具有拮抗蛋白质酪氨酸激酶的活性，能特定有效地抑制 BCR-ABL。由于仅抑制特定的病因，IM 实现了分子靶向治疗的目标。CML 慢性期剂量 400 mg/d，总体耐受性良好，主要不良反应是厌食、恶心、骨髓抑制、骨骼肌肉疼痛、肌肉痉挛、体液潴留、肝功能损害等。一项国际随机研究观察了采用 IM 治疗慢粒慢性期患者，随访 19 个月，完全细胞遗传学反应率为 74%，中位随访 11 年，累计完全细胞遗传学反应率为 83%，10 年主要分子学反应率达 93%。但坚持采用 IM 治疗达 10 年的患者仅有 48%，对 IM 的不耐受性和耐药性是需要强调的问题。

（2）尼洛替尼（Nilotinib，NI）：为二代 TKI，是 ABL 激酶双重抑制剂，慢性期剂量 300 mg，2 次/d。国际随机研究数据显示采用 NI 300 mg，2 次/d，治疗慢性期患者，24 个月时累计完全细胞遗传学反应率为 87%，累计主要分子学反应率 77%。对于 Sokal 积分为中高危的患者，NI 较 IM 使患者获得更高的完全细胞遗传学反应和主要分子学反应。NI 的主要不良反应是骨髓抑制、一过性间接胆红素增高和皮疹。

（3）达沙替尼（Dasatinib，DA）：为二代 TKI，是 SRC 和 ABL 激酶双重抑制剂，慢性期剂量 100 mg，1 次/d。DASISION 试验表明 CML 慢性期患者采用上述剂量治疗 3 个月时，84% 的患者 BCR-ABL1^{IS}<10%，而服用 IM 的达到该效果的患者比例为 64%。随访 12 个月，77% 的患者获得完全细胞遗传学反应，优于 IM 治疗组。DA 的主要不良反应是骨髓抑制、体液潴留、胃肠道反应、心血管不良反应、流感样症状等。值得注意的是肺动脉高压为达沙替尼治疗中少见但严重的不良反应，可发生于开始治疗后的任何时间。暂停用药，肺动脉高压可能会恢复。治疗开始前和治疗期间，应评估患者的心肺情况。

表 9 - 12　　　　　　　　　　　　　　　CML 治疗反应定义

治疗反应	定　义
血液学反应	
完全血液学反应（CHR）	WBC<10×10^9/L
	PLT<450×10^9/L
	外周血无原粒细胞、早幼粒细胞及中幼粒细胞
	嗜碱性粒细胞<5%
	无 CML 的症状和体征、脾脏不能触及
细胞遗传学反应（CyR）	
完全 CyR（CCyR）	Ph$^+$ 细胞=0
部分 CyR（PCyR）	Ph$^+$ 细胞 1%～35%
次要 CyR（mCyR）	Ph$^+$ 细胞 36%～65%
微小 CyR（miniCyR）	Ph$^+$ 细胞 66%～95%
无 CyR	Ph$^+$ 细胞>95%
分子学反应	
主要分子学反应（MMR）	BCR-ABL^{IS}≤0.1%（ABL1 转录本>10000）
分子学反应 MR$^{4.0}$	BCR-ABL^{IS}≤0.01%（ABL1 转录本>10000）
分子学反应 MR$^{4.5}$	BCR-ABL^{IS}≤0.0032%（ABL1 转录本>32000）
分子学反应 MR$^{5.0}$	BCR-ABL^{IS}≤0.001%（ABL1 转录本>100000）
分子学无法检测	在可扩增 ABL1 转录本水平下无法检测到 BCR-ABL1 转录本

〔注〕 IS　国际标准化。

表 9 - 13   一代 TKI 治疗 CML 慢性期患者治疗反应评价标准

时间	最佳反应	警　告	治疗失败
3 个月	至少达到 PCyR $BCR\text{-}ABL^{IS} \leqslant 10\%$	未达到 PCyR $BCR\text{-}ABL^{IS} > 10\%$	未达到 CHR 无任何 CyR
6 个月	至少达到 CCyR $BCR\text{-}ABL^{IS} \leqslant 1\%$	达到 PCyR 但未达到 CCyR $BCR\text{-}ABL^{IS} 1\% \sim 10\%$	未达到 PCyR $BCR\text{-}ABL^{IS} > 10\%$
12 个月	$BCR\text{-}ABL^{IS} \leqslant 0.1\%$	$BCR\text{-}ABL^{IS} > 0.1\%$ 且 $\leqslant 1\%$	未达到 CCyR $BCR\text{-}ABL^{IS} > 0.1\%$
任何时间	稳定或达到 MMR	$CCA/Ph^- \ (-7 \ 或 \ 7q^-)$	丧失 CHR 或 CCyR 或 MMR 出现伊马替尼或其 他 TKI 耐药性突变 出现 CCA/Ph^+

〔注〕最佳反应和警告中的评价标准均指在达到完全血液学反应（CHR）的基础上；CyR　细胞遗传学反应；PCyR　部分细胞遗传学反应；CCyR　完全细胞遗传学反应；MMR　主要分子学反应；IS　国际标准化；CCA/Ph^-　Ph^- 细胞基础上的其他克隆性染色体异常；CCA/Ph^+　Ph^+ 细胞基础上的其他克隆性染色体异常。

表 9 - 14   一代 TKI 治疗 CML 慢性期患者治疗调整策略

治疗反应	评　估	治疗方案调整
最佳反应		继续原治疗方案
警告	①评估患者依从性 ②评价药物相互作用 ③BCR-ABL 激酶区突变分析	①更换其他 TKI（伊马替尼者可更换第二代 TKI，尼洛替尼治疗者可更换达沙替尼） ②继续原方案 ③临床试验 ④一线伊马替尼治疗者可考虑提高剂量
治疗失败	①评估患者依从性 ②评价药物相互作用 ③BCR-ABL 激酶区突变分析	①更换其他 TKI（伊马替尼者可更换第二代 TKI，尼洛替尼治疗者可更换达沙替尼） ②HSCT 评估 ③临床试验
不耐受		①更换其他 TKI ②HSCT 评估 ③临床试验

〔注〕HSCT　造血干细胞移植。

表 9 - 15   二代 TKI 治疗 CML 慢性期患者治疗反应评价标准

时间	最佳反应	警　告	失　败
3 个月	至少达到 mCyR $BCR\text{-}ABL^{IS} \leqslant 10\%$	未达到 mCyR $BCR\text{-}ABL^{IS} > 10\%$	无 CHR，无任何 CyR 新发突变
6 个月	至少达到 PCyR $BCR\text{-}ABL^{IS} \leqslant 10\%$	达到 mCyR 但未达到 PCyR	未达到 mCyR $BCR\text{-}ABL^{IS} > 10\%$，新发突变
12 个月	达到 CCyR	$BCR\text{-}ABL^{IS} \leqslant 1\% \sim 10\%$	未达到 PCyR

续表

时间	最佳反应	警　告	失　败
任何时间	BCR-ABL^{IS}≤1% 稳定或达到 MMR	达到 PCyR CCA/Ph$^-$（-7 或 7q$^-$） BCR-ABL^{IS}>0.1% 出现 CCA/Ph+	BCR-ABL^{IS}>10%，新发突变 丧失 CHR 或 CcyR 或 PCyR 或 MMR，新发耐药性突变

〔注〕mCyR　次要细胞遗传学反应；其他同表 9 - 13。

2. 其他治疗

（1）羟基脲（Hydroxyurea，HU）：为细胞周期特异性药物，起效快，停药后白细胞很快恢复，常用剂量 1～4 g/d，白细胞降至 $20×10^9$/L 时剂量减半，白细胞降至 $5×10^9$/L 以下时停药。目前已不作为治疗 CML 的首选药物。

（2）干扰素：在 TKI 时代，干扰素为基础的治疗方案逐步成为二三线选择。结合中国的实际情况，以下患者可考虑以干扰素为基础的方案：①TKI 耐药、不耐受且不适合异基因造血干细胞移植的 CML 慢性期患者；②各种原因暂时无法应用 TKI 治疗的或无法坚持长期使用 TKI 的慢性期患者。

（二）CML 进展期治疗

1. 加速期治疗　根据患者既往治疗及 ABL 激酶突变情况选择适当的 TKI，尼洛替尼对 F317L/V/I/C、V299L、T315A 突变有效，剂量 400 mg，2 次/d；达沙替尼对 Y253H、E255K/V、F359C/V/I 突变有效，剂量 140 mg，1 次/d。回到慢性期者，可继续 TKI 治疗，如果患者有合适的造血干细胞供者来源，可考虑行 allo-HSCT。存在 T315I 突变或第二代 TKI 不敏感突变的患者应及早行 allo-HSCT。有条件者可进行新药临床试验。

2. 急变期治疗　参照患者既往治疗史、基础疾病以及突变情况选择 TKI 单药或联合化疗，缓解后应尽快行 allo-HSCT。有条件者可进行新药临床试验。

（三）异基因造血干细胞移植

在 TKI 治疗时代，造血干细胞移植不再是 CML 慢性期的一线选择，但对于进展期尤其是 TKI 耐药患者，allo-HSCT 仍然是重要的治疗手段。根据 2016 年中国慢性髓系白血病治疗指南，以下情况建议移植：①对于标准的伊马替尼治疗失败的慢性期患者，可根据患者的年龄和意愿考虑行 HSCT。②治疗任何时候出现 ABL 基因 T315I 突变的患者，首选 HSCT。③对第二代 TKI 治疗反应欠佳、失败或不耐受的所有患者。④更换第二代 TKI 6 个月后仍未获得主要细胞遗传学反应者，其 12 个月获得次要细胞遗传学反应以及长生存的可能性明显降低，应尽早考虑 HSCT。⑤加速期或急变期患者。

【预后】　可采用 Sokal 积分和 Hasford 积分判断 CML 预后（表 9 - 16）。Sokal 积分低危（RR<0.8）、中危（RR0.8～1.2）、高危（RR>1.2）；Hasford 积分低危（RR≤780）、中危（RR781～1480）、高危（RR>1480）。

表 9 - 16　　　　　　　　　　　　CML 预后风险积分系统

预后因素	Sokal 积分	Hasford 积分
年龄（岁）	0.0116×（年龄-43.4）	0.666（年龄≥50 岁，否则取 0）
脾脏大小[a]（cm）	0.0345×（脾-7.51）	0.042×脾
血小板（$\times 10^9$/L）	0.188×[（血小板/700）^{2}-0.563]	1.0956（血小板≥1500 时，否则取 0）
原粒细胞（%）[b]	0.0887×（原粒细胞-2.10）	0.584×原粒细胞
嗜酸性粒细胞（%）[b]	—	0.0413×嗜酸性粒细胞
嗜碱性粒细胞（%）[b]≥3		0.2036
RR	总和	总和×1000

　　[a] 左肋缘下垂直距离；[b] 外周血中百分数；RR 预后风险。

〔祝　焱　赵谢兰〕

第三节　慢性淋巴细胞白血病

　　慢性淋巴细胞白血病（chronic lymphocytic leukemia，CLL）/小淋巴细胞淋巴瘤（small lymphocytic lymphoma，SLL）是一种具有特定免疫表型特征的成熟 B 淋巴细胞克隆增殖性肿瘤。根据 WHO 血液淋巴肿瘤分类，CLL/SLL 是指 B 淋巴细胞来源的恶性肿瘤，既往描述的"T 淋巴细胞慢性淋巴细胞白血病"现已归类至 T 淋巴细胞性幼淋巴细胞白血病。CLL 和 SLL 是同一种疾病的不同表现，二者的主要区别特征在于：如果除骨髓和淋巴组织外，血液中也发现大量异常淋巴细胞，则诊断为 CLL，如果外周血中几乎没有异常淋巴细胞，并且病变主要在淋巴结、骨髓以及其他淋巴组织，则诊断为 SLL。CLL 和 SLL 在治疗方面很大程度上是相同的。

　　CLL/ SLL 约占新诊断非霍奇金淋巴瘤（NHL）病例的 7%，主要发生在中老年人群，约 90% 的患者年龄超过 50 岁，平均年龄为 65 岁。CLL 在欧美国家较常见，在亚洲国家发病率较低。

　　【临床表现】　起病缓慢，多无明显自觉症状，许多患者常是通过体检或其他原因偶然发现而被确诊。症状和体征往往较血常规发生明显改变晚些出现。最早出现的症状常常是乏力、疲倦、体力活动时气促等非特异性表现，稍晚部分患者可伴有食欲减退、消瘦、盗汗、发热等表现。一般骨痛不明显。后期患者血常规异常后可出现贫血、皮肤出血点等体征。

　　部分患者因为存在自身免疫性溶血性贫血等并发症而可表现出较严重的贫血症状，并可出现黄疸。后期患者因免疫力低下，易出现感染，尤其是呼吸道感染。有些患者有皮肤瘙痒，合并有皮疹表现，偶见白血病性皮肤浸润，表现为紫红色或棕红色结节或皮肤增厚。

　　浅表部位特别是颈部、腋窝、腹股沟等处淋巴结肿大是 CLL 最常见的检查体征，也是患者就诊最常见的原因之一，淋巴结肿大为无痛性，肿大淋巴结直径可达 2～

3 cm，无压痛、质硬、可移动，后期成串成堆、可相互粘连融合。肠系膜或腹膜后淋巴结肿大可引起腹部脏器或泌尿系统压迫及相关症状。发现淋巴结增大同时可发现脾轻至中度增大，后期脾脏明显增大，肝也可增大，但CLL的肝脾大不如慢性粒细胞白血病、套细胞淋巴瘤及脾边缘区淋巴瘤等显著。

由于老年患者常合并有其他疾病，因此有时疾病表现更加不典型，可被合并疾病所掩盖或表现为原有疾病的表现加重。

【实验室检查】

1. 血常规 白细胞增多是本病的特点，最突出的发现是小淋巴细胞增多，这也是绝大多数早期无症状CLL患者的诊断线索。一般WBC$>10\times10^9$/L，少数可超过100×10^9/L，分类中淋巴细胞$>50\%$，淋巴细胞绝对值$>5.0\times10^9$/L，且随着病程的延长、疾病的进展逐渐升高；以成熟淋巴细胞为主，持续4周以上，可见少数幼稚淋巴细胞。早期粒细胞、红细胞、血红蛋白及血小板可以正常，随着病情的加重可出现不同程度的下降，后期可显著减少，如果出现自身免疫性溶血性贫血、免疫性血小板减少性紫癜等并发症时下降更明显。

2. 骨髓细胞形态学 后期骨髓象有核细胞增生活跃至明显活跃，以成熟淋巴细胞增生为主，$\geq40\%$，幼稚淋巴细胞一般不超过10%。红系、粒系相对减少，巨核细胞正常或减少。晚期患者可出现骨髓衰竭表现。

骨髓活检：骨髓受累的形式有弥漫性、结节性和局灶性，对于鉴别血细胞减少的原因，协助判断晚期患者是否合并有骨髓衰竭或骨髓纤维化等合并症，鉴别其他类型淋巴瘤骨髓浸润等有重要意义。

3. 细胞免疫学检查 外周血或骨髓一般采用流式免疫分型检测和淋巴结活检组织免疫组化检测。CLL/SLL典型的免疫表型包括CD19$^+$、CD5$^+$、CD23$^+$、CD200$^+$、CD10$^-$、FMC7$^-$、CD20弱阳性表达、表面免疫球蛋白弱阳性表达、CD43$^{+/-}$以及细胞周期蛋白D1$^-$。肿瘤细胞表面限制性表达κ或λ轻链显示了肿瘤细胞的单克隆性。

4. 细胞遗传学分析 外周血、骨髓检测染色体核型分析及间期FISH基因检测。50%以上的CLL患者有染色体异常，常见的有13q14、17p13、11q22、+12等，6q$^-$、14 q$^+$等也有报道。

5. 血清学检查 乳酸脱氢酶（LDH）和β-2微球蛋白异常增高，被认为是淋巴系统肿瘤预后指标之一，还考虑可能与肿瘤负荷相关。

6. 免疫功能相关检查 CLL患者免疫功能受损，常常合并有免疫功能异常。50%以上患者免疫球蛋白定量有异常、丙种球蛋白多有减少，且随着病情进展而加重；少部分患者可合并有单克隆性免疫球蛋白升高，多为IgM型。$10\%\sim20\%$患者合并有自身免疫性疾病。部分患者T淋巴细胞功能受影响，其亚群常有异常。

7. 影像学检查 B超及计算机断层扫描（CT）有助于随访和监测疾病进展。PET/CT不是CLL患者的常规检测项目，但如果怀疑存在Richter转化，可推荐PET/CT扫描指导淋巴结活检。

【诊断】

（一）CLL 诊断标准

中国指南 2018 版：

(1) 外周血单克隆 B 淋巴细胞计数≥5×10⁹/L。

(2) 外周血涂片特征性的表现为小的、形态成熟的淋巴细胞显著增多，其细胞质少、核致密、核仁不明显、染色质部分聚集，并易见涂抹细胞；外周血淋巴细胞中不典型淋巴细胞及幼稚淋巴细胞<55%。

(3) 典型的流式细胞术免疫表型：CD19⁺、CD5⁺、CD23⁺、CD200⁺、CD10⁻、FMC7⁻、CD43⁺；表面免疫球蛋白（sIg）、CD20 及 CD79b 弱表达（dim）。流式细胞术确认 B 淋巴细胞的克隆性，即 B 淋巴细胞表面限制性表达 κ 或 λ 轻链（κ：λ>3：1 或<0.3：1）或>25% 的 B 淋巴细胞 sIg 不表达。

（二）SLL 诊断标准

SLL 与 CLL 是同一种疾病的不同表现。淋巴组织具有 CLL 的细胞形态与免疫表型特征。确诊必须依赖病理组织学及免疫组化检查。临床特征：①淋巴结和/或肝脾大；②无血细胞减少；③外周血单克隆 B 淋巴细胞<5×10⁹/L。

【鉴别诊断】

（一）与其他 B 淋巴细胞慢性淋巴增殖性疾病的鉴别诊断

即使大部分患者根据"CD5⁺、CD23⁺ B 淋巴细胞肿瘤"这一经典表型即可拟诊，但慢淋与其他 B 淋巴细胞慢性淋巴增殖性疾病（包括套细胞淋巴瘤、滤泡淋巴瘤、毛细胞白血病、毛细胞白血病变异型、淋巴浆细胞淋巴瘤、边缘区淋巴瘤等）相互鉴别仍十分重要。临床上常常根据 CLL 免疫表型积分系统（表 9-17）结合淋巴结、脾脏、骨髓组织细胞学及遗传学、分子生物学检查等进行鉴别诊断。CLL 免疫表型积分系统认为：积分为 4～5 分可诊断为 CLL，积分 0～2 分为其他类型 B-CLPD、可基本排除慢淋，积分 3 分的患者则需要具体分析，可能为不典型 CLL，也有可能为其他类型 B-CLPD。

表 9-17　　　　　　　CLL 免疫表型积分系统（英国马斯登皇家医院）

免疫表型	积分（分）		免疫表型	积分（分）	
	1	0		1	0
SmIg	弱阳性	强阳性	FMC7	阴性	阳性
CD5	阳性	阴性	CD22/CD79b	弱阳性	强阳性
CD23	阳性	阴性			

（二）传染性淋巴细胞增多症

主要发生于儿童，多数无症状或轻微的上呼吸道感染症状，白细胞和淋巴细胞增多，呈多克隆性和暂时性，感染控制后淋巴细胞数恢复正常。

（三）淋巴瘤细胞白血病

由滤泡或弥漫性小裂细胞型淋巴瘤转化的淋巴瘤细胞白血病易与 CLL 混淆，患者淋巴结活检见滤泡结构，免疫表型为 SmIg、CD10、FMC7 强阳性，CD5 阴性。

（四）毛细胞白血病 （hairy-cell leukemia，HCL）

多数患者全血细胞减少伴脾大，但部分患者白细胞升高，电镜下可见细胞表面有纤毛状胞浆突起物，酸性磷酸酶染色常强阳性且不被 L-酒石酸抑制，CD11c、CD22、CD25、CD103 表面抗原高表达，CD5 阴性。

（五）幼淋细胞白血病 （prolymphocytic leukemia，PLL）

病程较 CLL 短，一般无明显淋巴结肿大，脾大较为突出，常为巨脾，白细胞数多 $>100 \times 10^9/L$，血和骨髓中以幼淋细胞为主，FMC7 几乎 100% 阳性，CD19、CD20、CD22 阳性率 90% 以上，CD5、CD103、CD10、CD11c 阴性，小鼠玫瑰花结形成试验阴性。

【分期与预后】 由于 CLL 具有高度异质性，诊断明确后往往还需要进一步检查以获得包括分期、预后等因素在内的完整诊断。在化疗或化学免疫治疗时代临床上最常使用 Rai 和 Binet 两种临床分期系统（表 9-18）和慢性淋巴细胞白血病国际预后指数（CLL-IPI）（表 9-19）来评估预后。Rai 和 Binet 两种临床分期系统仅依赖体检和简单实验室检查，不需要进行超声、CT 或 MRI 等影像学检查，简单、方便，但是不能反映疾病发展过程中存在的异质性，不能预测早期患者疾病是否进展以及进展的速度，对治疗方案疗效预测性也不强。相较而言，CLL-IPI 更接近疾病基因变异的实质，对疾病预后及治疗方案疗效预测性较强，对治疗方案的选择指导性强。除此之外，性别、体能状态、伴随疾病、外周血淋巴细胞计数及倍增时间、LDH 以及 TP53、NOTCH1（含非编码区）、SF3B1、BIRC3 等基因突变，CD38 及 CD49d 表达、是否使用免疫球蛋白重链可变区（IGHV）基因 VH3-21 片段等临床和实验室检查指标也是比较重要的预后因素。随着伊布替尼等新药时代的来临，新的治疗策略的发展有可能克服或部分克服上述一些传统的不良预后，同时又有一些新的不良预后因素逐渐显露浮现，新药时代下新的预后评估系统亟待研究，如具有染色体复杂核型异常的患者，无论使用化疗、化学免疫治疗或者新药，预后均不理想。

表 9-18　　　　　　　　　　　　CLL 改良 Rai 和 Binet 临床分期系统

分期	改良分期	标　准	预计中位生存期（年）
Rai 分期			
0 期	低危	仅 MBC[a]≥5×10⁹/L	>10
Ⅰ 期	中危	MBC≥5×10⁹/L+淋巴结肿大	7～9
Ⅱ 期	中危	MBC≥5×10⁹/L+肝和/或脾大±淋巴结肿大	7～9
Ⅲ 期	高危	MBC≥5×10⁹/L+HGB<110 g/L±淋巴结/肝/脾大	1.5～5
Ⅳ 期	高危	MBC≥5×10⁹/L+PLT<100×10⁹/L±淋巴结/肝/脾大	1.5～5
Binet 分期			
A 期		MBC≥5×10⁹/L、HGB≥100 g/L、PLT≥100×10⁹/L、<3 个淋巴区域[b]受累	>10

续表

分期	改良分期	标　准	预计中位生存期（年）
	B 期	MBC≥5×10⁹/L、HGB≥100 g/L、PLT≥100×10⁹/L、≥3个淋巴区域受累	7
	C 期	MBC≥5×10⁹/L、HGB<100 g/L 和/或 PLT<100×10⁹/Lᶜ	5

ᵃ MBC　单克隆 B 淋巴细胞计数。ᵇ淋巴区域　包括颈、腋下、腹股沟（单侧或双侧均计为 1 个区域）、肝和脾。ᶜ免疫性血细胞减少不作为分期的标准。

表 9-19　　　　　　　　　慢淋国际预后指数（CLL-IPI 积分）

参数	不良预后因素	积分	CLL-IPI	危险分层	5 年生存率（%）
TP53 异常	缺失或突变	4	0~1	低危	93.2
IGHV 基因突变状态	无突变	2	2~3	中危	79.4
β2 微球蛋白	>3.5 m g/L	2	4~6	高危	63.6
临床分期	Rai Ⅰ~Ⅳ期或 Binet B~C 期	1	7~10	极高危	23.3
年龄	>65 岁	1			

除了临床分期外，以下因素也可能影响 CLL 的预后：①骨髓受累情况，结节型或间质型预后较好，弥漫型预后较差；②淋巴细胞倍增时间，倍增时间长于 12 个月者较倍增时间小于 12 个月者预后好；③膜表面免疫球蛋白类型，仅表达 IgM 者比同时表达 IgG 者预后好；④染色体核型出现＋12 的患者生存期短，克隆性异常数目越多的患者生存期越短。

【治疗】　CLL 呈惰性病程，目前尚无治愈方法，开始治疗的时机取决于患者的临床状况。低危患者和外周血正常细胞足量且无症状的中危患者无须治疗，定期复查即可。如出现以下情况则开始化疗：①出现临床症状，体重减轻≥10%、发热、乏力、盗汗；②进行性脾大或淋巴结肿大；③进行性淋巴细胞增加，倍增时间<6 个月；④自身免疫性溶血性贫血和/或血小板减少对糖皮质激素反应差；⑤骨髓进行性衰竭；⑥Richter 转变；⑦PLL 变。高危患者诊断后即开始治疗。

（一）化疗

1. 烷化剂

（1）苯丁酸氮芥（Chlorambucil）：又称瘤可宁（Leukeran），是治疗 CLL 的一线药物，剂量 0.1 mg/(m²·d)，一般用药 2~3 周后出现疗效，8 周疗效达高峰，淋巴细胞减少 50% 后减为半量，直至淋巴细胞减少至 10×10⁹/L 后给予维持量。完全缓解率 15% 左右，该药物常见的不良反应是恶心、呕吐，偶可发生肝功能损害，大剂量可致骨髓抑制，故用药期间须监测血常规。

（2）环磷酰胺：可用于治疗苯丁酸氮芥无效者，口服 300 mg/(m²·d)，连用 5 日，750 mg/(m²·d)静脉注射，仅用 1 日，4 周重复 1 次，可使 50% 左右患者缓解，主要不良反应是骨髓抑制、出血性膀胱炎等。

2. 氟达拉滨（Fludarabine）　是阿糖腺苷的氟化核苷类似物，可以拮抗腺苷脱氨酶的脱氨作用，使核苷结构保持稳定，从而保证了该药的体内细胞毒性活性，这种细胞毒性作用机制与抑制 DNA 合成部分有关。推荐剂量为 25 mg/(m² · d)，连用 5 日，每 28 日 1 个疗程，通常使用 6 个疗程。许多临床试验证实氟达拉滨是单药治疗 CLL 的高效二线用药，客观有效率 40%～60%，早期患者疗效较好。主要不良反应是骨髓抑制、感染、发生自身免疫性溶血性贫血，肿瘤负荷大的患者可能发生肿瘤溶解综合征。还应注意使用该药治疗的患者输注未经照射的血液后，可能发生输血相关移植物抗宿主病，这种并发症导致致命性后果的发生率很高，因此，应注意对于采用氟达拉滨治疗同时需要输血的患者只能输经过照射的血液。

Clavio 等研究了单独使用氟达拉滨作为一线药物治疗 CLL，证实是有效的，所有患者均至少达到部分缓解，其中完全缓解率 31%，部分缓解率 56%，但复发率高（44%），4 年预计无进展生存率为 48%。一项大规模随机试验比较了氟达拉滨与苯丁酸氮芥的疗效，发现氟达拉滨组有效率高于苯丁酸氮芥组，完全缓解率分别为 20% 和 4%；部分缓解率分别为 43% 和 33%；氟达拉滨组疗效持续时间和无进展生存期明显长于苯丁酸氮芥组（分别为 25 个月、20 个月；14 个月、14 个月）。得出结论：氟达拉滨与苯丁酸氮芥比较，氟达拉滨治疗初治 CLL 有效率高，缓解期长，无进展生存期长。

由美国 M D 安德森肿瘤中心（MDACC）以及俄亥俄州立大学西南肿瘤工作组（SWOG）分别单独使用氟达拉滨治疗难治性 CLL，总有效率分别为 51% 和 35%，其中完全缓解率均为 13%，部分缓解率为 38% 和 22%。

除单用氟达拉滨外，氟达拉滨与其他化疗药物联用的研究也在广泛开展，如氟达拉滨＋苯丁酸氮芥、氟达拉滨＋蒽环类抗癌抗生素、氟达拉滨＋泼尼松等，其中氟达拉滨＋环磷酰胺疗效令人鼓舞。Schiavone 等采用氟达拉滨 25 mg/(m² · d)，连用 3 日和环磷酰胺 300 mg/(m² · d)，连用 3 日治疗一组平均年龄 62 岁的 CLL 患者，完全缓解率 44%，部分缓解率 50%，尤其在初治患者中完全缓解率达 60%，中位总生存期 35 个月，提示氟达拉滨联合环磷酰胺可作为 CLL 一线治疗或用于难治复发患者。氟达拉滨＋表阿霉素治疗初治或第一次复发的 CLL 患者也可收到很好的疗效。但氟达拉滨＋泼尼松、氟达拉滨＋阿糖胞苷则疗效无明显改善。

3. **糖皮质激素** 泼尼松 30～60 mg/d，逐渐减到维持剂量，适用于伴自身免疫性溶血性贫血或血小板较少的患者，常与苯丁酸氮芥联合用药。

4. **联合化疗**

（1）MP 方案：苯丁酸氮芥 0.4 mg/kg，第 1 日，每次剂量增加 0.1 mg/kg 直到出现毒性或病情控制，1 次/2w；泼尼松 80 mg/d，连用 5 日，1 次/2w，有效率 80%。

（2）COP 方案：环磷酰胺 300 mg/m²，连用 5 日，长春新碱 1.4/m²，第 1 日，泼尼松 100 mg/m²，连用 5 日，每 3 周重复 1 个疗程，总有效率 82%，完全缓解率 23%。

（3）CAP、CHOP、M2 方案等对 CLL 也有一定疗效。

5. **克拉屈滨（Cladribine，2-CDA）** 是一种抗腺苷脱氨酶的嘌呤类药物，常用剂量 0.1 mg/(kg · d)，连用 5～7 日，主要不良反应是骨髓抑制与感染。克拉屈滨与环磷酰胺、米托蒽醌联用总有效率 60%～90%，完全缓解率 30% 左右。

6. **喷司他丁（Pentostatine，DCF）** 是一种腺苷脱氨酶抑制剂，起始剂量 2 mg/m²，连用 5 日，每 28 日为 1 个疗程，根据实际情况每疗程可增减 0.5 mg/m²，对难治或复发者总有效率 29.2%，常见不良反应为骨髓抑制、感染。

（二）免疫治疗

1. 利妥昔单抗（Rituximab） 是人鼠嵌合型抗 CD20 单克隆抗体，由于 CLL 细胞表面 B 淋巴细胞分化抗原的密度明显低于正常 B 淋巴细胞，需大剂量应用可能有效，用法 375 mg/（m^2·w），连用 4 次，静脉输注。总有效率 51%，1 年无病生存率 62%，2 年无病生存率 49%。主要不良反应为过敏，骨髓抑制作用较轻。常与化疗药物或嘌呤类药物联用，可延长患者无病生存期，改善总体生存情况。

2. 阿来组单抗（Campath-1H） 是人源化的鼠抗人 CD52 单克隆抗体，静脉起始剂量 3 mg/d，逐渐增至 30 mg/d，静脉滴注，2~3 次/w，用 4~6 周，主要不良反应是骨髓抑制、免疫抑制、过敏反应。Campath-1H 可以清除血液和骨髓中的 CLL 细胞。用于初治 CLL 患者，也可用于 CLL 的维持和巩固治疗，有效率 33%~87%。对氟达拉滨耐药的 CLL 患者采用 Campath-1H 30 mg/d，3 次/w，连用 12 周，33% 的患者有效。Campath-1H 也可与氟达拉滨联用治疗复发性 CLL。

（三）靶向小分子药物治疗

由于近年来 CLL 研究的深入，针对 CLL 治疗的靶向小分子药物研究取得重大进展，目前正在逐步进入以 BTK 抑制剂为代表的新药时代，伊布替尼已经在国内上市，在国外上市的药物还包括 PI3Kδ 抑制剂艾代拉利司（Idelalisib）、BCL2 抑制剂 Venetoclax 等。与传统化学免疫治疗相比，这些新药口服生物利用度高、耐受性好，对 CLL 包括 17p⁻/tp53 突变亚组在内的所有基因组亚型疗效显著。从生物学角度来说，这些新药不是通过损伤 DNA 发挥作用，所以不管 tp53（17p⁻/tp53 突变）的功能状态，这些新药都能见效。然而，成熟临床试验结果表明，依鲁替尼治疗 17p⁻ 和 11q⁻ CLL 预后仍不理想，可能只能部分克服其不良预后，而 IGHV 基因无突变的患者可能从新药（如伊布替尼）中获益最大。

伊布替尼（Ibrutinib）是一种口服生物可利用的小分子，为不可逆性 Bruton 酪氨酸激酶抑制剂，能抑制多种信号通路，并能干扰基质细胞的保护作用，在 CLL 患者中已被证实能快速诱导淋巴结反应。如果选择以 BTK 抑制剂为初始治疗，年龄、患者的体能状态是重要的参考因素，如果患者年龄≥65 岁，首选伊布替尼治疗，如果患者年龄<65 岁，身体状态良好（包括体力活动尚可、肌酐清除率≥70 mL/min 及 CIRS≤6 分）、无明显合并症，能够耐受嘌呤类似物治疗，优先推荐氟达拉滨±环磷酰胺±利妥昔单抗（FCR）为基础的免疫化疗方案；其他情况下选择伊布替尼。

因 CLL 目前仍为不可治愈的疾病，应鼓励所有患者参加临床试验。

（四）难治/复发性病例治疗

难治 CLL 是指治疗失败（未获 PR）或最后 1 次化疗后<6 个月 PD。复发 CLL 是指患者达到完全缓解（CR）或部分缓解（PR），≥6 个月后疾病进展（PD）。难治、复发患者的治疗指征、治疗前检查同一线治疗，强调一点的是复发患者需要再次检测 del（17p）/tp53 基因突变及其他一些预后不良因素（因为 CLL 进展过程中会出现新的基因突变及异常），在选择治疗方案时除考虑患者的年龄、体能状态及遗传学等和初始治疗同样的预后因素外，应同时综合考虑患者既往治疗方案的疗效（包括持续缓解时间）及耐受性等因素。所有难治、复发患者均第一优先推荐临床试验。所有难治、复发患者，既往未使用新药治疗的患者均优先推荐新药治疗，如 BTK 抑制剂伊布替尼，既往已经使用伊布替尼等新药的患者可以选择未曾使用过的新药，如 BCL2 抑制

剂 Venetoclax，有时也可考虑常规免疫化疗方案。

如果选择常规免疫化疗方案，对于含氟达拉滨方案诱导持续缓解＜2～3 年或难治患者和/或伴 del(17p)/tp53 基因突变的 CLL 患者，根据患者身体耐受情况，尽量选择与原来治疗药物没有交叉耐药的治疗方案，如果患者身体状况良好，能够耐受嘌呤类似物等常规免疫化疗治疗，可以考虑如 HDMP±RTX、调整的 HyperCVAD±RTX、FC±RTX、苯达莫司汀±RTX、来那度胺±RTX、奥沙利铂＋氟达拉滨＋阿糖胞苷±RTX(OFAR)等免疫化疗方案。对于身体状态欠佳的患者，可以选择 HDMP±RTX、减剂量苯达莫司汀（70 mg/m²）±RTX；、来那度胺±RTX 等免疫化疗方案。耐受性差的患者，以对症支持治疗为主。对于持续缓解≥2～3 年且无 del(17p)/TP53基因突变患者，根据患者身体耐受情况，可以重复原来有效的治疗方案或选择与原来治疗药物没有交叉耐药的治疗方案。对于身体状况良好，能够耐受嘌呤类似物治疗的患者，可以考虑 FC±RTX、苯达莫司汀±RTX、HDMP±RTX、OFAR、来那度胺±RTX 等化疗方案。对于身体状态欠佳的患者，可选择苯丁酸氮芥±RTX、减剂量苯达莫司汀±RTX、HDMP±RTX、来那度胺±RTX 等化疗方案。

（五）维持治疗

一线治疗后是否需要维持治疗须结合微小残留病（MRD）评估和分子遗传学特征进行评估，对于高危患者［如血液中 MRD≥10⁻² 或 MRD＜10⁻² 伴 IGHV 基因无突变状态或 del（17p）/tp53 基因突变］，可考虑使用来那度胺进行维持治疗；原来使用BTK 抑制剂（伊布替尼）治疗者，持续伊布替尼治疗。

所有难治/复发患者，如果二线治疗后能够取得 CR 或 PR，均建议来那度胺或CD20 单抗（如利妥昔单抗）维持治疗；原来使用 BTK 抑制剂（伊布替尼）治疗者，持续伊布替尼治疗。

（六）并发症治疗

CLL 患者以老年人居多，兼之低丙种球蛋白血症、中性粒细胞缺乏，易发生严重感染危及生命，应积极抗感染治疗，加强支持治疗。

〔傅　敢〕

参考文献

[1] Leith CP，Kopecky KJ，Godwin J，et al. Acute myeloid leukemia in the elderly：assessment of multidrug resistance（MDR-1）and cytogenetics distinguishes biologic subgroups with remarkably distinct responses to standard chemotherapy. A Southwest Oncology Group Study［J］. Blood，1997，89：3323-3329

[2] Yamada K，Furusawa S，Saito K，et al. Concurrent use of granlocyte colon-stimulating factor with low-dose cytosine arabinoside and aclarubicin for previously treated acute myelogenous leukemia：a pilot study［J］. Luekemia，1995，9：10-14

[3] Feldman E，Kalaycio M，Weiner G，et al. Treatment of relapsed of refractory acute myeloid leukemia with anti-CD33 monoclonal antibody HuM195［J］. Leukemia，2006，17：314-318

[4] Ades L，Chevret S，Botton S，et al. Outcome of acute promyelocytic leukemia treated with all trans retinoic acid and chemotherapy in elderly patients：the European group experience［J］. Leukemia，2005，19：230-233

[5] Xavier T，Nicoleta O，Christiane C，et al. Acute lymphoblastic leukemia in the elderly：the Edouard

Herriot hospital experience [J]. Am J Hematol, 2001, 67: 73-83

[6] Blum WL, Garzon R, Klisovic RB, et al. Clinical response and miR-29b predictive significance in older AML patients treated with a 10-day schedule of decitabine [J]. Proc Natl Acad Sci USA. 2010, 107 (16): 7473-7478

[7] Cashen AF, Schiller GJ, O'Donnell MR, et al. Multicenter, phase II study of decitabine for the first-line treatment of older patients with acute myeloid leukemia [J]. J Clin Oncol, 2010, 28 (4): 556-561

[8] Seymour JF, Döhner H, Butrym A, et al. Azacitidine improves clinical outcomes in older patients with acute myeloid leukaemia with myelodysplasia-related changes compared with conventional care regimens [J]. BMC Cancer. 2017, 17 (1): 852

[9] 李渭阳, 冯宇锋, 马骁, 等. 地西他滨联合微移植巩固治疗首次完全缓解老年急性髓系白血病的疗效与安全性分析 [J]. 中华血液学杂志, 2018, 39 (4): 305-309

[10] Rousselot P, Coudé MM, Gokbuget N, et al. Dasatinib and low-intensity chemotherapy in elderly patients with Philadelphia chromosome-positive ALL [J]. Blood, 2016, 128 (6): 774-782

[11] Kantarjian H, Shah NP, Hochhaus A, et al. Dasatinib versus imatinib in newly diagnosed chronic-phase chronic myeloid leukemia [J]. N Engl J Med, 2010, 362 (24): 2260-2270

[12] Hochhaus A, Saglio G, Hughes TP, et al. Long-term benefits and risks of frontline nilotinib vs imatinib for chronic myeloid leukemia in chronic phase: 5-year update of the randomized ENESTnd trial [J]. Leukemia, 2016, 30 (5): 1044-1054

[13] 中华医学会血液学分会. 中国慢性髓系白血病诊断与治疗指南 (2016 年版) [J]. 中华血液学杂志, 2016, 37 (8): 633-639

[14] 中华医学会血液学分会白血病淋巴瘤学组, 中国抗癌协会血液肿瘤专业委员会, 中国慢性淋巴细胞白血病工作组. 中国慢性淋巴细胞白血病小淋巴细胞淋巴瘤的诊断与治疗指南 (2018 年版). 中华血液学杂志, 2018, 39 (5): 353-358

[15] Swerdlow SH, Campo E, Harris NL, et al. WHO Classification of Tumours of Haematopoietic and Lymphoid Tissues (Revised 4th edition) [M]. IARC: Lyon, 2017

[16] Michael Hallek, Bruce D. Cheson, Daniel Catovsky, et al. IWCLL guidelines for diagnosis, indications for treatment, response assessment, and supportive management of CLL [J]. Blood. 2018; 131 (25): 2745-2760

[17] Anna H. Schuh, Nilima Parry-Jones, Niamh Appleby, et al. Guideline for the treatment of chronic lymphocytic leukaemia A British Society for Haematology Guideline [J]. Br J Haematol, 2018, 182 (3): 344-359

[18] 沈志祥, 朱雄增. 恶性淋巴瘤 [M]. 2 版. 北京: 人民卫生出版社, 2011: 439-457

[19] 中华医学会血液学分会, 中国抗癌协会血液肿瘤专业委员会. B 淋巴细胞慢性淋巴增殖性疾病诊断与鉴别诊断中国专家共识 (2014 年版) [J]. 中华血液学杂志, 2014, 35 (4): 367-370

[20] Salvi F, Miller MD, Grilli A, et al. A manual of guidelines to score the modified cumulative illness rating scale and its validation in acute hospitalized elderly patients [J]. J Am Geriatr Soc, 2008, 56: 1926-1931

[21] Jacqueline C. Barrientos, sequencing of chronic lymphocytic leukemia therapies [J]. Hematology, 2016: 128-136

[22] Nicole Lamanna, Susan O'Brien. Novel agents in chronic lymphocytic leukemia [J]. Hematology, 2016: 137-145

[23] Nitin Jain, Susan O'Brien. First-line therapy for young patients with CLL [J]. Hematology, 2016:

146-148

［24］Barbara Eichhorst，Michael Hallek. Prognostication of chronic lymphocytic leukemia in the era of new agents ［J］. Hematology，2016：149-155

［25］Stephan Stilgenbauer. Prognostic markers and standard management of chronic lymphocytic leukemia ［J］. Hematology，2015：368-377

［26］Clive S. Zent，W. Richard Burack. Mutations in chronic lymphocytic leukemia and how they affect therapy choice：focus on NOTCH1，SF3B1，and TP53 ［J］. Hematology，2014：119-124

第十章　老年多发性骨髓瘤

多发性骨髓瘤（multiple myeloma，MM）是单克隆浆细胞异常增生的恶性疾病，以分泌大量单克隆免疫球蛋白为主要特征。其临床特点为瘤细胞骨髓浸润和破坏骨组织，出现骨痛、病理性骨折、贫血、出血，以及瘤细胞产生大量单克隆免疫球蛋白（M蛋白）而出现感染、高钙血症、肾脏病变、高黏滞血症及淀粉样变等系列表现。

老年多发性骨髓瘤由于瘤细胞倍增时间长，患者可较长期无症状，有时可达数年，此期称为冒烟型骨髓瘤。

多发性骨髓瘤在血液恶性肿瘤中发病率位居第二，据国外文献，80％的患者于60岁以后发病，中位发病年龄为65岁，50岁以下少见。我国多发性骨髓瘤患者的中位发病年龄是59岁，随着人口老龄化情况的不断加剧以及检测能力的逐步增强，我国多发性骨髓瘤的发病率也将呈上升的趋势。统计中南大学湘雅医院2011—2017年因多发性骨髓瘤住院的新患病者共754人。中位年龄57（36～78）岁，发病年龄与欧美国家比较提前。

【临床表现】

（一）骨髓瘤细胞浸润和破坏骨组织所致的临床表现

1. 骨痛和病理性骨折　骨痛为最常见的症状，约70％的患者初发症状为骨痛。部位以腰骶部、下背部及肋骨多见，运动时疼痛加剧，颅骨虽然病变多见，但罕有感到骨痛。由于骨髓瘤细胞浸润与破坏，骨骼可发生病理性骨折，如脊柱压缩性骨折、肋骨骨折及骨盆骨折等，主要表现为局部剧烈疼痛，大多发生于突然用力举重、俯力弯腰或受到撞击挤压时。

2. 贫血　60％～80％患者在就诊时有此症状，造成贫血常见的原因是骨髓瘤细胞浸润骨髓排挤了正常的骨髓造血细胞，影响正常造血功能。此外，肾衰竭、失血、营养因素的缺乏等也是参与因素。贫血程度与病程有关，早期多为轻度贫血，晚期则较重。

3. 高钙血症　发生率报道不一，多为10％～30％，高钙血症易发生在有广泛性骨质破坏与肾功能不全的患者，主要症状有食欲减退、恶心、呕吐、脱水等，严重者可出现头痛、嗜睡、心律失常，甚至昏迷。

（二）由瘤细胞分泌异常免疫球蛋白引起的临床表现

1. 反复感染　由于骨髓瘤细胞分泌大量的异常免疫球蛋白，正常免疫球蛋白的分泌合成受抑制，故患者易发生感染。此外，骨髓受损可致粒细胞减少，化疗药物及糖皮质激素的使用也增加诱发感染的机会，如肺部感染、泌尿系感染、病毒感染（带状疱疹）等，严重者可并发败血症。

2. **高黏滞综合征** 血中大量异常免疫球蛋白增多使血液黏度增加、血流缓慢，患者可出现头晕、视力障碍、手足麻木、肾功能损害，严重者甚至出现昏迷。IgM 型最易发生，其次为 IgG 型和 IgA 型，当 IgG 超过总蛋白的 80% 时易发生高黏滞综合征。IgA 可发生聚合，故 IgA 型骨髓瘤虽其 IgA 浓度较 IgG 低，但也可发生。如单株免疫球蛋白是冷球蛋白时，患者受冷可出现雷诺现象。

3. **肾脏损害** 约 40% 的患者出现肾脏受累，12%～20% 的情况下发展为急性肾衰竭，约 10% 的患者需要血液透析。发生肾损害的患者多数有高血压、蛋白尿或尿沉渣的特殊异常。其发生原因主要是异常免疫球蛋白的重链及轻链合成不平衡，使过多的轻链从肾小球滤出，轻链被肾小管细胞吸收，造成肾小管损害。此外，高钙血症、高尿酸血症、肾淀粉样变、反复的肾盂肾炎均是导致肾功能损害的参与因素。

4. **出血倾向** 部分患者皮肤黏膜可有紫癜或出血。其原因是异常免疫球蛋白被覆盖血小板表面，影响血小板功能；异常免疫球蛋白与凝血因子相互作用，影响因子活性，特别是 X、V 因子，可造成凝血障碍。异常免疫球蛋白增多可致高黏滞综合征。损伤毛细血管壁，引起不同部位出血。

5. **淀粉样变** 10%～15% 的多发性骨髓瘤患者可以出现继发性轻链型淀粉样变。轻链型淀粉样变是一种由具有反向 β 折叠结构的单克隆免疫球蛋白轻链沉积在器官组织内，并造成相应器官组织功能异常的系统性疾病。常见受累器官组织有肾脏、心脏、肝脏、周围神经和自主神经、胃肠道、软组织、凝血功能异常等。

（三）少见的临床表现

1. **孤立性浆细胞瘤** 非常少见。发病年龄较一般（MM）患者小。全身骨检查时发现由浆细胞构成的孤立性骨损害，如肋骨或股骨。骨髓涂片和/或骨髓活检均正常。一般血中不出现 M 成分。孤立性骨髓瘤可在数年后发展成多发性骨髓瘤。

2. **髓外浆细胞瘤** 本病男性多见。多见于鼻咽或鼻旁窦等处的黏膜，症状与肿块部位，如鼻道梗阻以及易碎组织出血等有关。少数患者血中可查出 M 成分，有少数病例进展至多发性骨髓瘤或多发部位髓外浆细胞瘤。

3. **神经系统症状** 西方病例中发生神经系统症状为 25%～30%，我国患者少见。多表现为脊髓或神经根受压。肿瘤常起源于椎骨与肋骨，侵入椎管内可导致脊髓压迫。早期症状为该神经分布区的放射性疼痛，肢体软弱无力，以后知觉减退，大小便失禁，甚至出现单瘫或截瘫。

4. **浆细胞白血病** 较少见，多见于男性。症状可有乏力、消瘦及出血、贫血等。浆细胞白血病可为多发性骨髓瘤始发表现，也可以为多发性骨髓瘤晚期表现，临床上贫血严重常伴氮质血症，诊断依据为外周血中浆细胞 >20%，或绝对值 $\geq 2.0 \times 10^9$/L。骨髓象浆细胞明显增多，主要为原始与幼稚浆细胞明显增多，伴形态异常。

5. **POEMS 综合征** 即多发性神经病变（polyneuropathy）、器官肿大（organomegaly）、内分泌病（endocrinopathy）、M 蛋白（M-protein）及皮肤改变（skin changes），取英文首写字母。这是多发性神经病变的一种特殊类型，又称伴发于异常蛋白血症的神经病变。

【实验室和其他检查】

1. 血常规 多为正常细胞正色素性贫血。血红蛋白多在 70~100 g/L，随着病情的进展贫血程度可逐渐加重，血片中红细胞呈缗钱样改变。白细胞计数正常，也可增高或降低。晚期可见大量浆细胞。血小板计数正常，有时可减少。

2. 红细胞沉降率（简称血沉） 常明显加快，有时可达 100 mm/h，血沉增快与红细胞间排斥力减弱及血中异常免疫球蛋白增高有关，且与病情的严重程度有关。

3. 尿常规 了解有无蛋白尿、血尿和管型尿。MM 合并肾病综合征或淀粉样变性时常出现蛋白尿。

4. 骨髓象

（1）骨髓涂片检查：对多发性骨髓瘤诊断具有决定性意义，多发性骨髓瘤患者的原幼浆细胞（骨髓瘤细胞）明显增多，多在 10% 以上，骨髓瘤细胞可呈分化良好型，形态近似于正常浆细胞；也可呈幼浆细胞、原浆细胞形态，瘤细胞中核内可有 1~2 个核仁，并可见双核或多核浆细胞，胞质多呈蓝色。

（2）骨髓活检切片：较涂片更早期、更准确地显示骨髓内细胞的分布及细胞类型为多发性骨髓瘤诊断主要的检测手段。

5. 异常免疫球蛋白检查

（1）血 M 蛋白鉴定：多数 MM 患者具有高球蛋白血症，清蛋白与球蛋白的比例倒置，清蛋白可正常或减少，球蛋白明显增高。血清蛋白电泳检测：血清蛋白电泳可见一窄底单高峰，可位于 β 区或 γ 区，或 α_2 区，此即单克隆免疫球蛋白（M 蛋白）。进行 M 蛋白免疫分型时常常做以下检测：①免疫球蛋白定量；②轻链定量，轻链 κ/λ 比值；③血清免疫固定电泳；④血清游离轻链定量及受累与非受累游离轻链的比值。

（2）尿轻链检测：本周蛋白尿即为尿中小分子游离的免疫球蛋白轻链，60%~80% 的骨髓瘤患者由于瘤细胞能合成较多的轻链，能从尿中测出。24 小时尿轻链、尿免疫固定电泳的检测可助明确有无及类型。

6. 生化检查

（1）血钙、磷、碱性磷酸酶测定：因骨质破坏，出现高钙血症。晚期肾功能不全时血磷可升高。本病主要为溶骨性改变，血清碱性磷酸酶正常或轻度增高。

（2）血清 β2 微球蛋白：β2 微球蛋白与全身骨髓瘤细胞总数有显著相关性。肾功能不全时增高得更明显。

（3）血清总蛋白和白蛋白：约 95% 的患者血清总蛋白超过正常，球蛋白增多，白蛋白减少与预后密切相关。

（4）C 反应蛋白（CRP）和乳酸脱氢酶（LDH）：CRP 可反映疾病的严重程度。LDH 与肿瘤细胞活动有关，反映肿瘤负荷，与预后相关。

（5）肌酐（Cr）和尿素氮（BUN）：约 20% MM 患者伴有肾功能损害，出现 Cr、BUM 升高。

7. 流式细胞学检查 抗体标记采用 4 色以上，应包括 CD19、CD38、CD45、

CD56、CD20、CD138 及 κ、λ 轻链。骨髓瘤细胞表达 CD38、CD138 和 CD56，正常浆细胞可能表达 CD38、CD138，但不表达 CD56；CD20 阳性的 MM 提示为预后良好，但难以完全缓解的 MM 类型。有条件的单位加做 CD27、CD28、CD81、CD117、CD200 有助于更好地鉴别正常和异常浆细胞。

8. 细胞遗传学检查　荧光原位杂交（FISH）可发现 90％以上 MM 患者存在细胞遗传学异常。目前已明确一些与预后有关的染色体改变如 t(6；14)，t(11；14)，超二倍体提示预后良好；13q14 缺失及亚二倍体提示预后中等；17p-，1q21 扩增，t(4；14)，t(14；16)，t(14；20)及 GEP 高危标志等提示预后不良。

9. 影像学检查

（1）X 线检查：大多数多发性骨髓瘤患者 X 线检查均可发现异常，如典型的凿孔状溶骨性病变及弥漫性骨质疏松，好发于含红骨髓的部位，如扁骨中以颅骨、脊柱、肋骨、骨盆和胸骨多见，长骨中好发于股骨和肱骨近端可伴有病理性骨折。

（2）CT 检查：具有较高的分辨力，且为横断成像，能发现病变的灵敏度较 X 线高，可作为 X 线平片检查的补充手段，CT 检查病灶常与骨痛的部位相符合，X 线检查对髓内病变难以检测出，而 CT 能发现病变。

（3）MRI 检查：对多发性骨髓瘤的诊断有一定特异性，特别是对脊髓病变优于 X 线平片和 CT。且能早期发现脊髓水肿，从而早期治疗，避免截瘫的发生。

（4）PET-CT 检查：可更灵敏、准确、特异地了解全身骨骼病变和髓外病变的范围，并与二代流式细胞学及二代测序一起用于 MRD 评估。

【诊断】

（一）诊断标准

多发性骨髓瘤主要根据临床表现、实验室检查及影像学检查得出诊断。我国诊断标准为（2020 年修订）：

1. 有症状骨髓瘤（活动性骨髓瘤）　其诊断标准需满足表 10-1 第 1 及第 2 条，加上第 3 条中任何 1 项。

表 10-1　　　　　　　　活动性（有症状）多发性骨髓瘤诊断标准

1. 骨髓单克隆浆细胞比例≥10％和/或组织活检证明有浆细胞瘤
2. 血清和/或尿出现单克隆 M 蛋白
3. 骨髓瘤引起的相关表现
（1）靶器官损害表现（CRAB）
　　1）[C] 校正血清钙>2.75 mmol/L[a]
　　2）[R] 肾功能损害（肌酐清除率<40 mL/min 或肌酐>177 μmol/L）
　　3）[A] 贫血（血红蛋白低于正常下限 20 g/L 或<100 g/L）
　　4）[B] 溶骨性破坏，通过影像学检查（X 线片、CT 或 PET/CT）显示 1 处或多处溶骨性病变
（2）无靶器官损害表现，但出现以下 1 项或多项指标异常（SLiM）
　　1）[S] 骨髓单克隆浆细胞比例≥60％
　　2）[Li] 受累/非受累血清游离轻链比≥100
　　3）[M] MRI 检查出现多于 1 处 5 mm 以上局灶性骨质破坏

〔注〕校正血钙(mmol/L)=血清总钙(mmol/L)-0.025×血清清蛋白浓度(g/L)+1.0(mmol/L)。

2. 无症状性骨髓瘤诊断标准　需满足表 10-2 第 3 条，加上第 1 条和/或第 2 条。

表 10-2　　　　　　　无症状骨髓瘤（冒烟型骨髓瘤）诊断标准

1. 血清单克隆 M 蛋白≥30 g/L 或 24 h 尿轻链≥0.5 g
2. 骨髓单克隆浆细胞比例 10%～59%
3. 无相关器官及组织的损害（无 SLiM、CRAB 等终末器官损害表现，及淀粉样变性）

（二）分型

根据异常免疫球蛋白的类型，可分为 IgG、IgA、IgM、IgD、IgE 型和轻链型、双克隆型及不分泌型。每一种又根据轻链类型分为 κ 型和 λ 型。其中 IgG、IgA 及轻链型较多见，IgD 少见，IgE 极为罕见。此外尚有少数患者约 1‰ 血清中不能查出单克隆免疫球蛋白，称为不分泌型多发性骨髓瘤。少数患者血清中可分泌两种成分，最常见的为 IgM+IgG 或 IgM+IgA，通过流式细胞学或免疫荧光法证实此型患者体内有两种产生单克隆免疫球蛋白的瘤细胞。

（三）分期

多发性骨髓瘤的分期标准有两种，即传统的 Durie-Salmon（DS）分期体系（表 10-3）和国际分期体系（ISS）及修订的国际分期体系（R-ISS）（表 10-4）。

表 10-3　　　　　　　　　　　　Durie-Salmon 分期体系

分期	分期标准
Ⅰ 期	满足以下所有条件： 1. 血红蛋白>100 g/L 2. 血清钙≤2.65 mmol/L（11.5 mg/dL） 3. 骨骼 X 线片：骨骼结构正常或骨型孤立性浆细胞瘤 4. 血清或尿骨髓瘤蛋白产生率低：①IgG<50 μ/L；②IgA<30 g/L；③本周蛋白<4 g/24 h；
Ⅱ 期	不符合Ⅰ和Ⅲ期的所有患者
Ⅲ 期	满足以下 1 个或多个条件： 1. 血红蛋白<85 g/L 2. 血清钙>2.65 mmol/L（11.5 mg/dL） 3. 骨骼检查中溶骨病变大于 3 处 4. 血清或尿骨髓瘤蛋白产生率高：①IgG>70 g/L；②IgA>50 g/L；③本周蛋白>12 g/24 h
亚型	
A 亚型	肾功能正常，肌酐清除率>40 mL/min 或血清肌酐水平<177 μmol/L（2.0 mg/dL）
B 亚型	肾功能不全，肌酐清除率≤40 mL/min 或血清肌酐水平≥177 μmol/L（2.0 mg/dL）

表 10-4　　　　　　国际分期体系（ISS）及修订的国际分期体系（R-ISS）

分期	ISS 的标准	R-ISS 的标准
Ⅰ	血清 β2 微球蛋白<3.5 m g/L，白蛋白≥35 g/L	ISS Ⅰ 期和非细胞遗传学高危* 同时 LDH 水平正常
Ⅱ	介于Ⅰ期和Ⅲ期之间	介于 R-ISS Ⅰ 期和Ⅲ期之间
Ⅲ	血清 β2 微球蛋白≥5.5 m g/L	ISS Ⅲ 期同时细胞遗传学高危或者 LDH 水平高于正常

〔注〕* 细胞遗传学高危指同期荧光原位杂交检出 del(17p)，t(4；14)，t(14；16)。

【临床经验与体会】 在临床实践中，应用上述诊断标准可使多数 MM 患者获得正确的诊断，而不发生漏诊或误诊。但是，有少数患者的诊断会遇到困难，这是由于瘤细胞侵犯的器官、组织不同以及临床表现的并发症不同。因此，临床表现复杂多样，给诊断带来一定困难。贫血是 MM 常见的症状，贫血主要是由于骨髓细胞的恶性增殖及与出血、感染、肾功能不全有关，当患者贫血发生为 MM 的首发症状而患者骨痛又不明显时，极易被误诊为各种贫血。另外，临床有少数患者有贫血又出现肾脏改变，而骨痛不明显时常可误诊为慢性肾炎、肾功能不全。肾脏损害是 MM 常见和重要的并发症，也是患者死亡的常见原因之一，据统计约 40% 的 MM 患者初诊时即伴有不同类型、不同程度的肾功能损害，引起肾脏损害的主要原因是骨髓瘤细胞合成异常免疫球蛋白重、轻链比例失调，过多的轻链生成，导致肾小管内蛋白质沉淀、细胞变性、功能受损、高钙血症、高尿酸血症及严重感染等也是损害肾脏的因素。MM 肾脏损害的早期临床表现是肾小管功能受损，晚期表现是以肾单位减少引起肾小球滤过率降低为主要特征。同时值得注意的是有些患者原本无肾病表现，但在化疗过程中瘤细胞破坏，产生大量尿酸，尿酸结晶堵塞肾小管可引起急性肾衰竭。

MM 患者由于异常免疫球蛋白增多，正常免疫球蛋白显著减少，患者体液免疫及细胞免疫功能均可出现异常，临床常可遇到患者肺部感染经久不愈，当患者骨痛又不明显时，易被误诊为肺部感染。因此对于老年人出现有贫血、肾脏损害以及反复肺部感染经久不愈时，而又不能用其他疾病解释者，我们应考虑 MM 的可能。应做进一步有关检查，如骨髓穿刺或骨髓活检、血清蛋白电泳及血、尿免疫球蛋白定量测定、骨骼（头颅、胸椎、腰椎、肋骨、骨盆等）X 线检查，有助于早期诊断。

据统计 89% 的患者多以骨关节痛起病，其中以腰痛最为常见，由于骨髓瘤细胞侵犯骨骼，引起骨质破坏而产生疼痛（尤其是在身体的负重骨）。因此，对老年人临床出现骨痛，尤其是腰痛并有贫血时，应高度注意多发性骨髓瘤的可能性。

临床实践中我们还会遇到这样的病例，临床上怀疑为 MM，但骨髓穿刺或活检却未见浆细胞增多和骨髓瘤细胞，考虑这可能是因为骨髓瘤细胞在骨髓中分布不均匀，瘤细胞既可呈弥漫性也可呈局限性。因此，我们必须采取多个不同部位进行穿刺。

当临床上怀疑为 MM，而血清蛋白电泳又未发现有 M 蛋白时，考虑可能的原因是 M 成分含量较少或 M 蛋白的分子质量小于血清清蛋白分子质量，血清蛋白电泳可不出现 M 成分，这常见于轻链型的 MM，一般正常人血清中 κ 轻链免疫球蛋白与 λ 轻链免疫球蛋白含量之比相对稳定，均为 2:1，多克隆免疫球蛋白增高或降低时该比率仍然不变，只有单克隆免疫球蛋白增高 κ 轻链或 λ 轻链中某一种明显增多，此比例才有明显改变，采用免疫球蛋白定量可检测血及尿中轻链型免疫球蛋白含量及 κ 与 λ 比率，这对轻链型 MM 诊断有重要意义。此型瘤细胞分化较差，增殖迅速，骨骼破坏多见，肾功能损害较重，预后差。另外临床还需注意检查患者是否有孤立性浆细胞瘤。孤立性浆细胞瘤时原发于骨骼的单个孤立的浆细胞瘤，骨骼涂片和骨骼活检正常，血中无 M 成分，好发的部位为骨盆、股骨、肱骨、肋骨而颅骨受侵犯罕见。髓外浆细胞瘤是原发于骨髓之外的其他浆细胞瘤，一般血中无 M 成分或少量，好发部位是上呼吸道，其次是淋巴结、甲状腺、皮肤，胃和脑均少见。

【鉴别诊断】 由于 MM 起病多隐袭，临床表现较复杂多样，因此容易误诊，据李守静等报道 2 547 例 MM 临床误诊率高达 69.1%。中南大学湘雅医院报道的 29 例中有 17 例误诊，误诊率为 58.6%。因此，MM 的鉴别诊断是临床医学生应特别注意的重要问题，常需与以下疾病鉴别：

（一）反应浆细胞增多症

其临床表现取决于原发病。可由结缔组织病、慢性肝病、结核病、恶性肿瘤、慢性炎症及伤寒等引起。浆细胞一般不超过 15%，且形态正常，免疫表型 $CD38^+$、$CD56^-$ 且不伴有 M 蛋白，IgH 基因重排阴性。

（二）引起骨痛和骨质破坏的疾病

如骨转移癌，此病可出现低热、贫血、出血、骨骼疼痛、血沉增快，周围血可出现幼粒和/或幼红细胞，X 线检查可有骨质破坏，最容易与 MM 混淆，特别是恶性肿瘤原发灶不清楚时，血清碱性磷酸酶、骨髓涂片和/或活检、血清蛋白电泳、血尿免疫固定电泳等有助鉴别。另外，老年性骨质疏松症、肾小管酸中毒及甲状旁腺功能亢进症等也可以引起骨痛和骨质破坏，需行相关检查进行鉴别。

（三）意义未明的单克隆免疫球蛋白病（monoclonal gammopathy of undetermined significance, MGUS）

血清和/或尿中出现 M 蛋白，骨髓中单克隆浆细胞增多但未达到 MM 诊断标准，且无组织、器官损伤的证据。

（四）原发性巨球蛋白血症

本病又称华氏巨球蛋白血症（Waldenstrom's macroglobulinemia, WM），（WM），IgM 型 MM 需与此病鉴别。此病多发于老年人，属于淋巴浆细胞淋巴瘤的最常见的IgM 型，是具有浆细胞样分化特征的小 B 淋巴细胞淋巴瘤，病理特点为小淋巴细胞、浆细胞样淋巴细胞、浆细胞的肿瘤性增生，多侵犯骨髓，也可浸润淋巴结、脾脏，X线检查骨髓一般无溶骨性损害。另 90% 以上的 WM 患者有 MyD88 L265P 突变。

（五）单克隆免疫球蛋白相关肾损害（monoclonal gammopathy of renal significance, MGRS）

当出现与 M 蛋白有关的肾损害，但达不到 MM 诊断标准时，需考虑该病可能。即骨髓浆细胞低于 10%，血清蛋白电泳可见 M 蛋白，肾活检证实肾脏病变与 M 蛋白的直接沉积或继发作用相关，伴或不伴有全身系统性损害。

【缓解标准】 参考中国多发性骨髓瘤诊治指南（2020 年修订），分为传统的疗效标准和 MRD 疗效标准。传统疗效标准包括严格意义的完全缓解（sCR）、完全缓解（CR）、非常好的部分缓解（VGPR）、部分缓解（PR）、微小缓解（MR）、疾病稳定（SD）、疾病进展（PD）。MRD 疗效评价标准包括持续 MRD 阴性、流式 MRD 阴性、测序 MRD 阴性和原有影像学阳性的 MRD 阴性（表 10-5）。MRD 检测在 CR 的基础上进行。下文各疗效评判标准中，"连续两次检测"是指在开始新的治疗方案之前的任意时间点进行的两次检测。

【治疗】 多发性骨髓瘤目前仍是一种不能治愈的疾病。冒烟型（无症状）MM 患者追踪观察，每 3～6 个月复查 1 次 MM 相关指标或参加临床试验。有症状的 MM 患者需积极治疗。

表 10-5 多发性骨髓瘤缓解标准

传统的 IMGW 疗效标准	
缓解程度	缓解标准
sCR（严格意义的完全缓解）	满足 CR 标准的基础上加上血清游离轻链（FLC）比值正常以及经免疫组化证实骨髓中无克隆性浆细胞。骨髓克隆性浆细胞的定义为应用免疫组化方法检测连续两次 $\kappa/\lambda > 4:1$ 或 $< 1:2$（分别针对 κ 型和 λ 型患者，计数 $\geqslant 100$ 个浆细胞）
CR（完全缓解）	血清和尿免疫固定电泳阴性，软组织浆细胞瘤消失，骨髓中浆细胞 $< 5\%$；对仅依靠血清 FLC 水平作为可测量病变者，除了满足以上 CR 标准外，还要求血清 FLC 的比值连续两次评估均恢复正常（$0.26～1.65$）
VGPR（非常好的部分缓解）	血清蛋白电泳检测不到 M 蛋白，但血清和尿免疫固定电泳仍阳性；或 M 蛋白降低 $\geqslant 90\%$ 且尿 M 蛋白 < 100 mg/24 h 在仅依靠血清 FLC 作为可测量病变的患者，除满足以上 VGPR 的标准外，还要求连续两次受累和未受累血清 FLC 之间的差值缩小 $> 90\%$
PR（部分缓解）	（1）血清 M 蛋白减少 $\geqslant 50\%$，24 h 尿 M 蛋白减少 $\geqslant 90\%$ 或降至 < 100 mg/24 h； （2）如果血清和尿中 M 蛋白无法检测，则要求受累与非受累血清 FLC 之间的差值缩小 $\geqslant 50\%$，以替代 M 蛋白标准； （3）如果血清和尿中 M 蛋白以及血清 FLC 都不可测定，并基线骨髓浆细胞比例 $\geqslant 30\%$ 时，则要求骨髓内浆细胞数目减少 $\geqslant 50\%$； （4）除了上述标准外，如果基线存在软组织浆细胞瘤，则要求可测量病变 SPD（最大垂直径乘积之和）缩小 $\geqslant 50\%$。以上指标均需连续两次评估，同时应无新的骨质病变发生或原有骨质病变进展的证据
MR（微小缓解）	血清 M 蛋白减少 $25\%～49\%$ 并且 24 h 尿轻链减少（仅用于难治/复发 MM 的评价）$50\%～89\%$。如果基线存在软组织浆细胞瘤，则要求可测量病变 SPD 缩小 $25\%～49\%$。溶骨性病变的数量和大小没有增加（可允许压缩性骨折的发生）

续表

SD（疾病稳定）	不符合 CR、VGPR、PR、MR 及 PD 标准，同时无新的骨质病变或原有骨质病变进展的证据
PD（疾病进展）	符合以下 1 项即可（以下所有数据均与获得的最低数值相比）： （1）血清 M 蛋白升高≥25%（升高绝对值≥5 g/L）或 M 蛋白增加≥10 g/L（基线血清 M 蛋白≥50 g/L 时）； （2）尿 M 蛋白升高≥25%（升高绝对值≥200 mg/24 h）； （3）如果血清和尿 M 蛋白无法检出，则要求受累与非受累血清 FLC 之间的差值增加≥25%（增加绝对值>100 m g/L）； （4）如果血清和尿中 M 蛋白以及血清 FLC 都不可测定，则要求骨髓浆细胞比例升高≥25%（增加绝对值≥10%）； （5）出现新的软组织浆细胞瘤病变：原有 1 个以上的可测量病变 SPD 从最低点增加≥50%，或原有的≥1 cm 的病变其长轴增加≥50%； （6）循环浆细胞增加≥50%（在仅有循环中浆细胞作为可测量病变时应用，绝对值要求至少 200 个细胞/μL）
临床复发（clinical relapse）	符合以下 1 项或多项： （1）出现新的骨病变或者软组织浆细胞瘤（骨质疏松性骨折除外）； （2）明确的（可测量病变 SPD 增加 50%且绝对值≥1 cm）已有的浆细胞瘤或骨病变增加； （3）高钙血症； （4）Hb 下降≥20 g/L（与治疗或非 MM 因素无关）； （5）从 MM 治疗开始血肌酐上升≥176.8 μmol/L（2 mg/dL） （6）血清 M 蛋白相关的高黏滞血症
CR 后复发	符合以下 1 项之一： （1）免疫固定电泳证实血或尿 M 蛋白再次出现； （2）骨髓浆细胞比例≥5%； （3）出现 PD 的任何其他表现

（一）诱导治疗

首先根据患者的年龄（原则上≤65 岁）、体能状态、共存疾病状况及个人意愿决定其自体造血干细胞移植（HSCT）的适合性。移植候选患者诱导治疗不宜长于 4～6 个疗程，以免损伤造血干细胞并影响其动员采集。近十几年来 MM 治疗领域出现了很多新药和新的治疗手段，其中最具代表的新药有蛋白酶体抑制剂如一代的硼替佐米、二代的伊沙佐米及免疫调节剂如沙利度胺、来那度胺、泊马度胺等。初始治疗建议含新药的联合方案，更多地推荐三药方案，以下方案可供选择：

1. 适于移植患者的诱导方案

（1）硼替佐米/来那度胺/地塞米松（VRD）方案：21 日为一周期。

硼替佐米 1～1.3 mg/（m² · d） 皮下或静脉注射 d1、d4、d8、d11

来那度胺 15～25 mg/d 口服 d1～d14

地塞米松 20 mg/d 或 40 mg/d 口服 d1、d2、d4、d5、d8、d9、d11、

d12

（2）硼替佐米/环磷酰胺/地塞米松（VCD）方案：4 周为一周期

硼替佐米 1.3 mg/（m² · d） 皮下或静脉注射 d1、d4、d8、d11

环磷酰胺 300 mg/m² 口服 d1、d8、d15、d22

地塞米松 20 mg/d 口服 d1～d2、d4～d5、d8～d9、d11～d12

（3）硼替佐米/沙利度胺/地塞米松（VTD）方案：21 日为一周期

硼替佐米 1.3 mg/（m² · d） 皮下或静脉注射 d1、d4、d8、d11

沙利度胺 100～200 mg/d 每晚口服 d1～d21

地塞米松 20 mg/d 口服或静脉滴注 d1、d2、d4、d5、d8、

d9、d11、d12

（4）硼替佐米/地塞米松（VD）方案：每 21 日为一周期

硼替佐米 1.3 mg/（m² · d） 皮下或静脉注射 d1、d4、d8、d11

地塞米松 20 mg/d 或 40 mg/d 口服或静脉滴注 d1、d2、d4、d5、d8、

d9、d11、d12

（5）硼替佐米/多柔比星（或脂质体多柔比星）/地塞米松（PAD）方案：3 周为
一周期

硼替佐米 1.3 mg/（m² · d） 皮下或静脉注射 d1、d4、d8、d11

多柔比星 10 mg/（m² · d）

5％葡萄糖注射液 500 mL 静脉滴注 d1～d4

地塞米松 20 mg/d

0.9％氯化钠注射液 100 mL 静脉滴注 d1～d2、d4～d5、d8～d9、

d11～d12

对于有髓外病灶、心脏有基础疾病、肾脏功能不全的患者需使用含多柔比星方案
时建议使用脂质体多柔比星：

硼替佐米 1.3 mg/（m² · d） 皮下或静脉注射 d1、d4、d8、d11

脂质体多柔比星 30 mg/m²

5％ 葡萄糖 500 mL 静脉滴注 d1

地塞米松 20 mg/d

0.9％氯化钠注射液 100 mL 静脉滴注 d1～d2、d4～d5、d8～d9、d11～d12

2. 不适合移植的患者的初始诱导方案 除以上方案外尚可选用以下方案：

（1）美法仑/泼尼松（MP）方案：每 4～6 周为一周期

美法仑 8～10 mg/（m² · d）×4 d 分 2～3 次在餐前 30～60 min 口服

泼尼松 2 mg/（kg · d）×4 d 分 2～3 次口服

（2）美法仑/泼尼松/硼替佐米（VMP）6 周为一周期，第 1 周期硼替佐米 2 次/

周，以后每周一次，第3周和第6周不用

美法仑 9 mg/(m²·d) 口服 d1～d4

泼尼松 60 mg/(m²·d) 口服 d1～d4

硼替佐米 1.3 mg/(m²·d) 皮下或静脉注射 第1周期d1、d4、d8、d11、d22、d25、d29、d32，后5个周期d1、d8、d22、d29

（3）美法仑/泼尼松/沙利度胺/(MPT)方案：4周为一周期

美法仑 4 mg/(m²·d) 口服 d1～d7

泼尼松 40 mg/(m²·d) 口服 d1～d7

沙利度胺 100 mg/d 每晚口服直至疾病进展

（4）美法仑/泼尼松/来那度胺（MPR）方案：4周为一周期

美法仑 9 mg/(m²·d) 口服 d1～d4

泼尼松 60 mg/(m²·d) 口服 d1～d4

来那度胺 25 mg/d 口服 d1～d21

（5）减量CTD方案（CTDa）：4周为一周期，耐受性好可用至12个疗程。

适用于年龄＞70岁、NYHA心功能Ⅱ级以上或明显水肿者

环磷酰胺 500 mg 口服 d1、d8、d15

沙利度胺 100～200 mg/d 每晚口服

地塞米松 20 mg/d 口服 d1～d4、d15～d18

（二）自体造血干细胞移植（auto-HSCT）

肾功能不全及老年并非移植禁忌证。相比于晚期移植，早期移植者无事件生存期更长。原则上年龄≤65岁、体能状态良好、无严重心肝肾并发症者可考虑使用高剂量化疗，如环磷酰胺3/m²动员采干；美法仑140 mg～200 mg/m²预处理后自体干细胞回输。对于原发耐药患者，ASCT可作为挽救治疗措施。对于移植候选者建议采集足够2次移植所需的干细胞量。若第1次移植后获得CR或VGPR者，可以不考虑序贯第2次移植；若首次移植后未达到VGPR，可序贯第2次移植。高危患者可能更能获益于双次移植。序贯第2次移植一般在首次移植后6个月内进行。

（三）巩固治疗

为进一步提高疗效及反应深度，强化疾病控制，对于诱导治疗或auto-HSCT后未获得CR及以上疗效者，可采用原诱导方案短期巩固治疗2～4个疗程。

（四）维持治疗

可以延长疗效持续时间及无疾病进展生存时间。可选用来那度胺、硼替佐米或沙利度胺单药，或联合地塞米松。维持治疗最少3年，也有主张持续维持治疗直至疾病进展。目前观点认为持续治疗优于固定周期治疗。

（五）支持治疗及并发症的处理

1. 骨病的治疗 口服或静脉使用双膦酸盐治疗MM骨病需2年以上。对于肾功能不全的患者，首选使用地诺单抗。常用的药物及用法如下：

（1）氯屈膦酸钠：晨起空腹口服 1600 mg/d，服后 2 小时进餐，可连续服用；或静脉滴注 300 mg/d，5 d/m，持续静脉滴注至少 2 小时。剂量调整见表 10-6。

表 10-6 氯屈膦酸钠剂量调整表

肌酐清除率 (mL/min)	静脉用氯屈膦酸钠推荐剂量 (300 mg/d)	肌酐清除率 (mL/min)	口服氯屈膦酸钠推荐剂量 (1600 mg/d)
>80	100%	>80	100%
50~80	75%	50~80	100%
12~50	50%~75%	30~50	75%
<12	50%或停药	<30	50%

（2）帕米膦酸钠：90 mg，0.9%氯化钠注射液 500 mL，静脉滴注 3 小时以上，1 次/m。

如果轻度肾功能不全（肌酐清除率 60~90 mL/min）或中度肾功能不全（肌酐清除率 30~60 mL/min），不需调整剂量，输注速度减慢至 20 mg/h，详见表 10-7。

表 10-7 帕米膦酸钠剂量调整表

肌酐清除率 (mL/min)	帕米膦酸钠 90 mg 推荐输注时间
>30	4~6 小时
<30	不推荐

（3）唑来膦酸钠：4 mg，0.9%氯化钠注射液 100 mL，静脉滴注至少 15 分钟 1 次/m。

每次输注前，检测肌酐，水化治疗；如果血清肌酐>265 μmol/L，不使用，详见表 10-8。

表 10-8 唑来膦酸钠剂量调整表

肌酐清除率 (mL/min)	唑来膦酸钠推荐剂量 (mg)
>60	4
50~60	3.5
40~49	3.3
30~39	3
<30	不推荐

如患者有长骨病理性骨折、脊柱骨折压迫脊髓或脊柱不稳者可行外科手术治疗。低剂量放疗（10~30 Gy）可以作为姑息治疗，用于不能控制的疼痛或即将发生的病理性骨折或脊髓压迫。

2. **高钙血症** 水化、碱化、利尿，如患者尿量正常，则日补液 2000~3000 mL，保持尿量>1500 mL/d。使用双膦酸盐、糖皮质激素和/或降钙素。

3. **贫血** 贫血严重时可输注浓缩红细胞。也可考虑使用促红细胞生成素（EPO）

治疗，EPO 150 U/kg，皮下注射，3 次/w。如治疗 4～6 周后反应不理想，剂量提高 1 倍再治疗 6～8 周，如 Hb 未能上升 10～20 g/L，有效的可能性很小，停用 EPO；当 Hb 上升到 120 g/L 时，EPO 停用或减量。新药时代随着疾病缓解，血红蛋白上升很快，EPO 使用越来越少。

4. 感染　一旦有感染，应在完善病原体检查后积极予以抗感染治疗。如反复发生感染或出现威胁生命的感染，可考虑静脉使用免疫球蛋白，剂量为 0.4 kg/d，连用 3～5 日；如出现中性粒细胞<1×10^9/L，可使用粒细胞集落刺激因子（G-CSF），使用含大剂量地塞米松方案化疗时注意预防疱疹和真菌感染。65 岁以上患者更容易并发带状疱疹感染，使用蛋白酶体抑制剂或达雷木单抗时，建议同时口服伐昔洛韦片，每次 0.3 g，每日 2 次，连续 10 日预防。

5. 肾功能不全　水化、利尿，避免肾进一步损害，减少尿酸形成和促进尿酸排泄；肾衰竭，有透析指征者应积极血透；避免使用非甾体抗炎药和静脉造影剂；尽快治疗原发病。对于肾功能不全的 MM 患者，含硼替佐米的 VTD 方案不需要调整剂量使用，来那度胺和美法仑则需根据肾功能调整剂量。使用双膦酸盐类药物治疗时应监测肾功能。

6. 凝血/血栓　对接受以沙利度胺或来那度胺为基础方案的患者，建议预防性抗凝治疗。

7. 高黏滞血症　有症状者可行血浆置换。每次置换 2500～3000 mL 血浆，2～3 小时完成。由于血浆置换疗效短暂，在行血浆置换的同时，尽快治疗原发病。必要时 1 周后可再行置换术。

（六）对复发/难治性 MM 患者的治疗

对于复发 MM 患者首先明确是仅有生化复发还是临床复发，高危生化复发及临床复发者需要治疗。对于复发患者，再诱导的疗程数为 6～9 个，尽管某些患者在 1～2 个疗程时就获得较深度的缓解。对于 6 个月以内复发的患者，换用其他作用机制的药物联合化疗；6～12 个月复发，首选换用其他作用机制的药物联合方案，也可使用原药物再治疗；12 个月以上复发者，可使用原方案再诱导治疗，也可换用其他作用机制的药物方案。硼替佐米、来那度胺、沙利度胺是治疗复发 MM 的关键药物，常与在功能上具有相加或协同作用的药物（如蒽环类、烷化剂、糖皮质激素）联合使用，具体参见初治诱导方案。二代蛋白酶体抑制剂伊沙佐米 2018 年已在中国上市，作为二线治疗用于复发/难治性 MM。具体用法：伊沙佐米 2.3～4 mg/次，1 次/w（第 1 日、8 日、15 日），28 日 1 个疗程，如无严重器质性疾病或不能耐受建议使用 4 mg 剂型，取代诱导治疗中硼替佐米与来那度胺、环磷酰胺等组成 IRD 或 ICD 联合方案。条件合适者进行自体造血干细胞移植。对于复发难治骨髓瘤 2018 年 NCCN 指南 1 类推荐方案有：硼替佐米、硼替佐米/脂质体阿霉素、卡非佐米/来那度胺/地塞米松、帕比司他/硼替佐米/地塞米松、来那度胺/地塞米松、达雷木单抗/来那度胺/地塞米松、达雷木单抗/硼替佐米/地塞米松、埃罗妥珠单抗/来那度胺/地塞米松、伊沙佐米/来那度胺/地塞米松、卡非佐米/地塞米松、泊马度胺/地塞米松等。对于硼替佐米和来那度胺双耐药的患者，可以考虑 DCEP±V、DT-PACE±V 方案（其中沙利度胺可用来那度胺

代替)、苯达莫司汀、大剂量环磷酰或参加临床试验如 CAR-T。下面列举几个方案的具体用药:

    (1) DECP 方案＋硼替佐米方案:4 周为一周期,根据临床情况推迟 5～10 日

顺铂	10 mg/(m² · d)
环磷酰胺	400 mg/(m² · d)
依托泊苷	40 mg/(m² · d)
0.9%氯化钠注射液	500 mL 持续静脉滴注 d1～d4
地塞米松	40 mg/d
0.9%氯化钠注射液	100 mL 静脉滴注 d1～d4
硼替佐米	1.3 mg/(m² · d) 皮下或静脉注射 d1、d4、d8、d11
G-CSF	5 μg/(kg · d) 皮下注射从化疗结束后 48 小时到骨髓抑制恢复

    (2) DT(R)-PACE＋硼替佐米方案:4～6 周为一周期

地塞米松	40 mg/d 口服 d1～d4
沙利度胺	100～400 mg/d 每晚口服或来那度胺 25 mg 每晚口服 d1～14
顺铂	10 mg/(m² · d)
环磷酰胺	400 mg/(m² · d)
依托泊苷	40 mg/(m² · d)
0.9%氯化钠注射液	500 mL 24 h 持续静脉滴注(遮光) d1～d4
多柔比星	10 mg/(m² · d)
5%葡萄糖	250 mL 24 h 持续静脉滴注(遮光)d1～d4
硼替佐米	1.3 mg/(m² · d) 皮下或静脉注射 d1、d4、d8、d11
G-CSF	5μg/(kg · d) 皮下注射从化疗结束后 48h 到骨髓抑制恢复

    (3) 硼替佐米/脂质体多柔比星方案:3 周为一周期

硼替佐米	1.3 mg/(m² · d) 皮下或静脉注射 d1、d4、d8、d11
脂质体多柔比星	30 mg/m²
5% 葡萄糖	500 mL 静脉滴注 d1

    (4) 苯达莫司汀

苯达莫司汀	100 mg/(m² · d)
0.9%氯化钠注射液	500 mL 静脉滴注 qd d1～d2

    (5) 卡非佐米/来那度胺/地塞米松(KRD)

卡非佐米	20 mg/(m² · d) 静脉注射 d1、d2、d8、d9、d15、d16 [第一周期 d1～d2 应用 20 mg/(m² · d),后可增加剂量至 27 mg/(m² · d)]
0.9%氯化钠注射液	10 mL

| 来那度胺 | 15～25 mg/d 口服 d1～d14 |
| 地塞米松 | 40 mg/d 口服 d1、d8、d15、d22 |

【预后】 多发性骨髓瘤是一种老年人群的疾病，由于社会人口的逐步老年化和医疗诊治水平的迅速发展，以及人们对本病认识水平的提高，MM 的发病率在逐年增多。对本病的研究逐渐深入，在治疗方面随着蛋白酶体抑制剂和免疫调节剂组成的 2～3 药联合方案诱导，自体造血干细胞移植及规范的巩固和维持治疗，MM 患者的疗效取得长足的提高，患者的生存期明显延长。但 MM 仍是一种难以治愈的疾病。

治疗反应及病程长短个体差异很大，预后与发病时患者年龄、体能状态、免疫分型、骨质损害程度以及有无髓外病灶、肾功能损害程度、β2 微球蛋白水平、乳酸脱氢酶及 CRP 有无增高、有无高危细胞遗传学异常等诸多因素有关。有的生存期较短，不足 1 年，一般 5～7 年，但个别可长达 10 年，主要死因为感染、出血及肾衰竭等。

〔贺艳娟　谢兆霞〕

参考文献

[1] 李守静，李宏，赵相印，等. 多发性骨髓瘤诊断的标准（附 2547 例分析）[J]. 中华肿瘤杂志，1995，117：43

[2] 葛均波，徐永健，王辰. 内科学 [M]. 9 版. 北京：人民卫生出版社，2018

[3] 中国医生协会血液科医生分会，中华医学会血液学分会，中国医生协会多发性骨髓瘤专业委员会. 中国多发性骨髓瘤诊治指南（2017 年修订）[J]. 中华内科杂志，2017，56：11

[4] NCCN 指南，多发性骨髓瘤，版本 1. 2019－2018 年 7 月 20 日

[5] 徐卫，李建勇. 血液科临床处方手册 [M]. 苏州：江苏凤凰科学技术出版社，2017

[6] M. V. Mateos, M. A. Dimopoulos, M. Cavo, et al. Daratumumab plus Bortezomib, Melphalan, and Prednisone for Untreated Myeloma [J]. The New England Journal of Medicine, 2018, 278：518-528

[7] Meletios A. Dimopoulos, Jesus San-Miguel, Andrew Belch, et al. Daratumumab plus lenalidomide and dexamethasone versuslenalidomide and dexamethasone in relapsed or refractorymultiple myeloma: updated analysis of POLLUX [J]. Haematol, 2018, 103：2088-2096

[8] Andrew Spencer, Suzanne Lentzsch, Katja Weisel, et al. Daratumumab plus bortezomib and dexamethasone versus bortezomib and dexamethasone in relapsed or refractory multiplemyeloma: updated analysis of CASTOR [J]. Haematol, 2018, 103：2079-2087

第十一章 老年淋巴瘤

恶性淋巴瘤（malignant lymphoma，ML）是发生于淋巴结和/或结外部位淋巴组织的免疫细胞肿瘤，来源于淋巴细胞或组织细胞的恶变。广泛分布于体内各部位重要组织的淋巴样器官，包括骨髓、胸腺、淋巴结、脾脏、咽淋巴环、胃肠道和呼吸道的淋巴滤泡，以及其他淋巴结以外的部位如皮肤和其他淋巴组织。近年来恶性淋巴瘤的基础和临床研究进展较快，无论近期疗效和远期生存都取得了较大的进展，已成为一类在一定程度上可治愈的恶性肿瘤。

第一节 概 述

根据 WHO 2000 年报道，1999 年全球癌症死亡数 706.5 万，占死亡总数的 12.6%。其中，淋巴瘤死亡总数为 29.5 万，占死亡总数的 0.5%，居第 7 位。在各个地区中，欧美国家淋巴瘤死亡率最高，其次是亚洲、太平洋地区、非洲、中东和地中海。T 淋巴细胞淋巴瘤在亚洲比西方国家更常见，而 B 淋巴细胞淋巴瘤某些类型如滤泡性淋巴瘤在西方国家更常见。淋巴瘤也是我国最常见的十大肿瘤之一。根据《中国肿瘤登记年报》公布的数据，2003—2013 年，恶性淋巴瘤的发病率约为 5/10 万。在我国恶性淋巴瘤发病率男女之比约 1.65∶1。据文献报道淋巴瘤患者中老年人比例为 8.9%～21.8%。近年来，非霍奇金淋巴瘤（non Hodgkin lymphoma，NHL）发病率呈持续上升趋势，在 NHL 中弥漫性大 B 淋巴细胞淋巴瘤是最主要的亚型。在我国弥漫性大 B 淋巴细胞淋巴瘤占 NHL 的比例高于西方。在侵袭性 NHL 中约 50% 以上患者年龄大于 60 岁，而其中弥漫性大 B 淋巴细胞淋巴瘤发病率可高达 70%。

恶性淋巴瘤与白血病和骨髓瘤在发生及治疗上均具有共性，WHO 对恶性淋巴瘤的分类经多次更新，在 2008 年公布了淋巴细胞肿瘤新的分类（表 11 - 1），2016 年又进行了修改。对于恶性淋巴瘤目前国际上统一分为两大类：非霍奇金淋巴瘤和霍奇金淋巴瘤。两者的组织病理学特点有很多不同。在 NHL，作为淋巴瘤的细胞类型的肿瘤细胞占明显优势，使淋巴结的正常结构完全消失。相反在霍奇金淋巴瘤（Hodgkin lymphoma，HL），作为诊断依据的瘤细胞 Reed-Steinberg（R-S）细胞与其单个核前驱细胞在活体肿瘤组织中不占优势，有时甚至难以发现。HL 的分型已经统一，可作为临床治疗和预测预后的依据。NHL 的分型长期以来分歧很大。

1982 年国际专家组的建议（称为国际工作分类）受到了包括我国医生在内的广泛

认可和应用。1989 年美国国立肿瘤研究所（NCI）又将 NHL 分为缓慢型、进展型与高度进展型 3 类。1994 年欧美病理学则在 Kiel 分类的基础上提出了修订的欧美淋巴瘤分类（REAL）。WHO 分类已经更新了几版。当前 2016 年的版本是在 2008 年的版本上精确了易识别疾病的定义，鉴定了新的实体和变体，并纳入认识淋巴样肿瘤的应急概念。但是一些问题仍没有解决，比如利用某些特定基因或分子改变来协助定义某些肿瘤，暂定实体状态，还未正式分类的疾病。随着下一代测序技术、新疾病实体的进一步鉴定的到来，此时正是更新当前分类系统的时机。但是必须平衡系统的复杂性和实用性。这一分类包括了所有淋巴造血系统的恶性肿瘤，并且继承和发展了 REAL 分类的优点，将具有独特临床表现、病理形态、免疫学表型和分子遗传学特点的疾病单位定义为一种亚型，并建议应该采取不同的治疗策略，同时把那些虽然在形态学上有可以识别的特点，但在免疫表型和分子遗传学上无差异的类型定义为变型，其治疗原则与归属的亚型相同。

表 11 - 1　　　　　**WHO 淋巴组织恶性肿瘤分类**（2008 年版）

前体细胞肿瘤

B 淋巴母细胞白血病/淋巴瘤

B 淋巴母细胞白血病/淋巴瘤，NOS

B 淋巴母细胞白血病/淋巴瘤，具有重现性细胞遗传学异常

B 淋巴母细胞白血病/淋巴瘤，具有 t(9；22)(q34；q11.2)；BCR-ABL1

B 淋巴母细胞白血病/淋巴瘤，具有 t(v；11q23)；MLL 重排

B 淋巴母细胞白血病/淋巴瘤，具有 t(12；21)(p13；q22)；TEL-AML1(ETV6-RUNX1)

淋巴母细胞白血病/淋巴瘤，具有超二倍体

淋巴母细胞白血病/淋巴瘤，具有亚二倍体(亚二倍体 ALL)

淋巴母细胞白血病/淋巴瘤，具有 t(5；14)(q31；q32)；IL3-IGH

淋巴母细胞白血病/淋巴瘤，具有 t(1；19)(q23；p13.3)；E2A-PBX1；(TCF3-PBX1)

T 淋巴母细胞白血病/淋巴瘤

惰性 B 淋巴细胞肿瘤

慢性淋巴细胞白血病/小淋巴细胞淋巴瘤

前 B 淋巴细胞白血病

脾边缘区淋巴瘤

毛细胞白血病

脾淋巴瘤/白血病，未分类

脾弥漫红髓小 B 淋巴细胞淋巴瘤

毛细胞白血病-变异型

淋巴浆细胞淋巴瘤

华氏巨球蛋白血症

重链病

　Alpha 重链病

　Gamma 重链病

　Mu 重链病

浆细胞瘤

骨的孤立性浆细胞瘤

髓外浆细胞瘤

续表 1

黏膜相关淋巴组织结外边缘区淋巴瘤（MALT 淋巴瘤）

结内边缘区淋巴瘤

儿童结内边缘区淋巴瘤

滤泡性淋巴瘤

儿童滤泡性淋巴瘤

原发于皮肤的滤泡中心淋巴瘤

侵袭性 B 淋巴细胞肿瘤

套细胞淋巴瘤

弥漫大 B 淋巴细胞淋巴瘤（DLBCL），NOS

富含 T/组织细胞的大 B 淋巴细胞淋巴瘤

原发于中枢神经系统的 DLBCL

原发于皮肤的 DLBCL，腿型

老年性 EB 病毒阳性的 DLBCL

与慢性炎症相关的 DLBCL

淋巴样肉芽肿病

  原发于纵隔（胸腺）的大 B 淋巴细胞淋巴瘤

血管内大 B 淋巴细胞淋巴瘤

ALK 阳性的大 B 淋巴细胞淋巴瘤

浆母细胞性淋巴瘤

HHV8 相关的大 B 淋巴细胞淋巴瘤，多中心 Castleman 病

原发性渗出性淋巴瘤

伯基特淋巴瘤

  B 淋巴细胞淋巴瘤，不能分类型，具有介于弥漫大 B 淋巴细胞淋巴瘤与伯基特淋巴瘤之间
   的特征

  B 淋巴细胞淋巴瘤，不能分类型，具有介于弥漫大 B 淋巴细胞淋巴瘤与典型霍奇金淋巴瘤之
   间的特征

成熟 T/NK 细胞肿瘤

前 T 淋巴细胞白血病

大颗粒 T 淋巴细胞白血病

NK 细胞性慢性淋巴细胞增殖性疾病

侵袭性 NK 细胞白血病

儿童系统性 EB 病毒阳性的 T 淋巴细胞淋巴增殖性疾病

类水痘样淋巴瘤

成人 T 淋巴细胞白血病/淋巴瘤

结外 NK/T 淋巴细胞淋巴瘤，鼻型

肠道病相关性 T 淋巴细胞淋巴瘤

肝脾 T 淋巴细胞淋巴瘤

皮下脂膜炎样 T 淋巴细胞淋巴瘤

蕈样真菌病

Sézary 综合征

原发于皮肤的 CD30 阳性的 T 淋巴细胞增殖性疾病

淋巴瘤样丘疹病

原发于皮肤的间变性大细胞淋巴瘤

续表 2

原发于皮肤的 γ-δT 细胞淋巴瘤
原发于皮肤的 CD8 阳性侵袭性嗜表皮的细胞毒性 T 淋巴细胞淋巴瘤
原发于皮肤的 CD4 阳性小/中间 T 淋巴细胞淋巴瘤
外周 T 淋巴细胞淋巴瘤，NOS
血管免疫母细胞性 T 淋巴细胞淋巴瘤
间变性大细胞性淋巴瘤，ALK 阳性
间变性大细胞性淋巴瘤，ALK 阴性

HL 和 PTLD

霍奇金淋巴瘤

结节淋巴细胞为主型霍奇金淋巴瘤

典型霍奇金淋巴瘤

    结节硬化型典型霍奇金淋巴瘤

    富含淋巴细胞的典型霍奇金淋巴瘤

    混合细胞性典型霍奇金淋巴瘤

    淋巴细胞消减型典型霍奇金淋巴瘤

移植后淋巴组织增殖性疾病（PTLD）

早期损伤

浆细胞增生

感染性单核细胞增多样 PTLD

多形性 PTLD

单一形态的 PTLD（B 及 T/NK 细胞型）

典型霍奇金淋巴瘤型 PTLD

    恶性淋巴瘤的病因至今尚未完全阐明。其发病的可能机制为：在遗传性或获得性免疫障碍的情况下，淋巴细胞长期受到外源性或内源性抗原的刺激，导致增殖反应，由于 T 抑制细胞的缺失或功能障碍，淋巴细胞对抗原刺激的增殖反应失去正常的反馈控制，因而出现无限制的增殖，最后导致淋巴瘤的发生。近年来明确的感染因素有 EB 病毒感染，与 Burkitt 淋巴瘤有关；T 淋巴细胞白血病淋巴瘤病毒，与成人 T 淋巴细胞淋巴瘤有关。另外，不少其他环境因素（如化学物质、医学治疗等）及免疫变化也与 NHL 发病有关。另外有研究报道幽门螺杆菌抗原的存在与胃黏膜淋巴瘤发病有密切关系。尽管在淋巴瘤组织学类型上有差别，但老年人 NHL 的生物学行为与发生与年轻患者的 NHL 没有显著不同，据报道老年患者弥漫性大 B 淋巴细胞性最常见，滤泡性淋巴瘤少见，免疫细胞性淋巴瘤和套细胞性淋巴瘤较多见。霍奇金淋巴瘤的年龄分布提示年轻患者和老年患者的发病机制有所不同。有研究显示 <15 岁和 >50 岁的患者中发现病毒基因组的频率较年轻组高。

    淋巴瘤细胞增生引起淋巴结肿大和压迫症状，侵犯器官和组织引起各系统的症状是 HL 和 NHL 的临床共同之处，但两者的病理组织变化不同也形成了各自临床特点与治疗策略不同，现分述如下。

第二节 霍奇金淋巴瘤

霍奇金淋巴瘤（HL）是淋巴网状组织的恶性肿瘤，常发生于一组淋巴结而扩散至其他淋巴结和/或结外淋巴组织，肿瘤细胞成分复杂，具有诊断特征性的 R-S 细胞。典型的 R-S 细胞为一直径 15～45 μm 的巨细胞，胞浆较丰富，嗜双染性，形态双核，互相相似如同"镜影"。另有非诊断性 R-S 细胞，此种细胞体积大，胞质丰富，有核仁。并有异型组织细胞，其形态近似正常组织细胞，核较大，外形不规则，核染色质粗，核仁不大。HL 男性多于女性，男女之比为（1.3∶1）～（1.4∶1）。其发病年龄在欧美发达国家呈较典型的双峰分布，分别在 15～39 岁和 50 岁以后；而包括中国在内的东亚地区，发病年龄则多在 30～40 岁之间，呈单峰分布。HL 临床经过变化很大，若未经适当治疗，病变继续发展可导致患者死亡，若能给予患者合理治疗，可治愈本病。

【病理与分型】 HL 的病理特点为：①病变部位淋巴结的正常淋巴组织结构全部或部分破坏；②呈现多种非肿瘤性反应性细胞成分，多为淋巴细胞，并可见浆细胞、嗜酸性粒细胞、中性粒细胞、组织细胞、成纤维细胞及纤维组织等。在多种反应性细胞成分背景中散在数量不等的典型 RS 细胞及其变异型。经典型 HL 的 RS 细胞 CD15 及 CD30 阳性，是识别 RS 细胞的重要免疫标志。

目前普遍采用 1965 年 Rye 会议 HL 分型方法（表 11 - 2）。

表 11 - 2　　　　　　　　HL 分型（1965 年 Rye 会议）

分　型	病理组织学特点	临床特点
淋巴细胞为主型	结节性浸润，主要为中小淋巴细胞，R-S 细胞少见	病变局限，预后较好
结节硬化型	交织的胶原纤维将浸润细胞 R-S 细胞分割成明显结节，R-S 细胞呈腔隙型，淋巴细胞、浆细胞、中性粒细胞及嗜酸性粒细胞增多	年轻患者多，诊断时多为Ⅰ、Ⅱ期，预后可
混合细胞型	纤维化伴局限性坏死，浸润细胞显多形性，伴血管增生和纤维化。淋巴细胞、浆细胞、中性粒细胞及嗜酸性粒细胞与较多的 R-S 细胞混合存在	有播散倾向，预后相对较差
淋巴细胞减少型	主要为组织细胞浸润、弥漫性纤维化及坏死，R-S 细胞数量不等，多形性	老年患者多，诊断时多为Ⅲ、Ⅳ期，预后差

这其中在我国混合细胞型最常见，结节硬化型次之，淋巴细胞消减型最少见，淋巴细胞为主型较易向其他各型转化。

HL 病理诊断时，不推荐穿刺活检，尽量切取完整淋巴结。诊断 HL 应常规检测的免疫组化标志物包括 CD45、CD20、CD15、CD30、PAX5、CD3 和 EBV-EBER。经典 HL 常表现为 CD15（+）或（-）、CD30（+）、PAX5 弱（+）、CD45（-）、CD20（-）或弱（+）、CD3（-），以及多数病例 EBV-EBER（+）。结节性淋巴细胞为主型 HL 为 CD20（+）、

CD79a(+)、BCL6(+)、CD45(+)、CD3(-)、CD15(-)、CD30(-)，以及 EBV-EBER（-）。在进行鉴别诊断时，如与间变大细胞淋巴瘤或弥漫大 B 淋巴细胞淋巴瘤等鉴别，则增加相应的标志物即可。

【临床表现】 霍奇金淋巴瘤多见于青年，其次老年人，儿童少见。据应晓杨报道 82 例老年淋巴瘤中 HL 占 31.7％，NHL 占 68.3％，平均年龄 63.5 岁。首见症状常是无痛性的颈部或锁骨上的淋巴结肿大（60％～80％）。肿大的淋巴结可以活动，也可互相粘连并融合成块，触诊有软骨样感觉。如果肿大的淋巴结压迫神经可引起疼痛。少数患者仅有深部淋巴结肿大。深部淋巴结肿大可压迫邻近器官，引起相应的器官、血管及神经的压迫症状，如纵隔淋巴结肿大可致咳嗽、胸闷、气促、肺不张及上腔静脉压迫综合征等；腹膜后淋巴结肿大可压迫输尿管，引起肾盂积水；硬膜外肿块导致脊髓压迫症等。部分 HL 患者（30％～50％）就诊的原因是原因不明的持续或周期性发热。这类患者一般年龄稍大，男性较多，病变较为弥散，常已有腹膜后淋巴结累及。发热后部分患者有盗汗、疲乏及消瘦等全身症状。周期性发热约见于 1/6 患者。部分患者可有局部及全身皮肤瘙痒，多为年轻患者，特别是女性。全身瘙痒有时可为 HL 的唯一全身症状。饮酒后引起淋巴结疼痛是 HL 较为特殊的表现，但并不是每个患者都出现。体格检查脾大者不常见，10％左右，肝实质受侵犯引起肿大和肝区压痛，少数有黄疸。HL 尚可有各系统或器官受侵犯的表现：如肺实质浸润、胸腔积液、骨痛、腰椎或胸椎破坏，以及脊髓压迫症等。老年患者常合并高血压、冠心病、糖尿病、慢性支气管炎并肺气肿、肺源性心脏病及发生第二肿瘤。

【实验室检查】 可有血小板、白细胞、嗜酸性粒细胞增多和血沉快、碱性磷酸酶升高等。

【诊断和分期】 HL 的最后诊断必须有病理学的依据，临床表现和影像学检查结果仅仅提供诊断线索。一般要选择最大的淋巴结和多个完整的淋巴结进行手术活检。

由于 HL 的分期对确定治疗至关重要，因而病理学诊断后，必须进行分期。分期根据肿瘤累及的解剖学部位及与横膈的关系。1971 年的 Ann Arbor 会议分期法沿用至今未变（表 11 - 3）。

表 11 - 3　　　　　　　　　　　　　HL 的 Ann Arbor 分期系统

分期	病变范围
Ⅰ	累及单个淋巴结区域（Ⅰ）或单个淋巴系统以外器官和部位（ⅠE）
Ⅱ	累及横膈一侧两个或多个淋巴结区域（Ⅱ）或局限性累及 2 个结外器官或部位（ⅡE）
Ⅲ	累及横膈两侧的淋巴结区（Ⅲ）或局限性累及一个结外器官或部位（ⅢE）或累及脾脏（ⅢS）或两者均受累及（ⅢSE）
Ⅳ	弥漫性或播散性累及一个或多个淋巴系统以外的器官，伴有或不伴有淋巴结浸润

〔注〕A 组：无症状。B 组：连续 3 日以上，发热 38℃以上且原因不明；盗汗；6 个月内体重下降 10％以上。

合理准确的分期需要在治疗前进行全面的分期检查。在获取病理学依据的基础上要有详细的病史及全面的体格检查，需要进行的实验室检查有血常规分析、血沉、血清碱性磷酸酶、血清乳酸脱氢酶、β2 微球蛋白、肝肾功能、心电图及大小便常规检查。影像学的检查包括胸部 X 线检查和/或 CT 检查，腹部超声和/或 CT 扫描检查。在治疗前后还要进行骨髓穿刺或活检检查。此外，还可以进行骨 X 线检查、核素扫描、腰椎穿刺腰脊液检查等选择性检查。如果有条件，推荐使用 PET-CT、心脏 B 超、肺功能。

【治疗】　老年 HL 的治疗原则与成年人相同，但要注意其全身健康状况，有无合并症；治疗速度不宜过快，注意观察治疗反应、毒性反应及非肿瘤死亡的发生。同时加强免疫治疗、支持治疗及合并症的治疗是老年患者治疗应该注意的要点。

（一）初始治疗

HL 一般按临床分期采用化疗和放疗。根据不同预后决定治疗策略。最近几年，研究显示引起复发的不利因素包括：男性、多部位浸润（≥4 个）、B 组症状、年龄＞50 岁、血沉＞50 mm/h、组织学分型为混合细胞型或淋巴细胞消减型以及纵隔巨大淋巴结病变。HL 患者通常按照预后或危险因素被分成 3 组治疗：

（1）预后良好组：没有危险因素的 Ⅰ、Ⅱ 期患者，用最小不良反应的治疗。

（2）预后不良组：有危险因素的 Ⅰ、Ⅱ 期患者，有或没有危险因素的 ⅢA 期患者，采用有一定程度（可以接受的）不良反应的治疗。

（3）进展期组：低危或高危 ⅢB 和 Ⅳ 期患者，用没有严重不良反应的治疗。

对 Ⅰ 期或 Ⅱ 期无不良预后因素的 HL 患者，可以采用 ABVD 方案 4 个疗程＋病灶野放疗 36～40 Gy，或者进行次全淋巴结照射 36～40 Gy 或 EBVP 方案 6 个疗程＋病灶野放疗 36～40 Gy。对早期 HL，在保证或提高 HL 疗效的前提下，为了减少远期并发症、提高生活质量，新近的研究表明照射剂量可以适当减少，而且采用放疗、化疗综合治疗可以降低相关并发症。对具有预后不良因素的 Ⅰ、Ⅱ 期和 ⅢA 期 HL 患者，以联合治疗为原则。可以使用 ABVD 方案 6 个疗程＋病灶野放疗 36～40 Gy；也可以用 MOPP/ABV 方案 6 个疗程＋病灶野放疗 36～40 Gy。大多数研究中心建议对伴有发热、盗汗或纵隔巨大淋巴结病变的，给予 6 周期化疗联合病变区或斗篷野照射作为标准治疗方案。对于低危或高危 ⅢB 和 Ⅳ 期患者，多药联合化疗是其主要治疗方案。标准 MOPP 方案及其他联合化疗方案要求至少应用 6 周期，或直至获完全缓解后再追加 2 周期。对已接受 4 周期治疗的患者必须重新分期，若仍未完全缓解，则需要多于 6 周期的化疗。ABVD 方案是一个新方案，采用该方案在晚期初治患者获得了 71.5% 完全缓解率，与 MOPP 组的 63% 相比无显著差异，两者的无病生存率或总生存率均未见显著差异，ABVD 对 MOPP 方案失败的病例仍有效。ABVD 化疗方案可避免产生第二肿瘤和减少不育发生率。晚期 HL 患者常用的治疗方案见表 11-4。

表 11-4　　　　　　　　　治疗晚期 HL 有效的联合化疗方案

药物方案	推荐剂量（mg/m²）	给药途径	天　数
MOPP			
（M）氮芥	6	iv	1，8
（O）长春新碱	1.4	iv	1，8
（P）甲基苄肼	100	po	1～14

续表

药物方案	推荐剂量（mg/m²）	给药途径	天　数
（P）泼尼松	40	po	1～14
MVPP			
（M）氮芥	6	iv	1，8
（V）长春碱	6	iv	1，8
（P）甲基苄肼	100	po	1～14
（P）泼尼松	40	po	1～14
ChLVPP			
（ChL）苯丁酸氮芥	6	po	1～14
（V）长春碱	6	iv	1，8
（P）甲基苄肼	100	po	1～14
（P）泼尼松	40	po	1～14
ABVD			
（A）多柔比星	25	iv	1，15
（B）博来霉素	10	iv	1，15
（V）长春碱	6	iv	1，15
（D）氮烯米胺	375	iv	1，15
MOPP 加 ABVD；MOPP 与 ABVD 隔月交替；MOPP 加 ABV			
（M）氮芥	6	iv	1，8
（O）长春新碱	1.4	iv	1，8
（P）甲基苄肼	100	po	1～7
（P）泼尼松	40	io	1～14
（A）多柔比星	35	iv	8
（B）博来霉素	10	iv	8
（V）长春碱	6	iv	8

（二）复发 HL 的治疗

复发前缓解期长短是影响复发后标准联合化疗（MOPP 或 ABVD）疗效的重要因素。初治缓解期超过 1 年的患者再次获完全缓解的机会甚至大于新确诊的同病期患者（分别为 95％与 80％），并且缓解期可较持久。相反，1 年内复发的患者仅20％可再次获完全缓解，且再复发危险较高。复发患者不良预后因素：复发时伴明显 B 组症状、初治缓解期不足 1 年以及结外复发。无上述危险因素的患者 3 年病情无进展生存率为 100％，有 1 项者为 81％，存在 2 项者为 40％。而 3 个危险因素皆有者为 0。根据初始时情况及治疗反应，复发患者可以分为以下 4 种情况，复发后可选择相应的治疗办法：①初发时病变局限，接受放射治疗，在复发时伴系统性病变的患者可以采用标准联合化疗，效果常较好；②初治时为晚期患者，经过标准联合化疗不能获完全缓解者预后差，自体干细胞支持下强烈化疗的效果也往往很差。有多种方案可试用（表 11-5）；③获完全缓解但缓解期不足 1 年的患者，治疗可用无交叉耐药的化疗方案或行干细胞移植；④获完全缓解但缓解期超过 1 年的患者，可以使用相同的联合化疗方案或无交叉耐药方案，约 1/4 患者可获长期无复发生存。

对于某些患者，尤其是仅复发于淋巴结且缓解期超过 1 年的患者，放疗可获长期生存甚至治愈。也可选择造血干细胞移植。

表 11-5　　　　　　　　用于复发、耐药 HL 常规剂量挽救联合化疗方案

方　案	剂量（mg/m²）	用　法
VABCD		
（V）长春花碱	6	iv/3 周
（A）多柔比星	40	iv/3 周
（B）博来霉素	15	iv/周
（C）环己亚硝脲	80	po/6 周
（D）氮烯米胺	800	iv/3 周
ABDPC		
（A）多柔比星	45	iv　第 1 日
（B）博来霉素	5	iv　第 1～5 日
（D）氮烯米胺	200	iv　第 1～5 日
（P）泼尼松	40	po　第 1～5 日
（B）环己亚硝脲	50	po　第 1 日　每 28 日重复周期
MTX-CHOP		
甲氨蝶呤	30	iv/6h 4 日，第 1、第 8 日解救
环磷酰胺	750	iv　第 15 日
多柔比星	50	iv　第 15 日/4 周
长春新碱	1	iv　第 15、第 22 日
泼尼松	100	po　第 22～26 日

【预后评价】　随着现代化疗和放疗的应用，HL 获得了较高的治愈率，被认为是一种可以治愈的恶性肿瘤。但大量长期生存患者的随诊结果显示，其 15 年死亡率较普通人群高 31%，死亡原因除了原发病复发外，第二肿瘤占 11%～38%（包括实体瘤和急性髓细胞白血病），急性心肌梗死占 13%，肺纤维化占 1%～6%。

1. PET-CT 在 HL 早期疗效评价中的意义　近期的研究结果显示，初治 HL 患者 2～3 个周期化疗后采用 PET-CT 进行疗效评价，有助于预判治疗的有效性和患者的无进展生存率，可作为选择较少治疗周期或较低治疗强度的依据。

2. 初治早期 HL 的不良预后因素　不同的研究组关于早期 HL 的不良预后因素略有不同（表 11-6）。

表 11-6　　　　　　　　早期 HL 的预后不良因素

研究组	不良预后因素
NCCN	血沉＞50 mm/1 h 末或伴 B 组症状；肿块最大径/胸腔最大径＞0.33 或直径＞10 cm；受累淋巴结区＞3 个
GHSC	血沉＞50 mm/1 h 末无 B 组症状；血沉＞30 mm/1 h 末伴 B 组症状；肿块最大径/胸腔最大径＞0.33；受累淋巴结区＞2 个；有结外病变年龄≥50 岁；血沉＞50 mm/1 h 末无 B 组症状

续表

研究组	不良预后因素
EORTC	血沉>30 mm/1 h 末伴 B 组症状；肿块最大径/胸腔 T5/6 水平横径>0.35；受累淋巴结区>3 个；年龄≥40 岁；混合细胞型或淋巴细胞消减型
NCIC	血沉>50 mm/1 h 末或伴 B 组症状；肿块最大径/胸腔最大径>0.33 或直径>10 cm；受累淋巴结区>3 个

〔注〕NCCN 美国国立综合癌症网络；GHSG 德国 HL 研究组；EORTC 欧洲癌症研究与治疗组织；NCIC 加拿大国家癌症研究所

3. 晚期 HL 国际预后评分（International Prognostic Score，IPS）的不良预后因素 ①白蛋白<40 g/L；②血红蛋白<105 g/L；③男性；④年龄≥45 岁；⑤Ⅳ期病变；⑥白细胞≥15×10^9/L；⑦淋巴细胞占白细胞比例<8％和/或计数<0.6 ×10^9/L。

第三节 非霍奇金淋巴瘤

非霍奇金淋巴瘤（NHL）的病理类型、临床表现和治疗上远比 HL 复杂，是一组很不均一的疾病，其病因、病理、临床表现和治疗都有差异。总的治愈率低于 HL。NHL 是老年人常见的恶性肿瘤，临床表现多样，以深部及结外淋巴组织受累多见。部分病例原发部位特殊，如首发于颅内、股骨下端、脾脏等，早期诊断困难。临床Ⅲ、Ⅳ期 NHL 病例多见，病理类型以中高度恶性为主。据吴辉报道 269 例老年 NHL 中，中高度恶性者占 82.5％。并发老年性疾病及第二肿瘤多见。

【病理学特点】 病理诊断是淋巴瘤诊断的主要手段。病理诊断的组织样本应首选切除病变或切取部分病变组织。如病变位于浅表淋巴结，应尽量选择颈部、锁骨上和腋窝淋巴结。粗针穿刺仅用于无法有效、安全地获得切除或切取病变组织的患者。初次诊断时，最好是切除或切取病变组织。对于复发患者，可以通过粗针或细针穿刺获取的病变组织来诊断。淋巴瘤的病理诊断需综合应用形态学、免疫组化、遗传学及分子生物学等技术，尚无一种技术可以单独定义为金标准。

1. 形态学 非常重要，不同类型的淋巴瘤具有特征性、诊断性的形态学特点。

2. 免疫组化 可用于鉴别淋巴瘤细胞的免疫表型，如 B 或 T/NK 细胞、肿瘤细胞的分化及成熟程度等。通过组合相关的免疫组化标记物，进行不同病理亚型的鉴别诊断。

3. 荧光原位杂交（FISH） 可以发现特异的染色体断裂、易位、扩增等异常，辅助诊断与特异性染色体异常相关的淋巴瘤，如 Burkitt 淋巴瘤相关的 t（8；14）易位、滤泡性淋巴瘤相关的 t（14；18）易位以及套细胞淋巴瘤相关的 t（11；14）易位等。

4. 淋巴细胞抗原受体基因重排检测技术 淋巴细胞受体基因单克隆性重排是淋巴瘤细胞的主要特征，可用于协助鉴别淋巴细胞增殖的单克隆性与多克隆性，以及无法通过免疫组化方法来鉴别的淋巴瘤，是对形态学检查和免疫组化方法的重要补充。

5. 原位杂交 如 EB 病毒编码小 RNA（EB virus encoded small RNA，EBER）检

测等。

【分类】 NHL 的分类近年来发生了较大的变化，包括广泛使用的工作分类（Working Formulation）、REAL 分类和 WHO 分类。WHO 分类的特点是以 NHL 的病理组织学、免疫表型、遗传学以及临床特征为分类的依据。目前 NHL 采用的 WHO 分类为 2016 年 WHO 提出的分类方法。

【临床表现】 NHL 的临床表现可有淋巴结肿大、淋巴结外病变表现和全身表现。超过 30% 的患者原发于淋巴结外淋巴组织，如胃肠道、呼吸道、咽淋巴环、中枢神经系统、骨骼及皮肤等，造成全身任何器官解剖和功能障碍导致多种多样的临床表现。常见的淋巴结外部位发生的淋巴瘤见表 11-7。初诊的患者 10%~20% 表现有发热、盗汗、消瘦等全身症状。

（一）全身表现

1. 淋巴结肿大 淋巴结肿大仍然是本病的最常见的表现，但较 HL 少。90% 以上的 HL 侵犯淋巴结，9% 可为结外受侵，而 NHL 发生结外受侵的 25%~40%。某些特殊类型如 Burkitt 淋巴瘤、成人 T 淋巴细胞淋巴瘤及淋巴母细胞淋巴瘤等结外受侵的比例可高达 50%~80%。淋巴结肿大不一定是进行的，有的患者在确诊前可以有淋巴结肿大缩小的情况。体格检查不能鉴别淋巴瘤的类型，但是二者在浅表的分布区域有所不同。HL 邻近淋巴区受侵的约占 2/3，而 NHL 侵犯不相邻淋巴结区的机会较多。实际发生淋巴结区受侵部位比临床发现的要广泛，例如纵隔淋巴结、腹主动脉旁淋巴结、肠系膜淋巴结和脾等。淋巴结肿大可伴有一定症状，如局部疼痛、淋巴和/或静脉回流受阻或气管受压等。纵隔淋巴结肿大可以无明显症状，也可以发生上腔静脉压迫征或气管食管、膈神经受压的表现。咽淋巴环（鼻咽部、软腭、扁桃体、舌根在内的环状淋巴组织）也是淋巴瘤的常见原发部位或受侵犯部位。NHL 的发生率高于 HL。另外，淋巴结在初期可能增大缓慢，在一定阶段增大迅速，过一阶段又相对稳定。因而，患者常常诉说其肿大的淋巴结在确诊前有增大和缩小的病史。

2. 脾大 较常见，但是原发于脾脏者少见。脾脏受累时临床表现为巨大脾脏，质地较硬，可有结节。但是临床触诊发现脾大不能轻易诊断为脾受侵，同样，临床未发现脾大也不能排除脾脏受累。

3. 肝大 原发性肝恶性淋巴瘤少见，文献仅有个例报道。但继发侵犯肝脏的并不少见，尸检发现约 50% 的 NHL 可侵犯肝脏，且几乎总是与脾脏病变伴发。肝脏侵犯多是肿瘤晚期表现，临床表现为肝脏弥漫性肿大，质地中等硬度，可以出现黄疸和腹水，肝功能异常。

（二）常见结外器官病变（表 11-7）

1. 胃肠道病变 在结外器官中，消化道是恶性淋巴瘤的好发部位。原发结外侵犯以小肠和胃常见，食管、结肠、直肠和胰腺也可以受累，但是较为罕见。消化道的 NHL 发生有两种情况：单发于胃肠道淋巴滤泡或病变侵及胃肠道或是周身病变的一部分。腹膜后和肠系膜淋巴瘤常以腹部肿块或腹痛为首发症状。累及小肠时可表现为腹部肿块、腹痛、腹泻、营养吸收不良和消瘦。发生于胃的病例可表现为上腹部肿块及不适或幽门梗阻。

2. 神经系统病变　虽然原发于中枢神经系统的恶性淋巴瘤较少见，但是淋巴瘤引起中枢神经系统的并发症却较为多见，出现压迫症状和颅内高压表现。主动脉旁的淋巴结病变可以通过椎间孔侵犯硬膜外隙，造成脊髓压迫症状，多见于晚期。恶性淋巴瘤还可以侵犯颅神经及周围神经，引起颅神经或周围神经麻痹，如面神经麻痹和喉返神经麻痹及颈交感神经和臂丛神经的受侵。

3. 骨骼病变　骨骼受侵罕见，为邻近淋巴结病变侵犯或者是全身侵犯的一部分。多数为溶骨性病变，也可以是成骨性改变。表现为固定部位的局部疼痛和压痛。放射性核素骨显像可以早期发现病变。主要的受侵部位是胸腰椎、肋骨、骨盆、股骨和颈椎。

4. 胸腔内病变　淋巴瘤除了可以累及纵隔或肺门淋巴结外，也可以侵犯胸膜和心包膜，产生单侧或双侧胸腔积液和心包积液。侵犯肺脏表现为大片浸润或肺内单发或多发的结节型病灶，支气管黏膜病变可以引起支气管阻塞和肺不张。有时需要与肺癌鉴别。心脏也可受侵，多无临床症状而由尸解发现。

5. 骨髓侵犯　骨髓浸润多为局灶性，多见于病变广泛、全身症状明显和不良组织学类型。骨髓受侵后可引起骨髓硬化、严重贫血或全血细胞减少。

6. 皮肤病变　发生率13%～53%，B淋巴细胞或T淋巴细胞来源的淋巴瘤均可原发或继发地累及皮肤。以T淋巴细胞来源的皮肤淋巴瘤病变更多见。常见的为糙皮病样丘疹、带状疱疹、全身性疱疹样皮炎、色素沉着、鱼鳞癣及剥脱性皮炎。也可发生荨麻疹、结节性红斑、皮肌炎、黑棘皮症、色素性荨麻疹等。

表 11-7　　　　　　　　　　　　常见结外部位淋巴瘤

部　位	淋巴瘤类型	发生率（%）
胃	弥漫型大B淋巴细胞淋巴瘤	55
	MALT淋巴瘤	40
	Burkitt和Burkitt样淋巴瘤	3
	套区细胞淋巴瘤	<1
	滤泡性淋巴瘤	<1
	弥漫型大B淋巴细胞淋巴瘤	55
肠道	MALT淋巴瘤	20
	周围T淋巴细胞淋巴瘤	15
骨骼	弥漫型大B淋巴细胞淋巴瘤（多叶性）	>90
中枢神经和眼睛	弥漫型大B淋巴细胞淋巴瘤	>90
	MALT淋巴瘤	
眼部附件	滤泡性淋巴瘤	
	弥漫型大B淋巴细胞淋巴瘤	
皮肤	蕈样霉菌病	45
	CD30$^+$的周围T淋巴细胞淋巴瘤	25
	滤泡性淋巴瘤	10
	弥漫型大B淋巴细胞淋巴瘤	15
	MALT淋巴瘤	<5

（三）其他

NHL 还可以累及泌尿生殖系统（肾脏、输尿管、膀胱、睾丸、卵巢、子宫）、乳腺、胸腺、肾上腺等。

【诊断】　由于 NHL 的临床表现非常复杂，可以累及全身各个器官，因而临床表现和体格检查及普通常规检查仅能提供诊断倾向，其诊断最终要靠病理学检查确定。由于 NHL 更易侵犯结外和骨髓，所以要完善相应的检查如消化道造影、骨 X 线像及骨髓穿刺等以便准确地进行分期。NHL 的临床分期一直是参照 HL 的分期原则进行的。但是由于 NHL 恶性程度很不均一，临床表现差别很大，所以治疗方案和判断预后较多依赖于病理分型和免疫分型。临床分期对 NHL 治疗策略的价值不如对 HL。REAL 和 WHO 的分类方法均首先按照细胞起源分为 T、B 类型，再进一步根据病理形态分型。NHL 依据恶性程度可以分为惰性淋巴瘤、侵袭性淋巴瘤以及高度侵袭性淋巴瘤（表 11-8）。

表 11-8　　　　　WHO 淋巴瘤分类中各类型淋巴瘤侵袭性分类情况表

类　别	B 淋巴细胞肿瘤	T 淋巴细胞和 NK 细胞肿瘤
惰性淋巴瘤	B-CLL/小淋巴细胞淋巴瘤 淋巴浆细胞性淋巴瘤 滤泡性淋巴瘤（Ⅰ，Ⅱ级） MALT 型结外边缘区细胞淋巴瘤 毛细胞白血病	覃样霉菌病/SS 成人 T 淋巴细胞白血病（慢性） T 淋巴细胞颗粒淋巴细胞白血病
侵袭性淋巴瘤	B 淋巴细胞前淋巴细胞白血病 滤泡性淋巴瘤（Ⅲ级） 套细胞淋巴瘤 弥漫性大 B 淋巴细胞型淋巴瘤 浆细胞瘤/骨髓瘤	外周 T 淋巴细胞淋巴瘤，非特殊型 血管免疫母细胞性淋巴瘤 肠道 T 淋巴细胞淋巴瘤 结外 NK/T 淋巴细胞淋巴瘤，鼻型 间变性大细胞淋巴瘤（T，裸细胞） 肠病型 T 淋巴细胞淋巴瘤 皮下脂膜炎样 T 淋巴细胞淋巴瘤 成人 T 淋巴细胞白血病（急性）
高度侵袭性淋巴瘤	前 B 淋巴母细胞性伯基特淋巴瘤	前 T 淋巴母细胞性淋巴瘤

NHL 的诊断除了病史、体格检查、病理诊断，还应包括：

1. **实验室检查**　应完成的实验室检查包括血常规、肝肾功能、乳酸脱氢酶（LDH）、β2 微球蛋白、血沉、乙型肝炎和丙型肝炎病毒检测，以及骨髓穿刺细胞学和/或活检等。对于存在中枢神经系统受侵危险的患者应进行腰椎穿刺检查，予以脑脊液生化、常规和细胞学等检查。对 NK/T 细胞淋巴瘤患者，应进行外周血 EB 病毒 DNA 滴度检测。

2. **影像学检查**　常用的影像学检查方法为 CT、磁共振成像（MRI）、正电子发射计算机断层显像（PET-CT）、超声和内镜等。

（1）CT：目前仍作为淋巴瘤分期、再分期、疗效评价和随诊的最常用影像学检查方法，对于无碘对比剂禁忌证的患者，应尽可能采用增强 CT。

（2）MRI：对于中枢神经系统、骨髓和肌肉部位的病变应首选 MRI 检查；对于肝、脾、肾、子宫等实质器官病变可以选择或者首选 MRI 检查，尤其对于不宜行 CT 增强者，或者作为 CT 发现可疑病变后的进一步检查。

（3）PET-CT：除惰性淋巴瘤外，PET-CT 推荐用于有条件者的肿瘤分期与再分期、疗效监测、肿瘤残存及复发时的检查；PET-CT 对于疗效和预后预测好于其他方法，可以选择性使用。

（4）超声：一般不用于淋巴瘤的分期。对于浅表淋巴结和浅表器官（如睾丸、乳腺）病变的诊断和治疗后随诊具有优势，可以常规使用；对于腹部、盆腔淋巴结可以选择性使用；对于肝、脾、肾、子宫等腹盆腔实质性器官的评估，可以作为 CT 和 MRI 的补充，尤其是不能行增强 CT 时。超声还可用于引导穿刺活检、胸腹水抽液和引流。

【治疗】 NHL 对放疗和化疗敏感，是有望治愈的肿瘤。治疗应根据组织学类型、临床分期、预后因素（年龄≥60；LDH＞正常；B 症状≥2 项；Ⅲ、Ⅳ期；累及一个以上结外部位）并结合患者的一般情况伴随疾病，如老年患者常伴有高血压、冠心病、糖尿病、肺心病等制定个体化治疗方案。尤其应注意老年患者往往一般状态差，并存其他慢性疾病，骨髓再生功能低下，治疗耐受性差，并易引起心、肺等并发症等。因此在治疗前要充分了解患者的全身情况及可能出现的并发症，并进行合理的预防与治疗。

（一）治疗的一般原则

1. 局部治疗和全身治疗相结合　比较局限的肿瘤，特别是原发于某些脏器的结外 NHL，可先进行手术和/或区域性放疗，以后根据情况加用化疗或生物治疗。已有播散的Ⅲ、Ⅳ期 B 淋巴细胞淋巴瘤或有明显播散趋向的Ⅰ、Ⅱ期 T 淋巴细胞淋巴瘤，先行全身化疗，在播散趋向得到一定控制后，再采取必要的手术或放疗加强局部或区域性控制。有较大肿块（一般指肿瘤直径≥10 cm 或纵隔肿块超过胸腔横径的 1/3）或空腔脏器如胃、肠等化疗后再放疗或手术可明显降低复发及发生穿孔、出血、梗阻等并发症的机会，常常是成功的关键。

2. 根据病理类型选择治疗策略　惰性淋巴瘤的治疗包括单纯观察、单药化疗、中剂量联合化疗；侵袭性淋巴瘤均需要联合化疗，也可以化疗联合放疗；高度侵袭性淋巴瘤则需要强烈化疗并进行中枢神经系统预防治疗。

3. 根据治疗反应决定后续治疗　第一次治疗失败或治疗后复发的患者，应考虑采取强化治疗加骨髓或造血干细胞移植。这些病例只有强化治疗（高剂量化疗加全淋巴结照射）才有可能争取治愈的机会。

4. 重视生物治疗方法　CD20 单克隆抗体利妥昔单抗对 B 淋巴瘤疗效突出，可以单用也可与化疗联合应用。

5. 考虑患者的一般情况　在某些全身性低度恶性 NHL 患者，机体免疫和肿瘤处在相对脆弱的平衡状态。过分的治疗不但不能提高治愈率，反会损伤机体的免疫功能。在这种情况下，小心观察，待确定肿瘤发展时再治疗可使患者长期带瘤生存。

（二）治疗策略及方案

1. 惰性淋巴瘤

（1）Ⅰ级滤泡型淋巴瘤：

1）早期病变（Ⅰ期和Ⅱ期）：临床Ⅰ期和Ⅱ期的患者仅占15%，自然病程长，其10年存活率达80%，但有晚期复发。放疗的有效性已为许多研究证实，而近期的研究表明放疗联合CHOP方案化疗治疗Ⅰ、Ⅱ期滤泡型淋巴瘤并不能使总体存活率提高。因此，对Ⅰ、Ⅱ期滤泡型淋巴瘤目前仍建议采用局部放射治疗，剂量30～40 Gy，放射范围包括受累淋巴结区加上同侧未受累及的附近淋巴结。对于巨大淋巴结病变，病变区域需要加大剂量照射或集中照射。但是对具有预后不良因素的患者，例如Ⅱ期患者并存在多部位受累或存在巨大淋巴结，可以采用局部放疗后加用化疗。

2）晚期病变（Ⅲ期和Ⅳ期）：晚期滤泡型淋巴瘤病情进展缓慢，可以长期无症状而保持良好生活质量。治疗过程中常反复发作。中位生存期大于9年，大多数患者死于原发病。晚期滤泡型淋巴瘤对单药化疗、联合化疗，放疗和多种措施联合治疗均比较敏感，但缓解时间短，平均只有2年，只有不到10%的患者缓解期超过5年。目前尚无晚期滤泡型淋巴瘤的最理想治疗方案。目前多数学者倾向采用"Watch and Wait"保守治疗。这种策略包括姑息性单药化疗或联合化疗，必要时进行受累区域的放疗。其主要优点是无症状的患者可以避免早期治疗引起的不良反应和耐药性。但是对于外周淋巴结明显肿大、有明显的腹膜后病变，B症状、脾大及血细胞减少的患者，笔者认为尚需采取适当的治疗措施。也有学者认为应采取积极的治疗，包括联合化疗和放疗，因为采用保守治疗的患者观察5年不需治疗者只有11%。大多数起初未接受治疗的患者通常在诊断后2～4年内需行化疗或放疗。但是早期应用强烈治疗措施虽然可能减少早期复发，但并不能提高生存率。

（2）Ⅱ级滤泡型淋巴瘤（滤泡型混合细胞淋巴瘤）：CALGB的试验结果显示滤泡型混合细胞淋巴瘤患者接受联合化疗（CHOP-B或CAVPB）比应用环磷酰胺单药治疗的有效率和整体生存率均明显提高。提示该类型患者更适于应用联合化疗。

（3）惰性弥漫型白血病/淋巴瘤：B-CLL/B-SLL、淋巴浆细胞样淋巴瘤/免疫细胞瘤（无论有无华氏巨球蛋白血症）、脾边缘区淋巴瘤（有或无毛淋巴细胞）治疗措施与慢性淋巴细胞白血病（CLL）相似。

（4）结外边缘区B淋巴细胞淋巴瘤（MALT）：MALT淋巴瘤可以累及消化道、唾液腺、乳腺、甲状腺、眼眶、结合膜及肺等部位。早期病灶局限时可采取局部治疗（如外科手术或局部区域放疗），疗效较好，晚期病变广泛者应用化疗。胃MALT淋巴瘤的发生目前认为可能与幽门螺杆菌（Hp）感染引起自身免疫紊乱有关。Hp特异性抗原可以诱导胃MALT淋巴瘤细胞增生。对Hp进行根治性抗生素治疗可以使70%～80%的早期胃MALT患者达到持续完全缓解。但是，疾病浸润到肌层、浆膜层或胃周围淋巴结的局部晚期患者CR率明显降低。由于Hp可以被清除和抑制但不能根除淋巴瘤克隆，需要长期严密观察。抗Hp治疗反应不良的早期患者可应用手术、局部放疗或化疗，较晚期的患者宜化疗。根据国际结外淋巴瘤研究小组Ⅱ期临床试验的初步报告，利妥昔单抗（Rituximab）对于复发或Hp阴性的胃MALT淋巴瘤也有明显的疗效。

（5）惰性淋巴瘤：氟达拉滨（Fludarabine）治疗复发病例有效率可达40%～50%。对滤泡型淋巴瘤效果较好，目前已开始用氟达拉滨单独或与其他常规化疗药物联合治疗初治淋巴瘤患者。有研究报告氟达拉滨与环磷酰胺的联合应用可以成为治疗惰性淋巴瘤的一线方案。在联合化疗外加用α干扰素可以改善惰性淋巴瘤的预后。尽管联合化疗加α干扰素治疗不能改变患者的总体生存率，但可使复发时间明显延迟。针对 B 淋巴细胞表面抗原（CD20）的单克隆抗体（利妥昔单抗）被用来治疗常规治疗无效的惰性淋巴瘤（CD20 阳性），有效率可达 30％～50％。

2. 侵袭性淋巴瘤

（1）弥漫型大 B 淋巴细胞淋巴瘤：目前Ⅰ、Ⅱ期侵袭性淋巴瘤的治疗通常采用联合化疗。Ⅰ、Ⅱ期患者采用 CHOP 方案治疗的 10 年无复发生存率分别为 83％ 和 65％，总体生存率分别为 68％ 和 70％。而对巨块型或结外病变的Ⅰ、Ⅱ期淋巴瘤患者有研究显示化疗联合巩固放疗效果明显优于单纯化疗。因而对病变部位小于 3 处，且没有巨大肿块的患者最好接受短程 CHOP 方案化疗，然后再接受受累区域的放疗。如果存在巨大肿块（直径＞10 cm），或合并其他预后不良因素者应按晚期选择治疗方案。晚期侵袭性淋巴瘤的首选方法是联合化疗。早期的治疗方案是 CHOP 化疗方案，近 20 年来又相继提出第二、第三代化疗方案。后续的临床研究表明多种化疗方案的疗效并无明显差异。但治疗相关的致死性在 CHOP 方案的发生率是最低的。因而 CHOP 方案仍是治疗侵袭性淋巴瘤的经典方案，二、三代化疗方案并不能改变未经选择的侵袭性淋巴瘤患者的预后。值得注意的是，CHOP 方案的应用要保证足量，并且可以缩短化疗间期或方案中加入 VP-16。但是，对于未经选择的患者 CHOP 方案的治愈率低于 40％。需要按病情分级制定诱导治疗。对于预后不良者可考虑选择强烈化疗或造血干细胞移植。新近有研究在侵袭性淋巴瘤患者采用利妥昔单抗联合 CHOP 方案取得较好临床效果。初治侵袭性淋巴瘤常用联合化疗方案见表 11 - 9。

表 11 - 9　　　　　　　　　初发侵袭性 NHL 的联合化疗方案

方　案	剂量（mg/m²）	途径	应用日期（日）	周期（日）
CHOP				21
环磷酰胺	750	iv	1	
多柔比星	50	iv	1	
长春新碱	1.4	iv	1	
泼尼松	100	po	1～5	
CAP-BOP				21
环磷酰胺	650	iv	1	
多柔比星	50	iv	1	
甲基苄肼	100	po	1～7	
博来霉素	10	iv	15	
长春新碱	1.4	iv	15	
泼尼松	100	po	15～21	
m-BACOD				21
甲氨蝶呤	200	iv	8～15	
博来霉素	4	iv	1	
多柔比星	45	iv	1	
环磷酰胺	600	iv	1	

续表

方　案	剂量（mg/m²）	途径	应用日期（日）	周期（日）
长春新碱	1.4	iv	1	
地塞米松	6	po	1～5	
甲酰四氢叶酸钙	10	po	MTX 24 h 后 q6 h，共 8 次	
ProMACE-MOPP				28
泼尼松	60	po	1～15	
甲氨蝶呤	1500	iv	15	
多柔比星	25	iv	1，8	
环磷酰胺	650	iv	1，8	
依托泊苷	120	iv	1，8	
甲酰四氢叶酸钙	50	iv	MTX 24 h 后 q6 h，共 8 次	
标准 MOPP			缓解后应用	28
PmMACE-CytaBOM				28
泼尼松	60	po	1～14	
甲氨蝶呤	120	iv	1	
多柔比星	25	iv	1	
环磷酰胺	650	iv	1	
依托泊苷	120	iv	8	
阿糖胞苷	300	iv	8	
博来霉素	5	iv	8	
长春新碱	1.4	iv	8	
甲酰四氢叶酸钙	25	iv	MTX 24 h 后 q6 h，共 5 次	
MACOP-B				
甲氨蝶呤	400	iv	8	
多柔比星	50	iv	1，15	
环磷酰胺	350	iv	1，15	
长春新碱	1.4	iv	8，22	
固定剂量泼尼松	75	po	qd，12 周	
博来霉素	10	iv	28	
甲酰四氢叶酸钙	15	po	MTX 24 h 后 q6 h，共 6 次	

（2）复发侵袭性 NHL：大多数侵袭性淋巴瘤患者经过标准诱导治疗后容易出现复发。从未取得过 CR 的患者和达到 CR 后又复发的患者预后不同。标准化疗有效但未达到 CR 的患者应考虑应用大剂量化疗加造血干细胞移植。第一次缓解后复发的患者，一部分经再一次标准剂量的诱导化疗获得缓解，但是缓解期短，不能长期无病生存。目前，许多挽救方案用于治疗标准剂量化疗后复发的患者（表 11 - 10）。常用方案是加入一线治疗不常用的药物如顺铂、依托泊苷、阿糖胞苷和异环磷酰胺等。有 20%～35% 的患者可获得第二次 CR，不过再次 CR 期多短于 1 年。对化疗敏感的复发患者可以采用大剂量化疗/放疗联合造血干细胞移植可获得更长的生存期。

（3）Ⅲ级滤泡型淋巴瘤（滤泡型大细胞淋巴瘤）：此淋巴瘤仅占所有滤泡型淋巴瘤的 10%。回顾性研究表明应用含有多柔比星的联合化疗方案治疗局限期或晚期滤泡型大细胞淋巴瘤可获得较长的无复发期并提高总体生存率。对于Ⅰ、Ⅱ期患者单用放疗较放疗化疗联合应用复发率高。而对于晚期患者，联合化疗后加用放疗并不能提高总体生存率。总之，目前的治疗措施与弥漫型大 B 淋巴细胞淋巴瘤类似。值得注意的是有相当一部分滤泡型淋巴瘤会向弥漫型大 B 淋巴细胞等更具侵袭性淋巴瘤亚型转化。大部分转化的滤泡型淋巴瘤死于原发病。转化后长期存活者都经过了包含有多柔比星的联合化疗方案治疗，所以包含多柔比星的联合化疗方案仍被看做是治疗转化滤泡型淋巴瘤的首选方案。

表 11 - 10　　　　　　　　　复发的侵袭性 NHL 联合化疗方案及疗效

方　案	CR 率（%）	CR 时间（月）	2 年存活率（%）
IMVPl6 （异环磷酰胺，甲氨蝶呤，依托泊苷）	37	12	20～25
MIME （丙脒腙，异环磷酰胺，甲氨蝶呤，依托泊苷）	32	15	20～25
DHAP （地塞米松，大剂量阿糖胞苷，顺铂）	15～32	24	15～25
ESHAP （依托泊苷，甲泼尼龙，大剂量阿糖胞苷，顺铂）	38	20	≥30
CEPP（B） （环磷酰胺，依托泊苷，甲基苄肼，泼尼松，博来霉素）	36	NA	30～35
CAMP （洛莫司汀，阿糖胞苷，米托蒽醌，泼尼松）	27	35	20～35

（4）套细胞淋巴瘤：约占 NHL 的 6%，男性和老年多见，就诊时有 80% 的患者已经是Ⅲ和Ⅳ期。CHOP 治疗套细胞淋巴瘤疗效欠佳，完全缓解率 30%，中位生存期 3～4 年。有报告利妥昔单抗＋CHOP 治疗初治套细胞淋巴瘤可获得 CR48%，PR48%，病情稳定 4%。复发患者可进行自体干细胞移植。

（5）外周 T 淋巴细胞淋巴瘤/间变性大细胞淋巴瘤：有研究表明，常规诱导化疗治疗皮肤 T 淋巴细胞淋巴瘤和 B 淋巴细胞淋巴瘤的缓解率相同，但 T 淋巴细胞淋巴瘤复发率较高。虽然外周 T 淋巴细胞淋巴瘤具有独特的临床特征，但是目前的治疗措施与其他侵袭性淋巴瘤相同。间变性大细胞淋巴瘤大多数都具有侵袭性淋巴瘤的特征，包括 CHOP 方案在内的常规化疗方案对其有效，系统型治疗 5 年生存率 70%，皮肤型 5 年生存率 90%。

（三）老年 NHL 治疗策略

虽然侵袭性淋巴瘤生物学行为与年龄无关，但是老年患者的预后比较差，这主要是由于老年患者身体状况及并发的其他疾病与年轻患者不同，治疗的方案往往有所差异。有研究表明接受减量化疗的老年患者与接受全剂量化疗的老年患者相比，完全缓解率明显降低。而接受全剂量化疗的老年患者与年轻患者相比，其完全缓解率和治疗相关毒性无明显差异。国内有资料认为老年组淋巴瘤患者的完全缓解率低于非老年组，可能是由于两组病例的病理类型存在差异及化疗剂量不同所致。由于相同治疗情况下，生存期并没有因年龄差异而明显不同，因而目前认为老年侵袭性淋巴瘤应采用与年轻患者相同的最佳治疗措施。但是老年患者因其他原因导致死亡的比率增加，因而对于不能耐受常规诱导化疗的老年患者，采取减少化疗药物的剂量和缩短疗程相结合的对策。国外有文献报道认为老年患者可用半量化疗，但是由于降低化疗剂量可导致缓解率减低，因而使用的化疗剂量尚需要临床研究资料来确定。但是笔者认为药物剂量应该综合具体患者的情况而决定，在患者病情许可的情况下，应尽可能地给足化疗剂量，以获得较高的缓解率。同时由于较多的并发症，要十分重视支持疗法，降低治疗相关死亡率。据国内资料，老年 NHL 患者多数在 2 年内死亡，达 64.5%。多为原处或远处复发扩散，复发后再治疗，结果很不满意。因此要及时发现、及早治疗，力争尽快达到 CR，以提高远期疗效、延长存活期。

对老年淋巴瘤患者，除注意把握常规化疗方案及剂量外，对新开发的高效、低毒性药物也应该充分重视，积极观察临床疗效。最近有研究报告了 400 例利妥昔单抗＋CHOP 方案治疗老年初治弥漫型大 B 淋巴细胞淋巴瘤患者，结果显示了利妥昔单抗＋CHOP 组完全及部分缓解率为 77%，CHOP 组为 64%；中位随访 18 个月，利妥昔单抗＋CHOP 组无病生存率为 62%，CHOP 组为 43%；利妥昔单抗＋CHOP 组 2 年生存率为 73%，CHOP 组为 61%。这项研究表明利妥昔单抗＋CHOP 化疗可明显提高老年初治弥漫型大 B 淋巴细胞淋巴瘤患者的无病生存率和总生存率，而毒性没有增加，是较好的治疗方案。

（四）免疫治疗

20 世纪 80 年代中期以来，肿瘤生物治疗逐渐成为继手术治疗、放疗和化疗三大常规治疗后的第四种治疗模式。它通过调节抗肿瘤免疫反应或者调节肿瘤生物学行为（生长、凋亡、分化、转移、血管生成等）达到抗肿瘤目的，已渐渐成为淋巴瘤综合治疗中的重要组成部分。目前最常用于淋巴瘤治疗的生物治疗手段包括：①单克隆抗体的治疗；②放射免疫治疗。其他免疫治疗如抗原特异性 CTL 细胞（如 EBV 特异性 T 淋巴细胞）的过继性免疫治疗、主动免疫治疗、靶向 bcr-2 的基因治疗和特异性小分子靶向药物治疗均有部分临床研究报道，但尚未得到广泛应用。

CD20 几乎表达于所有 B 淋巴细胞。利妥昔单抗是人/鼠嵌合性抗 CD20 单克隆抗体，不在人体内引发人抗鼠抗体。其抗肿瘤机制包括抗体依赖性的细胞杀伤作用、补体依赖性的细胞杀伤作用、诱导肿瘤细胞凋亡和化疗增敏作用。利妥昔单抗联合化疗对滤泡性淋巴瘤初治、维持及挽救治疗的疗效优于单用化疗。同样，对于弥漫性大 B 淋巴细胞性淋巴瘤，利妥昔单抗联合 CHOP 化疗可取得更高的完全缓解率，总体生存率均明显优于单用 CHOP 组，而联合治疗并不增加对患者的毒性作用。因此利妥昔单抗联合 CHOP 已经成为弥漫性大 B 淋巴细胞性淋巴瘤老年患者的一线治疗方案。该方案同样适用于年轻患者。但是对于套细胞淋巴瘤，有研究显示虽然利妥昔单抗联合 CHOP 与单用 CHOP 相比，其完全缓解率和总缓解率较高，但是肿瘤进展时间及 22 个月时的生存率无差别，中性粒细胞减少发生率稍高。利妥昔单抗联合 FCM 方案可提高套细胞性淋巴瘤的总缓解率和完全缓解率。另有一项临床研究显示利妥昔单抗对复发性淋巴细胞为主型或者 CD20阳性的其他亚型霍奇金淋巴瘤患者安全、有效，总缓解率达 86%。

核素标记 CD20 抗体可以不完全依赖 CDC 和 ADCC，而主要是依赖射线杀伤肿瘤细胞，在体内与肿瘤细胞表面相应抗原直接接触就能发挥作用，对于瘤体积大、内部血供较差的肿瘤组织依然有效。在 ASCO 2004 会议上报道了化疗后放射免疫治疗作为滤泡性淋巴瘤的一线治疗的 3 项临床研究，结果显示该方案的完全缓解率均超过 80%，而且耐受性好，随访 4.4 年，72% 的完全缓解患者处于完全缓解状态。

（五）PD-1/PD-L1 抑制剂在淋巴瘤中的应用

20 世纪 70 年代，靶向特异性靶标的单抗横空出世，而后陆续涌现一批用于肿瘤治疗的单克隆抗体。单克隆抗体主要通过与肿瘤细胞表面上表达的抗原结合产生抗肿瘤作用，主要机制包括：①通过诱导凋亡或下调细胞生存信号，直接产生细胞毒性；②呈递细胞毒素和放疗剂于肿瘤细胞上；③介导抗体依赖性细胞介导的细胞毒性和补体依赖性细胞毒性；④靶向于生长因子和/或脉管系统，从而预防、抑制肿瘤生成和生长；⑤靶向于肿瘤基质细胞或肿瘤微环境的连结点，干预肿瘤生长。

PD-1 (Programmed Cell Death 1) 即细胞程序性死亡受体 1，是一种 I 型跨膜糖蛋白，属于 Ig 超家族成员。健康人体具有相对稳态的免疫系统，表达 T 淋巴细胞受体 (T cell Receptor，TCR) 的 T 淋巴细胞是参与特异性免疫应答的关键细胞，但是 T 淋巴细胞并不能直接识别抗原分子。识别抗原进入机体后，经抗原提呈细胞 (antigen-presenting cell，APC) 加工并与 MHC 分子连接。T 淋巴细胞表面的 TCR 分子在特异性识别 APC 所提呈的抗原肽的过程中，还必须同时识别与抗原肽形成复合物的 MHC 分子。但是，此时 T 淋巴细胞并不会被活化，还需要 T 淋巴细胞表面众多免疫调节分子的参与，例如 APC 细胞表面的免疫共刺激因子 CD80/CD86 与 T 淋巴细胞表面的 CD28 结合，产生共刺激信号，激活 T 淋巴细胞并发挥免疫效应；而 PD-1 等分子则属于免疫共抑制受体，对健康人体免疫系统具有负向调节功能，防止 T 淋巴细胞的过度激活。

早在 1992 年，Honjo 课题组首次分离和鉴定了 PD-1 分子。随后，研究者们又鉴定出了 PD-L1 分子，并逐步揭示了 PD-1/PD-L1 在肿瘤发生免疫抑制过程中的关键作用，从而为抗 PD-1/PD-L1 药物的研发提供了理论依据。

正常生理情况下，PD-1 在活化的 T 淋巴细胞、B 淋巴细胞、NK 细胞、单核细胞和 DC 表面均有表达，与处于 APC 细胞表面的 PD-L1（即 B7-H1）、PD-L2（即 B7-DC）等相互作用，抑制 T 淋巴细胞的过度活化，维持机体免疫稳态。

然而，在许多类型的肿瘤中，肿瘤细胞表面往往异常高表达的 PD-L1 分子，与肿瘤浸润 T 淋巴细胞表面的 PD-1 分子结合，从而抑制 T 淋巴细胞的正常活化，避免肿瘤细胞被 T 淋巴细胞杀伤，最终实现肿瘤的免疫逃逸。

而抗 PD-1 或 PD-L1 抗体能够阻断肿瘤 PD-L1 和 T 淋巴细胞 PD-1 的结合，消除这一免疫抑制效应，使得 T 淋巴细胞重新被激活，识别并杀伤癌细胞。在肿瘤部位，抗 PD-1 抗体还可以结合巨噬细胞表面的 Fcγ 受体，介导调节性 T 淋巴细胞的消耗，从而上调 T 淋巴细胞的比例，增强抗肿瘤能力。

与化疗和其他治疗性抗体不同之处在于，这类抗体能够直接作用于自身免疫系统,重新激活免疫细胞使其恢复杀伤肿瘤细胞的能力;此外,由于 T 淋巴细胞具有记忆能力,被激活的 T 淋巴细胞能够长期保持杀伤肿瘤细胞的能力,从而维持机体对肿瘤的免疫应答,给患者带来长期生存获益。

目前已有多个用于肿瘤免疫治疗的抗 PD-1 或 PD-L1 抗体先后被 FDA 批准上市,其中有代表性的产品有:BMS 开发的抗 PD-1 抗体 Nivolumab(商品名 Opdivo)、默沙东的抗 PD-1 抗体 Pembrolizumab(商品名 Keytruda),以及罗氏公司的抗 PD-L1 抗体 Atezolizumab(商品名 Tecentriq),辉瑞/德国默克的抗 PD-L1 抗体 Avelumab(商品名 Bavencio)和阿斯利康的抗 PD-L1 抗体 Durvalumab(商品名 Imfinzi)等,这些抗体中不乏被 FDA 认定为"突破性药物"的明星产品。其中 Nivolumab 获 FDA 批准用于自体干细胞移植和移植后 brentuximab vedotin 治疗后复发或难治性经典 HL 的治疗。该批准基于两项证实 Nivolumab 具有良好缓解率和耐受性的临床试验。Pembrolizumab 获批用于至少 3 次多线治疗失败后复发或难治性经典 HL 治疗。该批准基于一项 II 期临床试验。

(六)CAR-T 细胞疗法在淋巴瘤中的应用前景

嵌合抗原受体修饰的 T 淋巴细胞(CAR-T)肿瘤靶向免疫治疗在体外和临床试验中表现出良好的靶向性、杀伤性和持久性,展示了巨大的应用潜力和发展前景。与已知的抗体药物相比,无论是传统的单克隆抗体药物、抗体偶联药物,还是双特异性抗体,CAR-T 明显表现出对肿瘤细胞更强的靶向性和杀伤力。根据 Dr. Carl June 团队的报道和 Eureka 科研团队的研究,认为 CAR-T 可以有效杀死细胞表面抗原表达量较低的肿瘤细胞(拷贝数为几十到几百),而抗体介导的抗肿瘤药只能杀死细胞表面抗原高表达的肿瘤细胞(拷贝数为几千到几万)。

临床数据显示,CAR-T 细胞通过静脉回输患者体内后,除了聚集在肿瘤部位,也会进入肺部组织,进而在肝脏和脾脏聚集,最终分散到全身。在 trastuzumab 单链抗体介导的,以 Her-2 抗原为靶点的 CAR-T 临床试验中,由于正常肺组织血管内皮细胞低量表达 Her-2,引发了患者快速的致死性的肺组织毒性及不良反应。而单克隆抗体药物曲妥珠单抗以及由 trastuzumab 介导的 ADC 药物 Kadcyla 临床使用则是相对安全的,没有关于肺组织致死性毒性及不良反应的报道。

由于 CAR-T 疗法的高灵敏度,和传统抗体药物相比,其靶向/脱靶毒性会导致更为严重的毒性及不良反应。因此,CAR-T 治疗的靶点选取不能套用传统抗体治疗的靶点选取标准,而是需要寻找更为严格的肿瘤特异性抗原作为靶点。

毋庸置疑,CAR-T 最成功的案例是以 CD19 为靶点针对 B 淋巴细胞肿瘤的一系列临床试验。CD19 广泛表达在多种 B 淋巴细胞恶性肿瘤细胞表面,在正常 B 淋巴细胞、滤泡性树突状细胞表面也有表达,而在其他组织和血液细胞没有表达,血液中也未曾检测到 CD19 可溶性蛋白的存在。因此它被认为是 CAR-T 治疗 B 淋巴细胞肿瘤的理想靶点。临床试验结果显示,CD19 CAR-T 对急性 B 淋巴细胞白血病(B-ALL)的治愈率已经达到了 90%。但值得注意的是,CAR-T 细胞疗法会引起几种令人担忧的不良反应,最棘手的可能是细胞因子释放综合征(CRS),严重者可危及生命。后来研究者发现，CAR-T 细胞疗法在 NHL 患者中的 CRS 发生率比在急性淋巴细胞白血病患者中低，但总体有效率不及急性淋巴细胞白血病，总有效率约 50%。

不管怎样，一个方案用于临床治疗时，它的有效性和安全性必须兼顾。因此，应该在保证患者安全的前提下，进一步提高治疗的有效性。近日，针对 CD19 的 CAR-T 细胞疗法也获得了 FDA 的一审，在国际上也获得了较大认可。

在 B 淋巴细胞恶性肿瘤治疗领域，除 CD19 外，还有另外几个 B 淋巴细胞特异性靶点，例如 CD20、CD22 和 B 淋巴细胞膜结合的抗体轻链等。CD20 CAR-T 主要治疗 B 淋巴细胞非霍奇金淋巴瘤（B-NHL），例如韩为东教授带领的科研团队针对弥漫大 B 淋巴细胞淋巴瘤（DLBCL）进行的临床试验。ROR1 在 B-CLL 和套细胞淋巴瘤（MCL）中有高表达。正常脂肪组织及某些早期阶段的 B 淋巴细胞中有低量表达。ROR1 CAR-T 治疗 B-CLL 的临床试验已经在 MD 安德森肿瘤中心开展，结果尚未报道。

虽然 HL 起源于 B 淋巴细胞，但 HL 肿瘤细胞（Hodgkin Reed-Sternberg，HRS）已经丢失了 B 淋巴细胞特异性的表面抗原，且大量表达 CD30。在正常情况下，CD30 只在一些激活的 B 淋巴细胞和 T 淋巴细胞上表达。识别 CD30 的 ADC 药物 Adcetris（brentuximab vedotin），对复发型的 HL 有很好的初始疗效，遗憾的是疗效不能持续，大多数患者会再次复发。复发后的 HL 依然会保持 CD30 的高表达。但这些患者对 Adcetris 二次治疗的有效率远低于初始治疗。考虑到 CD30 CAR-T 有能力攻击 CD30 低表达的肿瘤细胞以及它和 Adcetris 完全不同的治疗机制，CD30 CAR-T 将有能力杀伤或杀死对 Adcetris 失去敏感性的肿瘤细胞。CD30 CAR-T 的临床试验正在贝勒医学院（Baylor College of Medicine）展开。

T 淋巴细胞恶性肿瘤，主要包括 T 淋巴细胞免疫表型急性淋巴细胞白血病（T-ALL）和 T 淋巴细胞非霍奇金淋巴瘤（T-NHL），它们比 B 淋巴细胞恶性肿瘤更为凶险。随着化疗技术的进步，T 淋巴细胞肿瘤患者的生存率已有了大幅的提高，但复发概率仍然很大。针对复发型 T 淋巴细胞肿瘤，目前的主要治疗手段是异体造血干细胞移植，找到合适的供体成为患者唯一的希望。而造血干细胞移植迄今仍然是一种高风险治疗方法，因此，开展具有治愈潜质的 CAR-T 治疗研究意义重大。合适的靶点意味着 CAR-T 识别肿瘤 T 淋巴细胞的同时不自我攻击。从表面抗原的角度来讲，可以将这些肿瘤表达的 T 淋巴细胞抗原受体（TCR）作为靶点。但这个方法的缺点显而易见：每个患者的肿瘤特异性 TCR 不同，而且对 CAR-T 特异性的要求极高，所以研发的时间长，成本高。也有人提出用 CAR-NK 治疗 T 淋巴细胞肿瘤，但在没有肿瘤特异性靶点的情况下，T 淋巴细胞减少症将会引起可预见的严重毒性及不良反应。目前还没有针对 T 淋巴细胞肿瘤的 CAR-T 临床试验报道。

（七）自体造血干细胞移植与淋巴瘤

恶性淋巴瘤的精准治疗包括新靶向治疗、自体造血干细胞移植（ASCT）和常规化疗。其中，自体造血干细胞移植具有安全、有效、性价比高的特点，而且自体干细胞来源充足。主要适应证包括复发性 NHL，初治伴不良预后因素（IPI：3～4）的 DLBCL 及外周 T 淋巴细胞淋巴瘤，首次常规化疗仅达 PR 的患者，年轻的复发性低度恶性淋巴瘤和 MCL、NK/T 细胞淋巴瘤、肠 T 淋巴细胞淋巴瘤、复发性 HL 以及淋巴母细胞淋巴瘤。自体干细胞移植在这些患者中均表现出良好的生存获益，但移植后的复发率仍较高，仍有较大的上升空间。

就移植时间选择方面，2012 年，发表在 *Haematologica* 上的一项研究探讨了移植前复发难治性 HD PET-CT 结果与自体移植疗效之间的关系。111 例 HD 移植前 PET-CT 阴性的患者经移植后的远期疗效好。2015 年，发表于 *Blood* 杂志上的一项研究也表明，ASCT 前 PET-CT 可预测患者预后。

就移植预处理方案选择方面，应用较多的预处理方案包括 BEAM、BEAC、CBV 和 BuCyE 等高剂量方案。有研究比较了 BEAM 和 BEAC 分别作为 ASCT 前预处理方案对复发/难治性 NHL 患者的疗效，结果显示，BEAM 方案组在移植后的 EFS 和 OS 均优于 BEAC 组。另有研究把 DLBCL 作为研究人群，比较了这些高剂量方案用于移植前预处理对患者预后的影响，结果发现 BEAM、CBV 低剂量、CBV 高剂量、BuCy 和 TBI 等方案对预后产生积极影响。2015 年 ASH 大会报道了双重表观遗传学调整的大剂量化疗对 60 例难治性或高危复发性淋巴瘤患者（25 例 DLBCL，21 例 HL，8 例 T-NHL，4 例滤泡淋巴瘤以及 2 例 MCL）的疗效。结果显示，EFS 和 OS 获益非常好。另一项探讨口服白消安/CTX/VP 联合 ASCT 治疗 HL/NHL 的结果显示，246 例患者的 5 年生存预后极佳，治疗相关性死亡发生率低。

造血干细胞移植的治疗，ASCT 后应用沙利度胺维持治疗 5 年 OS 达 83.3%，而未接受沙利度胺维持治疗的患者为 41.7%。亚组分析显示，一线治疗、复发性患者及难治性患者的 3 年 OS 分别为 90.0%、58.8% 和 0。另外，随机对照试验（randomized controlledtrial，RCT）随机对照研究发现，移植后利妥昔单抗维持治疗对非 RCT 的 DLBCL 患者疗效较好，而对大多数 RCT 的患者均未表现出维持治疗的价值；而对于 FL 和 MCL 患者，不管非 RCT 还是 RCT，利妥昔单抗维持治疗均有助于提高 OS 和 PFS。ASCT 联合免疫化疗，ASCT 联合当前非常"炽热"的 CAR-T 细胞疗法，以及 ASCT 联合新型靶向药物如 PD-1 单抗治疗淋巴瘤的疗效已在多项研究中进行了探讨。另外，双移植（Tandem ASCT）如 Auto-auto 和 Auto-allo 在研究中也表现出良好的疗效。在研究中，发现年龄＜60 岁的 FL 经双重移植后，中位随访 86 个月，10 年 DFS 为 60%，10 年 OS 为 83%，且安全性良好。另外，研究人员也探讨了 ASCT 在老年淋巴瘤患者中的安全性和有效性。结果显示年龄超过 65 岁的淋巴瘤患者移植后中位 OS 达 68 个月，中位 PFS 为 63 个月。也有研究证实，老年 MCL 患者虽然不经常应用 ASCT，但这种方法的确是有效的。

自体干细胞移植安全有效，在淋巴瘤的治疗中占有不可替代的作用。对于化疗敏感的患者，自体优于异基因移植，甚至可根治部分患者。预处理方案的选择也极其重要，也要积极探讨表观遗传学药物与 ASCT 的关系。另外，对于体能状态较好的老年患者，也可以选择 ASCT。随着新靶向治疗药物、CAR-T 细胞免疫疗法等新型治疗方案的开发利用，未来应该进一步开展研究探讨自体干细胞移植与其联合应用治疗淋巴瘤的疗效，靶向药物 ASCT 后维持治疗仍值得深入探讨。

【附】

一、常见 B 及 T/NK 细胞 NHL 分类标记

淋巴细胞共同抗原：LCA（CD45）

B 淋巴细胞标记：一线：CD20；二线：PAX5，CD79a

T 淋巴细胞标记：一线：CD3，CD43（敏感，特异性差）；二线：CD2，CD5，CD7，CD45RO

T 淋巴细胞分亚型：辅助性（CD4），细胞毒性（CD8）

NK 细胞标记：CD56

细胞毒颗粒蛋白（NK/T 细胞均可表达）：Granzyme B，TIA1，perforin

淋巴母细胞标记：TdT，CD99

二、各种类型淋巴瘤推荐免疫组化检测

CLL/SLL：CD3，CD45RO，CD20，CD79a，CD5，CD10，CD23，CyclinD1

FL：CD45RO，CD20，CD5，CyclinD1，CD10，bcl-2，bcl-6

MCL：CD3，CD45RO，CD20，CD79a，CD5，CD10，CD23，CyclinD1，P53

MALT：CD3，CD20，CD5，CyclinD1，CD10，CD23，bcl-2，bcl-6

DLBCL：CD3，CD45RO，CD20，CD79a，CD5，CD10，CyclinD1，bcl-2，bcl-6，Ki-67，CD30，ALK，Mum-1

PTCL-U：CD3，CD45RO，CD20，CD79a，CD30，TdT，ALK

NK/T：CD3，CD45RO，CD20，CD79a，CD56，CD57，TIA-1，GramB，EBER

ALCL：CD3，CD45RO，CD20，CD79a，CD30，ALK

LBL：CD3，CD45RO，CD20，CD79a，CD5，CD10，TdT，CD1a，CD4，CD8

Burkitt lymphoma：CD3，CD45RO，CD20，CD79a，CD10，Ki-67，TdT，bcl-2

三、淋巴瘤预后指标

1. 国际预后指数（international prognostic index，IPI）   所有患者满足下列一项记 1 分（表 1）：

年龄＞60 岁

血清 LDH 不正常

体力状态 2～4 级

分期Ⅲ～Ⅳ期

结外病变＞1 处

表 1 　　　　　　　　　　　　国际预后指数（IPI）标准

预后分级	不良因素得分	预后分级	不良因素得分
低危	0，1	高中危	3
低中危	2	高危	4，5

2. 年龄调整国际预后指数（age adjusted international prognostic index，aaIPI）   患者≤60 岁满足下列一项记 1 分（表 2）：

血清 LDH 不正常

体力状态 2～4 级

分期Ⅲ～Ⅳ期

表 2 年龄调整国际预后指数（aaIPI）标准

预后分级	不良因素得分	预后分级	不良因素得分
低危	0	高中危	2
低中危	1	高危	3

四、世界卫生组织（WHO）2016 年版淋巴组织恶性肿瘤分类

Table 1. 2016 WHO classification of mature lymphoid, histiocytic, and dendritic neoplasms

Mature B-cell neoplasms
Chronic lymphocytic leukemia/small lymphocytic lymphoma
Monoclonal B-cell lymphocytosis*
B-cell prolymphocytic leukemia
Splenic marginal zone lymphoma
Hairy cell leukemia
Splenic B-cell lymphoma/leukemia, unclassifiable
  Splenic diffuse red pulp small B-cell lymphoma
  Hairy cell leukemia-variant
Lymphoplasmacytic lymphoma
  Waldenström macroglobulinemia
Monoclonal gammopathy of undetermined significance (MGUS), IgM*
μ heavy-chain disease
γ heavy-chain disease
α heavy-chain disease
Monoclonal gammopathy of undetermined significance (MGUS), IgG/A*
Plasma cell myeloma
Solitary plasmacytoma of bone
Extraosseous plasmacytoma
Monoclonal immunoglobulin deposition diseases*
Extranodal marginal zone lymphoma of mucosa-associated lymphoid tissue (MALT lymphoma)
Nodal marginal zone lymphoma
  Pediatric nodal marginal zone lymphoma
Follicular lymphoma
  In situ follicular neoplasia*
  Duodenal-type follicular lymphoma
Pediatric-type follicular lymphoma*
Large B-cell lymphoma with IRF4 rearrangement
Primary cutaneous follicle center lymphoma
Mantle cell lymphoma
  In situ mantle cell neoplasia*
Diffuse large B-cell lymphoma (DLBCL), NOS
  Germinal center B-cell type*
  Activated B-cell type*
T-cell/histiocyte-rich large B-cell lymphoma
Primary DLBCL of the central nervous system (CNS)
Primary cutaneous DLBCL, leg type
EBV+ DLBCL, NOS*
EBV+ mucocutaneous ulcer
DLBCL associated with chronic inflammation
Lymphomatoid granulomatosis
Primary mediastinal (thymic) large B-cell lymphoma
Intravascular large B-cell lymphoma
ALK+ large B-cell lymphoma
Plasmablastic lymphoma
Primary effusion lymphoma
HHV8+ DLBCL, NOS
Burkitt lymphoma
Burkitt-like lymphoma with 11q aberration
High-grade B-cell lymphoma, with *MYC* and *BCL2* and/or *BCL6* rearrangements*
High-grade B-cell lymphoma, NOS*
B-cell lymphoma, unclassifiable, with features intermediate between DLBCL and classical Hodgkin lymphoma

Mature T and NK neoplasms
T-cell prolymphocytic leukemia
T-cell large granular lymphocytic leukemia
Chronic lymphoproliferative disorder of NK cells
Aggressive NK-cell leukemia
Systemic EBV+ T-cell lymphoma of childhood*
Hydroa vacciniforme–like lymphoproliferative disorder
Adult T-cell leukemia/lymphoma
Extranodal NK-/T-cell lymphoma, nasal type
Enteropathy-associated T-cell lymphoma

Table 1. (continued)

Monomorphic epitheliotropic intestinal T-cell lymphoma*
Indolent T-cell lymphoproliferative disorder of the GI tract
Hepatosplenic T-cell lymphoma
Subcutaneous panniculitis-like T-cell lymphoma
Mycosis fungoides
Sézary syndrome
Primary cutaneous CD30+ T-cell lymphoproliferative disorders
  Lymphomatoid papulosis
  Primary cutaneous anaplastic large cell lymphoma
Primary cutaneous γδ T-cell lymphoma
Primary cutaneous CD8+ aggressive epidermotropic cytotoxic T-cell lymphoma
Primary cutaneous acral CD8+ T-cell lymphoma
Primary cutaneous CD4+ small/medium T-cell lymphoproliferative disorder
Peripheral T-cell lymphoma, NOS
Angioimmunoblastic T-cell lymphoma
Follicular T-cell lymphoma
Nodal peripheral T-cell lymphoma with TFH phenotype
Anaplastic large-cell lymphoma, ALK+
Anaplastic large-cell lymphoma, ALK−*
Breast implant–associated anaplastic large-cell lymphoma

Hodgkin lymphoma
Nodular lymphocyte predominant Hodgkin lymphoma
Classical Hodgkin lymphoma
  Nodular sclerosis classical Hodgkin lymphoma
  Lymphocyte-rich classical Hodgkin lymphoma
  Mixed cellularity classical Hodgkin lymphoma
  Lymphocyte-depleted classical Hodgkin lymphoma

Posttransplant lymphoproliferative disorders (PTLD)
Plasmacytic hyperplasia PTLD
Infectious mononucleosis PTLD
Florid follicular hyperplasia PTLD*
Polymorphic PTLD
Monomorphic PTLD (B- and T-/NK-cell types)
Classical Hodgkin lymphoma PTLD

Histiocytic and dendritic cell neoplasms
Histiocytic sarcoma
Langerhans cell histiocytosis
Langerhans cell sarcoma
Indeterminate dendritic cell tumor
Interdigitating dendritic cell sarcoma
Follicular dendritic cell sarcoma
Fibroblastic reticular cell tumor
Disseminated juvenile xanthogranuloma
Erdheim-Chester disease*

Provisional entities are listed in italics.
*Changes from the 2008 classification.

〔注〕无对应中文翻译，仅供研究人员参考。

〔彭　捷　刘　巍　谢兆霞〕

参考文献

[1] 张之南，李家增. 血液病治疗学 [M]. 北京：科学技术文献出版社，2005：181-196

[2] 张之南，杨天楹，郝玉书. 血液病学 [M]. 北京：人民卫生出版社，2003：1284-1327

[3] 张之南，单渊东，李蓉生. 协和血液病学 [M]. 北京：中国协和医科大学出版社，2005：432-490

[4] 沈志祥，朱雄增. 恶性淋巴瘤 [M]. 北京：人民卫生出版社，2003

[5] Reinhardt, U., Cheng, T. The world health report 2000-Health systems: improving performance. Bulletin of the World Health Organization [J], 2000, 78 (8), 1064-1065

[6] Sehn L. The impact of R-CHOP on survival in aggressive NHL. The role of immunotherapy in NHL: optimizing treatment outcomes [J]. Investigator update and expert forum, 2004, 8: 1027-1032

[7] 姜文奇. 恶性淋巴瘤的生物治疗进展 [J]. 癌症，2005, 24 (8): 1027-1032

[8] 祝浩强，顾奎兴. 老年非霍奇金淋巴瘤 96 例临床分析 [J]. 临床肿瘤学杂志，2003, 8 (4): 282-283

[9] 蔡竞蕙，张冰，王椿. 老年非霍奇金淋巴瘤 104 例回顾性研究 [J]. 实用老年医学，2001, 15 (3): 158-159

[10] 王建英，李发菊，吴鹏强等. 老年人非霍奇金淋巴瘤临床分析 [J]. 中华内科杂志，2002, 41 (5): 339-340

[11] 吴晖，黄雪珍，蔡月玲，等. 老年人非何杰金淋巴瘤的临床分析 [J]. 中华老年医学杂志，2001, 20 (1): 60-61

[12] Sonneveld P, Ridder M, Vander Lelie H, et al. Comparison of doxorubicin and mitoxantron in the treatment of elderly patients with advanced diffused non-Hodgkin's lymphoma using CHOP versus CNOP chemotherapy [J]. J Clin Oncol, 1995, 13 (10): 2530-2539

[13] Mounier N, Briere J, Gisselbrecht C, et al. Rituximab plus CHOP (R-CHOP) overcomes bcl-2 associated resistance to chemotherapy in elderly patients with diffuse large B-cell lymphoma (DLBCL) [J]. Blood, 2003, 101 (11): 4279-4284

[14] Coiffer B, Lepage E, Briere J, et al. CHOP chemotherapy plus rituximab compared with CHOP alone in elderly patients with diffuse large B-cell lymphoma (DLBCL) [J]. N Engl J Med, 2002, 346 (4): 235-242

[15] 应晓杨，张永利. 老年人恶性淋巴瘤 82 例临床分析 [J]. 中国老年学杂志，2004, 24 (6): 568-569

[16] Bastion Y, Blay JY, Divine M, et al. Elderly patients with aggressive non-Hodgkin's lymphoma: disease presentation, response to treatment, and survival-a Group d'Etude des Lymphoma de I'Adult study on 453 patients older than 69 years [J]. J Clin Oncol, 1997, 15 (8): 2945-2953

[17] Pfreudschuh M, Trumper L, Schmits R, et al. Two-weekly or 3-weekly CHOP chemotherapy with or without etoposide for the treatment of elderly patients with aggressive lymphomas: results of the NHL-B2 trial of the DSHNHL [J]. Blood, 2004, 104 (3): 634-641

[18] Mori M, Nitsu N, Takagi T, et al. Reduced-dose chop therapy for elderly patients with non-Hodgkin's lymphoma [J]. Leuk Lymphoma, 2001, 41 (3-4): 359-366

[19] 田炳如，陈曦，陈幼芬. 老年人非霍奇金淋巴瘤治疗策略的探讨 [J]. 现代实用医学杂志，2005, 17 (8): 488-490

[20] Reck, M., Rodriguez-Abreu, D., Robinson, A. G. et al. Pembrolizumab versus chemotherapy for

PD-L1-positive non-small-cell lung cancer [J]. N Engl J Med 2016，375（19）：1823-1833

[21] Herbst，R. S.，Baas，P.，Kim，D. W. et al. Pembrolizumab versus docetaxel for previously treated，PD-L1-positive，advanced non-small-cell lung cancer (KEYNOTE-010)：a randomised controlled trial [J]. Lancet 2016，387（10027）：1540-1550

[22] Sharma，P.，Retz，M.，Siefker-Radtke，A. et al. Nivolumab in metastatic urothelial carcinoma after platinum therapy (CheckMate 275)：a multicentre，single-arm，phase 2 trial [J]. Lancet Oncol 2017，18（3）：312-322

[23] El-Khoueiry，A. B.，Sangro，B.，Yau，T. et al. Nivolumab in patients with advanced hepatocellular carcinoma（CheckMate 040）：an open-label，non-comparative，phase 1/2 dose escalation and expansion trial [J]. Lancet 2017，389（10088）：2492-2502

[24] Brentjens RJ，Rivière I，Park JH. Safety and persistence of adoptively transferred autologous CD19-targeted T cells in patients with relapsed or chemotherapy refractory B-cell leukemias [J]. Blood 2011，118（18）：4817-4828.

[25] 桑秀莉，史策，周晋. CAR-T 细胞治疗在血液系统恶性肿瘤中的研究进展 [J]. 实用肿瘤学杂志. 2016. 30（05）：473-476.

[26] 陶中飞，王敏，王建祥. 嵌合抗原受体修饰的 T 淋巴细胞抗急性髓系白血病的研究进展 [J]. 中华血液学杂志. 2016. 37（2）：160-163

[27] A Rambaldi，E Biagi，C Bonini，et al. Cell-based strategies to manage leukemia relapse：efficacy and feasibility of immunotherapy approaches [J]. Leukemia. 2015，29（1）：1-10

[28] Brentjens RJ，Davila ML，Riviere I. et al. CD19-targeted T cells rapidly induce molecular remissions in adults with chemotherapy-refractory acute lymphoblastic leukemia [J]. Sci Transl Med 2013 ，5（177）：177-179

[29] 徐颖茜，王敏，王建祥. 嵌合抗原受体修饰的 T 淋巴细胞治疗急性白血病的研究进展 [J]. 中国科学：生命科学. 2017. 47（12）：1336-1352

[30] Garfall AL，Maus MV，Hwang WT，Lacey SF. et al. Chimeric Antigen Receptor T Cells against CD19 for Multiple Myeloma [J]. N Engl J Med 2015，；373（11）：1040-1047

[31] Kochenderfer JN，Dudley ME，Carpenter RO，Kassim SH. et al. Donor-derived CD19-targeted T cells cause regression of malignancy persisting after allogeneic hematopoietic stem cell transplantation [J]. Blood 2013，122（25）：4129-4139

[32] Enblad G，Karlsson H，Loskog AS，et al. CAR T-Cell Therapy：The Role of Physical Barriers and Immunosuppression in Lymphoma. Hum Gene Ther [J]. 2015；26（8）：498-505

[33] Xiao-Jun Xu，Yong-Min Tang. Cytokine release syndrome in cancer immunotherapy with chimeric antigen receptor engineered T cells [J]. Cancer Lett. 2014，343（2）：172-178

第十二章 老年出血性疾病

生理性止血是一个复杂的过程。血管、血小板、凝血因子、抗凝成分及纤溶系统的协调作用共同维持了正常的止血过程与内环境的相对稳定。老年人随着年龄的增长，各组织器官均有退行性变化，生理功能与生化反应均有改变，从而影响了正常的止血过程。同时，老年人多病，服药也多，加重了止血机制的紊乱。老年人除了易有各种血栓性疾病如心脑血管疾病、外周动脉闭塞性疾病及静脉血栓形成等，也有出血性问题，其中某些出血性疾病多发于老年人，成为老年血液病乃至老年医学的一个重要内容。

第一节　血管性紫癜

血管性紫癜是血管壁及周围组织结构或功能异常所致的出血性疾病。其临床特点是轻微外伤或没有任何明显的直接原因，四肢或躯干出现瘀点和瘀斑，但较少有血肿，而有关血小板及凝血机制的检查通常均在正常范围内。感染性紫癜可见于细菌、病毒、立克次体和原虫感染（流行性脑脊髓膜炎、败血症、出血热、伤寒、斑疹伤寒及疟疾等）。产生机制是免疫复合物或病原体直接损伤内皮细胞，或使毛细血管通透性增加，或是毛细血管细菌性栓塞，导致皮下出血。治疗以抗感染为主。多种药物如阿司匹林、吲哚美辛、别嘌醇、重金属盐、吩噻嗪类、磺胺类药、青霉素、奎宁及香豆类等药物均可引起皮肤紫癜，停药后自动消失。除了常见的感染性紫癜、药物性血管性紫癜外，老年人较为特殊的血管性紫癜尚有老年性紫癜、遗传性出血性毛细血管扩张症以及较少见的淀粉样脑血管病。

一、遗传性出血性毛细血管扩张症

遗传性出血性毛细血管扩张症（hereditary hemorrhagic telangiectasia，HHT）又称 Osler-Rendu-Weber 病、Osler 病。本病是一种常染色体显性遗传性疾病。其发生是由于血管内皮细胞表面的 1 型或 3 型转化生长因子的受体基因发生变异，影响了小血管生成或影响了胚胎过程中动脉与静脉血管的分化，从而导致患者的小血管发育不良或形成动静脉瘘。小血管弹性纤维和平滑肌缺乏、血管壁变薄，毛细血管和小动静脉由单层内皮细胞组成，不能收缩导致毛细血管扩张。遗传性出血性毛细血管扩张症的外显率很高，随着年龄的增长而增加，40～50岁最明显。临床统计有90％的病例是60岁以上的患者，但部分患者在儿童期就发病。发病有性别差异，病程进展缓慢。

【临床表现】 其临床特点是：

（一）毛细血管扩张与出血

毛细血管扩张可以发生在皮肤（面部、足部及阴囊），黏膜（唇、鼻腔、舌、颊部、上腭、牙龈、结合膜和咽喉部），以及内脏（消化道、肝、脾、泌尿道、生殖器等），表现为皮肤黏膜出现鲜红和紫红色毛细血管或小血管扩张，可以为针尖状、斑点状、小结节形、血管瘤形、蜘蛛形及斑片状。病变直径1～3 mm。用玻片紧压后扩张的血管消失，轻压可见动脉搏动。受累血管可破裂出血，常在同一部位反复出血。鼻衄在45岁以前的发生率是90％，儿童期多见，到青少年期鼻衄渐趋好转，而内脏出血机会增加。以胃肠道出血最多见（表现为呕血、便血、痔疮出血），也可有咯血、血尿、眼底出血、月经过多、蛛网膜下腔出血等。出血的诱发因素可以是外伤、手术、感冒发热、全身衰竭、暴饮暴食或服用血管扩张药。

（二）肝脏病变与动静脉瘘

因流经肝动静脉瘘的血流量增多而出现肝大，可有肝区疼痛及一定程度的压痛，局部有时可触及一搏动性肿块，触之有震颤，能闻及连续性血管杂音。还可表现为肝硬化、肝纤维化、肝性脑病等。动静脉瘘的分流可产生高动力循环状态，并可产生高排量充血性心力衰竭，可因肺的动静脉瘘而引起低氧血症、继发性红细胞增多症。慢性失血或频繁而大量出血可致缺铁性贫血。

（三）中枢神经系统受累

常与栓塞有关，可表现为脑脓肿、卒中等。检查可见：①B型超声检查常可见脑内血管扩张，有时可见血管的明显搏动；②放射性核素显像可见脑有放射性缺损区；③CT可见到血管的扭曲、扩张等改变；④血管造影常见到受累血管的扩张、扭曲，静脉相有小结节状造影剂存留。另有早期的静脉充盈，提示有动静脉分流。

【诊断】 有学者提出遗传性出血性毛细血管扩张症的诊断标准为：鼻出血、毛细血管扩张、内脏损害和阳性家族史4项中具备3项即可确诊，具备两项可疑诊。

【治疗】 大多患者无特殊治疗方法。对可接触到的毛细血管扩张病变（如经内镜进入鼻或消化道）施行激光摘除术，动静脉瘘可行外科切除或栓塞疗法。需反复输血者，要注意预防乙型肝炎病毒的感染。多数患者需长期使用铁剂以补充黏膜反复出血所丢失的铁，某些患者需消化道外补铁。

二、老年性紫癜

血管性紫癜在老年人群中常见，故称老年性紫癜，是指老年患者自发或受到轻微损伤后出现的慢性皮肤紫癜。多见于60岁以上的老年男性。

【临床表现】 患者的皮肤暴露部位如面部、颈部、前臂和手臂等出现一个或多个暗红色的瘀斑，直径2～4 cm。也可以出现在躯干等非暴露部位。瘀斑往往消退缓慢，需要数月之久，并常留有黄褐色色素斑。该病变属于良性出血性疾病。主要是由于老年人的毛细血管脆性增加，血管胶原组织及弹性蛋白变性，出现大量的假性硬蛋白，使弹力纤维失去弹性，导致血管及血管外组织的机械性止血作用减弱。暴露部位多见可能与紫外线长期照射导致真皮的胶原纤维嗜碱性变性有关。除束臂试验可轻度阳性外，出凝血检查正常。

【治疗】 一般无须治疗，也可服用维生素 C 和维生素 P 以改善血管通透性。

第二节　血小板数量和质量异常引起的出血

老年人血小板减少者并不少见，国外报告＞50 岁者发生率约为 54％，70 岁以上者的发生率为 25％。大多为继发性，如药物影响或继发于其他疾病。老年人原发免疫性血小板减少症也不少见。

一、原发免疫性血小板减少症

原发免疫性血小板减少症（primary immune thrombocytopenia）旧称特发性血小板减少性紫癜（idiopathic thrombocytopenic purpura，ITP），是一种获得性自身免疫性出血性疾病，既往认为主要见于儿童和中青年人，老年人相对少见，但目前资料显示 60 岁以上老年人是该病的高发群体。有资料表明老年患者出血较严重。但也有人提出出血与年龄关系不大，有学者对 310 例慢性 ITP 患者进行了长期随访，60 岁以上的老人占 20％以上，出血发生率与中青年相同，在 9 例严重出血患者中年龄超过 60 岁的只有 2 例。据国内杨仁池等报道，老年 ITP 患者在成人 ITP 中占 20％，与国外资料相同。中位年龄 64 岁（60～81 岁），慢性 ITP 占 37％，急性 ITP 占 63％。

【临床表现】 临床上以皮肤出血点或紫癜最常见，也可发生黏膜出血及消化道、泌尿生殖道及颅内出血。国内学者研究 150 例老年 ITP 患者，其中皮肤出血点或紫癜 132 例、口腔血疱 39 例、鼻出血 54 例、牙龈出血 57 例、黑便 12 例、球结膜出血及血尿各 5 例、眼底出血 4 例、胃出血及颅内出血各 1 例、阴道出血及咯血各 2 例。与中青年患者不同的是老年 ITP 患者有并发症者占 66％，主要是高血压、冠心病、脑血栓、糖尿病及慢性支气管炎等。

【诊断】 ITP 的诊断是临床排除性诊断。

（一）诊断标准

1. 诊断要点

（1）至少 2 次血常规检查示血小板计数减少，血细胞形态无异常。

（2）脾脏不增大或仅轻度增大。

（3）骨髓检查巨核细胞数增多或正常，有成熟障碍。

2. 须排除其他继发性血小板减少症　如自身免疫性疾病、甲状腺疾病、淋巴系统增殖性疾病、骨髓增生异常（再生障碍性贫血和骨髓增生异常综合征）、恶性血液病、慢性肝病脾功能亢进、常见变异性免疫缺陷病（CVID）以及感染等所致的继发性血小板减少，血小板消耗性减少，药物诱导的血小板减少，同种免疫性血小板减少，妊娠血小板减少，假性血小板减少以及先天性血小板减少等。

（二）分期

ITP患者可以依据病程分为以下几种类型，分型的目的是对患者的出血风险进行预估，并决定治疗的策略。其中新诊断的ITP由于预后不清楚需要特别关注，而重症ITP由于出血风险大也需要特别关注。

（1）新诊断的ITP：确诊后3个月以内的ITP患者。

（2）持续性ITP：确诊后3~12个月血小板持续减少的ITP患者，包括没有自发缓解和停止治疗后不能维持完全缓解的患者。

（3）慢性ITP：指血小板持续减少超过12个月的ITP患者。

（4）重症ITP：PLT$<10\times10^9$/L且就诊时存在需要治疗的出血症状或常规治疗中发生新的出血而需要加用其他升血小板药物治疗或需要增加现有治疗药物的剂量。

（5）难治性ITP：指满足以下所有条件的患者。①进行诊断再评估仍确诊为ITP；②脾切除无效或术后复发。

【治疗】

（一）治疗原则

（1）PLT$\geqslant30\times10^9$/L、无出血表现且不从事增加出血危险工作（或活动）的成人ITP患者发生出血的危险性比较小，可予观察和随访。

（2）以下因素增加出血风险：①出血风险随患者年龄增长和患病时间延长而增高；②血小板功能缺陷；③凝血因子缺陷；④未被控制的高血压；⑤外科手术或外伤；⑥感染；⑦服用阿司匹林、非甾体抗炎药、华法林等抗凝血药。

（3）若患者有出血症状，无论血小板减少程度如何，都应积极治疗。在下列临床过程中，血小板计数的参考值分别为：口腔科检查$\geqslant20\times10^9$/L；拔牙或补牙$\geqslant30\times10^9$/L；小手术$\geqslant50\times10^9$/L；大手术$\geqslant80\times10^9$/L；自然分娩$\geqslant50\times10^9$/L，剖宫产$\geqslant80\times10^9$/L。

（二）紧急治疗

重症ITP患者（PLT$<10\times10^9$/L）发生胃肠道、泌尿生殖道、中枢神经系统或其他部位的活动性出血或需要急诊手术时，应迅速提高血小板计数至50×10^9/L以上。对于病情十分危急，需要立即提升血小板水平的患者应给予随机供者的血小板输注，还可选用静脉输注免疫球蛋白（IVIG）[0.4g/（kg·d）×3~5 d]和/或甲泼尼龙（120~1000 mg/d×3 d)和/或促血小板生成药物。其他治疗措施包括停用抑制血小板功能的药等。

（三）治疗方法

1. 激素　是治疗的首选用药，但是由于老年ITP患者并存症较多如高血压、糖尿病、胃溃疡等，不宜用激素，长期使用不仅容易加重原有疾病而且医源性糖尿病、骨质疏松等不良反应也会发生。另外，老年 ITP 患者多易发展为慢性，也是疗效不佳的原因之一。新近有把大剂量地塞米松 40 mg/(kg·d)×4 d 作为一线治疗获得较好效果且激素不良反应减少，然而老年患者是否适用，尚无足够资料。

2. 脾切除 可以考虑，但是效果不如年轻患者，有报道 50 岁以上患者血小板在脾脏蓄积只占 35%，而 15 岁以下可占 85%。因而对于老年 ITP 患者，在考虑脾切除时需非常慎重。

3. 静脉输注免疫球蛋白 是快速提升血小板的一种应急方法，但是国内外研究报告显示对于老年 ITP 患者（特别是并存有心血管系统疾病者）使用时应注意有诱发血栓形成的可能。

4. 成人 ITP 的二线治疗促血小板生成药物 包括重组人血小板生成素（rhTPO）、艾曲波帕（Eltrombopag）和罗米司亭（Romiplostim），上述药物均有前瞻性多中心随机对照的临床研究数据支持。此类药物起效快（1～2 周），但停药后疗效一般不能维持，需要进行个体化的维持治疗。抗 CD20 单克隆抗体（利妥昔单抗，Rituximab）也有前瞻性多中心随机对照的临床研究数据支持。推荐剂量：375 mg/m^2，每周 1 次静脉滴注，共 4 次。一般在首次注射 4～8 周内起效。小剂量利妥昔单抗（100 mg，每周 1 次，共 4 次）同样有效，但起效时间略长。

5. 抗幽门螺杆菌治疗 有报道，在 61 例慢性 ITP 患者中幽门螺杆菌感染率为 83%，患者的年龄均较大，平均有 58 岁，而幽门螺杆菌阴性的 ITP 患者平均年龄为 40.5 岁，用阿莫西林、甲硝唑和奥美拉唑治疗后有 55% 的患者得到了完全或部分缓解。也有报告顽固性 ITP 患者经多种治疗无效，在控制幽门螺杆菌感染后得以痊愈。但是尚没有对照性研究和大规模病例研究验证有效性。

6. 其他 由于缺乏足够的循证医学证据，以下药物需个体化选择治疗：

（1）硫唑嘌呤：常用剂量为 100～150 mg/d，分 2～3 次口服，根据患者白细胞计数调整剂量。

（2）环孢素：常用剂量为 5 mg/(kg·d)。分 2 次口服，根据血药浓度调整剂量。

（3）达那唑：常用剂量为 400～800 mg/d，分 2～3 次口服，起效慢，需持续使用 3～6 个月；与肾上腺糖皮质激素联合可减少肾上腺糖皮质激素用量。

（4）长春碱类：长春新碱 1.4 mg/m^2（最大剂量为 2 mg/m^2），或长春地辛 4 mg，每周 1 次，共 4 次，缓慢静脉滴注。

二、血小板生成减少

再生障碍性贫血、白血病或其他恶性肿瘤的骨髓浸润、药物以及放疗和化疗均可引起骨髓抑制。血小板无效生成见于骨髓增生异常综合征，阵发性睡眠性血红蛋白尿血小板计数可低于正常，严重的巨幼细胞性贫血也可以发生全血细胞减少。某些药物也可引起骨髓造血抑制从而发生血小板减少，如苯及其衍生物、金属盐、青霉胺、保泰松、卡马西平、氯霉素、盐酸米帕林、乙酰唑胺。对于血小板生成减少引起的出血主要是治疗原发病如刺激造血，补充叶酸、维生素 B_{12} 等。

三、血小板破坏增多

血小板破坏增多也可引起血小板减少。老年人血小板破坏增多最常见的原因是药物引起。老年人用药较多，而且常有免疫功能紊乱，很容易发生药物性免疫性血小板减少性紫癜。常见的药物有奎宁、氯喹、奎尼丁、司眠脲、氢氯噻嗪、吲哚美辛、安替比林和肝素。主要发病机制是药物-抗体复合物与血小板结合后激活补体或被单核吞噬细胞系统吞噬破坏。药物引起的免疫性血小板减少发生前常有一个潜伏期，其长短随所用药物的性质不同而不同。外周血血小板计数减少开始往往很严重，束臂试验阳性，出血时间延长，血块退缩不佳。骨髓中巨核细胞增生伴成熟障碍。除了血小板较少很严重发生严重出血，一般地，药物引起的血小板破坏增加在停用药物 2~3 周可以自行恢复，预后良好。超过 3 周而血小板不恢复者应该考虑其他因素。但是不同药物的代谢快慢不同，如奎宁停药后 3~4 天可能恢复，而金属盐需要 1 个月。临床上发现患者用药后血小板减少要考虑到本病可能，及早处理。除了停止使用相关药物外，对严重出血倾向的患者要进行对症支持治疗。可以考虑使用皮质激素以改善毛细血管完整性。必要时可输注血小板或换血。也可试用环磷酰胺、长春新碱。另外，多种疾病可以引起血小板破坏增加或分布异常导致血小板减少性紫癜如 DIC、局限性血管内凝血如主动脉瘤、败血症（细菌、病毒、立克次体感染）、人工瓣膜、结缔组织病、输血后免疫性血小板减少、原发或继发性脾功能亢进、大量库血输注致血小板稀释。值得注意的是老年人常见的一些淋巴增殖性疾病可伴有血小板减少如淋巴瘤、慢性淋巴细胞性白血病。

四、继发性血小板功能异常

老年人血小板质量异常多为继发性，常与某些疾病和药物有关。老年人出现肾衰竭及尿毒症时，代谢物堆积可抑制血小板功能，导致其 ADP、肾上腺素、胶原的促聚集反应显著减退。肝脏疾病时血小板功能也可受抑制，可能与肝病纤溶产物 FDP 包裹血小板有关。对血小板功能的影响是晚期肝、肾功能不全的出血原因之一。

老年人患病较多，动脉硬化、高血压、高血脂、糖尿病等均高发，血小板易呈活化状态，黏附性和聚集性增强，多需要长期服用抗血小板药。这些药物主要通过抑制血小板黏附聚集功能发挥抗凝作用，其中最常见的是阿司匹林等非甾体抗炎药，容易引起消化道损害和出血，发生率随年龄的增长而增加。有研究显示使用抗凝血药，老年人的出血危险性是年轻人的 2 倍。因此，老年人应用抗凝血药时要注意出血的危险，适当减少抗凝血药的剂量，同时要注意监测凝血酶原时间。凝血酶原时间（prothrombin time，PT）测定已经标准化，使用时按国际正常化比值（international normalized ratio，INR）计算，维持 INR 在 1.5~2.0 较为安全。

第三节　凝血机制障碍引起的出血

凝血机制异常是引起出血性疾病的另一大类疾病。凝血过程所需要的凝血因子先天性及后天获得性缺乏均可以引起出血。但是先天性凝血因子缺乏如血友病 A、血友病 B 及血友病 C 等均自幼起病，青少年为发病主体，而老年患者凝血机制障碍主要是后天获得性凝血因子缺乏。包括合成减少及自身免疫性凝血因子降低导致的出血。

一、维生素 K 缺乏

肝脏合成凝血酶原和 FⅦ、FⅨ、FⅩ 均需要维生素 K 的参与。老年人由于生理性及病理性原因容易发生维生素 K 缺乏：①进食减少；②长期服用广谱抗生素抑制肠道正常菌群致合成减少；③阻塞性黄疸或胆道术后引流导致胆道瘘管；④肠瘘、慢性胰腺炎、广泛小肠切除、慢性肠炎和慢性腹泻；⑤长期服用润滑剂减少吸收；⑥老年人肝脏缩小，肝功能较差，合成维生素 K 依赖性凝血因子受抑制。

临床表现主要是由于凝血因子缺乏引起不同程度的皮肤瘀斑、黏膜出血如鼻出血、内脏出血发生的呕血、黑便及尿血。治疗针对原发病因。根据临床出血情况可选择不同的治疗方法，可输注新鲜血浆，也可输注凝血酶原复合物，首剂10 U/kg，以后 1 次/4～6 小时。也可以用维生素 K_1 20 mg/d，分次肌内注射或静脉滴注。

二、获得性凝血因子Ⅷ抑制物

获得性血友病 A（acquired hemophilia A，AHA）是以循环血中出现抗凝血因子Ⅷ（FⅧ）的自身抗体为特征的一种自身免疫性疾病。其特点为既往无出血史和无阳性家族史的患者出现自发性出血或者在手术、外伤或侵入性检查时发生异常出血。有多种原因可以产生凝血因子Ⅷ抑制物，如血友病患者反复输Ⅷ因子。非血友病患者可以由于：①妊娠；②自身免疫病，如系统性红斑狼疮、类风湿关节炎及皮肤病；③恶性肿瘤如淋巴系统增生性疾病、浆细胞病及非血液系统肿瘤；④药物反应如青霉素、磺胺类药、氯霉素及苯妥英钠等。但是部分老年人常无明显诱因而出现凝血因子Ⅷ抑制物，多见于 50 岁，尤其是 70 岁老年人。

【诊断】　既往无出血史的患者（尤其是老年人或者分娩后妇女）出现自发性出血或者在手术、外伤或其他侵入性检查时发生异常出血，或者不能解释的单纯活化的部分凝血活酶时间（activated partial thromboplastin，APTT）延长应考虑 AHA 的诊断。本病的确诊依赖于实验室检查：

1. 抑制物筛选　采用 APTT 纠正试验，若不能纠正应考虑可存在抑制物。

2. 凝血因子活性检测　APTT 延长或者具有 AHA 典型特征的患者应该检测 FⅧ、

FⅨ、FⅪ、FⅫ活性。出现单一FⅧ活性（FⅧ：C）降低提示可能为AHA。少数患者上述所有内源性凝血因子活性均降低，这可能是抑制物消耗底物血浆中FⅧ所致。将患者血浆进行一系列稀释后再检测相应凝血因子活性水平，FⅧ：C变化不大，其他凝血因子活性则逐渐升高。

3. 抑制物滴度的定量　2001年国际血栓与止血学会规定：抑制物滴度>5 BU为高滴度抑制物，≤5 BU为低滴度抑制物。

【鉴别诊断】

（一）血友病A伴抑制物

患者多有自幼反复发作的自发性出血史，以肌肉和关节出血、关节畸形为特点。老年患者少见。

（二）狼疮抗凝物

狼疮抗凝物可能导致体外试验中凝血因子减少的假象。延长的APTT不能被正常血浆纠正，而补充外源磷脂能缩短或纠正，可进一步通过各种依赖磷脂的试验及稀释的蝰蛇毒试验（dRVVT）予以证实。抗FⅧ的自身抗体和狼疮抗凝物可能并存于同一患者。对于复杂病例，可用ELISA试验鉴别FⅧ抑制物和狼疮抗凝物。选用对狼疮抗凝物不敏感的APTT试剂，有助于排除其对于凝血的影响。临床上，有狼疮抗凝物的患者多以血栓事件为主要表现，很少发生出血。

【治疗】　AHA病情凶险，尤其老年患者，一旦确诊应立即采取免疫抑制治疗以清除FⅧ抑制物，达到彻底治愈目的。治疗包括止血治疗和抑制物清除两部分。

（一）止血治疗

1. 一般止血治疗措施　对于皮肤瘀斑患者，可采取密切观察而不需要特殊的治疗。对于腹膜后和咽后间隙出血、伴或不伴筋膜室综合征的肌肉出血、颅内出血、胃十二指肠出血、肺出血和术后出血以及严重的血尿和多部位出血应予积极止血治疗。

2. FⅧ抑制物的旁路治疗　AHA一线止血药物包括人重组活化凝血因子Ⅶ（rFⅦa）和活化人凝血酶原复合物（activated prothrombin complex，concentrates，aPCC）。rFⅦa推荐剂量为90 $\mu g/kg$，每2~3小时静脉注射1次，直至出血控制。aPCC推荐剂量为50~100 IU/kg，每8~12小时静脉注射1次[最大剂量200 IU/(k·d)]。

3. FⅧ浓缩制剂　当抑制物滴度≤5 BU，出血表现或者潜在出血较轻微并且无旁路治疗制剂时，建议用血源性或者重组的FⅧ制剂。

4. 1-去氨基8-D-精氨酸加压素（1-deaminization-8-D-arginine vasopressin，DDAVP）适用于轻微出血事件和抑制物滴度≤5 BU的患者，推荐剂量为0.3 $\mu g/kg$。应该注意此药的不良反应，尤其是老年AHA患者。重复注射DDAVP有可能发生水肿、持续的低钠血症和抽搐等。

5. 其他　在发生难治性出血或需要外科干预等特殊情况下，可以使用血浆置换或者免疫吸附法快速去除血浆中的抑制物以达到有效止血。某些部位（如鼻腔、口腔、皮肤和外科手术部位）的出血可以应用凝血酶或者纤维胶进行辅助止血。

（二）抑制物清除

一线方案包括糖皮质激素单用[泼尼松 1.0 mg/(kg·d)]或者联合环磷酰胺[1.5～2.0 mg/(kg·d)]。若治疗 4～6 周后无反应，应该考虑换用利妥昔单抗单用或者联合糖皮质激素的替代治疗方案。上述治疗无效者可使用硫唑嘌呤、长春新碱、麦考酚吗乙酯和环孢素等。在治疗成功或者改用二线治疗以后，应尽快减停糖皮质激素。环磷酰胺应根据血常规进行剂量调整并且疗程不超过 6 周，以避免增加不良反应。环磷酰胺等烷化剂禁用于伴不明原因发热、脓毒血症或严重感染以及哺乳期女性患者。

三、抗凝血因子Ⅴ抑制物

大部分因子Ⅴ抑制物是自发地产生在健康老年患者，其 2/3 患者有手术史（其中大部分与接触牛制品有关联，如牛纤维皮片、牛凝血酶、牛因子Ⅴ制剂等，另有 20% 与牛制品完全无关），有人在应用环丙沙星后发生，也有一些与其他自身免疫性疾病同时存在。结核病、输血、感染及药物也可能与本病有关。由因子Ⅴ抗体引起的出血严重程度不等。有的可以无症状，有的却可成为致死性的出血。抗凝血因子Ⅴ抗体一般可在 10 周内消失，因而有的患者无需治疗。也有抗体持续存在数月者。患者出血时可输注新鲜血浆或血小板，也有报告使用免疫抑制剂如激素和环磷酰胺治疗有效。

四、获得性血管性血友病

获得性血管性血友病是另外一种少见的获得性凝血系统疾病，可见于健康老年人，也继发于淋巴增殖性疾病、骨髓增殖性疾病、多发性骨髓瘤与巨球蛋白血症、甲状腺功能低下、系统性红斑狼疮等疾病，体内产生自身抗体破坏 vWF，或 vWF 吸附于异常细胞的表面，使血中 vWF 降低。在全身严重动脉硬化患者，血流剪切力过高也可引起 vWF 消耗发生获得性血管性血友病。其临床表现无特异性。确诊指标是发现血中有抗 vWF-FⅧ复合物抗体，血浆中 IgG 能与包被固定的 vWF 结合。

本病的治疗原则是去除病因。对有甲状腺功能低下患者用甲状腺治疗有可能使抗体消失。有出血症状者可输入冷沉淀物及含有 vWF 活性的 FⅧ浓缩剂。也可用激素、免疫抑制剂或静脉丙种球蛋白。

第四节　纤维蛋白溶解亢进引起的出血

原发性纤维蛋白溶解症在临床上并非少见。它是以纤溶为主而不伴发血管内凝血的综合征，出血较为严重，血小板计数正常，血浆纤维蛋白原含量减少而纤维蛋白降解产物明显增加，纤溶抑制剂治疗有效。引发原发性纤维蛋白溶解症的原因很多，老年人常见的原因如下：

1. **实体瘤** 老年人实体瘤的发生率较高，而许多实体瘤，特别是前列腺癌、乳腺癌、肾母细胞癌的癌细胞，均能释放纤溶酶原激活剂。患者血中尿激酶型纤溶酶原激活剂（urokinase type plasminogen activator，u-PA）抗原量可以正常或轻度增高，而组织型纤溶酶原激活剂（tissue-type plasminogen activator，t-PA）含量有时显著增高。另有报道膀胱肿瘤、少数肺癌患者也存在纤溶活性亢进。因而老年人实体瘤患者要注意纤溶亢进引起的出血。另外，实体瘤可能同时释放组织因子样物质，可同时并发弥散性血管内凝血（disseminated intravascular coagulation，DIC）。

此外，许多器官组织如前列腺、子宫、卵巢、肺及甲状腺等含有丰富的 t-PA，老年人因这些器官病变进行外科手术时，因血管内皮细胞受损可释放入血引起原发性纤溶。

2. **血液系统恶性肿瘤** 临床上急性白血病患者可以发生原发性纤溶亢进，最常见的是急性早幼粒细胞白血病。早幼粒细胞能释放纤溶激活剂和白细胞弹性蛋白酶，可以水解许多凝血因子和纤维蛋白原，也可以降解纤连蛋白和纤维蛋白，又可以使α2抗纤溶酶水解而失活。有些患者血浆中 t-PA 活性和抗原均显著增高。另有急性淋巴细胞白血病和恶性组织细胞增生症引起纤溶亢进的报道。因而，对恶性血液肿瘤患者出现出血症状，除了血小板降低外，也要考虑凝血机制异常的可能。

3. **药物性纤溶亢进** 老年人常因心血管疾病接受抗栓或溶栓治疗，抗栓药物如链激酶、尿激酶、组织纤溶酶活化剂，特别是链激酶-纤溶酶原复合物，可以激活纤溶酶原发性亢进。但是，由此引起出血症状者不多。治疗主要是去除病因，停止使用药物。在排除 DIC 后可以使用纤溶抑制药，发生低纤维蛋白原血症时可以输注纤维蛋白原。

4. **肝脏疾病** 肝脏既能合成纤溶酶原和α2抗纤溶酶，又能清除纤溶激活剂、FDP以及激活纤溶的代谢产物。即使在某些应激情况下内皮细胞释放大量 t-PA，而激活的纤溶酶原可在较短时间内即被肝脏所清除。而在慢性肝脏疾病者清除功能障碍，t-PA生物半存期（约 6 分钟）有所延长，FDP 浓度也显著增多，同时肝脏合成α2抗纤溶酶也降低。因纤溶抑制物减少，相应地纤溶激活物增高，导致纤溶亢进。另有一些患者血浆中游离 t-PA 抗原较高，但其活性极低，则可能与纤溶抑制物活性过高有关，患者可无纤溶亢进的表现。

需要注意的是，肝脏疾病，如急性肝炎、慢性肝炎、肝硬化，患者的出血是多因素所致的。有多种凝血因子在肝脏内合成，肝脏疾病常使凝血因子的合成减少。慢性肝脏疾病时因无效性血小板生成及破坏过多所出现的血小板减少也易于出血。在出血的患者经新鲜血浆、血小板悬液输注后而出血仍不止者，则应考虑肝脏疾病伴发原发性纤溶亢进的可能。

〔付　斌　李晓林〕

参考文献

［1］ Shovlin CL，Guttmacher AE，Buscarini E，et al. Diagnositc criteria for hereditary hemorrhagic telangiectasia（Rendu-Oster-Weber syndrome）［J］. Am J Med Genet，2000，91：66-67

[2] Vianellil N，Valdre L，Fiacchini M，et al. Long-term follow-up of idiopathic thrombocytopenic purpura in 310 patients [J]. Haematologica，2001，86：511-520

[3] 杨仁池，华宝来，季林祥，等. 老年人特发性血小板减少性紫癜 150 例回顾性分析 [J]. 中华老年医学杂志，2000，19（4）：268-270

[4] Stasi R，Brunetti M，Stipa E，et al. Selectve B-cell depletion with Rituximab for the treatment of patients with acquired hemophilia [J]. Blood，2004，103（2）：4424-4428

[5] Ando T，Tsuzuki T，Mizuno T，et al. Characteristics of Helicobacter pylori-induced gastritis and the effect of H. pylori eradication in patients with chronic idiopathic thrombocytopenic purpura [J]. Helicobacter，2004，9（5）：443-452

[6] 秦平，侯明. 成人原发免疫性血小板减少症诊断与治疗中国专家共识（2016 年版）[J]. 中华血液学杂志，2016，37（2）：89-93

[7] 杨仁池. 获得性血友病 A 诊断与治疗中国专家共识 [J]. 中华血液学杂志，2014，35（6）：575-576

第十三章　老年血栓性疾病

心脑血管疾病好发于老年人，并随着年龄的增长发病率、危险性逐渐增高。在西方国家与我国城市的发病率和死亡率都非常高，它已成为人类疾病中的头号杀手。目前，心脑血管疾病死亡占城乡居民总死亡原因的首位，农村为 45.01%，城市为 42.61%。中国心血管疾病患病率处于持续上升阶段，推算心血管疾病现患人数 2.9 亿，给社会和家庭造成了沉重的负担。在心脑血管疾病中血栓性疾病占大多数，因此，对于中老年血栓性疾病的预防和治疗，必须给予高度的重视。

第一节　血栓形成的分类及其机制

在活体的心脏或血管腔内，血液发生凝固或血液中的某些有形成分互相黏集，形成固体质块的过程，称为血栓形成（thrombosis），在这个过程中所形成的固体质块称为血栓（thrombus）。血栓的形成过程与生理性止血有相似之处，但也不尽相同。生理性止血通常是机体受到外界机械性损伤（如打针等），机体开始自我修复的过程，作用范围局限在受损部位，修复完成后则终止其过程。而血栓形成则是病理性因素引起的发病学过程，作用范围广泛，在空间和时间上超越了正常范围，最终导致血栓性疾病的发生。血栓的形成过程复杂，它是多因素的综合结果，其中包括血管壁、血液中的各种成分、血流速度、血液黏稠度及凝血纤溶活性等可能都起到一定的作用。

一、血栓的分类

（一）白色血栓（pale thrombus）

发生于血流较快速的部位（如动脉、心室）或血栓形成时血流较快速的时期如静脉混合性血栓的起始部，即延续性血栓（propagating thrombus）的头部。镜下，白色血栓主要由许多聚集呈糊状的血小板小梁构成，其表面有许多中性白细胞黏附，形成白细胞边层。白细胞参与血栓形成过程，除因纤维蛋白降解产物的趋化作用外，主要是由于活化血小板与白细胞间相互反应。这一过程中三对蛋白彼此结合，即血小板选择素（platelet selectin，PS）与白细胞的 PS 糖蛋白配体（platelet selectin-glycoprotein，PS-GP）-1，血小板的 CD40 配体（CD40L）与白细胞的 CD40 以及血小板的糖蛋白 Ibα 与白细胞的 Mac-1（CD11b/CD18）。在结合基础上，通过信息交流，对于促进与稳定血栓形成起着重要作用。在白色血栓中，血小板小梁之间由于凝血过程而形成网状的纤维蛋白索条，其网眼内含有少量红细胞。白色血栓肉眼观呈灰白色，表面粗糙有波纹、质硬，与血管壁紧连。

（二）红色血栓（red thrombus）

发生在血流极度缓慢甚或停止之后，其形成过程与血管外凝血过程相同。因此，红色血栓见于混合血栓逐渐增大阻塞管腔，局部血流停止后，往往构成延续性血栓的尾部。镜下，在纤维蛋白条索网眼内充满如正常血液分布的血细胞。肉眼观呈暗红色。新鲜的红色血栓湿润，有一定的弹性，陈旧的红色血栓由于水分被吸收，变得干燥、易碎、失去弹性，并易于脱落造成栓塞。

（三）混合血栓（mixed thrombus）

静脉的延续性血栓的主要部分（体部），呈红色与白色条纹层层相间，即是混合性血栓。其形成过程是：以血小板小梁为主的血栓不断增长以至其下游血流形成漩涡，从而再生成另一个以血小板为主的血栓，在两者之间的血液发生凝固，成为以红细胞为主的血栓。如是交替进行，乃成混合性血栓。在二尖瓣狭窄和心房纤颤时，在左心房可形成球形血栓；这种血栓和动脉瘤内的血栓均可见到灰白色和红褐色交替的层状结构，称为层状血栓，也是混合性血栓。

（四）透明血栓（hyaline thrombus）

这种血栓发生于微循环小血管内，只能在显微镜下见到，故又称微血栓，主要由纤维蛋白构成。

由此可知，由于血栓形成部位和条件的不同，故其类型和形态也不相同。白色血栓常见于动脉血栓形成如急性心肌梗死（acute myocardial infarction，AMI）或急性脑梗死（acute cerebral infarction，ACI）等；红色血栓常见于静脉血栓形成，如下肢深静脉栓塞（deep venous thrombosis，DVT）、肺栓塞（pulmonary embolism，PE）等；透明血栓常见于弥散性血管内凝血（DIC），通常发生于微血管。但是，在血管腔内漂浮的血栓大部分还是以混合血栓为主。

二、发病机制

血栓形成是血液在流变的状态下，止血机制过度激活的一种病理性的结局。这与血管内皮损害、血液成分改变、血流改变的三角关系失衡有关。

（一）血管壁的损伤

这是绝大多数血栓形成的首要原因。众所周知，正常的血管内皮具有抗血栓形成特性，主要反映在以下几个方面：

其一，血管内皮细胞（vascular endothelial cell，VEC）合成和释放前列腺素（prostaglandin I_2，PGI_2）和一氧化氮（nitric oxide，NO），抑制血小板活化；VEC表面的 CD39 可以水解腺苷二磷酸（adenosine diphosphate，ADP），抑制血小板活化的

正反馈过程。

其二，VEC 合成以硫酸乙酰肝素为主的葡胺聚糖，抗凝血酶与之结合，使血管内膜表面具有灭活丝氨酸蛋白酶（如凝血酶、FXa 等）作用。其次，VEC 合成血管内皮细胞蛋白 C 受体（endothelial protein C receptor，EPCR）和凝血酶调制蛋白（thrombomodulin，TM），促进凝血酶对蛋白 C 的活化，从而灭活凝血辅因子 FVa 和 FⅧa。另外，合成组织因子途径抑制物（tissue factor pathway inhibitor，TFPI），灭活 FⅦa/TF 和 FXa，抑制凝血过程的启动。

其三，合成和释放组织型纤溶酶原激活剂（tissue-type plasminogen activator，t-PA）促使纤溶酶原活化成为纤溶酶。但当血管内皮受损时 VEC 表现为促进止血和血栓形成的特性，主要包括：

（1）合成和释放血小板活化因子（platelet activating factor，PAF）和血栓烷 A_2（thromboxane A_2，TXA_2），促进血小板活化。合成和释放抗血管性血友病因子（von willebrand factor，vWF），促进血小板黏附和聚集。

（2）在内毒素、炎症介质（如 TNFα，IL-1β 等）、缩血管活性物质（如血管紧张素Ⅱ等）以及凝血酶等刺激下，VEC 可以表达组织因子和 FV，并可表达 FIX 受体与 FX 受体，促进凝血过程的启动与进行。实际上，内皮下成纤维细胞与血管平滑肌表面均存在组织因子，只要内皮缺损后，血液中的 FⅦa 迅速与这些细胞表面组织因子结合，便可启动凝血。

（3）合成和释放纤溶酶原活化素抑制物（plasminogen activator inhibitor 1，PAI-1），抑制 t-PA 对纤溶酶原的激活作用；并且 VEC 的凝血酶调制蛋白（thrombomodulin，TM）与凝血酶结合也可激活凝血酶活化纤溶抑制物（thrombin-activatable fibrinolysis inhibitor，TAFI），具有阻断纤溶过程的正反馈作用。在血管壁受到病理损害后，血管内皮抗栓特性改变，并且表现为促栓特性，因此，体内血栓形成大多与此有关。至于动脉粥样硬化斑块，其中泡沫细胞来自巨噬细胞衍化，含有大量组织因子。因此，动脉粥样硬化斑块破裂必然引起局部血栓形成。

引起血管内皮细胞损伤的因素包括：

（1）物理因素：如高切应变力、高血压、机械性创伤、外科手术、肺动脉高压、放射线等。

（2）生物因素：如细菌、内毒素、病毒、凝血酶、白三烯、TNF、动脉粥样硬化斑块、生物毒素等。

（3）化学因素：如 CO、氧化型低密度脂蛋白、乳酸、同型半胱氨酸增多、高血糖、儿茶酚胺、药物、化学物品等。

（4）免疫因素：免疫复合物、活化补体、白介素-1、白介素-2、异种蛋白、药物抗原、修饰后的 LDL 等。

（5）局部因素：内皮表面硫酸乙酰肝素减少、电荷改变、凝血酶调节蛋白表达降低等。

（二）血液成分的改变

血小板、白细胞、凝血因子及纤维蛋白原的增多，抗凝物质与纤溶物质的减少，或出现副凝现象，这些血液成分的改变促使血栓形成。

1. 血小板的改变

（1）血小板的黏附和聚集作用增强：在血栓形成的过程中，血小板膜 GPⅡb/Ⅲa，通过纤维蛋白原和 Ca^{2+} 与其他血小板发生聚集反应。血小板活化释放的 ADP、TXA_2、5-HT 和血小板活化因子（PAF）等进一步放大血小板聚集。

（2）血小板的释放反应导致凝血活性增强：已活化的血小板释放出多种促凝物质，如纤维蛋白质、FV、FⅪ等。活化血小板还会形成和释放富含组织因子的磷脂微粒。血小板因子 4（PF_4）可以中和血管内膜糖胺聚糖的抗凝作用。

（3）血小板抑制血栓形成区域的局部纤溶，这主要与血小板释放高浓度的 PAI-1 与 α_2 抗纤溶酶等有关。

（4）血小板源性物质对血管内皮细胞的损伤：血小板释放的一些物质如 TXA_2、5-HT、PAF、血小板衍生的生长因子（platelet derived growth factor，PDGF）等可以损伤血管内皮细胞；$TGF\beta_1$、5-HT、PDGF 也可以抑制内皮细胞增生，妨碍内皮细胞损伤后的修复。活化的血小板的 GPⅡb/Ⅲa 数量发生改变，血小板上的胆固醇、饱和脂肪酸增加，有利于血栓形成。最近的研究表明，平均血小板体积（mean platelet volume，MPV）升高与 DVT 和 MI 风险增加有关。

2. 白细胞的变化

（1）白细胞数量的增高本身就是心脑血管疾病的危险因素之一。在变态反应、炎症、排斥反应等病理过程中，局部组织中的小血管常有微血栓形成，这与单核吞噬细胞系统、致敏淋巴细胞及中核多形核细胞的局部有关。

（2）白细胞黏附和聚集性增高：血管内皮受损后，引起血小板、凝血和补体系统的激活，释放的活性物质可以促进白细胞黏附和聚集在血管壁上。另外，在粒细胞、单核细胞和淋巴细胞的表面上有许多黏附蛋白或黏附分子的受体，使得白细胞-血小板与白细胞-血管内皮细胞间相互反应增强。

（3）白细胞产生的促凝物质增多以及释放的细胞毒物质增多：内毒素、免疫复合物及激活的补体可以结合到在白细胞表面的受体上，产生和释放组织因子（tissue factor，TF），形成 FⅦa/TF 复合物，启动凝血过程。中性粒细胞在白三烯 B_4、C_4 和 E_4、补体活化产物 C_{5a}、IgG、抗原抗体复合物等物质作用下，可产生和释放活性氧如溶酶（为弹性蛋白酶等）。

（4）白细胞流变性减低：激活后的白细胞伸出伪足或突起，使胞质硬度增加，变形能力降低，白细胞容易集聚在微血管内，引起血流迟缓，血流淤滞，引起微血管血栓。

（5）研究表明白细胞的 PSGP-1 与活化的血小板膜表面 PS 结合，促使血小板释放基质金属蛋白酶，这与动脉粥样硬化不稳定斑块破裂造成急性冠状动脉事件有关。

（6）中性粒细胞中的炎性体激活，炎性体是一种多蛋白复合物，主要在骨髓细胞中表达，调节白细胞介素-1（IL-1）家族蛋白如 IL-1β 和 IL-18 的产生，并形成一个 caspase-1 活化平台，导致产生亲-炎症细胞因子。NLRP3 炎性体是研究最多的炎性体，最近研究表明炎性体激活在中性粒细胞和/或巨噬细胞中继发于缺氧的静脉血栓形成中起作用。

3. 中性粒细胞胞外诱捕网（neutrophil extracellular traps，NETs）与血栓形成 NETs 是由 DNA 组蛋白和抗微生物蛋白组成的网状结构，可以捕获和杀死细菌和其他病原体。NETs 可能对内皮细胞有毒性作用。活化的内皮细胞又可以诱导 NETs 形成，由此产生恶性循环。虽然 NETs 在静脉血栓形成中的作用已确立，但其对动脉血栓形成的作用仍在研究中。

4. 红细胞的改变 红细胞是止血和血栓形成的重要参与者。其主要机制为：

（1）血细胞比容升高易使血小板与活化的内皮细胞相互作用，从而促进止血或血栓形成。

（2）红细胞轴向集中从而导致血管壁附近血小板累积。红细胞轴向集中随后局部黏度降低导致血管壁剪切应力降低，导致一氧化氮局部释放减少，一氧化氮缺乏会促进细胞活化及血栓形成。

（3）红细胞可以通过与活化的内皮细胞和/或暴露的内皮下基质特异性相互作用促进血栓形成。

（4）在细胞凋亡或红细胞损伤时，红细胞膜表达磷脂酰丝氨酸并为凝血酶原激活提供活性表面。

（5）包括红细胞在内的各种细胞的活化、衰老和凋亡伴随着称为微泡或微粒（microparticle，MP）的微观细胞外膜结构的形成。MP 增强了血液高凝状态。循环中的 MP 可以内化游离血红素并将其转移至血管内皮，促进血管闭塞，或通过凝血酶介导的补体系统激活促进全身炎症反应。

（6）受损的红细胞释放对许多细胞和组织有毒的游离血红蛋白和游离血红素。游离血红素上调血红素加氧酶活性，产生活性氧，直接激活内皮细胞和巨噬细胞。其次，免疫溶血伴随着 TNF-α 的产生，其诱导内皮细胞中的组织因子表达，并且降低血栓调节蛋白的内皮表达。

5. 凝血和抗凝因子的改变 与血栓形成密切相关的凝血因子主要是纤维蛋白原和因子Ⅶ。纤维蛋白原是动脉血栓形成的危险因子。血浆纤维蛋白原作为血液组成成分，其分子质量大、浓度高、具有聚合作用，是除红细胞外血液中决定血液黏度的第二重要因素。血浆纤维蛋白原水平增高，可以改变血液流变学指标，尤其是血液黏度，而血液黏度和血液流变学指标又与内皮细胞损伤和血栓形成等多种效应有关。另外，血浆纤维蛋白原是血小板聚集的最主要的桥联物质，其水平增高可促进血小板聚集性增强。血浆纤维蛋白原水平异常也与血管壁异常有密切的关系。因血浆纤维蛋白原水平增高时，其降解产物刺激血管平滑肌细胞向内膜迁移并增殖，导致血管壁增厚、硬化和管腔狭窄。血浆纤维蛋白原及其产物沉积于血管壁，可以成为动脉粥样硬化斑块的成分，使动脉粥样硬化斑块处血管腔更加狭窄；血浆高纤维蛋白原水平使斑块帽变薄、动脉斑块发生溃疡，从而启动了血栓形成过程。

FⅦ或循环中的 FⅦa 都与动脉血栓疾病有关。研究表明，FⅦ增高同样也是心肌梗死的危险因子，其理由是：

（1）在以酶原形式存在血浆的凝血因子中，唯 FⅦ是以活性形式 FⅦa存在于循环血液中。只要与组织因子（tissue factor，TF）结合，形成 FⅦa/TF 复合物，便可启动凝血过程。

（2）在动脉粥样硬化斑块裂隙中单核细胞和巨噬细胞所表达的组织因子可与 FⅦ相结合，有助于纤维蛋白的快速形成。

（3）在血浆中 FⅦ水平与血浆三酰甘油浓度存在正性相关。另外，FⅦ水平随着年龄的增长而增长。

抗凝蛋白严重减少也是血栓形成的重要原因。在临床上比较肯定与易栓症（遗传性血栓倾向）有关的抗凝蛋白有抗凝血酶、蛋白 C、蛋白 S 缺乏以及蛋白 C 耐受。抗凝血酶、蛋白 C、蛋白 S 缺乏在一般人群中极少有此类因子的基因缺陷，但在血栓前状态和静脉血栓危险性增高的人群中大多有基因缺陷存在，此类因子基因缺陷在动脉疾病中的作用尚不清楚。除此之外，组织因子途径抑制物（tissue factor pathway inhibitor，TFPI）是组织因子途径的重要抑制因子，通过形成 FⅩa·TFPI·FⅦa/TF 四聚体而发挥其抑制作用。临床上的抗凝蛋白的减少大多是获得性的，主要与肝脏和血管内皮严重受损有关。

6. 纤溶系统的改变　免疫组织化学表明动脉粥样硬化部位的内膜中 t-PA 含量明显减少甚至消失。与此同时，这些部位的 PAI-1 含量明显增高。因此，严重动脉粥样硬化必然导致纤溶活性降低，这也是血栓形成易于发生的重要原因之一。

7. 同型半胱氨酸（homocysteine，Hcy）增多　研究表明，绝大多数患者的 Hcy 浓度变化与遗传异常有关，其增多是由于编码甲硫氨酸代谢转换酶系的多基因所致。除此之外，环境和营养因素也不可忽视。血浆 Hcy 轻度增加（$16\sim24\ \mu mol/L$）是动脉血栓形成的独立危险因素，其对血栓形成的作用程度与血胆固醇浓度增高的血管损伤效应相同。Hcy 浓度增高引起动、静脉血栓的可能机制是：

（1）Hcy 可使血管内皮细胞表层脱落，平滑肌细胞增生，血管内膜增厚。

（2）Hcy 可增加血管平滑肌细胞 DNA 合成，使血管壁中层增厚。

（3）抑制血管壁硫酸乙酰肝素合成，降低抗凝特性。

（4）抑制血管内皮细胞 PGI_2 和 NO 的合成，促进血小板活化。

（5）降低血管内皮细胞凝血酶调节蛋白表达，从而抑制蛋白 C 的活化。

（6）抑制血管内皮细胞 TFPI 表达，导致 TF 与 TFPI 失衡。

（7）高 Hcy 通过细胞氧化应激和内质网应激引起内皮功能障碍。

8. 血脂异常　血浆脂质增加、脂质比例和/或脂质质量的改变都可能引起血管（特别是大、中动脉）内皮细胞的损伤，脂质沉积在血管内膜并侵入至内皮下。同时单核吞噬细胞系统在病变局部移行积聚，吞噬大量脂质后转变成泡沫细胞，最后形成粥样斑块。另一方面，血脂异常也引起血管内皮细胞及白细胞、血小板等的功能改变，凝血活性的增加以及纤溶系统的抑制。因此，血脂异常可通过多种途径促进血栓形成。大量研究证明，血中低密度脂蛋白-胆固醇升高，高密度脂蛋白-胆固醇减低和三酰甘油升高与动脉粥样硬化斑块的发展密切相关。而动脉血栓形成绝大部分是在动脉粥样硬化基础上发生的。令人特别注意的是载脂蛋白 A (Apolipoprotein A, Apo A),它的基因与纤溶酶原基因靠近,两个蛋白具有较大同源性。因此 Apo A 可以竞争性抑制纤溶酶原与纤维蛋白结合,因而可以降低纤溶活性,促进血栓形成。此外,Apo A 可能通过有关受体途径促进巨噬细胞转化为泡沫细胞,加速动脉粥样硬化的发展。

9. 超大分子 vWF 血浆 vWF 是作为因子Ⅷ的载体蛋白而在凝血中发挥作用。近年来研究发现血浆中血管性血友病因子裂解酶(vWF-CP,又称为 ADAMTS13)。缺乏可能是血栓性血小板减少性紫癜(thrombotic thrombocytopenic purpura,TTP)发病的关键因素。vWF-CP 缺乏分先天性和获得性两种,后者多为免疫抑制物所致。正常情况下,内皮细胞表面的 ADAMTS-13 防止异常超大的 vWF 多聚体进入血液循环。各种原因导致的 ADAMTS-13 活性降低,将使血中出现异常巨大的 vWF 多聚体,这种多聚体能暴露出许多与血小板结合的部位。黏附在多聚体上的血小板,可诱导其他血小板活化。活化的血小板的 GPⅡb/Ⅲa 通过纤维蛋白原桥联而发生血小板聚集,从而形成血小板血栓。在以败血症为代表的获得性 ADAMTS-13 缺乏的情况下,超大 vWF 多聚体出现在循环血液中,引起血小板活化,从而引起血管内血栓形成,其与严重器官衰竭相关。据报道,血浆中高 vWF 与动、静脉血栓有一定关系。大量研究表明,内皮细胞受刺激或损伤以及机体处于应急状态时,血中 vWF 水平升高,发生静脉血栓危险性增加。vWF 又是一种急性时相反应蛋白,在一些急性时相反应时,尤其是在类风湿病、血管炎、恶性肿瘤及大手术后等可显著升高,增加发生静脉血栓的风险。病理情况下,vWF 不但在血小板黏附聚集过程中发挥关键作用,还可作为Ⅷ因子的载体蛋白支持凝血活化,进而促进高凝状态的形成,对于获得性易栓症患者容易发生静脉血栓。

10. C 反应蛋白(C reactive protein,CRP) 它主要是由 IL-6、IL-1β 和肿瘤坏死因子(TNF)诱导肝脏合成的,其他组织如脂肪组织也能够在促炎作用下合成 CRP。CRP 通过抑制一氧化氮,增加内皮素-1 的产生,从而导致内皮功能障碍。CRP 还可通过激活补体系统、诱导细胞凋亡、血管细胞活化、白细胞募集、脂质积聚、血小板聚集促进血栓形成。单体 CRP 能够通过诱导血小板活化,上调 P-选择素来促进血小板血栓形成。

11. 抗磷脂综合征常伴有血栓倾向 抗磷脂综合征(antiphospholipid antibody syndrome,APS)血液中持续存在抗磷脂抗体(antiphospholipid antibody,APA)。血栓是 APS 最重要的病理特征,但是 APA 诱导血栓发生的机制仍不十分明确。研究表明,APS 患者血栓的发生是多因素相互作用的结果,主要因素包括:β2GPI 的构象改变,抗原抗体复合物对血管系统细胞成分(血管内皮细胞、单核细胞、血小板、中性粒细胞)的激活,凝血组分(凝血系统、抗凝系统、纤溶系统)的紊乱,炎性介质(补体、细胞因子)的参与等。

(三)血流的变化

由于密度的关系,在正常流速和正常流向的血液内,红细胞和白细胞在血流的中轴(轴流),外层是血小板,较红细胞和白细胞流动得缓慢,外围是一层血浆带(边流),将血液的有形成分和血管壁隔绝,阻止血小板和内膜接触。血液在血管里的速度可影响血栓的大小、位置和结构。血流缓慢可有更多的血小板接触管壁，产生边流并依据线性方向黏附于血管壁。血流的淤滞或涡流激发血小板的活化，血小板与内皮细胞相互作用，被激活的凝血因子和凝血酶能在局部达到凝血过程所必需的浓度引起血栓形成。老年人血流缓慢，血液中纤维蛋白原、血清球蛋白、血脂等增高，均可使血液黏度增高。当红细胞增多、压积增加，或红细胞聚集性增高时，也可使血液黏度增高，由此容易引起血栓形成。

第二节　老年人的血栓倾向及其预防

与一般成年人相比较，老年人更容易发生血栓形成。实际上，血栓栓塞性心脑血管疾病已成为老年人的主要疾病。在老年人的死因中，这种疾病已占第一位。

一、老年人易发血栓的机制

（一）血管内皮的损伤

随着年龄的增长，老年人血管壁的老化现象日益严重，极易形成血栓，动脉突出表现为粥样硬化与内膜凹凸不平，静脉则表现为血管内膜粗糙与静脉瓣的萎缩。老年人由于大动脉弹性缓冲作用减弱，主动脉压升高，这会促进血管内皮损伤的发展。冠状动脉直接发自升主动脉根部，所承受的动脉血压最高，血管内皮最易受损，因此在老年人血栓倾向所致的疾病中，冠心病和心肌梗死是最常见的。其次，颈内动脉的窦内段及前床突上段经历两次很大弯曲而成为大脑中动脉，此处涡流现象严重，内皮极易损伤，故老年人易产生脑血栓。现在还认为自由基是老化性改变的重要原因。其中，氧自由基及其他活性氧对内皮细胞的损害也是老年性血栓倾向的重要原因。大量资料显示：随着年龄的增长，内皮受损，抗栓功能降低；同时促栓因子增加或不变，因而易于血栓的形成。此外，老年人多发的高血压、高血糖和高胆固醇血症均可以加重血管内皮细胞的损伤，并且它们对内皮的损伤可能有协同作用。

高血压可以引起血管内皮的损害。在高血压患者血浆中如存在较高水平的可溶性血管内皮细胞蛋白 C 受体（endothelial protein C receptor，EPCR）、vWF 和可溶性的凝血酶调制蛋白（thrombomodulin，TM），则标志着内皮的损害或功能障碍。研究表明血浆中这 3 个特异性分子的同时升高与高血压程度呈正相关，它们可以作为心血管疾病发展的预测因子。另外，高血压患者血管壁应力和剪切力增加，去甲肾上腺素、内皮素、血管紧张素 Ⅱ 等活性物质增多，它们都促使血管内皮功能受损。

高血糖状态下能引起一系列的代谢紊乱，并且使血管收缩性增强，转化生长因子及血管内皮细胞生长因子表达增加，并引起基质合成增多，血管壁增厚。这些变化导致微血管、小血管病变，最终脑灌注减少。此外，还能够加重缺血半暗带线粒体的损伤，在脑缺血损害很短时间内葡萄糖过多，发生无氧酵解，从而使细胞内乳酸过多堆积而发生酸中毒，加重神经细胞和神经胶质细胞的损害。另外，高血糖还可引起蛋白糖基化和脂质代谢障碍，使大动脉粥样硬化加快，血液黏度增高，这一切因素均可引起血栓的形成，尤其与脑血栓关系密切。

（二）血小板的改变

老年人血小板的数量并无明显不同，但是血小板的质量却已经有了显著的变化。随着年龄的增长，人血小板对肾上腺素与 ADP 等激活物的反应性随着年龄的增长而增强，这主要是因为老年人肾上腺素能受体数量分布改变所致，使得结合的容量增加，而并非亲和力增加。实验证明老年人血小板膜上 β 肾上腺素能受体减少，而 α_2 肾上腺素能受体增多，使得 cAMP 减少，促进血小板聚集与释放，这可能是老年人血小板反应性增高的主要原因。其次，老年人血小板不仅合成 NO 减少，而且对它的反应性降低，故老年人血小板易于活化。此外，老年人 vWF 裂解酶表达减少，从而引起血中 vWF 多聚体增加，这也是血小板聚集性增高的原因之一。

（三）凝血与抗凝系统的改变

由于老年人血浆中纤维蛋白原、FⅦ、FⅧ/vWF 均较高，故老年人在不同程度上都存在凝血功能的亢进。调查证明血浆纤维蛋白原含量随着年龄的增长而进行性升高，这主要是老年人血管内皮损伤，纤溶活性降低所致。但也有人认为老年人血管内皮受损严重，可能存在慢性隐性血管内凝血，从而导致纤维蛋白原代偿性增多。在循环血液中，vWF 主要来自血管内皮细胞，其增多无疑是血管内皮受损的反映。在冠心病老年患者中，vWF 的平均含量明显高于健康的老年人。据报道老年人血浆中可溶性组织因子（tissue factor，TF）较青年人高，FⅦa/TF 复合物是凝血过程的启动因子，老年人血液中因子Ⅶ与 TF 同时增加，显然易于发生高凝状态。

老年人抗凝系统也有不同程度的改变，据报道，老年人的抗凝血酶（antithrombin，AT）降低，其原因可能是受损的血管内皮细胞 AT 的合成和分泌减少所致，但也可能与慢性隐性 DIC 使 AT 消耗过多有关。另外，不饱和脂肪酸的脂质过氧化物也能够直接抑制 AT 的活性。因此，凝血-抗凝系统的不平衡也是老年人血栓倾向的重要原因之一。

（四）纤溶-抗纤溶系统的改变

关于老年人纤溶-抗纤溶系统的改变，国内外的报道不一致。国内报道老年人特别是伴有老年性疾病者一般存在不同程度的纤溶亢进，表现为血浆纤溶酶原减少，纤维蛋白降解产物增多。由于同时存在血浆纤维蛋白原增多，因此老年人纤溶亢进属于继发性。这种改变主要是老年人的血管内皮受损，存在慢性血管内凝血所致。欧美报道老年人存在纤溶活性降低，认为与老年人血管广泛受损，tPA 合成和分泌减少所致。此外，老年人自身抗体增加以及纤维蛋白-纤溶因子复合物不断被网状内皮系统清除，也可能是重要原因之一。机体除了产生 t-PA 外，还分泌一定量的单链尿激酶。尿激酶在血浆中可随着年龄的增长而增高，另外它的分泌还与恶性肿瘤有关，因为血管内皮与其他多种细胞（如成纤维细胞）膜上存在尿激酶受体，它介导的信号转导与细胞生长和迁徙有关。

（五）血液流变学的改变

老年人的血液流变学也存在明显的改变：

（1）由于纤维蛋白原升高，红细胞易于缗钱状串联，故在低切速率的情况下，全血黏度增高，但在高切变速条件下，改变相对不明显。

（2）老年人血浆黏度增高明显，这与纤维蛋白原、vWF 及免疫球蛋白等大分子增多有关。

（3）随着年龄的增长，血沉逐渐增高。这也是红细胞易于聚集的反映。

（六）促性腺激素-性激素的改变

心脑血管疾病的发生率和死亡率男性均高于女性；而在女性绝经、双侧卵巢切除与先天性卵巢发育不全者，其心肌梗死的发病率明显增高。这些实验表明老年人的促性腺激素、性激素与老年人血栓倾向有关。放射免疫法证明 50 岁以上的男性血中的睾酮水平随着年龄而降低，70 岁左右只有 20 岁的一半，并停留在较低水平；但是雌二醇却进行性增高。过去认为雌激素有预防心肌梗死的作用，但是临床表现却相反。在临床上应用雌激素防止冠心病，其结果心肌梗死却反而升高，口服雌激素避孕者，心肌梗死的发病率也增高。因此可见，高雌激素血症或睾酮/雌二醇比值减小是血栓形成的危险因素。实验表明，高浓度的雌激素可以增加血小板的数量，对刺激物的反应性增高。血浆中多种凝血因子（纤维蛋白原、凝血酶原、FⅧ与FX）增多，同时抗凝血酶降低，抗纤溶酶活性增加等。除了睾酮减少和雌激素增加的同时，血中孕酮的含量也发生变化，一般在老年前期逐渐升高，老年期逐渐减少，这与肾上腺皮质的代偿能力有关。另外，还有促黄体素和卵泡刺激素在老年人也升高。有研究表明，激素替代治疗容易引起深静脉血栓，而雌激素与促黄体生成素联合应用引起血栓的风险大过单独使用雌激素。但是，促性腺激素对于老年人血栓倾向的关系，尚有待进一步研究。

（七）其他

老年人体力减弱，好静，尤其在冬季户外活动减少都容易发生血栓倾向。并且老年人多病，时常卧床不起或少起，这些都会引起某些部位的血流停滞，从而促进血栓形成。此外，许多老年性疾病（动脉粥样硬化、冠心病、心肌梗死、脑血管疾病、糖尿病等）都会引起血管内皮、血小板、凝血、抗凝与凝血系统的变化，还伴有网状内皮系统功能降低，这些也都是老年人发生血栓倾向的原因。

二、老年人血栓形成的预防

老年人血栓形成的预防是一个很复杂的问题，其目的在于降低高凝倾向，避免血栓形成。一般有以下几种综合措施。

（一）保持良好的心态

情绪激动或长期抑郁，都会使自主神经系统与内分泌紊乱，如血中的儿茶酚胺含量增高，可使血小板数量和反应性增高，同时引起血中纤维蛋白原、因子Ⅷ：C与

vWF 的含量都明显增高。老年性改变本身使机体存在血栓倾向，这些变化则可促进血栓形成。因此，保持良好的心态非常重要。

（二）适当运动

老年人应进行必要的体力劳动与健身体操，避免长期卧床。凡需要持续卧床者，也应该在床上进行四肢屈伸运动，以避免或减少肢体淤血。预防血栓形成的简易实用办法就是抬脚。医学上称为踝泵练习。通过踝关节的运动，起到像泵一样的作用，增强下肢的血液循环，预防血栓的形成。

（三）保护血管内皮与控制动脉粥样硬化

1. 降低血脂　他汀类药物即羟甲基戊二酸单酰辅酶 A（hydroxymethyl glutarate monoacyl coenzyme A，HMG-CoA）还原酶抑制药，具有竞争性抑制胆固醇（TC）生物合成初期阶段的限速酶 HMG-CoA 还原酶的作用，减少肝内 TC 的合成，使肝细胞膜上的低密度脂蛋白（LDL）受体活性及数目增加，提高肝脏对循环血中 LDL 的清除，从而降低血清胆固醇（total cholesterol，TC）及 LDL 水平。在临床上他汀类药物降血脂的疗效明显，另外，它还具有改善血管内皮功能、抗炎和稳定动脉粥样硬化斑块的作用。

2. 控制高血压和高血糖　高血压和高血糖是引起老年性血栓的重要因素，两者都会引起血管内皮受损和血液成分朝向高凝方向变化，因此老年人应定期检测血压与血糖，一旦出现升高的预兆，应及时采取降压与降糖的措施。

3. 控制炎症　研究表明炎症与血栓形成之间存在着密切的联系，一方面炎症促进高凝状态。炎症因子如 TNF-α、IL-1 等可以刺激血管内皮细胞表达组织因子，IL-6 也能上调纤维蛋白原及急性期反应蛋白的表达。不仅如此，炎症因子还能下调抗凝物质，如 TNF-α 可以下调凝血酶调制蛋白（TM）和内皮细胞蛋白 C 受体（EPCR）的表达，两者均是蛋白 C 发挥抗凝作用的先决条件。在动脉粥样硬化斑块中的 EPCR 和 TM 均被严重地下调，潜在地通过局部凝血酶生成和相继的金属蛋白酶活化，从而使斑块易于破裂而发生血栓形成。另一方面，促栓物质可以促进炎症的发生。凝血酶是目前研究得最广泛的参与细胞激活和炎症反应的酶，它是一种多功能的丝氨酸蛋白酶，除使纤维蛋白原转变成为纤维蛋白外，凝血酶也通过蛋白酶激活受体（protease activated receptor，PAR)-1 引起白细胞和内皮细胞活化，这在急性和慢性炎症过程中发挥重要作用。FXa 是另一个能促进炎症反应的酶，它能通过 PAR-2 和效应器蛋白酶受体（effector protease receptor，EPR)-1 激活细胞。在血管内皮上，FXa 能引起一些介质如 IL-6、IL-8 和核细胞趋化蛋白（MCP)-1 的合成与释放，从而引起更强烈的炎症反应。FⅦa/TF 复合物均能促进血管内皮细胞释放炎症介质（如 IL-6、IL-8），这一作用部分是通过 PAR-2 的激活介导。对单核-巨噬细胞系统，FⅦa/TF 复合物也可引发一系列的促炎反应。因此，对老年人而言，无论急性还是慢性炎症，均应及时采取有效的治疗。

（四）必要时进行抗凝

具有血栓形成既往史、偏瘫、心力衰竭、大手术后及恶性肿瘤的老年患者，特别是实验室检查疑有高凝状态时，应当采取以下措施：

1. 抗血小板药　常用阿司匹林 50～100 mg/d 或与双嘧达莫（潘生丁）50～100 mg，每日 3 次合用。若存在重度血小板活化，则应加用氯吡格雷（波立维）75 mg/d。

2. 抗凝血药　作为预防血栓形成，一般不需要用抗凝治疗，若有高凝状态则可注入低分子肝素。在紧急情况下，应先用肝素数日，然后再以口服抗凝血药维持。由于抗凝药是通过肝、肾进行代谢的，而老年人一般存在肝、肾功能的降低，故在应用时宜从小剂量开始，并及时监测以防蓄积引起出血。

（五）给予同化激素

司坦唑醇（康力龙）的雄激素活性很弱，但有明显的同化（促进蛋白质合成）作用。实验证明司坦唑醇可以使 AT 与蛋白质 C 活性增高，并且纤溶增强。临床结果表明，司坦唑醇对老年人手术后血栓形成有明显预防作用，一般每次口服 2～4 mg，每日 2～3 次，注意服药期间定期检查肝功能。

（六）给予抗活性氧药物

活性氧是衰老发生发展的重要因素，而维生素 E 是有效的抗氧化剂，因此在临床上维生素 E 可能成为重要的抗衰老药。维生素 E 可以抑制脂质过氧化物形成，也可促进 PGI_2 生成，从而抗血小板聚集与抗凝；同时还可以使中、高密度脂蛋白（high-density lipoprotein，HDL）增加，因此老年人应适量服用维生素 E。国内临床实践表明，大剂量的维生素 E 可以使老年人的血浆纤维蛋白原回降、FDP 减少，表明维生素 E 可以对老年血栓倾向与继发性纤溶具有抑制作用。小剂量的维生素 E 可以增强机体的免疫功能。另外，硒也可使脂质过氧化物生成减少，促进 PGI_2 生成，并可以预防血栓的形成。

（七）注意饮食

老年人应该避免高胆固醇饮食，还要注意提高不饱和脂肪酸/饱和脂肪酸的比值。实验表明花生五烯酸可使血小板对致聚物的反应降低，这主要与 TXA_2 减少有关。多项流行病学调查发现，常食用富含 n-3 脂肪酸的鱼类，特别是海鱼或鱼油制剂，可以降低冠心病的发病率和死亡率。新近研究表明，多种不饱和脂肪酸如 α 亚麻酸、鱼油不饱和脂肪酸和二十二碳六烯酸等均能影响血栓形成。日常饮食中，黑木耳与大蒜能抑制血小板功能，洋葱、大蒜能增强纤溶活性，豆豉含有大量能溶解血栓的尿激酶，生姜能降低血液黏度，减少血小板凝集，预防心脑血管梗死。此外番茄、核桃、鸡蛋、猕猴桃等食物都有一定的抗栓作用。定期适量地食用这些食物，对预防血栓形成是极为有利的。

（八）培养正确的生活嗜好

研究发现，吸烟可以促进血栓性疾病的发生和发展，长期吸烟可以加重老年人的高脂血症，抑制血管内皮 NO、PGI_2 与 t-PA 的合成。因此，老年人特别是心脑血管疾病患者，戒烟十分必要。少量饮用低度酒可以提高血中高密度脂蛋白与降低低密度脂蛋白含量。葡萄酒中的多酚类物质尤其是白藜芦醇具有明显的抗栓效应，适量饮用可以防止动脉粥样硬化和血栓形成。而大量酗酒或长期饮用高度酒，可损害肝、胃，提高血中三酰甘油和胆固醇的含量，促进动脉粥样硬化的发展。另外，适量饮茶有利预防血栓，茶碱能抑制磷酸二酯酶，提高细胞内 cAMP 的浓度，抑制血小板聚集和释放。其次，茶多酚具有抗氧化作用。但长期大量饮用浓茶则可促进动脉粥样硬化的形成。其三，茶叶中的维生素 C 也可降低活性氧对机体的损害。

第三节 静脉血栓性疾病

老年静脉血栓栓塞（venous thrombembolism，VTE）包括深静脉血栓形成（DVT）和肺栓塞（pulmonary embolism，PE），其发病率随年龄增长呈指数增加。老龄可作为 VTE 的独立危险因素，且与多种急、慢性疾病及可能造成的凝血及抗凝血系统的失衡有关。65 岁以上老年人引起 DVT 的主要危险因素是急性病（如卒中、心肌梗死、远端肢体和骨盆骨折、外科大手术特别是矫形手术），或慢性疾病（如慢性阻塞性肺疾病、心力衰竭、静脉血栓形成和恶性肿瘤）而使肢体固定或使身体活动量减少。大约 60％的 75 岁以上老年人关节或肢体固定是 PE 的危险因素。而 PE 常因下肢近端深静脉包括静脉的 DVT 引起。故对疑有 PE 者应常规行下肢非侵入性检查，以确定有无下肢 DVT。未诊治的 DVT 可能引起长期的血栓形成后综合征，并易再发 VTE。

一、静脉血栓形成危险因素

静脉血栓危险因素包括先天性和获得性的，一般来说易患静脉血栓的倾向来自于高活性的凝血途径、低活性抗凝机制或低活性纤维蛋白溶解。编码这些途径中的蛋白的基因突变在静脉血栓形成中起着重要作用。迄今为止，已发现的抗凝血蛋白不下 10 种，如抗凝血酶（AT）、蛋白 C（protein C，PC）、蛋白 S（PS）、肝素辅因子（heparin cofactor，HC）Ⅱ、组织因子途径抑制物（TFPI）、凝血酶调制蛋白（TM）、富组氨酸糖蛋白等，这类蛋白质的含量缺乏或异常，则抗凝机制削弱，易导致血栓形成。临床上比较肯定的与易栓症有关的抗凝蛋白是 AT、PC、PS。有明确家庭史的复发性血栓病患者 15％～50％可得到病因诊断。杂合子患者 20 岁之前，血栓的危险性很小。50～80 岁之间首次血栓发生者占 1/4。因此，对老年人血栓病尚应考虑遗传性杂合子状态的可能性。

二、静脉血栓的发病机制

静脉血栓主要由纤维蛋白和红细胞组成，其间有不等量的血小板和白细胞。静脉血栓的形成、发展和消退是促血栓形成因素和抑血栓形成因素之间平衡的结果。促血栓形成的因素包括静脉血流淤滞、凝血因子活化和静脉壁的损伤。抑血栓形成因素包括：循环中凝血因子抑制物［AT，TFPI，APC，HCⅡ和蛋白质 Z 依赖性蛋白酶抑制剂（protein Z-dependent protease inhibitor，ZPI）］对活化凝血因子的灭活；网状内皮系统和肝脏清除活化凝血因子和可溶性纤维蛋白复合物；来自血浆、内皮细胞和白细胞的纤溶酶水解纤维蛋白。老年人可能是由于衰老、随年龄增加的各种疾病而易患血栓栓塞，衰老本身可在止血平衡过程中激活凝血系统而造成血栓形成。有研究证实，年龄每增加 10 岁，血清纤维蛋白原大约增加 100 mg/L。同样也监测到，老年人血浆 FⅦ和 FⅧ及凝血酶特异作用标记的纤维蛋白肽 A 的浓度也升高。与年龄有关的胆固醇/磷脂成分的改变，也可能促进血小板功能改变。

癌症可能产生促凝剂或阻滞内源性纤维蛋白溶解而形成静脉血栓。与癌症有关的治疗增加 VTE 是由于直接损伤血管内皮和/或降低生理抗凝蛋白的水平（抗凝血酶Ⅲ、蛋白 C 和蛋白 S），并增加纤维蛋白肽 A 的水平，降低纤维蛋白分解活性。与血栓性疾病显著相关的常见癌症有急性白血病、胃肠道和肺的黏液腺癌、胰腺癌、肝癌等。所以，VTE 有时可能是癌症的第一信号。

恶性肿瘤本身即为 VTE 的重要高危因素。恶性肿瘤细胞及其产物与宿主细胞相互作用产生高凝状态，引起机体防御血栓形成的功能减低。恶性肿瘤患者多有凝血机制异常，表现为纤维蛋白降解产物（fibrin degradation products，FDP）增高、血小板增多、血小板聚集功能亢进、纤维蛋白溶解低下和高纤维蛋白原（fibrinogen，FIB）血症等。恶性肿瘤患者如应用化疗可引起血管内皮细胞的毒性反应及损伤，某些化疗药物如环磷酰胺、甲氨蝶呤、丝裂霉素等可使 PC 缺乏，ATⅢ减少；而某些抗血管生成治疗（如贝伐单抗、沙利度胺、来那度胺、恩度）的 VTE 发病率升高，尽管原因尚未明确。肿瘤压迫血管腔、患者长期卧床等因素也可以促使血栓形成。肿瘤患者 VTE 风险因素较多，经参考 NCCN、美国临床肿瘤学会（ASCO）、欧洲肿瘤内科学会（ESMO）指南，结合我国实际临床情况制定了中国肿瘤患者 VTE 风险因素（表 13-1）。

表 13-1 　　　　　　　　　　　肿瘤患者静脉血栓栓塞症（VTE）风险因素

一般性风险因素	肿瘤进展期 晚期癌症 风险更高的癌症类型：胰腺癌、胃癌、膀胱癌、前列腺癌、脑瘤、妇科癌症（宫颈癌、卵巢癌）、肺癌、恶性淋巴瘤、骨髓增殖性疾病、睾丸癌、食管癌、肝癌 局部大面积淋巴结病变伴外部血管压迫 家族性和/或获得性高凝状态（包括妊娠） 内科合并症：感染、肾病、肺病、充血性心力衰竭、动脉血栓栓塞症 体力状态差 高龄
治疗相关性风险因素	大型手术 中心静脉插管/外周静脉插管 化疗，特别是使用贝伐单抗；沙利度胺和/或来那度胺加高剂量地塞米松 外源性雌激素复合物：激素替代治疗（hormone replacement therapy，HRT）；避孕药；他莫昔芬/雷洛昔芬；己烯雌酚；抗血管生成抑制剂恩度
可调整的风险因素	烟草；肥胖；活动水平和/或运动量

续表

门诊化疗高风险患者包含因素	活动性癌症胃癌、胰腺癌、肺癌、淋巴瘤、 妇科癌症、膀胱癌和睾丸癌 化疗前血小板计数 $>300\times10^9/L$ 化疗前白细胞计数 $>10\times10^9/L$ 血红蛋白 $<100\ g/L$ 使用促红细胞生成素 体重指数 $\geqslant35$ 曾患 VTE
多发性骨髓瘤因素	M 蛋白$>16\ g/L$；进展性；高黏状态

同型半胱氨酸也是静脉阻塞性血管疾病的独立危险因素。有关机制见本章第一节。

遗传性促凝疾病包括活化蛋白 C 抵抗（activated protein C resistance，APCR），凝血酶原 20210A，抗凝血酶缺乏、蛋白 C 缺乏或蛋白 S 缺乏以及几种异常纤维蛋白原血症，也是静脉血栓形成的因素。

二、常见静脉血栓的临床表现与诊断

（一）深静脉血栓形成

【临床表现】　根据发病时间，DVT 分为急性期、亚急性期和慢性期。急性期是指发病 14 日以内；亚急性期指发病 15～30 日；发病 30 日以后进入慢性期；早期 DVT 包括急性期和亚急性期。

下肢 DVT 是一种致残率较高的疾病，能使患者丧失部分或全部劳动力。急性下肢 DVT 主要表现为患肢的突然肿胀、疼痛等，体检患肢呈凹陷性水肿、软组织张力增高、皮肤温度增高，在小腿后侧和/或大腿内侧、股三角区及患侧腘窝有压痛。发病 1～2 周后，患肢可出现浅静脉显露或扩张。

血栓位于小腿肌肉静脉丛时，Homans 征和 Neuhof 征呈阳性：①Homans 征：患肢伸直，足被动背屈时，引起小腿后侧肌群疼痛，为阳性。②Neuhof 征：压迫小腿后侧肌群，引起局部疼痛为阳性。

近年来患者逐年增多。由于髂股静脉及其属支血栓阻塞，静脉回流严重受阻，组织张力极高，导致下肢动脉受压和痉挛，肢体缺血。临床表现为下肢极度肿胀、剧痛、皮肤发亮呈青紫色、皮温低伴有水疱，足背动脉搏动消失，全身反应强烈，体温升高。若得不到及时、正确、正规、有效的治疗，可发生休克和静脉性坏疽。静脉血栓一旦脱落，可随血流漂移、堵塞肺动脉主干或分支，根据肺循环障碍的不同程度引起相应 PE 的临床表现。

慢性期可发展为下肢深静脉血栓后遗症（post-phlebitic syndrome，PTS），一般是指急性下肢 DVT 6 个月后，出现慢性下肢静脉功能不全的临床表现，包括患肢的沉重、胀痛、静脉曲张、皮肤瘙痒、色素沉着、湿疹等，严重者出现下肢的高度肿胀、脂性硬皮病、经久不愈的溃疡。在诊断为下肢 DVT 的最初 2 年内，即使经过规范的抗凝治疗，仍有 20%～55% 的患者发展为 PTS，其中 5%～10% 的患者发展为严重的 PTS，从而严重影响患者的生活。

【诊断方法】 患者近期有手术、严重外伤、骨折或肢体制动、长期卧床、肿瘤等病史，出现下肢肿胀、疼痛、小腿后方和/或大腿内侧有压痛时，提示下肢 DVT 的可能性大。但当患者无明显血栓发生的诱因、仅表现为下肢肿胀或症状不典型时，易出现漏诊、误诊。对于下肢 DVT 的诊断，无论临床表现典型与否，均需进一步的实验室检查和影像学检查明确诊断，以免漏诊和误诊。

1. 器械检查

(1) 静脉 X 线造影 （contrast venography，CV）：该技术是诊断急性 DVT 的金标准。尤其是近端 DVT、上肢 DVT、腓静脉 DVT 的敏感性和特异性几乎是 100%。如果非侵入性的检查不能进行时，必须进行 CV。其相对禁忌证有急性肾衰竭，肌酐水平超过 176.8～265.2 μmol/L（2～3 mg/dL）的慢性肾功能不全等。缺点是有创伤、造影剂过敏、肾毒性以及造影剂本身对血管壁的损伤等。目前临床上已逐步用超声检查来部分代替静脉造影。

(2) 阻抗容积扫描 （impedance plethysmography，IPG）：该法操作简便、价廉，是评价下肢静脉回流率的一个敏感方法。对诊断近端 DVT 的敏感性和特异性＞90%。对急性 DVT 治愈者，能诊断 DVT 的早期复发。DVT 发生的时间越久，IPG 越可靠。

(3) 加压超声静脉显像：该法为非侵入性，能正确诊断急性症状性近端 DVT。通过直接观察血栓、探头加压观察或挤压远侧肢体试验和血流检测，诊断急性症状性近端 DVT 的敏感性和特异性在 95% 以上。连续检测有症状的腓静脉 DVT 扩展程度也较敏感。但对慢性、复发性 DVT 的敏感性较差。

(4) 彩色多普勒超声检查：敏感性、准确性均较高，临床应用广泛，是 DVT 诊断的首选方法，适用于筛查和监测。该检查对股腘静脉血栓诊断的准确率高（＞90%），对周围型小腿静脉丛血栓和中央型髂静脉血栓诊断的准确率较低。

(5) 磁共振显像 （magnetic resonance imaging，MRI）：MRI 对急性症状性 DVT 的敏感性和特异性在 90%～100%。对肺段以上肺动脉内的栓子，股静脉 DVT、急性骨盆静脉血栓形成以及上肢远端静脉血栓的敏感性和特异性较高，尤其是对骨盆静脉 DVT 优于超声 （ultrasound，US） 或 CV，也是区别急、慢性 DVT 较好的方法。但有固定金属植入物及心脏起搏器植入者，不可实施此项检查。

(6) 双显性扫描：可以精确地识别静脉血栓的部位，还可以测定静脉反流血量。是一种非创伤性、早期、快速、精确诊断静脉血栓的方法。

(7) 放射性纤维蛋白试验：凡测定值增高 20% 且持续 24 小时以上者，提示该处有血栓形成。这是一种无创伤性、灵敏度准确性高的检测方法，特别适用于下肢腓静脉血栓，对下肢远端血栓形成也有诊断价值。

2. 实验室血液检查

(1) 内皮细胞受损的标志：包括细胞蛋白 C 受体 （EPCR）、凝血酶调制蛋白 （TM） 和抗血管性血友病因子 （vWF）。

（2）血小板激活物标志：常用血小板聚集（platelet agglutination test，PAgT）、11-脱氢血栓烷 B_2（11-DH-TXB$_2$）和 P 选择素（GMP-140），结果升高表明血小板被激活。此外，β 血小板球蛋白（β-TG）和血小板第 4 因子（platelet factor 4，PF$_4$）增高表明血小板释放反应增强。

（3）凝血因子活化测定：凝血酶原片段$_{1+2}$（F$_{1+2}$）和纤维蛋白肽 A（fibrinopeptide-A，FPA）和肽 B（fibrinopeptide-B，FPB）是灵敏性高、特异性强的分子标志物。

（4）抗凝血蛋白物质：可以测定凝血酶（AT）、蛋白 C（PC）、蛋白 S（PS）的抗原和活性。若抗凝蛋白下降，表明它们参与了深静脉的形成，但注意抗凝活性正常也同样有深静脉血栓形成。另外，凝血酶-抗凝血酶复合物（thrombin-antithrombin complex，TAT）水平升高可反映凝血酶活性增加和 AT 的大量消耗。

（5）纤溶活性标志物：D-二聚体、纤溶酶-抗纤溶酶复合物（plasmin-antiplasmin complex，PAP）及纤维蛋白肽 Bβ$_{1-42}$ 和 Bβ$_{15-42}$ 都是特异性强、敏感性高的标志物。D-二聚体是纤维蛋白复合物溶解时产生的降解产物。下肢 DVT 时，血液中 D-二聚体的浓度升高，但临床的其他一些情况如手术后、孕妇、危重及恶性肿瘤时，D-二聚体也会升高。因此，D-二聚体测定对 DVT 的诊断具有高灵敏度和相对较低的特异性，NICE 指南估计分别为 $75\%\sim100\%$ 和 $26\%\sim83\%$。D-二聚体测定可用于急性 VTE 的筛查、特殊情况下 DVT 的诊断、疗效评估和 VTE 复发的危险程度评估。应注意的是：对于静脉血栓形成前状态，主要筛选试验应包括 AT 活性、PC 活性、PS 活性、APC 抵抗、FⅡG20210A 突变及同型半胱氨酸。

（二）肺栓塞

【临床表现】 肺栓塞（PE）临床表现多样，轻者可无症状，重者表现为低血压、休克，甚至猝死。主要取决于栓塞的范围、速度、原心肺功能状态及肺血管内皮的纤溶活性等。PE 常继发于其他的基础疾病，有 $75\%\sim90\%$ 的 PE 栓子来源于下肢、盆腔或其他部位的深静脉，患下肢深静脉血栓性静脉炎者近 50% 可能发生 PE。一般常见表现为呼吸困难、胸痛、咯血和心动过速或心力衰竭的症状和体征，但是出现典型 PE 三联症的患者不足 1/3。心电图上可出现右束支阻滞，但均为非特异性，不能以此确诊。

【诊断方法】

1. 器械检查

（1）肺血管造影：是诊断 PE 的金标准，其敏感性为 98%，特异性为 $95\%\sim98\%$，在所有非侵入性检查无明确结果的患者，可以选择肺血管造影。对溶栓和肝素治疗有禁忌证的患者肺血管造影可用于治疗目的，此外血流动力学测量是肺血管造影的一部分。其相对禁忌证：有出血危险、肾功能不全者。肺动脉造影是一种有创性检查，发生致命性或严重并发症的可能性分别为 0.1% 和 1.5%，随着 CTPA 的发展和完善，肺动脉造影已很少用于急性肺栓塞的临床诊断。

（2）心电图：典型的心电图可见 $S_I Q_Ⅲ T_Ⅲ$ 征（即Ⅰ导联 S 波加深，Ⅲ导联出现 Q/q 波及 T 波倒置）；还常见 QRS 心电轴右偏，肺性 P 波，右胸前导联及Ⅱ、Ⅲ、

aVF 导联 T 波倒置, 完全性或不完全性右束支阻滞。应注意的是 ECG 特异性表现多在 PE 的早期且短暂, 主要见于肺动脉高压、低血氧或大块栓塞之后。故被怀疑 PE 者应立即检查 ECG, 以免错过 ECG 发生改变的时间。

(3) X 线胸片: PE 的典型表现有汉普顿征 (Hampton hump) 或韦斯特马克 (Westermark sign) (血管分布减少), 但很少见。PE 常见改变为肺不张、胸腔积液、肺浸润、患侧横膈抬高。一般胸部 X 线检查的主要目的是除外其他原因引起的呼吸困难和胸痛, 但是 X 线检查正常不能除外 PE。

(4) 放射性核素显像: 是有价值的 PE 诊断方法。诊断 PE 的敏感性为 92%, 特异性 87%。一份肯定阴性的核素肺灌注扫描结果几乎可以排除 PE 的可能。

(5) 螺旋 CT 和电子束 CT: 对急性 PE 的敏感性和特异性大于 95%。PE 的直接征象: 肺动脉内的低密度充盈缺损, 部分或完全的轨道征, 或呈完全充盈缺损, 远端血管不显影。电子束 CT 因扫描速度快, 在很大程度上避免了因呼吸、心跳的影响而产生的伪影。但对上下肺叶周边区域的 PE 诊断有限, 且较小的淋巴结可能引起假阳性。

(6) 超声心动图: 如果超声心动图发现右心负荷过重, 包括出现右心室扩大、右心室游离壁运动减低, 室间隔平直, 三尖瓣反流速度增快、三尖瓣收缩期位移减低, 同时多普勒显示存在肺动脉高压的征象, 将提示或高度怀疑 PE。在急性 PE 者中, 右心室局部功能不全 (室间隔和心尖部运动不能) 更常见。

(7) 计算机断层摄影肺血管造影 (computed tomographic pulmonary angiography, CTPA) 可直观地显示肺动脉内血栓形态、部位及血管堵塞程度, 对 PE 诊断的敏感性和特异性均较高, 且无创、便捷, 目前已成为确诊 PE 的首选检查方法。其直接征象为肺动脉内充盈缺损, 部分或完全包围在不透光的血流之间 (轨道征), 或呈完全充盈缺损, 远端血管不显影。间接征象包括肺野楔形、条带状密度增高影或盘状肺不张、中心肺动脉扩张及远端血管分支减少或消失等。

(8) 磁共振肺动脉造影 (magnetic resonance pulmonary angiography, MRPA): 可以直接显示肺动脉内的栓子及 PE 所致的低灌注区, 从而确诊 PE, 但对肺段以下水平 PE 诊断价值有限。MRPA 无 X 线辐射, 不使用含碘造影剂, 可以任意方位成像, 但对仪器和技术要求高, 检查时间长。对肾功能严重受损者, 或对碘造影剂过敏或妊娠患者可考虑选择 MRPA。

2. 实验室血液检查

(1) 动脉血气分析: 是 PE 的最好筛选方法之一。典型表现是低氧血症、低碳酸血症和肺泡-动脉血氧分压差增大。但确诊 PE 的患者, 超过 20% 的患者动脉血氧分压正常, 15%~20% 肺泡-动脉氧分压差正常。因此血气分析异常有提示诊断的意义, 但血气分析正常尚不能排除 PE。

(2) 核素肺通气/灌注显像 (V/Q): PE 的典型征象为呈肺段分布的肺灌注缺损, 并与通气显像不匹配。一般可将 V/Q 显像结果分为以下 3 类。①高度可能: 其征象为至少 2 个或更多肺段的局部灌注缺损, 而该部位通气良好或 X 线胸片无异常; ②正常或接近正常；③非诊断性异常：其征象介于高度可能与正常之间。若结果呈高度可能，具有诊断意义。V/Q 显像对于远端肺栓塞诊断价值更高，且可用于肾功能不全和碘造影剂过敏患者。有研究结果认为：肺 V/Q 显像高度可能时，96％有 PE；低度可能时，40％有 PE。当临床低度怀疑 PE，而 V/Q 显像为高度可能时，PE 的可能性为 56％～88％。

（3）血液一般检查：红细胞计数升高（无明显出血），为 $>5.5 \times 10^{12}$/L。白细胞总数轻度上升，为 $(12 \sim 15) \times 10^9$/L，且以中性粒细胞为主，当血沉随之增快时，常提示肺梗死的存在。

（4）血浆 D-二聚体（D-Dimer）检测：D-二聚体是交联纤维蛋白在纤溶酶作用下产生的降解产物。PE 或 DVT 时，D-二聚体多 $>500 \mu$g/L，D-二聚体 $<500 \mu$g/L 可以排除急性 PE。但应强调指出，尽管 D-二聚体对纤维蛋白非常特异，但对静脉血栓栓塞并非特异，肿瘤、炎症、感染、坏死、术后等，D-二聚体大多也 $>500 \mu$g/L。D-二聚体的诊断特异性随着年龄的升高而逐渐下降，以年龄调整临界值可以提高 D-二聚体对老年患者的诊断特异性。

三、静脉血栓栓塞性疾病的治疗

（一）DVT 急性期治疗

1. 抗凝治疗　下肢急性 DVT 的主要治疗是抗凝。抗凝治疗的目的是控制血栓形成过程，防止血栓蔓延，促进血栓自溶和管腔再通及防止 DVT 和 PE 的早期和晚期复发。抗凝药物有普通肝素、低分子肝素、维生素 K 拮抗剂（vitamin K antagonist，VKA）和新型口服抗凝剂。后者包括直接凝血酶抑制剂、Xa 因子抑制剂，它们具有抗凝效果稳定、药效不受食物影响、药物之间相互作用很小、半衰期较短、用药剂量固定、服药期间无须定期监测凝血功能等特点。

（1）普通肝素：剂量个体差异较大，使用时必须监测凝血功能，一般静脉持续给药。起始剂量为 80～100 U/kg 静脉注射，之后以 10～20 U/(kg·h)静脉泵入，以后每 4～6 小时根据活化部分凝血活酶时间（activated partial thromboplastin time，APTT）再作调整，使其延长至正常对照值的 1.5～2.5 倍。普通肝素可引起血小板减少症（heparin-induced thrombocytopenia，HIT）。

（2）低分子肝素（low-molecular weight heparin，LMWH）：出血不良反应少，HIT 发生率低于普通肝素，使用时大多数患者无须监测。临床按体重给药，每次 100 U/kg，1 次/12 h，皮下注射。肾功能不全者慎用。

（3）维生素 K 拮抗剂：如华法林。是长期抗凝治疗的主要口服药物，效果评估需监测凝血功能的国际标准化比值（international normalized ratio，INR）。治疗剂量范围窄，个体差异大，药效易受多种食物和药物影响。治疗初始常与低分子肝素联合使用，建议剂量为 2.5～6.0 mg/d，2～3 日后开始测定 INR，当 INR 稳定在 2.0～3.0 并持续 24 小时后停用低分子肝素，继续华法林治疗。注意华法林对胎儿有害，孕妇禁用。

（4）直接 Xa 因子抑制剂：在国内，利伐沙班已经被批准用于 DVT 的预防和治疗，该药的 33% 通过肾脏代谢，轻、中度肾功能不全的患者可以正常使用。研究表明利伐沙班在治疗 DVT 和 PE 方面与 LMWH／VKA 一样有效。利伐沙班可替代 LMWH／VKA 用于急性和短期下肢静脉血栓形成的治疗。利伐沙班没有导致急性冠状动脉综合征发生的风险增加，但是在 75 岁及以上患者中胃肠道出血可能更常见，因此对于老年患者应该谨慎使用。有关单药治疗急性 DVT 与其标准治疗（低分子肝素与华法林合用）疗效相当。推荐用法：前 3 周 15 mg，2 次/d，维持剂量为 20 mg，1 次/d。

（5）直接 IIa 因子抑制剂：阿加曲班静脉用药，分子质量小，能进入血栓内部，对血栓中凝血酶抑制能力强于肝素，主要适用于急性期、HIT 及存在 HIT 风险的患者。

抗凝时间一般以 3～6 个月为宜，大多数患者需要即时静脉给予恰当剂量的肝素，足以达到有效的抗凝水平，制止促凝功能的正反馈机制。从实际效果观察，在最初 24 小时内到达抗凝所需的治疗水平，可以改善预后。但是，必须防止肝素过量，因其有导致出血的危险性。研究表明，未治疗的患者死亡率较高，主要原因是 PE。一旦客观检查确定 DVT 诊断应立即开始接受抗凝治疗。如果高度可疑而诊断性检查延搁，在等待结果时就应该开始治疗，诊断明确后继续治疗。

2. 制动 目前在临床上治疗 DVT 患者在抗凝治疗同时建议卧床休息，以避免栓子脱落而造成 PE。但接受肝素或 LMWH 治疗使凝血过程受到控制的患者，则无须制动。临床研究表明在抗凝治疗的基础上，卧床休息并不能降低无症状的 PE 发生，早期活动可使下肢压迫患者的疼痛和肿胀缓解更快，复发性和致命性 PE 发生率较低，所以建议患者在可以耐受的情况下离床活动。

3. 溶栓 在治疗 DVT 上溶栓和抗凝一直存在争议。因为溶栓治疗一方面可促进血凝块溶解和静脉通畅，并降低血栓后综合征（post thrombotic syndrome，PTS）的发生率。另一方面使用溶栓治疗也会增加出血的风险。此外，及时开始恰当强度的抗凝治疗，死亡率和早期复发的危险性也很低，很少死于 PE（＜1%）。目前在临床上对多数 DVT 患者并不推荐常规应用静脉溶栓治疗。导管接触性溶栓（catheter-directed thrombolysis，CDT）是将溶栓导管置入静脉血栓内，溶栓药物直接作用于血栓。CDT 能显著提高血栓的溶解率，降低 PTS 的发生率，治疗时间短，并发症少，为临床首选的溶栓方法。但是，也不推荐常规使用导管溶栓治疗，仅建议对闭塞性髂骨 DVT 患者施行导管溶栓治疗。目前通常利用：

（1）以尿激酶作为溶栓剂，剂量应视 DVT 具体情况决定。对急性期的治疗具有起效快，效果好，过敏反应少的特点，常见的不良反应是出血。溶栓剂量至今无统一标准，一般首剂 4000 U/kg，30 分钟内静脉注射，继以 60 万～120 万 U/d，维持 72～96 小时，必要时延长至 5～7 日。

（2）重组链激酶溶栓效果较好，但过敏反应多，出血发生率高。

（3）重组组织型纤溶酶原激活剂溶栓效果好，出血发生率低，可重复使用。

（4）新型溶栓药物包括瑞替普酶（reteplase，rPA）、替奈普酶（tenecteplase，

TNK-tPA）等，溶栓效果好、单次给药有效，使用方便，不需调整剂量，且半衰期长。

4. 解聚　解除血细胞间的聚集，这是改善血液流变学的基本措施。

（1）低分子右旋糖酐：可使红细胞解聚。在体内它通过甘露糖受体，还具有促进纤溶作用。常用 250～500 mL/次，每日或隔日 1 次。

（2）阿司匹林和/或波立维：可抑制血小板聚集和释放。阿司匹林常用 50～100 mg/d，波立维 75 mg/d。

（3）降纤药物：常用巴曲酶，是单一组分降纤制剂，通过降低血中纤维蛋白原的水平、抑制血栓的形成，治疗 DVT 的安全性高。

5. 预防感染　血栓形成后局部常出现低氧代谢，利于细菌生长繁殖，适当全身应用抗生素可预防感染。用药应视具体情况而定。

6. 物理治疗　间歇气压治疗（又称循环驱动治疗），可促进静脉回流，减轻淤血和水肿，是预防深血栓形成和复发的重要措施。

7. 手术治疗　对于深静脉血栓形成是非手术治疗还是手术治疗一直存在着争议。经过多年的临床治疗实践，现在倾向于以非手术治疗为主、手术取栓为辅的综合治疗方法。手术取栓包括吸栓术和球囊导管取栓术，后者以 Forgarty 导管取栓方法为主，Forgarty 导管取栓时可以简化从对侧股静脉插入球囊导管来阻塞下腔静脉，防止血栓脱落的步骤。经皮机械性血栓清除术（percutaneous mechanical thrombectomy，PMT）主要是采用旋转涡轮或流体动力的原理打碎或抽吸血栓，从而达到迅速清除或减少血栓负荷、解除静脉阻塞的目的。临床资料证实 PMT 安全、有效，与 CDT 联合使用能够减少溶栓药物剂量、缩短住院时间。另外，外科血栓切除术常并发血栓复发，很多患者需要二次扩张和/或再次介入治疗和长期抗凝。对绝大多数近端 DVT 患者不推荐静脉血栓切除术。栓子切除术适用于对溶栓治疗无效的大面积 PE 或对溶栓有特别禁忌证者。

临床上还有一种方法就是安装下腔静脉滤器，是在 X 线指引下通过颈内静脉或股静脉置入，通常放置在肾静脉以下。由于滤器长期植入可导致下腔静脉阻塞和较高的深静脉血栓复发率等并发症，为减少这些远期并发症，建议首选可回收或临时滤器，待发生 PE 的风险过后取出滤器。因为单用滤器不能有效治疗 DVT，滤器植入后应恢复抗凝治疗。近端静脉血栓形成的患者存在抗凝禁忌或并发症，或在充分抗凝治疗的情况下仍发生 PE 者为放置下腔静脉滤器的指征。

8. DVT 的长期治疗　DVT 长期治疗的最佳疗程是近年来临床研究热点，大体上每类患者抗凝治疗的最佳疗程倾向于更长。急性 DVT 患者需要长期抗凝治疗以防血栓延展（发生率为 15%～50%）和静脉血栓栓塞复发。急性血栓形成后 3 个月仍处于高危期。抗凝治疗的时间根据 DVT 发生的原因、部位、有无肿瘤等情况，DVT 的长期抗凝时间不同。对由于手术或一过性非手术因素所引起的腿部近端或腿部孤立性远端的 DVT 或 PE 患者，建议抗凝治疗 3 个月。无诱因的腿部近端或腿部孤立性远端的 DVT 或 PE 患者，推荐抗凝治疗至少 3 个月；3 个月后，应评估延长治疗的风险收益比，决定是否延长抗凝，D-二聚体值可作为重要参考；无诱因的首次近端 DVT 或 PE 患者，伴有低或中度出血风险，建议延长抗凝治疗。有高度出血风险者，推荐抗凝治疗 3 个月；复发的 VTE 患者，如伴有低、中度出血风险，推荐延长抗凝治疗；伴有高度出血风险，建议抗凝治疗 3 个月；患有肿瘤的 VTE 患者，建议延长抗凝治疗。不伴有肿瘤的下肢 DVT 或 PE 患者，前 3 个月的抗凝治疗，推荐新型口服抗凝血药（如利伐沙班等）或维生素 K 拮抗剂。伴有肿瘤的下肢 DVT 或 PE，前 3 个月的抗凝治疗，推荐低分子肝素。3 个月以后，需要延长抗凝治疗的下肢 DVT 或 PE，无须更换抗凝血药。如患者情况发生改变或不能继续服用此类药物，可换用其他抗凝血药物，如维生素 K 拮抗剂等。不推荐用阿司匹林替代抗凝血药。无诱因的近端 DVT 或 PE 患者，决定停用或已停用抗凝治疗且没有阿司匹林禁忌时，建议使用阿司匹林预防 VTE 复发。此外，适当服用抗凝中药通常也是有益的。

（二）急性 PE 的治疗

1. 抗凝治疗　抗凝治疗可防止肺栓塞发展和再发，靠自身纤溶机制溶解已存在的血栓。一般用于溶栓治疗后，也可直接单独使用。PE 和 DVT 的疾病过程表现相似，大多数近端 DVT 患者伴有 PE（有症状或无症状性），反之亦然。

〔适应证〕　PE 的抗凝治疗主要适用于：①肺栓塞面积较小且不伴血压下降；②溶栓治疗失败或不适于溶栓治疗；③慢性栓塞性肺动脉高压；④深静脉血栓形成或血栓性静脉炎；⑤下腔静脉滤器置入术后；⑥肺动脉血栓内膜剥脱术后。

〔禁忌证〕　血小板减少、活动性出血、凝血功能障碍、严重未控制高血压、近期手术者等。

〔药物〕　目前应用的抗凝血药主要分为胃肠外抗凝血药和口服抗凝血药。胃肠外抗凝血药主要包括以下几种：

（1）普通肝素：首选静脉给药，先给予 2000～5000 U 或按 80 U/kg 静脉注射，继之以 18 U/(kg·h) 持续静脉泵入。在开始治疗后的最初的 24 小时内每 4～6 小时监测 APTT，根据 APTT 调整剂量，使 APTT 达到正常对照值的 1.5～2.5 倍，一般肝素有效抗凝 3～5 日临床情况稳定后改口服华法林，一般华法林口服起始剂量 3 mg，根据 INR 调整剂量，将 INR 控制在 2.0～3.0 之间时停用肝素。UFH 也可采用皮下注射方式给药。一般先予静注负荷量 2000～5000 U，然后按 250 U/kg 皮下注射，1 次/12 h。调节注射剂量使 APTT 在注射后的 6～8 小时达到治疗水平。

（2）LMWH：必须根据体质量给药。不同种类 LMWH 的剂量不同，1～2 次/d，皮下注射。大多数病例按体质量给药是有效的，但对过度肥胖者或孕妇宜监测血浆抗 Xa 因子活性并据之调整剂量。LMWH 由肾脏清除，对肾功能不全者慎用。若应用则需减量并监测血浆抗 Xa 因子活性。对严重肾衰竭者（肌酐清除率＜30 mL/min）建议应用静脉 UFH。各种 LMWH 的具体用法如下。①那曲肝素钙：86 U/kg 皮下注射，1 次/12 h，单日总量不超过 17100 U；依诺肝素钠：1 mg/kg 皮下注射，1 次 12 h，单日总量不超过 180 mg。②达肝素钠：100 U/kg 皮下注射，1 次/12 h，单日总量不超过 18000 U。不同厂家制剂需参照其产品使用说明。

（3）磺达肝癸钠：为选择性 Xa 因子抑制剂，通过与抗凝血酶特异性结合，介导对 Xa 因子的抑制作用。磺达肝癸钠应根据体质量给药，应用方法：5 mg（体重＜50 kg）、7.5 mg（体重 50～100 kg）、10 mg（体重＞100 kg），皮下注射，1 次/d。对于中度肾功能不全（肌酐清除率 30～50 mL/min）患者，剂量应该减半。对于严重肾功能不全（肌酐清除率＜30 mL/min）患者禁用磺达肝癸钠。

口服抗凝血药主要包括以下 2 种：

（1）华法林：胃肠外初始抗凝（包括 UFH、LMWH 或磺达肝癸钠等）治疗启动后，应根据临床情况及时转换为口服抗凝血药。最常用的是华法林，华法林初始剂量可为 3.0～5.0 mg，＞75 岁和出血高危患者应从 2.5～3.0 mg 起始，INR 达标之后可以每 1～2 周检测 1 次 INR，推荐 INR 维持在 2.0～3.0（目标值为 2.5），稳定后可每 4～12 周检测 1 次。

（2）直接口服抗凝血药（direct oral anticoagulant，DOACs）：这类药物并非依赖于其他蛋白，而是直接抑制某一靶点产生抗凝作用，目前的 DOACs 主要包括直接 Xa 因子抑制剂与直接 IIa 因子抑制剂。直接 Xa 因子抑制剂的代表药物是利伐沙班、阿哌沙班和依度沙班等。直接凝血酶抑制剂的代表药物是达比加群酯。由于目前国内尚缺乏 DOACs 特异性拮抗剂，因此患者一旦发生出血事件，应立即停药，可考虑给予凝血酶原复合物、新鲜冰冻血浆等。

抗凝治疗的持续时间因人而异。一般口服华法林的疗程至少为 3 个月。部分病例的危险因素短期可以消除，例如服雌激素或临时制动，疗程 3 个月即可；对于栓子来源不明的首发病例，需至少给予 6 个月的抗凝；对复发性 VTE 或危险因素长期存在者，抗凝治疗的时间应更为延长，达 12 个月或以上，甚至终身抗凝。抗凝治疗的主要并发症是出血，临床应用中需要注意监测。

2. 溶栓治疗 对于 PE 而言，应当强调早发现、早诊断、早溶栓。如果没有绝对禁忌证，所有大块肺栓塞的患者都应尽快接受溶栓治疗。对于血压正常、组织灌注正常而有临床和超声心动图右心室功能不全证据（次大块肺栓塞）的患者，如果没有禁忌证也可进行溶栓治疗。非大块肺栓塞患者不应接受溶栓治疗。

〔禁忌证〕

（1）绝对禁忌证：活动性内出血和近期自发性颅内出血。

（2）相对禁忌证：①2 周内的大手术、分娩、有创检查如器官活检或不能压迫止血部位的血管穿刺；②10 日内的胃肠道出血，15 日内的严重创伤，1 个月内的神经外科或眼科手术，3 个月内的缺血性卒中；③难以控制的重度高血压（收缩压＞180 mmHg，舒张压＞110 mmHg）；④创伤性心肺复苏；⑤血小板计数＜100×10⁹/L 及抗凝过程中（如正在应用华法林）；⑥心包炎或心包积液，妊娠，细菌性心内膜炎，严重肝、肾功能不全，糖尿病出血性视网膜病变；⑦高龄（年龄＞75 岁）等。对于致命性大面积肺栓塞患者，上述绝对禁忌证也应被视为相对禁忌证。

与抗凝治疗比较，溶栓治疗更加迅速改善影像学异常和血流动力学异常，但这些获益是短暂的。溶栓和抗凝治疗患者之间的临床预后，如死亡率或症状缓解，并无明显差异。对于大多数 PE 患者，建议临床医生应用溶栓药物治疗 PE 仍应个体化。通常血流动力学不稳定的 PE 且出血危险性低的患者为最佳指征。此外，溶栓应当争取在症状发作的 2 周内采取措施，1 周内治疗效果最好，2 周以内可能有效。另外，在治疗过程中，要注意是否有出血表现，严密观察有无新发的神经系统症状及体征，及时治疗。

〔优点〕 抗凝治疗与溶栓治疗各具其适应证和优缺点，但总的来说，溶栓治疗比抗凝治疗有以下优点：①血栓溶解迅速，肺灌注、血流动力学及血气改善较快；②可消除静脉血栓，减少肺栓塞复发；③迅速完全溶解血块，阻止慢性血管堵塞，减少肺动脉高压的发生；④减少病残率和病死率。

〔药物〕 目前常用的溶栓剂有尿激酶（urokinase，UK）、链激酶（streptokinase，SK）和重组组织型纤溶酶原激活剂（recombinant tissue-type plasminogen activator，r-tPA），国内推荐方案为：

（1）UK：2 万 IU/kg，2 小时静脉滴注完或者 4400 IU/kg，10 分钟滴注完，随后以 2200 IU/(kg·h)持续 12 小时滴注。

（2）SK：25 万 IU，30 分钟滴注完，随后 10 万 IU/h 持续静脉滴注 24 小时。

（3）r-tPA：50～100 mg，2 小时滴注完。

3. 非药物治疗

（1）肺动脉血栓摘除术：适用于经积极的保守治疗而无效的紧急情况。患者应符合以下标准：①大面积梗死性肺栓塞，肺动脉主干或主要分支次全堵塞，不合并固定性肺动脉高压者（尽可能通过血管造影确诊）；②有溶栓禁忌证者；③经溶栓和其他积极的内科治疗无效者。

（2）经静脉导管碎解和抽吸血栓：用导管碎解和抽吸肺动脉内巨大血栓或行球囊血管成型，同时还可进行局部小剂量溶栓。风险大，病死率高，需要较高的技术条件，适应证为肺动脉主干或主要分支大面积肺栓塞并存在以下情况者：有溶栓和抗凝治疗禁忌；经溶栓或积极的内科治疗无效；缺乏手术条件；或在溶栓起效前（在数小时内）很可能会发生致死性休克。

（3）肺动脉血栓内膜切除术：有 1%～5% 的肺栓塞患者会发展成慢性栓塞性肺动脉高压，此型肺栓塞发病隐匿，呈进行性，预后恶劣。肺动脉血栓内膜剥脱术在体外循环深低温麻醉下进行。其适应证主要为：①亚肺段以上的肺动脉血栓栓塞；②肺血管阻力＞300（dyne·sec·cm^{-5}）；③心功能 Ⅱ～Ⅳ 级（纽约心脏病学会心功能分级）；④无其他脏器严重病变。

（4）静脉滤器：为防止下肢深静脉大块血栓再次脱落阻塞肺动脉，可于下腔静脉安装滤器。适用于：下肢近端静脉血栓，而抗凝治疗禁忌或有出血并发症；经充分抗凝而仍反复发生肺栓塞；伴血流动力学变化的大面积肺栓塞；近端大块血栓溶栓治疗前；伴有肺动脉高压的慢性反复性肺栓塞；行肺动脉血栓切除术或肺动脉血栓内膜剥脱术的病例。建议应用可回收滤器，通常在 2 周之内取出。一般不考虑永久应用下腔静脉滤器。对于上肢 DVT 病例，还可应用上腔静脉滤器。置入滤器后如无禁忌证

（出血风险去除），建议常规抗凝治疗，定期复查有无滤器上血栓形成。

值得注意的是，这几种方法都不适用于大多数的 PE 患者，应用时应该充分考虑患者的实际情况和参考适应证以及禁忌证。

（三）急性 PE 的长期治疗

早期识别危险因素并早期进行预防是防止 VTE 发生的关键。对存在发生 DVT-PTE 危险因素的病例，宜根据临床情况采用相应的预防措施。主要方法有：①机械预防措施，包括梯度加压弹力袜、间歇充气压缩泵和静脉足泵等；②药物预防措施，包括低分子量肝素、磺达肝癸钠、低剂量普通肝素、华法林等。对重点高危人群，应根据病情轻重、年龄、是否合并其他危险因素等来评估发生 DVT-PTE 的危险性以及出血的风险，给予相应的预防措施。急性 PE 患者需要长期抗凝治疗以预防血栓延展和/或 VTE 高复发（20%～50%）。

第四节　动脉血栓性疾病

一、动脉血栓形成的基本发病机制与危险因素

血管内膜受损和血小板活化是动脉血栓发病的基本原因。大体上说，大多数动脉血栓的形成是在动脉粥样硬化基础上发生的。由于动脉血压高流速快，因而凝血酶不易在局部积蓄达到有效浓度，只有在动脉粥样硬化斑块上血小板黏附聚集使局部动脉管腔狭窄，以致形成的凝血酶积蓄达到有效浓度，才能使纤维蛋白原转变成纤维蛋白，纤维蛋白网络血细胞形成血栓。因此，动脉血栓有白色头部（主要为血小板和白细胞）和红色尾部（由纤维蛋白和红细胞等构成）。所以，一切致使内皮细胞受损与血小板活化的因素都是动脉性血栓形成的危险因素。高血压、高血糖、肥胖、吸烟等属于常见的危险因素。其次研究表明 PS、PC 或 AT 缺乏症不仅与静脉血栓形成有关，而且也是影响动脉血栓形成的因素。另外，纤溶活性的缺乏更易诱发动脉血栓的形成。

组织因子（TF）是斑块血栓形成以及急性动脉壁损伤引发的高凝状态的关键所在。动脉血栓形成起始的组织因子的来源更多，除平滑肌细胞、巨噬细胞、成纤维细胞外，还可以来自坏死细胞与凋亡细胞。特别是斑块中的泡沫细胞，它由巨噬细胞衍生而来，其内含有丰富的组织因子。因此，动脉粥样硬化斑块的破裂，使其核心中大量 TF 暴露于循环血液，从而启动凝血过程，导致凝血酶和纤维蛋白的形成，最终形成血栓。所以，控制动脉粥样硬化的发展和稳定硬化斑块，是防治动脉性血栓形成的关键。

对于老年人而言，常见的威胁生命的动脉性血栓性疾病主要是心肌梗死与急性脑梗死。从中南大学湘雅医学院止血生理实验室观察来看，与年龄、性别匹配的对照组相比，急性心肌梗死（AMI）组血浆中 TF 与 TFPI 的活性和抗原均明显升高；急性

脑梗死（ACI）组血浆 TF 活性和抗原升高，但 TFPI 的活性和抗原明显降低。其次，AMI 组血浆中 FⅧ：C 显著升高。然而纤维蛋白原与凝血酶含量的升高以及抗凝血酶减少，AMI 组与 ACI 组的变化是一致的。这些结果表明 AMI 与 ACI 组都是与 TF 启动凝血过程密切相关，但两者的发病学并不尽相同。由于 TFPI 主要是血管内皮细胞分泌的，ACI 组 TFPI 降低主要是消耗所致，或许提示患者血管内皮损坏更为严重。因为 FⅧ属于急性期蛋白，AMI 组 FⅧ升高明显，故在 AMI 发病学中急性反应成分可能起着重要作用。由于 TF 升高，TFPI 理应因消耗而有所减少，然而 TFPI 可能因为急性反应刺激明显升高，AMI 过程中急性反应严重，故血浆仍然表现为 TFPI 升高。

二、常见的动脉血栓性疾病

（一）急性心肌梗死

急性心肌梗死（acute myocardial infarction，AMI）是冠状动脉急性闭塞或痉挛导致的血流供应出现急剧减少或中断时间较长使其供血的心肌出现坏死。严重心律失常、心力衰竭及心脏破裂是其常见并发症，约有 1/4 并发心力衰竭。

【分型】 第 3 版《心肌梗死全球定义》将心肌梗死分为 5 型。

1 型：与缺血相关的自发性心肌梗死（MI）；

2 型：继发性心肌缺血性 MI；

3 型：未能检测到生物标志物的心脏性猝死；

4a 型：经皮冠状动脉介入治疗（percutaneous transluminal coronary intervention，PCI）相关性 MI，定义为心肌肌钙蛋白（cardiac troponin，cTn）基线值正常者于术后 48 小时内 cTn 水平升高超过正常高值 5 倍，或基线值已经升高者 cTn 水平再升高 20% 以上，且 cTn 水平保持平稳或下降；

4b 型：支架内血栓形成相关性 MI；

5 型：冠状动脉旁路移植术（coronary artery bypass grafting，CABG）相关性 MI，定义为 cTn 基线值正常者于 CABG 术后 48 小时内 cTn 水平升高超过正常高值 10 倍。

【临床表现】 老年患者凡出现以下症状和体征时，应高度怀疑系急性心肌梗死发作：

（1）较重的心绞痛样疼痛持续时间较长，数小时或数日，休息和含用硝酸甘油片多不缓解。患者常烦躁不安，出汗，恐惧或有濒死感。

（2）突然出现呼吸困难，咳出红色泡沫痰、不能平卧、伴有心律不齐。

（3）突然出现哮喘、神志恍惚、昏迷或肢体瘫痪等。

（4）突然出现原因不明的低血压或休克。

（5）无不良饮食等诱因，突然出现恶心、呕吐及上腹痛等症状。尤其是同时伴有胸闷、气短、出汗及全身软弱无力等症状时，心肌梗死发作可能更大。

老年人由于并存多种慢性疾病，各组织器官功能衰退，常使 AMI 表现为复杂化、多样化，缺乏一般 AMI 典型临床症状。以不典型、无痛型居多，往往被其他系统症状掩盖，而且年龄越大症状越不典型。国内报道资料统计 AMI 无典型胸痛者达 20%～60%。AMI 发生后常以急性消化道症状、急性心力衰竭、脑供血不足、脑血管痉挛、脑梗死、休克、心律失常、急性呼吸道症状、临床症状异位性、亚急性临床症状为表现。临床确诊率低，占 45%，而误诊率为 25%。因此，为了减少误诊率，降低并发症与合并症，老年人要时刻注意加强对 AMI 的预防。

【实验室检查】

1. 血常规检查　起病 24～48 小时白细胞可增高至 $10～20×10^9/L$，中性粒细胞增多，嗜酸性粒细胞减少或消失。血沉加快多在 AMI 后的第 2 日、第 3 日开始，2～3 个月后逐渐恢复正常。

2. 血栓与止血实验室检查

(1) 凝血常规检查：急性期可见血浆纤维蛋白原（FIB）含量或活性水平升高、凝血酶原时间（prothrombin，PT）和活化部分凝血酶原时间（APTT）略有缩短，但大多在正常范围内。

(2) 凝血活化标志物检查：血浆组织因子（TF）、组织因子途径抑制物（TFPI）、纤维蛋白肽 A（FPA）、凝血酶原片断 $1+2$（F_{1+2}）、凝血酶-抗凝血酶复合物（TAT）、血栓前体蛋白（thrombus precursor protein，TpT）明显升高。

(3) 抗凝系统检查：AT 活性降低；蛋白 C 水平变化不定。

(4) 血小板功能检查：血小板集聚功能（PAgT）增强，表现为最大聚集率增加；血小板黏附功能（platelet adhesion test，PAdT）增强；血小板生存时间（platelet survival time，PLS）缩短；血小板活化标志物如 11-脱氢血栓烷 B_2（11-DHTXB$_2$）、β 血小板球蛋白（β-thromboglobulin，β-TG）、血小板第 4 因子（PF4）等增高。

(5) 内皮损伤标志物检测：EPCR、凝血酶调节蛋白（TM）、vWF 等血浆水平明显增高，而 6-酮-前列腺素 $F_{1\alpha}$（6-K-PGF$_{1\alpha}$）降低。

(6) 纤溶活化标志物检测：组织型纤溶酶原激活物（t-PA）抗原含量增高、活性降低；纤溶酶原激活剂抑制物（PAI）抗原含量及活性都明显增高；血浆 D-二聚体、纤溶酶-抗纤溶酶复合物等的水平增高；α_2 抗纤溶酶（antiplasmin，α_2-AP）抗原或活性水平降低。

3. 血清心肌坏死标志物　①肌红蛋白起病后 2 小时内升高，12 小时内达高峰，24～48 小时内恢复正常。②心肌肌钙蛋白 T（cardiac troponin T，cTnT）具有高敏感性、高特异性与在血中持续存在时间长等优点。在心肌梗死后 3～4 小时（平均为胸痛发作后 4 小时）血中浓度开始升高，于 24～48 小时达高峰，10～14 日降至正常。cTnI 是评价心肌微量坏死的敏感指标，对 AMI 早期或亚急性期都有较高诊断价值。③心肌肌钙蛋白 I（cardiac troponin I，cTnI）敏感性和特异性较高，这是因为 cTnI 特异地分布于心肌，是心肌特异性抗原，其释放入血循环，是心肌损伤的高度敏感性和特异性标志。AMI 胸痛发作 3～4 小时血中浓度开始升高，峰值在 11～24 小时出现，7～10 日后消失。④肌酸激酶同工酶 MB（creatine kinase-MB，CK-MB）代表心肌组织酶系，特异性较高。其在起病后 4 小时内增高，16～24 小时达高峰，3～4 日恢复正常。

对心肌坏死标志物的测定应进行综合评价，如肌红蛋白在 AMI 后出现最早，也十分敏感，但特异性不很强；cTnT 和 cTnI 出现稍延迟，而特异性很高，在症状出现后 6 小时内测定为阴性则 6 小时后应再复查，其缺点是持续时间可长达 10～14 日，对在此期间判断是否有新的梗死不利。CK-MB 虽不如 cTnT、cTnI 敏感，但对早期（< 4 小时）AMI 的诊断有较重要价值。其增高的程度能较准确地反映梗死的范围，其高峰出现时间是否提前有助于判断溶栓治疗是否成功。

4. 血浆脑钠素（brain natriuretic peptide，BNP） 与心钠素（atrial natriuretic peptide，ANP）相比，BNP 虽可由心房肌产生，但主要由心室肌产生。BNP 升高能够反映心室肌受损。但新近工作表明氨基末端-脑钠素原（amino terminal-pro brain natriuretic peptide，NT-proBNP）较 BNP 稳定性好，它的升高较 BNP 更能正确反映心室缺血受损的情况。

5. 炎症标志物 AMI 的发病常与炎症过程有关，因此，往往存在 C 反应蛋白增高，可持续 1～3 周。起病数小时至 2 日内血中游离脂肪酸增高。此外 TNFα、IL-6、血清淀粉样蛋白 A 等炎症标志物增多。

【心电图检查】 心电图常有进行性的改变，对 MI 的诊断、定位、定范围、估计病情演变和预后都有帮助。

1. 特征性改变 STEMI 心电图表现特点为：

（1）ST 段抬高呈弓背向上型，在面向坏死区周围心肌损伤区的导联上出现。

（2）宽而深的 Q 波（病理性 Q 波），在面向透壁心肌坏死区的导联上出现。

（3）T 波倒置，在面向损伤区周围心肌缺血区的导联上出现。

（4）在背向 MI 区的导联则出现相反的改变，即 R 波增高、ST 段压低和 T 波直立并增高。

2. 动态性改变 ST 段抬高性 MI

（1）起病数小时内，可尚无异常或出现异常高大两肢不对称的 T 波，为超急性期改变。

（2）数小时后，ST 段明显抬高，弓背向上，与直立的 T 波连接，形成单相曲线。数小时至 2 日内现病理性 Q 波，同时 R 波减低，为急性期改变。Q 波在 3～4 日内稳定不变以后 70%～80% 永久存在。

（3）在早期如不进行治疗干预，ST 段抬高持续数日且至 2 周左右、逐渐回到基线水平，T 波则变为平坦或倒置，为亚急性期改变。

（4）数周至数个月后，T 波呈 V 形倒置，两肢对称，波谷尖锐，为慢性期改变。T 波倒置可永久存在，也可在数个月至数年内逐渐恢复。

【其他影像学检查】

1. 放射性核素检查 正电子发射计算机断层扫描（positron emission tomography，PET）可观察心肌的代谢变化，是目前唯一能直接评价心肌存活性的影像技术。单光子发射计算机断层显像（single photon emission computed tomography，SPECT）进行 ECG 门控的心血池显像，可用于评估室壁运动、室壁厚度和整体功能。

2. **超声心动图** 二维和 M 型超声心动图也有助于了解心室壁的运动和左心室功能，诊断室壁瘤和乳头肌功能失调，检测心包积液及室间隔穿孔等并发症。还有助于对急性胸痛患者的鉴别诊断和危险分层。

【诊断】 根据典型的临床表现，特异的心电图改变及实验室检查诊断该病并不困难。但是老年患者，突然发生严重心律失常、休克、心力衰竭而原因未明，或突然发生较重而持久的胸闷或胸痛者，都应考虑本病的可能。宜先按 AMI 来处理，并短期内进行心电图、血清心肌坏死标志物测定等的动态观察以确定诊断。

心肌梗死的诊断标准：急性心肌梗死适用于临床上有与心肌缺血相一致的心肌坏死的证据，同时具备下列条件之一者，即可成立。

1. **肌钙蛋白等心肌生化标志物的升高和/或下降** 至少有 1 项超过正常参考上限的 99%，同时至少有以下任意 1 项心肌缺血证据即可诊断急性心肌梗死：①心肌缺血的症状；②提示有新发心肌缺血的心电图的改变（如新的 ST-T 改变或新的完全性左束支阻滞）；③心电图中逐渐出现的病理性 Q 波；④影像学显示有新的心肌坏死或局部心肌壁出现新的收缩异常。

2. **因心脏意外突然死亡** 此多系心搏骤停所致，患者往往有心肌缺血症状，可能出现新的 ST 段抬高或冠状动脉造影和/或尸检发现有新鲜血栓形成。但患者可能在取血标本前或在测定心脏标志物前就已发生心脏意外。

3. **经皮冠状动脉介入治疗（PCI）及冠状动脉旁路移植术（CABG）相关 MI** 对于肌钙蛋白正常的患者行 PCI 时，而术中心肌生化标志物的升高超过正常上限，则提示围术期 MI。传统认为，当升高的值超过正常上限的 3 倍时，即可定为 PCI 相关 MI。对于患者行 CABG 术前，其肌钙蛋白水平正常，而术后出现肌钙蛋白的升高超过正常上限，则提示有围术期 MI。传统认为，当肌钙蛋白的升高超过正常上限 5 倍，同时有新鲜的病理性 Q 波生成或伴有新的完全性左束支阻滞出现，或血管造影显示在移植血管或冠状动脉有新的闭塞，或有新的心肌坏死影像学证据，即可确定为 CABG 相关 MI。

4. **病理学检查** 病理学检查发现 AMI。而陈旧性心肌梗死的标准定义：有下列指标之一者，可诊断为陈旧性心肌梗死：①无论有无症状，新发生的病理性 Q 波；②影像学显示有局部心肌坏死，在无非缺血原因时心肌局部变薄且不能收缩；③病理发现已痊愈或正在愈合的 MI。

【临床治疗】 老年人急性心肌梗死死亡率高，但是如能早期诊断、处理及时得当，不仅可降低死亡率，而且康复后可生存多年。因此，对急性心肌梗死强调及早发现，及早住院，并加强住院前就地处理。治疗原则是尽快恢复心肌的血液灌注（到达医院后 30 分钟内开始溶栓或 90 分钟内开始介入治疗）以挽救濒死的心肌，防止梗死扩大或缩小心肌缺血范围，保护和维持心脏功能，及时处理严重心律失常、泵衰竭和各种并发症，防止猝死，使患者不但度过急性期，且康复后还能保持尽可能多的有功能的心肌。

1. 急性心肌梗死初始紧急处理　仔细监测病情，输氧，吗啡或哌替啶止痛，使用硝酸酯类药物扩张冠状动脉，使用 β 受体阻滞药减少梗死面积等。

2. 溶栓治疗　溶栓治疗快速、简便，尤其对发病 3 小时以内的 STEMI 患者，其溶栓即刻疗效与直接 PCI 相似。STEMI 发生后，越早开通梗死相关血管，则挽救的心肌越多。为此，一旦确诊，要求在救护车到达的 30 分钟内开始溶栓。

溶栓的首选适应证：

（1）适应证：①起病时间<12 小时，年龄<75 岁者确立 STEMI 诊断后，无禁忌证者应立即予以溶栓治疗；②患者年龄≥75 岁，经慎重权衡缺血或出血利弊后考虑减量或半量溶栓治疗；③发病时间已达 12～24 小时，如仍有进行性缺血性胸痛或血流动力学不稳定，ST 段持续抬高者也可考虑溶栓治疗。

（2）绝对禁忌证：①既往脑出血史或不明原因的卒中；②已知脑血管结构异常；③颅内恶性肿瘤；④3 个月内缺血性卒中（不包括 4.5 小时内急性缺血性卒中）；⑤可疑主动脉夹层；⑥活动性出血或出血性素质（不包括月经来潮）；⑦3 个月内严重头部闭合伤或面部创伤；⑧2 个月内颅内或脊柱内外科手术；⑨严重未控制的高血压（收缩压>180 mmHg 和/或舒张压>110 mmHg，对紧急治疗无反应）。

（3）相对禁忌证：①年龄≥75 岁；②3 个月前有缺血性卒中，3 周内接受过大手术，4 周内有内脏出血，近期（2 周内）不能压迫止血部位的大血管穿刺；③创伤（3 周内）或持续>10 分钟心肺复苏；④妊娠；⑤不符合绝对禁忌证的已知其他颅内病变；⑥活动性消化性溃疡或正在使用抗凝血药。

（4）溶栓后无论梗死相关动脉是否再通，均应早期（3～24 小时内）进行旨在介入治疗的冠状动脉造影。无冠状动脉造影和/或 PCI 条件的医院，在溶栓治疗后应将患者转运至有 PCI 条件的医院。溶栓失败者尽早实施挽救性 PCI。

（5）常用的溶栓药物：按对纤溶酶激活的方式分类，可以分为以下几种。①非特异性纤溶酶原激活剂：如尿激酶（UK）、链激酶（SK）；②特异性纤溶酶原激活剂如［阿替普酶（Alteplase）、尿激酶原（pro-urokinase，Pro-UK）、瑞替普酶（Reteplase，rPA）、替奈普酶（Tenecteplase，TNK-tPA）］。特异性纤溶酶原激活剂可选择性激活血栓中与纤维蛋白结合的纤溶酶原，其溶栓治疗的血管再通率高，对全身性纤溶活性影响较小，且出血风险低，因此溶栓效果优于非特异性纤溶酶原激活剂。溶栓必须在有效的抗凝抗栓基础上进行。

3. 抗凝治疗　抗凝治疗是 STEMI 溶栓或 PCI 前甚为关键的基础性治疗。AMI 中应用抗凝治疗的目的：①预防再通后由于再灌注损伤带来的再次血栓形成，并同时预防因长期卧床可能出现的深静脉血栓形成及肺动脉血栓；②预防周围动脉血栓；③防止 AMI 延展或再梗，降低死亡率；④降低溶栓成功后的早期再闭塞率；⑤AMI 二级预防。一般适用于梗死面积大或反复梗死患者。确诊 STEMI 后应即刻静脉注射普通肝素 5000 U（60～80 U/kg），继以 12 U/(kg·h)静脉滴注。溶栓及溶栓后应监测 APTT 或活化凝血时间（activated clotting time，ACT）至对照值的 1.5～2.0 倍

（APTT 为 50～70 秒），通常需维持 48 小时左右。直接 PCI 患者：静脉注射普通肝素（70～100 U/kg），维持 ACT 250～300 秒。在 STEMI 早期救治中，应首选普通肝素，通常不以低分子肝素代替。治疗期间应注意患者的出血倾向。

4. 抗血小板药物

（1）阿司匹林：通过抑制环氧合酶而阻止血栓烷 A2（thromboxane A2，TXA2）的生成，达到抗血小板聚集的作用。所有无禁忌证的 STEMI 患者均应立即口服水溶性阿司匹林或嚼服肠溶阿司匹林 300 mg，继以 75～100 mg/d 长期维持。

（2）P_2Y_{12} 受体抑制剂：干扰二磷酸腺苷介导的血小板活化。①氯吡格雷为前体药物，需肝脏细胞色素 P450 酶代谢形成活性代谢物，与 P_2Y_{12} 受体不可逆结合。②替格瑞洛和普拉格雷具有更强和快速抑制血小板的作用，且前者不受基因多态性的影响。

（3）糖蛋白（glycoprotein，GP）Ⅱb/Ⅲa 受体拮抗剂包括单克隆抗体片段阿昔单抗（Abci-Imab）、肽类抑制剂依替巴肽（Epifibatide）以及替罗非班（Tirofiban）。高危患者或造影提示血栓负荷重、未给予适当负荷量 P_2Y_{12} 受体抑制剂的患者可静脉使用替罗非班或依替巴肽。而直接 PCI 前（行或不行支架术）最好尽早应用。直接 PCI 时，冠状动脉内注射 GPⅡb/Ⅲa 受体拮抗剂有利于增加心肌灌注、缩小梗死范围和改善近期预后。

5. 再灌注治疗　近几年新的循证医学证据均支持及时再灌注治疗的重要性。强调建立区域性 STEMI 网络管理系统的必要性，通过高效的院前急救系统进行联系，由区域网络内不同单位之间协作，制定最优化的再灌注治疗方案。最新指南对首次医疗接触（first medical contact，FMC）进行了清晰的定义：医生、护理人员、护士或急救人员首次接触患者的时间；并更加强调 STEMI 的诊断时间，提出"time 0"的概念，即患者心电图提示 ST 段抬高或其他同等征象的时间；优化 STEMI 患者的救治流程，强调在 FMC 的 10 分钟内应获取患者心电图，并作出 STEMI 的诊断。

（1）PCI：若患者在救护车上或无 PCI 能力的医院，但预计 120 分钟内可转运至有 PCI 条件的医院并完成 PCI，则直接首选 PCI 策略，力争在 90 分钟内完成再灌注；或患者在可行 PCI 的医院，则应力争在 60 分钟内完成再灌注。这些医院的基本条件包括：①能在患者住院 60 分钟内施行 PCI；②心导管室每年施行 PCI＞100 例并有心外科支持的条件；③施术者每年独立施行 PCI＞50 例；④AMI 直接 PTCA 成功率在 90％以上；⑤在所有送到心导管室的患者中，能完成 PCI 者达 85.9％以上。

（2）直接 PCI：适应证如下。①症状发作 12 小时以内并且有持续新发的 ST 段抬高或新发左束支阻滞的患者；②12～48 小时内若患者仍有心肌缺血证据（仍然有胸痛和 ECG 变化），也可尽早接受介入治疗。

（3）补救性 PCI：溶栓治疗后仍有明显胸痛，抬高的 ST 段无明显降低者，应尽快进行冠状动脉造影，如显示 TIMI 0～Ⅱ级血流，说明相关动脉未再通，宜立即施行补救性 PCI。在有条件下进行心导管治疗的医疗机构，经皮腔内冠状动脉成形术（PTCA）或冠状动脉腔内支架不仅能够代替溶栓疗法，并且可以作为溶栓不成功后的补救措施，特别对大面积心肌梗死的患者。补救 PTCA 对患者尤其是经过 2 小时溶栓后仍不成功的患者，可降低其病死率，改善左室功能。相反，溶栓成功后立即进行PTCA，则会引起死亡率的增加，再实施紧急搭桥术则可能性加大以及左室功能恶化。

（4）溶栓治疗再通者的PCI：溶栓成功后有指征实施急诊血管造影，必要时进行梗死相关动脉血运重建治疗，可缓解重度残余狭窄导致的心肌缺血，降低再梗死的发生；溶栓成功后稳定的患者，实施血管造影的最佳时机是2～24小时。

（5）CABG：对于STEMI患者出现持续或反复缺血、心源性休克、严重心力衰竭，而冠状动脉解剖不适宜行PCI或伴发机械并发症需外科手术修复时建议选择急诊CABG。

【梗死后患者的二级预防】 经过正规的临床治疗后，转入二级预防，主要目标是改善心功能、预防再梗死及猝死的发生。急性心肌梗死发生后，在无并发症者中第一年的病死率为7%～10%，但在有并发症者中，特别是有心力衰竭患者中可高达30%～50%。心肌梗死的后果如此严重，预防就显得更为重要。在此情况下，降低血压、降低血脂、戒烟限酒、控制血糖等尤为重要。

患者在病情基本稳定后，都应该进行冠状动脉造影检查，以了解血管病变的性质、程度、血管受累的支数及心功能，根据病变情况选择治疗方案。与此同时，不论是否有条件进行检查，都要在医生的指导下坚持药物治疗。临床上现在常用药物：

（1）β受体阻滞药：如美托洛尔，这类药物可降低心肌耗氧量，减轻心肌缺血，抗心律失常，抗高血压，抗血小板聚集，因而起到保护心肌的作用，并改善心肌梗死后生存率。对于急性心肌梗死后的患者，只要没有禁忌证，都应长期服用此类药物。

（2）抗血小板治疗：血小板在动脉粥样硬化的形成、冠状动脉痉挛、血栓形成及心肌梗死和猝死的发生中都有非常重要的作用，因此只要无禁忌证，阿司匹林可终身服用，75～100 mg/d，有禁忌证者可改用氯吡格雷（75 mg/d）代替。接受PCI治疗的STEMI患者术后应给予至少1年的双联抗血小板治疗。

（3）降低血脂的药物：如他汀类药物，大量的研究已经证明，血低密度脂蛋白-胆固醇的升高，高密度脂蛋白-胆固醇的降低，血三酰甘油水平的升高与动脉粥样硬化的发生和进展、脑梗死、急性心肌梗死和再梗死的发生具有极其重要的因果关系。他汀类药物不仅降脂，而且具有抗炎与稳定动脉粥样硬化斑块的作用。使用他汀类药物，使低密度脂蛋白-胆固醇（low density lipoprotein-cholesterol，LDL-C）<2.07 mmol/L（80 mg/dL），且达标后不应停药或盲目减小剂量。

（4）血管紧张素转换酶抑制药（如依那普利）和血管紧张素受体阻滞药（如厄贝沙坦）：此类药物能扩张血管，降低血压，减少心肌耗氧量，防止梗死扩展，减轻心室扩张，抑制心力衰竭的发生。

（5）适当服用活血化瘀的中药，通常也是有益的。

（二）急性脑梗死

急性脑梗死（acute cerebral infarction，ACI）又称急性缺血性卒中，是因脑部供应血液动脉出现异常，管腔狭窄或闭塞，导致局灶性急性脑供血不足，最终导致脑组织缺血缺氧性坏死并出现相应的神经功能缺损症状。

【分型】　当前国际广泛使用急性卒中 Org10172 治疗试验（Trial of Org 10172 in Acute Stroke Treatment，TOAST）病因/发病机制分型，将缺血性卒中分为：大动脉粥样硬化型、心源性栓塞型、小动脉闭塞型、其他明确病因型和不明原因型等五型。

【临床表现】　动脉硬化性脑梗死是老年人较常见的疾病，占全部卒中的 75% 左右。由于供应脑部的动脉粥样硬化，造成脑部的动脉管腔狭窄、闭塞，导致局部脑组织缺血、缺氧。绝大多数是由于动脉血栓形成与脑组织坏死。临床症状、体征改变主要取决于梗死大小和部位，常见首发症状为肢体无力、麻木、语言不利、头晕、头痛，部分患者可出现呕吐及精神症状，椎基底动脉系脑梗死，起病时有意识障碍、眩晕、构音不清、复视、口吃、失语、共济失调，可有单侧或双侧感觉障碍，或交叉瘫，或肢体笨拙。病情较重时可出现意识丧失、大小便失禁以及瞳孔散大等脑疝症状。

【诊断方法】

1. 器械检查

（1）CT 检查：脑 CT 检查可显示脑梗死的部位、大小及其周围脑水肿情况和有无出血征象等，急诊平扫 CT 可准确识别绝大多数颅内出血，并帮助鉴别非血管性病变（如脑肿瘤），是疑似卒中患者首选的影像学检查方法。急性脑梗死的典型 CT 表现是梗死灶的低密度改变和对周边结构的占位效应，出现时间大多在发病 24 小时后。多模式 CT：灌注 CT 可区别可逆性与不可逆性缺血，因此可识别缺血半暗带。对指导急性脑梗死溶栓治疗有一定参考价值。

（2）常规 MRI：即 T_1 加权、T_2 加权及质子相在识别急性小梗死灶及后循环缺血性卒中方面明显优于平扫 CT。

（3）多模式 MRI：包括弥散加权成像（diffusion-weighted imaging，DWI）、灌注加权成像（perfusion weighted imaging，PWI）、水抑制成像和梯度回波、磁敏感加权成像（susceptibility weighted imaging，SWI）等。弥散 MRI 对急性脑梗死的敏感性和特异性分别为 88% 和 95%，是目前最敏感的检查方法。灌注 MRI 在临床应用时常与弥散成像联合使用更可提供有关组织微循环和脑血容量的信息，为急性脑梗死患者的治疗和预后判定提供可靠的依据。

（4）血管病变检查：颅内、外血管病变检查有助于了解卒中的发病机制及病因，指导选择治疗方法，但在起病早期，应注意避免因此类检查而延误溶栓或血管内取栓治疗时机。常用检查包括颈动脉超声、经颅多普勒（transcranial Doppler，TCD）、磁共振脑血管造影（magnetic resonance angiography，MRA）、高分辨磁共振成像（high resolution magnetic resonance imaging，HRMRI）、CT 血管造影（computed tomography angiography，CTA）和数字减影血管造影（digital subtraction angiography，DSA）等。

MRA 和 CTA 可提供有关血管闭塞或狭窄信息。以 DSA 为参考标准，MRA 发现椎动脉及颅外动脉狭窄的敏感度和特异度均为 70%～100%。MRA 和 CTA 可显示颅内大血管近端闭塞或狭窄，但对远端或分支显示有一定局限。HRMRI 血管壁成像一定程度上可显示大脑中动脉、颈动脉等动脉管壁特征，可为卒中病因分型和明确发病机制提供信息。DSA 的准确性最高，仍是当前血管病变检查的金标准，但主要缺点是有创性检查，有一定风险。

2. 实验室检查

（1）血常规：脑梗死急性期（24 小时内）常可发现外周白细胞增多、血小板计数无明显变化。

（2）凝血常规检查：急性期可见血浆纤维蛋白原含量或活性水平升高，凝血酶原时间和活化部分凝血酶原时间在正常范围内。

（3）凝血活化标志物检查：纤维蛋白肽 A（fibrin peptide A，FPA）、凝血酶原片断 $1+2$（F_{1+2}）、凝血酶-抗凝血酶复合物（thrombin-antithrombin complex，TAT）、血栓前体蛋白（thrombus precursor protein，TpT）等的血浆水平明显升高；血浆组织因子（TF）升高，组织因子途经抑制物（TFPI）降低或正常。

（4）抗凝系统检查：AT 活性降低；蛋白 C 水平变化不定。

（5）血小板功能检查：血小板最大聚集率增加，黏附功能（PAdT）增强，生存时间缩短；血小板活化标志物如 11-去氢血栓烷 B2（11-Dehydro-thromboxane B2，11-DH-TXB2）、β 血小板球蛋白（β-thromboglobulin，β-TG）、血小板第 4 因子（platelet factor 4，PF4）等增高。

（6）内皮损伤标志物检测：内皮细胞蛋白 C 受体（endothelial protein C receptor，EPCR）、凝血酶调节蛋白（thrombomodulin，TM）、vWF 等血浆水平明显增高，而 6-酮-前列腺素 $F_{1\alpha}$（$6-K-PGF_{1\alpha}$）降低。

（7）纤溶活化标志物检测：组织型纤溶酶原激活物（tissue-type plasminogen activator，t-PA）抗原含量增高、活性降低；纤溶酶原激活抑制物（plasminogen activator inhibitor，PAI）抗原含量及活性都明显增高；血浆 D-二聚体、纤溶酶-抗纤溶酶复合物等的水平增高；α_2 抗纤溶酶（α_2 antiplasmin，α_2-AP）抗原或活性水平降低。

【诊断标准】 ①急性起病；②局灶神经功能缺损（一侧面部或肢体无力或麻木，语言障碍等），少数为全面神经功能缺损；③症状或体征持续时间不限（当影像学显示有责任缺血性病灶时），或持续 24 小时以上（当缺乏影像学责任病灶时）；④排除非血管性病因；⑤脑 CT/MRI 排除脑出血。

【临床治疗】 急性脑梗死是一种高发病率、高致残率、高病死率疾病。理想的治疗是早期再通闭塞的脑血管，在缺血脑组织出现坏死之前及时恢复供血，避免缺血脑组织坏死。

1. 一般处理 必要时吸氧，应维持氧饱和度>94%。气道功能严重障碍者应给予气道支持（气管内插管或切开）及辅助呼吸；脑梗死后 24 小时内应常规进行心电图检查，根据病情，有条件时进行持续心电护 24 小时或以上；控制体温、血压、血糖及营养支持。

2. 溶栓治疗 溶栓治疗是目前最重要的改善脑血循环恢复血流措施，药物包括重组组织型纤溶酶原激活剂（recombinant tissue-type plasminogen activator，rt-PA）、尿激酶和替奈普酶。rt-PA 和尿激酶是我国目前使用的主要溶栓药，现认为有效抢救半暗带组织的时间窗为 4.5 小时内或 6 小时内。急性脑梗死致脑供血中断后，梗死中心区的细胞、血管和神经纤维数分钟内即可发生不可逆的坏死，围绕在梗死中心的缺血性脑组织缺血半影区内的生物电活动虽已终止，但一定时间内（6～12 小时）仍保持正常的离子平衡和结构上的完整性，如及时恢复血供，这些组织的突触传递就能完全恢复。据报道，急性脑梗死患者在发病 4.5 小时内采用 rt-pA 治疗有效，延误时间越少，获益越大。若发病 4.5 小时后进行静脉溶栓，则风险可能大于获益。可见在发病 3 小时内、6 小时内或 3～4.5 小时等时间窗为最佳的溶栓时间。因此早期促进血栓溶解，改善半影区的血供，挽救尚未死亡的脑组织及其功能有着重要的作用。

但对于溶栓治疗国内目前尚无适应证的具体标准。为防止出血并发症的发生，尤其对高龄的老年人溶栓应当采取谨慎的态度。

〔禁忌证〕 下列情况者不行溶栓治疗：①近 3 个月有重大头颅外伤史或卒中史；②可疑蛛网膜下腔出血；③近 1 周内有在不易压迫止血部位的动脉穿刺；④既往有颅内出血；⑤颅内肿瘤，动静脉畸形，动脉瘤；⑥近期有颅内或椎管内手术；⑦血压升高：收缩压≥180 mmHg，或舒张压≥100 mmHg；⑧活动性内出血；⑨急性出血倾向，包括血小板计数＜100×10^9/L 或其他情况；⑩48 小时内接受过肝素治疗（APTT 超出正常范围上限）；⑪已口服抗凝剂者 INR＞1.7 或 PT＞15 秒；⑫目前正在使用凝血酶抑制剂或 Ⅹa 因子抑制剂，各种敏感的实验室检查异常（如 APTT、INR、血小板计数、ECT、TT 或恰当的 Ⅹa 因子活性测定等）；⑬血糖＜2.7 mmol/L；⑭CT 提示多脑叶梗死（低密度影＞1/3 大脑半球）。

〔溶栓方式〕 目前溶栓主要包括静脉溶栓、动脉溶栓及动静脉联合溶栓。

（1）静脉溶栓：包括静脉应用 rt-PA 和尿激酶。临床多采用 UK100 万～150 万 U 静脉滴注。rt-PA 0.9 mg/kg（最大剂量 90 mg），60 分钟内滴注结束，其中 10% 的剂量在 1 分钟内静脉推注。

（2）动脉溶栓：可使溶栓药物直接到达血栓局部，理论上血管再通率应高于静脉溶栓，且出血风险降低。临床上多采用颈动脉溶栓，应用尿激酶 75 万～100 万 U，溶入 0.9% 氯化钠注射液 20 mL 于病灶侧颈总动脉下段行动脉加压注射药物。

（3）动静脉联合溶栓：理论上动静脉联合溶栓治疗的优势在于及时地静脉溶栓，缩短了给药时间，为动脉溶栓奠定基础，延长了动脉溶栓治疗的时间窗，从而达到提高血管再通率，改善患者预后的目的。然而，至今应用动静脉联合溶栓治疗的临床报道资料有限，更多的疗效有待深入研究。

溶栓治疗的主要危险性和不良反应主要是颅内出血，心源性栓塞脑出血的机会更高。对于血浆 D-二聚体升高的老年人进行溶栓应当慎之又慎。

如果超过 6 小时，对大面积脑梗死的患者应采取脱水降低颅内压的方法。脑梗死后会出现一过性的高血压，医生无需干预这种自我的调节机制，但是要时刻注意和防止血压过高。对于进行性的卒中患者，如无出血的症状需要及时抗凝治疗。

3. 抗凝治疗　急性期抗凝治疗虽已应用 50 多年，但一直存在争议。对大多数急性缺血性卒中患者，不推荐无选择地早期进行抗凝治疗。少数特殊患者的抗凝治疗，可在谨慎评估风险/效益后慎重选择。抗凝治疗可用于急性的颅内或颅外较大动脉阻塞，如颈内动脉或椎动脉，而仅有轻中度的神经系统损害表现者。在心源性脑栓塞中抗凝治疗对其急性期治疗有较好的疗效。

〔禁忌证〕 ①年龄 80 岁以上；②深昏迷，休克；③颅内出血，或有出血倾向，或遗传性获得性出血性疾病；④未能控制的高血压，收缩压 200 mmHg（26.7 kPa）以上或舒张压 120 mmHg（16 kPa）以上；⑤纤溶禁忌证，如有凝血异常、近期消化道出血、手术、大创伤等；⑥严重贫血；⑦患者患有易于发生严重出血的解剖结构性损伤（如十二指肠球部溃疡）。

研究结果表明，早期抗凝治疗是安全的且能减少栓塞的复发，其原因是缺血性卒中后 48 小时内血栓仍可向缺血半暗区延伸，此时抗血栓形成治疗能通过限制这种延伸而减少梗死的范围并维持该区域的血液。临床常用肝素，静脉给药后立即起效，故适用于紧急的抗凝，但为防出血倾向必须做凝血检测。低分子量肝素具有半衰期长、生物利用度高、出血倾向相对较小等优点，可以用于皮下注射，每日注射 1～2 次即可保持有效的抗凝作用。较普通肝素延长激活的部分凝血活酶时间（APTT）作用减轻，与肝素相比具有较小的出血作用而具有相同的抗血栓形成作用，同时有较高的生物利用度且给药方便。另外，华法林也可用于急性期采用肝素抗凝后的维持治疗。

4. 抗血小板药　对发病时间为 24～48 小时的急性缺血性卒中患者，建议口服阿司匹林。但对适合阿替普酶静脉溶栓或机械取栓治疗的急性缺血性卒中患者，则不推荐使用阿司匹林作为替代治疗。对接受静脉阿替普酶治疗的急性缺血性卒中患者，口服阿司匹林常需要延迟至 24 小时后，如伴有其他疾病时可以考虑 24 小时内口服阿司匹林，但是否采用阿司匹林还需要考虑实质性获益或风险。研究表明对于轻型卒中患者，在发病 24 小时内启动双重抗血小板治疗（阿司匹林和氯吡格雷）并持续 21 日，有益于降低 90 日内卒中复发。桥接治疗患者，机械取栓后应常规给予抗血小板药治疗；如果行急诊支架置入术，术前应服用负荷剂量抗血小板药（阿司匹林 300 mg 及氯吡格雷 300 mg），术后每日联合服用阿司匹林 100 mg 及氯吡格雷 75 mg 至少 1 个月。

5. 降纤疗法　目的是降解纤维蛋白原，增加纤溶系统活性，抑制血栓形成或溶解血栓。很多研究显示脑梗死急性期血浆纤维蛋白原和血液黏滞度增高，蛇毒酶制剂可显著降低血浆纤维蛋白原，并有轻度溶栓和抑制血栓形成作用。降纤酶是治疗急性脑梗死的一种安全有效药物，且在早期治疗时使用降纤酶，能够取得较为显著的疗效；但在治疗时增加降纤酶剂量，反而较常规剂量治疗效果差，甚至还会显著增加不良事件的发生。近年来，国内外对巴曲酶的神经保护作用进行了大量实验与临床研究，发现巴曲酶对全脑缺血及局灶性缺血再灌注均具有保护作用。至于急性脑梗死治疗进展中其他降纤制剂如克洛酶、蚓激酶、蕲蛇酶等临床也有应用，尚有待进一步研究。

6. 其他改善脑血循环药物　丁基苯酞是近年国内开发的Ⅰ类新药，主要作用机制为改善脑缺血区的微循环，促进缺血区血管新生，增加缺血区脑血流。人尿激肽原酶是近年国内开发的另一个Ⅰ类新药，具有改善脑动脉循环的作用。

7. 血管内介入治疗　包括动脉溶栓、机械取栓、桥接治疗和球囊成形与支架置入等。

(1) 动脉溶栓：发病 6 小时内严重卒中且不适合静脉溶栓，或静脉溶栓无效的患者，经过严格选择后可进行动脉取栓。动脉溶栓禁忌证：前循环发病时间＞6 小时；最近 7 日内有不可压迫部位的动脉穿刺史；最近 14 日内有大手术或严重创伤病史；最近 21 日内胃肠道或尿道出血，最近 3 个月内存在增加出血风险的疾病，如严重颅脑外伤、严重肝脏疾病、溃疡性胃肠道疾病等；既往 1 个月内有手术、实质性器官活检及活动性出血。

(2) 机械取栓：目的是获得血流再灌注而不是仅实现血管再通，实现再灌注是改善预后的关键。发病 6 小时内，符合以下标准时，建议机械取栓治疗：卒中前 Rankin 量表（modified Rankin scale，mRS）0～1 分；缺血性卒中由颈内动脉或大脑中动脉 M1 段闭塞引起；年龄≥18 岁；NIHSS 评分≥6 分；ASPECTS 评分≥6 分。当符合静脉 rt-PA 溶栓标准时，应接受静脉溶栓治疗，同时直接桥接机械取栓治疗。静脉溶栓禁忌的患者，建议将机械取栓作为大血管闭塞的治疗方案。机械取栓后，再通血管存在显著的狭窄，建议术中造影观察（＞10 分钟），如 TICI 分级＜2b 级，建议行血管内成形术。

近年来，随着中间导管的逐渐普及，衍生出了一次通过直接抽吸（a direct aspiration first technique，ADAPT）技术，这项技术倾向于单用中间导管的抽吸完成血管再通。由于 ADAPT 技术的学习曲线较支架取栓更长且更加复杂，ADAPT 技术还有待进一步研究。

(3) 桥接治疗：是指在静脉溶栓基础上进行动脉血管内介入治疗，分为直接桥接治疗和挽救性桥接治疗。直接桥接治疗是指静脉溶栓后不观察溶栓效果，直接进行取栓治疗；挽救性桥接治疗是指静脉溶栓后观察患者神经功能变化，无效后再进一步考虑取栓治疗。

(4) 球囊成形与支架置入：急性期颅内血管球囊成形术及支架置入术越来越多地用于 AIS 前向血流的恢复。

研究结果提示，对不适合静脉溶栓的患者，行颅内闭塞的责任血管支架置入术可快速有效地恢复血流，使更多 AIS 患者从中获益。但也有研究证据提出，对闭塞血管采用球囊碎栓及支架置入可能导致血栓移位、闭塞穿支动脉或栓子向血管远端移位，影响再通效果。同时可能导致血管夹层、穿孔等严重并发症的发生。若支架置入术前未使用静脉溶栓，为防止支架内血栓形成，应注意及时足量地加用抗血小板药，需在术前顿服负荷剂量的抗血小板药（阿司匹林 100～300 mg ＋氯吡格雷 300 mg），并在术后双抗持续至少 1 个月，之后根据经验或在血栓弹力图指导下长期口服 1 种抗血小板药。

8. 神经保护　理论上，针对急性缺血或再灌注后细胞损伤的药物（神经保护剂）可保护脑细胞，提高对缺血缺氧的耐受性。研究显示依达拉奉能改善急性脑梗死的预后。胞二磷胆碱是一种有神经营养和神经保护作用的药物，能改善重度急性缺血性卒中的预后。近期研究认为：他汀类药物除具有降低低密度脂蛋白胆固醇的作用外，还具有神经保护等作用。但神经保护剂的疗效与安全性尚需开展更多高质量临床试验进一步证实。

其他，还有低温治疗、高压氧治疗、神经移植、血液稀释、细胞疗法及其他外科手术治疗等。为促进康复，适当服用中药（如补阳还五汤等）也是十分有益的。

【预防】 预防脑梗死应该以先降低动脉粥样硬化危险性为目标。为此，需要控制高血压、降低血脂、戒烟、禁止酗酒等。药物预防主要用抗血小板药，阿司匹林作用最为肯定，同时也减少心肌梗死的发病率。还要培养健康的生活方式，提倡老年患者加强适度的体力锻炼、低糖低盐低胆固醇和结构合理的饮食、戒烟和健康的心理状态等。另外，老年人常合并有其他器官疾病，研究证实更好地控制老年患者的肺部感染和心血管疾病与二级预防具有同等重要的意义。建议所有的老年脑梗死患者应定期门诊复查各种可干预的危险因素，包括血压、血脂、血糖、血液黏度、血小板聚集率等。特别要密切注意暂时性脑缺血患者，代谢综合征等易栓症的患者，做到及时诊断和正确处理。

第五节　弥散性血管内凝血

老年人由于疾病较多，免疫力低，与其他年龄相比较，弥散性血管内凝血不仅发病率高，而且病死率也很高。因此，弥散性血管内凝血在老年医学中是一个十分棘手的问题，本节将较深入、全面地介绍这一问题，

【定义】 弥散性血管内凝血（disseminated intravascular coagulation，DIC）是在许多疾病基础上，致病因素损伤微血管体系，导致凝血活化，全身微血管血栓形成、凝血因子大量消耗并继发纤溶亢进，引起以出血及微循环衰竭为特征的临床综合征。DIC 不是一个独立的疾病，而是众多疾病复杂病理过程中的中间环节。其主要基础疾病包括严重感染、恶性肿瘤、病理产科、手术及外伤等。

微血管体系（microvasculature）是一个功能体系，由血液和接触血液的血管结构组成，包括单个核细胞（主要指单核吞噬细胞系统）和血管内皮细胞。在生理条件下，微血管体系可视为一个在血管内外起转运作用的体系，在维持机体内环境（细胞外液）理化性质与生物特性相对恒定稳态中发挥重要作用。当机体遭受损伤时，稳态暂时受到干扰，单核吞噬细胞系统被活化，血管内皮功能出现紊乱，由抗栓转为促栓作用，从而参与止血过程。在许多情况下，止血机制作为炎症反应的一个组成部分而被激活。当止血反应停止后，微血管体系启动修复过程，逐步恢复稳态。在严重损伤时，体内稳态调控功能紊乱。微血管体系失控，凝血过程丧失在空间和时间的局限性，从而导致 DIC 发生发展。

【分类】

（一）根据体内稳态调控功能的紊乱情况分

1. 非显性（non-overt）DIC　即止血机制处于代偿状态的 DIC。

2. 显性（overt）DIC　即止血机制处于失代偿状态的 DIC。在显性 DIC 中，又

可进一步分为两型：①可控型显性 DIC，指血管内皮调节网络的压抑是短暂的，只要原发致病条件或病因迅速被清除，内皮调节网络可以迅速恢复；②非控型显性 DIC，指血管内皮调节网络被压抑的同时，还存在调节网络的降解或破坏（例如败血症、创伤）。

（二）根据起病的急缓与病情分

1. 急性型　由于促凝物质在短时间内大量入血，致使促凝机制以绝对优势超过抗凝机制，通常在数小时至 1～2 日内发病，病情急剧而凶险，进展迅速。广泛的微血栓形成、器官衰竭、休克、出血等症状相对严重，常伴有短暂或持久性血压下降。如流行性脑膜炎的华弗综合征、严重脓毒败血症、肾病综合征出血热、严重创伤、羊水栓塞、急性出血性胰腺炎、外科大手术后等引起的 DIC 属于这一类。

2. 亚急性型　由于促凝物质进入血液缓慢，机体代偿机制部分地对抗了致凝机制，故常在数日至数周内发病。病情发展较为缓慢，如肿瘤播散、急性白血病、死胎滞留等引起的 DIC 多属于这一类。

3. 慢性型　由于促凝物质的促凝性质不强或进入缓慢，凝血因子和血小板的自身补偿与 DIC 消耗达到平衡甚至超过。起病缓慢，病情可数月至数年，多呈亚临床型。出血轻微，后期常表现为器官功能障碍，通常需要通过实验室检查甚至尸检方能确诊，如系统性红斑狼疮、巨大血管瘤、慢性肝病等引起的 DIC 多属于这一类。

【发病机制】　引起 DIC 的原发疾病是多种多样的，但对老年人而言，最常并发 DIC 的疾病是败血症和恶性肿瘤，尤其是急性白血病。

（一）感染诱发 DIC 的机制

细菌、病毒、立克次体等许多致病微生物感染均可导致 DIC，发病机制大同小异，此处以临床常见的革兰阴性细菌感染导致 DIC 为例。

革兰阴性细菌败血症导致 DIC，关键致病因子是内毒素。多种休克和危重病晚期由于肠道屏障功能紊乱，均存在内毒素和细菌转位，故内毒素诱发 DIC 是最受关注的。从已有资料来看，内毒素引起 DIC 的机制是复杂的。

（1）内毒素与脂多糖结合蛋白形成复合物，该复合物与单核细胞 CD14，及钟样受体 4（TLR）结合，通过一系列信号转导，促使核因子 NF-κB 和活化蛋白（AP）-1 引起促炎性介质（TNF-α、IL-1β 等）表达，进而诱导与增强血管内皮细胞和单核细胞表达 TF。现已公认 TF 不仅是生理性止血过程中凝血反应的启动物，而且也是病理条件下血栓形成中凝血过程的启动物。单核细胞与血管内皮细胞大量表达 TF，这是内毒素诱发 DIC 的基本原因。

（2）内毒素通过促炎性介质即引起凝血酶调制素（TM）内移，抵制蛋白 C 活化。

（3）内毒素通过促炎性介质促进纤溶酶原活化素抑制物（PAI）-1 表达增加，组织型纤溶酶原激活剂（t-PA）表达下调，从而引起纤溶活性受到抑制。

（4）内毒素通过促炎介质激活酸性鞘磷脂酶（acid sphingomyelinase，ASMase），使鞘磷脂分解生成神经酰胺（ceramide）。神经酰胺促进血管内皮细胞凋亡首先表现氨基磷脂（PS，PE）在胞膜易位，有利于维生素 K 依赖因子（Ⅱ、Ⅶ、Ⅸ、Ⅹ）在细胞表面装配，促进 DIC 发展。

（5）内毒素激活补体，C5a 与 C3b 促进中性粒细胞和血管内皮细胞活化。活化中性粒细胞表达 CD11b/ CD18，活化血管内皮细胞表达细胞间黏附分子（intracellular adhesion molecule，ICAM）-1，引起白细胞-血管内皮细胞相互反应。通过活性氧产生和蛋白酶（弹性蛋白酶、组织蛋白酶 G 等）释放，从而损伤血管内皮细胞，促进 DIC 的进一步加重。

（二）恶性肿瘤引起 DIC 的机制

此处以急性白血病为例。急性髓性白血病（M3）可以并发 DIC，其主要原因有：

（1）白血病细胞不仅表达 TF，而且能够合成可以直接激活 FX 的癌性促凝物（CP）。

（2）白血病细胞分泌 IL-1β 和 IMF$_X$，这些介质可以诱导血管内皮细胞 TF 表达和 TM 内移。

（3）APL 细胞表达的膜因子 V 受体能促进凝血活酶复合物形成，使其在激活过程加速 100000 倍。

（4）APL 患者发生 DIC 时，AT-Ⅲ 和激活的蛋白 C（APC）降低，导致抗凝功能不足以平衡活化的血管内凝血功能。

（5）近年发现，APL 患者体内 D-二聚体升高，表明存在继发性纤溶亢进，u-PA、t-PA 升高，纤溶酶原和 α_2-抗纤溶酶水平减低，表明同时存在原发性纤溶亢进和纤溶抑制减弱。

（6）APL 患者的纤溶抑制物（TAFI）抗原浓度正常，但其活性约为正常的 60%，推断 APL 患者并发 DIC 时因 TAFI 功能缺陷致纤溶抑制能力下降，导致严重出血。

（7）研究显示：急性髓细胞白血病（AML）细胞 u-PA 的 mRNA 水平增高，表明存在原发性纤溶亢进。

（8）这类白血病细胞存在强连蛋白（annexin）Ⅱ 高表达，通过与纤溶酶原以及 t-PA 结合，所以 M3 型白血病患者大多不同程度伴有纤溶亢进，因而纵使并未发生 DIC，也有一定出血倾向。

（9）其他因素：APL 患者早幼粒细胞的溶酶体颗粒能合成及释放胰凝乳蛋白酶、组织蛋白酶、弹性蛋白酶及胰蛋白酶等，他们可能具有促凝及促纤溶的作用。

（三）血管内溶血与 DIC 发生发展

DIC 时出现血管内溶血，除缺氧和酸中毒造成红细胞可塑变形性能降低，以及纤维蛋白沉着使微血管腔变窄外，内毒素激活白细胞产生活性氧是其重要原因。中南大学湘雅医学院止血生理实验室早已报道内毒素引起 DIC 时，血浆游离血红蛋白增高越多，DIC 严重程度越重，死亡率越高。血管内溶血导致预后不良的主要机制有二：①血红蛋白与碎片封闭网状内皮系统，且催化羟自由基生成；②大量血红细胞破裂以及其他细胞甚至细菌解体，导致原来位于胞膜内侧的氨基磷脂（磷脂酰丝氨酸、磷脂酰乙醇胺）直接暴露于血浆中，从而引起维生素 K 依赖因子（Ⅱ、Ⅶ、Ⅸ、Ⅹ）浓集在其表面。我们观察到在静脉插管后，注入 TMFα 和蛋白 C 单克隆抗体可以引起明显的局部血栓形成，但在此基础上再输入含磷脂酰丝氨酸的悬液，则很快由局部血栓转化成为 DIC。所以，目前认为，氨基磷脂是一种自身毒素，它可促进 DIC 的发生发展。

【临床表现及其原因】 DIC 患者的表现一般包括原发病与 DIC 两部分。原发病表现因病而异。DIC 的临床表现则取决于其类型。DIC 早期高凝状态期，可能无临床症状或轻微症状，也可表现血栓栓塞、休克；消耗性低凝期以广泛多部位出血为主要临床表现；继发性纤溶亢进期：出血更加广泛且严重，难以控制的内脏出血；脏器衰竭期可表现肝肾衰竭，呼吸循环衰竭是导致患者死亡的常见原因。急性重度感染并发 DIC 的临床特征突出的是急性显性 DIC，其基本表现有以下四个方面。

（一）休克

除严重感染本身可以引起休克外，急性 DIC 也能促进休克的发生与发展。DIC 诱发休克的特点为：不能用原发病解释，顽固不易纠正，早期即出现肾、肺、大脑等器官功能不全。急性 DIC 促进休克发生的原因包括：

1. 激肽与激活的补体成分 内毒素可以激活 FXIIa，能使前激肽释放酶激活成为激肽释放酶。该酶不仅可使高分子激肽原水解释放激肽，还能直接或通过纤溶酶激活补体系统。激肽（缓激肽、赖缓激肽）和由它诱导产生的内皮细胞舒张因子［主要为 NO、前列腺素（PGI$_2$）］以及某些补体成分碎片（如 C3a、C5a 等）能使微动脉及毛细血管前括约肌舒张，从而外周阻力显著降低，这就是急性 DIC 时动脉血压下降的主要原因。这些物质还可以使营养血管通透性增高，血浆外溢，因而循环血容量减少。

2. 血小板活化因子（PAF） 目前发现在感染导致 DIC 中，单核吞噬细胞系统与血管内皮细胞释放大量的 PAF。PAF 除促使血小板聚集与支气管收缩外，量大时还参与急性循环衰竭的发生和发展过程。

3. 凝血与纤溶产物 实验表明凝血酶从纤维蛋白原脱下的肽 A（FPA）与肽 B（FPB）可使微静脉及小静脉收缩，从而使毛细血管后阻力/毛细血管前阻力比值显著增高，加重血浆外渗。此外，DIC 时往往心肌收缩性与顺应性均降低；而 FPA 与 FPB 又可使肺血管收缩，增加右心的后负荷，促使心力衰竭发生。另外，FDP 也有舒血管与升高毛细血管通透性的作用。所有这些因素都可能引起休克的发生，可使原有休克进一步恶化。

DIC 与难逆性休克的发生存在密切关系，一般认为休克过程中一旦并发 DIC 常提示预后不良。也就是说，在大多数情况下，DIC 促使休克向不可逆性方向发展。实验表明，以 DEGR-Xa 阻断 DIC 发生，虽然延长动物存活时间，但并不能降低动物休克死亡率。这些事实提示，DIC 是导致休克恶化的重要因素，而不是不可逆性休克发生的唯一原因。

（二）出血

出血是急性 DIC 常见的临床表现，特点为自发性、多部位出血，常见于皮肤、黏膜、伤口及穿刺部位，严重者可发生危及生命的出血。与急性白血病所致 DIC 相比，败血症并发 DIC 时出血倾向相对较轻。因为原发性粒细胞性白血病过分表达强连蛋白（annexin）Ⅱ，annexinⅡ能与纤溶酶原及 t-PA 结合，从而在白血病细胞表面生成大量纤溶酶，但脓毒症所致 DIC 时并不存在这种情况。有关 DIC 引起出血情况，国内报道出血发生率在急性 DIC 可高达 84%～98%，但慢性型 DIC 出血并不严重。在 DIC 早期（高凝期）可无出血症状；相反，血液凝固性增高，静脉采血常可出现注射器内血液凝固现象。急性 DIC 引起出血往往发生突然，部位比较广泛，并且不易用原发病解释，出血程度与 DIC 的严重性成正比，可从皮肤与黏膜上少量瘀斑至内脏器官大量出血不等，不同部位与器官的出血率是不同的。急性 DIC 引起出血的原因主要如下：

1. 血小板计数降低　在 DIC 中血小板减少比凝血因子降低发生更早、更显著。血小板黏附于受损的血管内皮部位与在凝血过程中被消耗，这只是原因之一。更主要是由于凝血酶、可溶性纤维蛋白单体复合物和某些 DIC 动因（如内毒素等）能使血小板聚集，从而在微循环被截留或被单核吞噬细胞系统吞噬。

2. 凝血因子含量降低　首先是凝血因子在凝血过程中被消耗。体外实验表明，在凝血过程中有 5 种因子（纤维蛋白原、凝血酶原、FⅤ、FⅧ、FⅩⅢ）被消耗，无疑在体内 DIC 时这些因子减少。据报道，内毒素血症时纤维蛋白原、凝血酶原、FⅤ与FⅧ消耗最为突出。DIC 时其他凝血因子（如 FⅨ、FⅩ、FⅦ、FⅫ、FⅪ等）也减少，这是由于它们被激活后在体内迅速被肝及单核吞噬细胞系统清除所致。其次是纤溶酶对凝血因子的水解，因为纤溶酶是一种专性不高的内肽酶。在 DIC 后期纤溶酶大量形成，而抗纤溶酶活性降低，故除水解纤维蛋白外，还对血浆中的纤维蛋白原甚至 FⅤ、FⅧ、FⅨ、FⅪ、FⅫ等进行水解。此外，DIC 时往往肝功能受累，故凝血因子生物合成减少也是血浆中凝血因子含量降低的原因之一。

3. 纤维蛋白（原）降解产物的抗凝作用　纤维蛋白原碎片 X、Y 不仅对凝血酶具有明显抑制作用，而且还可与纤维蛋白原及纤维蛋白单体形成可溶性复合物，从而抑制纤维蛋白形成。其次，碎片 D 对纤维蛋白单体的聚合具有竞争性抑制作用，使形成结构上缺陷的纤维蛋白聚体。另外，小分子质量的 FDP 还能抑制血小板聚集与释放。这些作用综合在一起，使 FDP 显示强大的抗凝作用。应当认为，在 DIC 造成的低凝状态中，FDP 的抗凝作用可能比凝血因子减少起更大的作用。

4. 血管内皮损伤　DIC 时出现的休克与微血栓、缺氧、酸中毒等可导致内皮细胞受损，血管壁的完整性受到破坏，毛细血管通透性增加。此外，脓毒症时细菌毒素以及白细胞-内皮细胞相互作用也可损伤内皮细胞。

（三）微血管栓塞

微血管栓塞可发生在浅层的皮肤或消化道黏膜的微血管，但较少出现局部坏死和溃疡。发生于器官的微血管栓塞其临床表现各异，可表现为顽固性的休克、呼吸衰竭、意识障碍、颅内压增高和肾衰竭等，严重者可导致多器官衰竭。DIC 时微血管发生微血栓的主要原因如下：

1. 酰键式纤维蛋白聚体　在体内血流缓慢部位，局部凝血酶浓度高，凝血酶既可使纤维蛋白原变为纤维蛋白单体，又能通过使 FXⅢ 激活，再使纤维蛋白单体变成酰键式纤维蛋白聚体。酰键式纤维蛋白聚体可阻碍血流，导致微血管血栓性栓塞。

2. 血小板聚集体形成　血管内皮细胞受损或由于组织缺氧与酸中毒，红细胞易于发生溶血而释放 ADP 与促凝物质，这些物质也可引起血小板激活发生聚集。但 DIC 时引起血小板聚集的主要诱导物是凝血酶血小板聚集体，可形成血小板血栓。

3. 白细胞-血管内皮细胞相互作用　前已述及，在促炎症介质与凝血酶及 FXa 的刺激下，白细胞与血管内皮细胞活化，各自表达黏附分子并互为配体和受体，从而产生白细胞-内皮细胞相互反应。此时，白细胞变形并伸出伪足，内皮细胞也变形和肿胀，因而促使活化白细胞嵌顿在微血管中，这也是脓毒症时发生微栓塞的原因之一。

（1）脱落的血管内皮细胞其内毒素、缺氧、酸中毒等可损伤内皮细胞。受损的内皮细胞从血管壁上脱下来形成小块，在局部微血管形成栓塞。同时，脱落的受损内皮细胞可以激活凝血途径，引起血液凝固，形成微血栓。

（2）可溶性纤维蛋白单体复合物（soluble fibrin monomer complex，SFMC）沉着在血流尚可的部位，局部凝血酶浓度较低，凝血酶只能使纤维蛋白原变为纤维蛋白单体，而不能激活 FXⅢ，故无酰键式纤维蛋白聚体形成。此时，纤维蛋白单体可与纤维蛋白原或纤溶碎片 X、Y 结合形成 SFMC。这种复合物除可被单核吞噬细胞系统清除外，还可被血小板第 4 因子（PF_4）与粒细胞释放的某些蛋白沉淀下来，从而加重微循环障碍，有利于微血栓的形成。

应当强调，严重感染导致 DIC 的微栓塞较重，这与败血症时促炎症细胞因子引起 PAI-1 显著升高有关。其次，DIC 时微血栓形成程度除与 DIC 动因有关外，主要取决于机体纤溶活性，在纤溶系统受到抑制条件下堵塞程度较重，持续时间较长。如严重创伤引起微血栓综合征，就是由于纤溶活性受到抑制所致。微血栓引起局灶性坏死是严重 DIC 的延迟表现。如果阻塞引起组织坏死的范围超过一定限度，就会导致器官衰竭。新近发现，纤溶碎片 D 也与器官衰竭有关，因为纤溶碎片 D 能激活血小板，后者再激活补体，激活的补体碎片（如 C5a 等）引起粒细胞聚集，然后细胞通过释放大量的纤溶酶体酶和自由基而损害器官的实质细胞。

（四）血管内溶血

1. 微血管内溶血　DIC 时可出现血管内溶血。临床表现为黄疸、腰痛、酱油色尿（血红蛋白尿）、少尿或无尿等症状，这些症状出现率为 $10\%\sim20\%$。但若从实验室检查来看，DIC 时血管内溶血三大表现（血浆结合珠蛋白减少、血浆游离血红蛋白升高、红细胞碎片与异常红细胞增多）的发生率高达 $80\%\sim95\%$。DIC 时引起血管内溶血的原因也是复杂的。因为 DIC 时，一方面造成缺氧与酸中毒，使红细胞可塑变形能力降低；另一方面，由于纤维蛋白沉着，使毛细血管管腔变窄，微循环两端压差迫使这种可塑变形能力低的红细胞通过变窄的毛细血管或由纤维蛋白网眼中挤过，轻则使红细胞严重变形，重则使红细胞破碎。由此引起红细胞大量破坏可造成贫血，这种贫血称为微血管病态溶血性贫血。前已述及，内毒素引起 DIC 时，DIC 的严重程度越大，血浆血红蛋白含量增加越多，死亡率越高。

2. 白细胞改变　作者实验室在体内与体外观察到脓毒症并发 DIC，白细胞在血管内溶血中起着重要作用。这主要是由于内毒素与纤溶碎片 D 可以激活补体系统，活化的补体产物可引起白细胞发生趋化反应。白细胞在吞噬作用中通过呼吸爆发产生大量的氧自由基，氧自由基可使红细胞代谢和结构产生改变，这可能也是溶血的重要原因。

【诊断】　DIC 的诊断依据应当包括三方面：引起 DIC 的原发病，DIC 的临床表现，DIC 实验室依据。至于感染引起 DIC 的诊断，实验室依据中还应包括病原微生物的检测。由于 DIC 的病理改变复杂，而目前实验室检查项目大多缺乏特异性，因此 DIC 的实验室检查应当是多指标同步动态检测，然后进行综合判断。

（一）DIC 筛选基本试验的评价

凝血酶原时间（PT）、纤维蛋白原、血小板计数和纤维蛋白相关标志物（fibrin related marker，FRM），为凝血因子活化和消耗的程度提供了重要证据。国内苏州大学附属第一医院比较了 KPTT、PT、TT、Fbg、3P、D-dimer 和 AT 等 7 项指标在 775 例 DIC 患者的检验结果，其中 KPTT、PT、TT 和 3P 的异常检出率≤25%，Fbg 和 ATⅢ的异常检出率≥50%，D-dimer 的异常检出率高达 93%。天津市第一中心医院对 KPTT、PT、TT、Fbg、血小板计数、D-dimer、P-选择素及 sTM 8 项指标行 120 例前 DIC 状态、30 例 DIC 患者与 30 例健康成人对比检测，结果以 P-选择素、sTM、D-dimer 与血小板计数的诊断指标较好。并且发现 P-选择素与 sTM 异常是 DIC 出现最早的指标。

（二）DIC 的诊断标准

指标量化是疾病诊断、动态分析与预后判断的前提。在 DIC 诊断中，基础疾病和临床表现是两个很重要的部分，不可或缺，同时还需要结合实验室指标来综合评估，任何单一的常规实验诊断指标用于诊断 DIC 的价值十分有限。近年来欧美和日本专家相继制定出多指标的 DIC 积分诊断系统，包括：国际血栓与止血协会标准（ISTH）、日本卫生福利部标准（JMHW）、日本急诊医学学会标准（JAAM）。但是，这 3 个标准诊断的准确性和实用性仍存在广泛争议。上述三大积分系统目前在国内临床使用较为混乱，尚无在中国人群对上述三大积分系统进行验证的研究数据。为进一步推进中国 DIC 诊断的科学化、规范化，统一诊断标准，中华医学会血液学分会血栓与止血学组于 2014 年起通过多中心、大样本的回顾性与前瞻性研究，建立了中国弥散性血管内凝血诊断积分系统（Chinese DIC scoring system，CDSS，表 13-2），该系统突出了基础疾病和临床表现的重要性，强化动态监测原则，简单易行，易于推广，使得有关 DIC 诊断标准更加符合我国国情。此外 DIC 是一个动态的病理过程，检测结果只反映这一过程的某一瞬间，利用该积分系统动态评分将更有利于 DIC 的诊断。

国际血栓止血学会 DIC 专业委员会推荐了可以推广应用的 DIC 的诊断积分系统（2001），并做出如下具体建议：

表 13 - 2 　　　　　　　　中国弥散性血管内凝血诊断积分系统（CDSS）

积　分　项	分　数
存在导致 DIC 的原发病	2
【临床表现】	
不能用原发病解释的严重或多发出血倾向	1
不能用原发病解释的微循环障碍或休克	1
广泛性皮肤、黏膜栓塞，灶性缺血性坏死、脱落及溃疡	1
形成，不明原因的肺、肾、脑等脏器功能衰竭	
【实验室指标】	
血小板计数	
非恶性血液病	
100×10^9/L	$0\sim1$
$80\sim100\times10^9$/L	1
$<80\times10^9$/L	2
24 小时内下降≥50%	1
恶性血液病	
$<50\times10^9$/L	1
24 h 内下降≥50%	1
D-二聚体	
<5 mg/L	0
$5\sim9$ mg/L	2
≥9 mg/L	3
PT 及 APTT 延长	
PT 延长<3秒且 APTT 延长<10 秒	0
PT 延长≥3秒或 APTT 延长≥10 秒	1
PT 延长≥6 秒	2
纤维蛋白原	
≥1.0 g/L	0
<1.0 g/L	1

〔注〕 非恶性血液病：每日计分 1 次，≥7 分时可诊断为 DIC；恶性血液病：临床表现第一项不参与评分，每日计分 1 次，≥6 分时可诊断为 DIC；PT 凝血酶原时间；APTT 部分激活的凝血酶时间。

1. 显性 DIC 的诊断规定

（1）危险性评估：导致显性 DIC 的临床条件包括：①脓毒症/严重感染（任何微生物）；②创伤（如多处创伤、中枢神经系统创伤、脂肪栓塞）；③器官破坏（如严重胰腺炎）；④恶性肿瘤（如固体癌、急性白血病）；⑤产科意外（如羊水栓塞、胎盘破裂）；⑥血管异常〔血小板减少伴巨大海绵状血管瘤（Kasebach-Merritt 综合征）、大动脉瘤〕；⑦严重肝衰竭；⑧严重毒性或免疫性反应（毒蛇咬伤、毒性药物、输血反应、移植排斥）。如存在以上临床条件，可认为 DIC 危险性存在。若无上述临床条件，则不往下进行。

（2）进行凝血基本试验（血小板计数、PT、Fbg、sTM 和 FDP）。

（3）记分规则：①血小板计数：$>100\times10^9$/L 为 0，$<100\times10^9$/L 为 1；$<50\times10^9$/L 为 2。②纤维蛋白相关标志物（sTM、FDP）：未增加为 0；中度增加为 2；高度

增加为 3（轻、中、重度标准待定）。③凝血酶时间：未延长或延长＜3 秒为 0；延长 3～6 秒为 1；延长 6 秒以上为 2。④纤维蛋白原：≥1.0 g/L 为 0；＜1.0 g/L 为 1。

（4）累计积分。

（5）判断标准：累计积分≥5，符合显性 DIC；每日重复测定并记分，以观察动态变化。如累计积分＜5（一般认为应≥2），提示（并非肯定）非显性 DIC，随后定期（每日或隔日）重测并记分，以了解病情发展状况。

2. 非显性 DIC 的记分判断模式

（1）危险性评估与 DIC 发生密切相关的原发疾病：存在记 2；不存在为 0。

（2）记分标准：分述如下。①血小板计数：≥100×10^9/L 为 0，＜100×10^9/L 为 1；若随后检查血小板计数上升为 -1，稳定为 0，进行性下降为 +1。②凝血酶原时间：延长＜3 秒或未延长为 0，延长＞3 秒为 1；若随后检查凝血酶时间缩短为 -1，稳定为 0，进行性延长为 +1。③纤维蛋白相关标志物（sFM、FDP）：正常为 0，升高为 1；若随后检查降低为 -1，稳定为 0，进行性增高为 +1。④抗凝血酶：正常为 -1；降低为 1。⑤蛋白 C：正常为 -1；降低为 1。⑥凝血酶-抗凝血酶复合物：正常为 -1；降低为 1。

（3）累计积分：根据累计积分以判断病情进展情况。

（三）分子标志物在 DIC 诊断中的地位

DIC 的分子标志物涉及凝血和纤溶的产物与复合物、血小板活化、血细胞活化以及内皮细胞标志物。与凝血过程有关的分子标志物有 TF、FⅨ激活肽（丙 146 - 精 180）、FⅩ激活肽（丝 143 - 精 194）、凝血酶原片段 1 + 2（F_{1+2}）、纤维蛋白肽 A（FPA）、纤维蛋白肽 B（FPB）、可溶性纤维蛋白单体 sFM、凝血酶-抗凝血酶复合物（TAT）、蛋白 C 激活肽（重链天 1 - 精 12）等。与纤溶过程有关的分子标志物有纤溶酶-抗纤溶酶复合物（PAP 或 PPIC）、FDP、D-dimer、纤维蛋白肽 $B\beta_{15} \sim B\beta_{42}$ 及纤维蛋白原肽 $B\beta_1 \sim B\beta_{42}$ 等。与血管内皮损伤有关的标志物有 sFM、sEPCR 等。与血小板和白细胞活化有关的标志物有 P-选择素、细胞间黏附分子（ICAM)-1、血管细胞黏附分子（vascular cell adhesion molecule，VCAM)-1 及弹性蛋白酶、组织蛋白酶等。

由于 DIC 的早期诊断极为重要，因此凝血、纤溶分子标志物及内皮受损标志物已成为诊断 DIC 前状态或非显性 DIC 的敏感指标。目前在科研实验室与条件较好的临床单位，常用的 DIC 分子标志物指标主要是 F_{1+2}、TAT、D-dimer、PPIC 和 sFM。尽管已经报道了 DIC 有许多重要的标志物，但是目前没有能够诊断 DIC 的单个标志物。

应当强调，由于组织因子（TF）与组织因子途径抑制物（TFPI）平衡情况决定体内凝血过程是否启动与启动程度，因此两者比值在非显性 DIC 和 DIC 早期诊断中具有特别意义。处于高凝状态患者白细胞 TF mRNA 显著升高，也可作为非显性 DIC 早期诊断的依据之一。

至于凝血和纤溶过程中的小分子标志物（FⅨ激活肽、FⅩ激活肽、FPA、FPB、PC 激活肽、$\beta_{15\sim42}$ 等）可以作为 DIC 早期诊断指标。但由于它们容易被清除，半衰期短，价格昂贵，故在临床不宜推广。

【鉴别诊断】

（一）原发性纤溶的鉴别诊断

DIC 通常必须与原发性纤溶亢进加以鉴别。由于原发性纤溶亢进并无血管内凝血，不存在血小板活化表现，血小板数量改变不大，也无微血管溶血性贫血表现。因为原发性纤溶的底物是纤维蛋白原，纤维蛋白肽 A 与肽 B 均未脱下，故纤维蛋白原降解产物与纤维蛋白原之间不可能形成纤维蛋白单体复合物，它们彼此之间也不可能聚合，因此副凝试验阴性。同时，原发性纤溶没有 D-dimer 聚体和 $B\beta_{15} \sim B\beta_{42}$ 肽链的出现；但 $B\beta_1 \sim B\beta_{42}$ 肽是阳性。

（二）重症肝病的鉴别

重症肝病可出现出血倾向，血浆中纤维蛋白原与维生素 K 依赖因子减少，凝血酶原时间延长，这些改变与 DIC 类似，因此也有必要将两者加以鉴别。重症肝病几乎总伴有黄疸，肝功能受损十分突出，血小板减少发生率较低或较轻，FⅧ：C 正常或升高，纤溶亢进与微血管性溶血表现较少。但应当指出：重症肝病的原因往往是 DIC 的常见病因之一。同时重症肝病时肝巨噬细胞功能受损，这也是促进 DIC 发生与发展的影响因素，所以对于重症肝病与 DIC 应当慎重地进行鉴别诊断。

（三）血栓性血小板减少性紫癜（thrombotic thrombocytopenic purpura，TTP）

TTP 是以血小板弥散性沉着于微血管内为特征的综合征。本病是由于 vWF 裂解酶活性过低，造成超大型 vWF 显著增多，引起血小板聚集体大量出现在微血管内。TTP 起病急，血小板减少与微血管病性溶血十分显著，常出现一过性头痛，多有一定程度的肾损害，TTP 与 DIC 的主要区别见表 13-3。

表 13-3 　　　　　　　　　　　　　DIC 与 TTP 的鉴别诊断

鉴　别	DIC	TTP
病因	原发性疾病	vWF 裂解酶活性过低
消耗性凝血病态	绝大部分存在	少有
微血管病性改变	纤维蛋白沉着为主	血小板聚集体为主
凝血酶原时间	延长	正常
血浆纤维蛋白原	减少	正常
FV 和 FⅧ	减少	正常
FDP	显著增多	稍增
3P 试验	阳性	阴性
血浆超大型 vWF	少	显著增高

（四）溶血性尿毒症综合征（hemolytic uremic syndrome，HUS）

HUS 是以微血管内溶血性贫血、血小板减少和急性肾衰竭为特征的综合征。病变主要局限于肾脏，主要病理改变为肾脏毛细血管内微血栓形成，少尿、无尿等尿毒症表现更为突出，多见于儿童与婴儿，发热与神经系统症状少见。HUS 分为流行性（多数有血性腹泻的前驱症状）、散发性（常无腹泻）和继发性。实验室检查：尿中大量蛋白、红细胞、白细胞、管型、血红蛋白尿、含铁血黄素及尿胆素，肾功能损害严重；HUS 患者血小板计数一般正常，血涂片破碎红细胞较少，血浆 ADAMTS13 活性无降低。

（五）原发性抗磷脂综合征（antiphospholipid antibody syndrome，APS）

APS 临床表现包括血栓形成，习惯性流产，神经症状（脑卒中发作、癫痫、偏头痛、舞蹈症），肺高压症，皮肤表现（网状皮斑、下肢溃疡、皮肤坏死、肢端坏疽）等。实验室检查：抗磷脂抗体（APA）阳性，抗心磷脂抗体（anticardiolipin antibody，ACA）阳性，狼疮抗凝物质（lupus anticoagulant，LA）阳性，BFP-STS 相关抗体假阳性，Coombs 试验阳性，血小板数减少及凝血时间延长。

【治疗】 DIC 治疗原则：目前的观点认为，原发病的治疗是终止 DIC 病理过程的最为关键和根本的治疗措施。在某些情况下，凡是病因能迅速去除或控制的 DIC 患者，凝血功能紊乱往往能自行纠正。但多数情况下，相应的治疗，特别是纠正凝血功能紊乱的治疗是缓解疾病的重要措施。尽管导致 DIC 的原发病多种多样，诱发 DIC 的途径与机制也不完全相同，但一旦发生 DIC，它们的发展规律仍然是大同小异的。因此对于 DIC 来说，病因学防治的特殊性强，但发病学治疗则共同性较大。

（一）原发病治疗

及时正确治疗原发病，尽快去除引起 DIC 的病因，这是治疗 DIC 的基本措施。临床研究表明，大多数感染引起的 DIC，早期只要及时有效地控制感染，无须使用抗凝药，DIC 即可自停。对于不同革兰细菌感染所致脓毒症，正确地使用足量有效的抗生素是十分重要的。其次，适当地采取对抗或清除致病成分（如内毒素、肽聚糖等）的措施，以及设法促进促炎/抗炎平衡，对于防治感染所致败血症并发 DIC 而言，更应积极考虑与及时正确处理。在胎盘早剥等病理产科导致 DIC 发生的患者，终止妊娠往往能有效扭转病情。相反，如原发病不予去除或难以控制者，则 DIC 虽经积极治疗，仍难控制其病情发展或易于复发。感染、休克、酸中毒及缺氧状态等是导致或促发 DIC 的重要因素，积极消除这些诱发因素，可以预防或阻止 DIC 发生、发展，为人体正常凝血-抗凝血平衡的恢复创造条件。

（二）生命支持措施

生命支持措施包括补充血浆容量，解除血管痉挛或纠正无反应状态，维持电解质与酸碱平衡，给氧和保证气道通畅，保护生命重要器官功能。

（三）阻断微血栓形成

中断血管内凝血过程是阻断微血栓形成的基本措施。

1. **肝素** 虽然 DIC 的抗凝治疗仍然存在争议，但是实验研究表明，肝素可以在一定程度上阻断 DIC 中的血栓形成。肝素抗栓的机制包括：①通过与抗凝血酶结合，灭活凝血过程中的丝氨酸蛋白酶（凝血酶、FXa、FIXa、FVIIa 等）。②刺激血管内皮表面 TFPI 释放。③抑制 TF 表达。至于肝素在感染所致 DIC 中的治疗地位，以往临床报道不一，但现在大多数主张早期使用肝素。由于 FXa 远较凝血酶对肝素敏感，而 DIC 的产生几乎都是首先生成 FXa，而后形成凝血酶，因此倾向于使用小剂量肝素预防 DIC，一般推荐成人 1000 U/d。治疗 DIC 时用量相对较大（6000～12000 U/d 或 300～600 U/h

连续静脉滴注)。除发生严重出血暂停使用外,肝素应维持至 DIC 完全缓解为止。使用肝素的同时,必须以 APTT 的测定作为检测指标:若患者 APTT 延长到正常值的 1.5~2.5 倍,提示肝素使用剂量合适,以后可根据实验室检查与临床表现做出相应的调整;在肝素的治疗过程中,若 APPT 延长超过正常对照值 2.5 倍以上,提示肝素用量过量,此时应停用肝素,并用硫酸鱼精蛋白中和体内过量的肝素,普通肝素过量可用鱼精蛋白中和,鱼精蛋白 1 mg 可中和肝素 100 U。对于晚期 DIC,由于 FDP 增多与血小板减少已构成出血的主要原因。肝素应用不仅不能纠正这些情况,反而会加重出血倾向。此外,肝素使用剂量应根据具体情况进行调整。急性型和重症 DIC 早期可增大肝素剂量。酸中毒患者由于肝素灭活速度加快,肝素的用量可增大。肝、肾衰竭的患者,由于肝灭活能力下降,由肾排出减少,故肝素应当减量。

低分子子肝素(low molecular weight heparin,LMWH)的抗 FⅩa 作用大于抗凝血酶,且半衰期长,生物利用度高,不良反应(出血倾向)相对较少,一般无须常规监测。因此,在预防 DIC 和治疗慢性或代偿性 DIC 中,LMWH 已有取代普通肝素的趋向。一般使用低分子量肝素:剂量为 3000~5000 U/d,皮下注射,根据病情决定疗程,一般连用 3~5 日。由于不同厂家生产的 LMWH,它们的抗凝及其他物质结合等特性不尽相同,LMWH 的用量应根据产品(抗 FⅩa 和抗凝血酶比例)与患者的具体病情做出相应的调整。若用于预防 DIC 的发生,剂量相对较小(如 Fraxiparin 每日 40~60 U/kg);治疗 DIC 剂量可增大(如 Fraxiparin,每次 75~100 U/kg,2 次/d)。但是对于短期内已有大量凝血酶形成的暴发性 DIC,仍以应用普通肝素为宜。

2. 抗凝蛋白 大量资料证明凝血与炎症之间存在网络关系。炎症因子(如 TNF-α、IL-1)可以诱导单核细胞和血管内皮细胞表达 TF 及 PAI-1,促进 DIC 发生与发展。凝血过程形成的丝氨酸蛋白酶(如凝血酶、FⅩa、FⅦa-TF)通过与 G 蛋白耦联的蛋白酶激活受体(PAR)与效应器蛋白酶受体(EPR),可以引发炎症反应。因此天然抗凝蛋白不仅可以抗凝,而且能够抗炎。在 DIC 时,体内抗凝蛋白显著减少的原因是多方面的。①消耗:由于丝氨酸蛋白酶(凝血酶、FⅨa、FⅦa)大量形成,需要许多丝氨酸蛋白酶抑制物与之结合;随着辅因子大量活化(FⅤa、FⅧa),蛋白 C 系统消耗增加。②降解:炎症细胞释放的蛋白酶和继发性激活的纤溶酶都对抗凝蛋白具有降解作用。③合成减少:DIC 时通常存在肝细胞与血管内皮细胞功能不全,从而引起抗凝蛋白生成障碍。因此,足量补充抗凝蛋白无疑有利于维持体内稳态。

(1) 抗凝血酶(antithrombin,AT):是一个丝氨酸蛋白酶抑制物,能够灭活凝血酶、FⅩa、FⅨa、FⅪa 以及 FⅦa-TF。肝素和血管内皮表面的硫酸乙酸肝素可加强这种抑制作用。AT 对炎症反应的抑制机制是多方面的,包括:①因为所有蛋白酶激活受体(protease activated receptors,PARs)的活化,都需要有这些酶活性中心的存在,而 AT 恰好灭活靶酶活性中心,所以 AT 可以防止参与凝血过程的丝氨酸蛋白酶与靶细胞接触,从而限制黏附分子、促炎症细胞因子以及血小板活化因子(platelet activating factor,PAF)的表达;②AT 与葡胺聚糖结合,可诱导 PGI$_2$ 形成增加,PGI$_2$ 可抑制促炎症细胞因子的合成,抑制白细胞与内皮细胞之间的相互作用,包括抑制白细胞的黏附和改变血管壁的通透性；③AT 是一个潜在的溶酶体蛋白酶抑制剂，这些溶酶体蛋白酶在脓毒症或内毒素休克的晚期以及严重外伤时血浆浓度明显增高；④AT 和某些细菌毒素（如内毒素）均可与细胞表面葡胺聚糖结合，故可通过竞争作用而减轻细菌毒素和细胞反应；⑤减轻缺血再灌注引起的组织损伤。大量实验表明，与对照组相比，使用 AT 的实验组，除了 DIC 指标改善外，血浆中细胞因子（TNF-α、IL-1、IL-6、IL-8）浓度及白细胞-内皮细胞在微血管中的相互作用都受到显著抑制，重要生命器官的病理改变也明显减轻，动物存活率显著提高。然而，肝素和 DEGR-Xa 虽能有效地抑制大肠埃希菌或内毒素诱导的血管内凝血过程，但对实验动物（狒狒）的器官衰竭和病死率却无明显影响。因此，应当认为 AT 的疗效并不局限于对凝血过程的抑制，主要还是来自于它的抗炎作用。AT 在治疗 DIC 中的作用得到了 Ⅱ 期临床试验的支持，但是，最近人血浆源性和重组人 AT 的 Ⅲ 期临床试验结果并不满意。研究证实 AT 对于脓毒症相关 DIC 患者的治疗可能是安全、有效的。但是最近对重症患者 AT 试验的系统评价和荟萃分析得出结论，危重病患者（包括脓毒症相关性 DIC 患者）不支持给予 AT，因为 AT 治疗对总体死亡率没有影响，并且增加了其出血的风险。目前 AT 浓缩物仅在先天性 AT 缺乏的患者中使用，或者作为具有获得性 AT 缺乏的患者肝素治疗的补充。

（2）血栓调节蛋白：是一种在内皮细胞表面表达的跨膜糖蛋白，在调节凝血和炎症中起重要作用。血栓调节蛋白具有直接的抗炎作用以及 APC 依赖性和凝血酶活化纤溶抑制物（thrombin activated fibrinolysis inhibitor，TAFI）依赖性抗炎作用。在脓毒症相关性凝血病患者的初步对照临床研究中，与常规抗凝治疗相比，重组血栓调节蛋白显示能明显改善出血性并发症。最近的一项系统评价显示，rhTM 治疗可能与脓毒症诱发的 DIC 患者较好的预后相关。据最新报道，在 Ⅲ 期临床试验，与肝素相比，重组人可溶性凝血酶调制蛋白（ART-123）的应用能显著改善 DIC 及减轻出血症状，并且在 7 日治疗期，出血相关的恶性事件的发生率也显著降低。TM 分别与高迁移率蛋白 1（high mobility group box 1，HMBG1）和凝血酶结合提供了一个减轻凝血-炎症反应的机制。在败血症时，内皮细胞表达 TM 受损，ART-123 的替代性治疗可能提供一个很好的前景。自 2008 年以来，rTM 已在日本用于治疗 DIC，但需要进一步研究以证实该药物在预后方面的有效性。目前正在进行一项针对 rTM 的国际多中心随机对照的 Ⅲ 期临床试验，以评估其在严重脓毒症和凝血病患者中的安全性和有效性。此外，重组蛋白 S 也在动物实验中取得较好的抗 DIC 效果，现正在进行临床试验。

（3）组织因子途径抑制物（TFPI）：对凝血过程的始动阶段具有选择性抑制作用。动物实验表明 TFPI 与 DIC 发生和发展密切相关，因为事先耗竭 TFPI，可使原来不引起 DIC 的小剂量 TF 产生严重 DIC。在狒狒实验中，TFPI 对于内毒素以及活的大肠埃希菌输注引起的病理改变具有明显疗效，不仅阻遏血管内凝血过程的发展，而且抑制 IL-6 水平的升高，并提高动物存活率。TFPI 的抗炎机制尚未阐明，初步研究提示可能与 FXa-TFPI-FⅦa-TF 复合物内陷，进而抑制信号分子转导有关。一项为了评估 210 名严重脓毒症患者服用重组 TFPI 的有效性和安全性的 Ⅱ 期临床试验显示使用重组

TFPI 可抑制凝血酶活化并抑制炎症反应（通过 TAT 复合物的减少和血浆中的 IL-6 水平显示）。尽管该试验没有显示出重组 TFPI 的疗效，但发现了重组 TFPI 降低 28 日病死率的趋势。近期关于 rTFPI 在严重脓毒症中的有效性和安全性的 III 期临床试验，显示接受了重组 TFPI 治疗的患者 28 日病死率较低，为 12%，而安慰剂组为 22.9%。然而，差异无统计学意义（$P > 0.5$）。此外，在两个队列中，严重出血的总发生率没有显著增加。

（4）活化蛋白 C（activated protein C，APC）：与蛋白 S 形成的复合物能够灭活凝血辅因子（FVa、FVIIIa），可以显著抑制凝血过程。脓毒症时体内蛋白 C 系统改变十分突出，表现为：①蛋白 C 因消耗与合成障碍而减少；②促炎因子引起凝血酶调制素和内皮细胞蛋白 C 受体下调；③C4b 结合蛋白增加使游离蛋白 S 减少。故脓毒症通常存在蛋白 C 系统活性显著降低。重组人 APC 在严重脓毒症中的临床疗效曾在许多临床试验中得到证实，一度得到 FDA 和欧洲药品管理局的批准。随着疗效的不确定性和对出血风险的担忧日益增加，FDA 和欧洲药品管理局重新审查了重组人 APC 的风险/获益情况。新近根据大规模脓毒性休克的临床试验结果，FDA 撤消了同意的批文，APC 被撤出全球市场。但 APC 的抗凝、抗炎和细胞保护作用是无可置疑的。重组人 APC 的有效性及安全性仍需更多的随机对照试验（Randomized Controlled Trial，RCT）研究及多中心随机对照试验予以证实。

3. 水蛭素　水蛭作为一种抗凝中药，已有悠久的历史，其主要抗凝成分为水蛭素（hirudin）。水蛭素对凝血酶具有选择性抑制作用，这一作用并不依赖抗凝血酶。因为它能通过与凝血酶形成 1:1 不可逆复合物而灭活凝血酶。静脉注入以后分布在细胞外，随后以生物活性形成以肾小球滤过几乎全部排出。重组水蛭素已初步在临床应用于抗 DIC，并取得较满意的疗效。但目前尚无水蛭素特异性拮抗剂，故应用时必须慎重选择剂量。现有资料表明，水蛭素虽可改善 DIC，但不能提高存活率，这可能与水蛭素作用单一有关。

此外，重组蛋白 S 也在动物实验中取得较好的抗 DIC 效果，现正在进行临床试验。另外抗组织因子单克隆抗体，突变组织因子或 DEGR-FVIIa、FXIII 单克隆抗体，以及重组 NAPC2 等也已在抗内毒素或脓毒症所致 DIC 动物模型取得了明显疗效。

4. 消除已形成的微血管栓塞问题　DIC 时一般不主张使用纤溶药，因为随着 DIC 进行，机体必然出现继发性纤溶亢进。在 DIC 的晚期，继发性纤溶通常是出血的主要原因。但若有广泛而严重的微血栓形成且伴有纤溶受抑制时，可以慎重使用促纤溶药。应用尿激酶或链激酶静脉滴注，必须严密监视出血性并发症。

脓毒症的微血管栓塞并不单纯是微血栓形成，通过白细胞与血管内皮细胞各自表达黏附分子，从而引起白细胞-内皮细胞相互反应，这也是微栓塞的重要原因之一。因此，据报道抗凝加抗黏附（如 P-选择素抗体，重组 P-选择素糖蛋白配体免疫球蛋白等）的 DIC 疗效更好。

（四）积极处理出血倾向

若 DIC 患者出现出血倾向，应迅速地针对原因给予积极处理。

1. 补充耗竭物质　如急性 DIC 时消耗大量的凝血因子与血小板，已成为 DIC 出血的主要原因时，此时应给予替代疗法。当 DIC 已引起纤维蛋白原＜ 1 g/L、血小板计数＜ $50×10^9$/L 或 APTT ＞ 72 秒时，便应酌情补充相应的物质。一般认为替代法最好与抗凝同时进行。但对于具有明显出血表现的患者，纵使不宜抗凝，也应采用替代疗法，否则不可止血。输血时不使用储存血，因储存血中已无血小板与 FV、FⅧ，并且由于有形成分解体而含少量的促凝成分，大量使用储存血可能促进 DIC 的发展，所以 DIC 时应使用新鲜全血或新鲜血浆。此外，冷沉淀物、凝血酶原复合物、血小板浓缩物、纤维蛋白原、凝血因子等也可根据病情选择使用。对于大出血而上述方法无效时，应使用重组活化 FⅦ（rFⅦa）剂量 60～120 μg/kg Ⅳ，必要时 2～6 小时重复 1次，通常可以收到明显止血效果。

2. 抑制残存纤溶活性问题　由于 DIC 的纤溶是继发性的，只要 DIC 停止，纤溶也会随之停止，并且纤溶属于代偿反应，因此在 DIC 的早期与中期绝不应使用抗纤溶药。但若凝血过程确已停止，纤溶亢进已成为出血的主要原因时，则可谨慎使用抗纤溶药。总之，DIC 时使用抗纤溶药物需谨慎小心，而且必须在肝素抗凝的基础上使用，否则可促使 DIC 进一步恶化。目前常用药物氨基苯酸 600～800 mg/d 静脉滴注或分次静脉注射；氨基环酸 500～700 mg/d 静脉滴注或分次静脉注射；氨基己酸 4～10 g/d 静脉滴注。上述 3 种药物可抑制纤溶酶的形成，对已形成的纤溶酶作用不大。但若对 DIC 的动态未能确切了解或已知凝血与纤溶两过程同时并存，最好以不用抗纤溶药为宜。鉴于抑肽酶对纤溶酶与激肽释放酶都有抑制作用，故在接触激活诱发 DIC 时也可考虑试用抑肽酶。每次 4 万～8 万U 静脉注射，必要时可在 8～12 小时后重复 1 次。

（五）中药治疗问题

按照中医学的观点，DIC 属于血瘀证的范畴。中医治疗 DIC 的基本法则是活血化瘀，因为瘀去则血止。临床上对 DIC 试用丹参、川芎、赤芍和独参汤、血府逐瘀汤等，均已取得一定的疗效。作者所在实验室先后证明，复方丹参液、山莨菪碱、蟾酥合剂与牛角地黄冲剂，对于内毒素休克合并 DIC 也有防治作用；红参、附子、柴胡与庆大霉素合用，对大肠埃希菌所致的脓毒性休克合并 DIC 具有明显的疗效。目前大多数中草药主要通过以下几个方面来改善微循环：①使在微血管淤滞或缓慢流动的血细胞加快流速；②降低血液黏度，使红细胞不易聚集；③不同程度地促进血细胞解聚；④具有抗凝和调整纤溶的作用；⑤抑制白细胞-内皮细胞相互作用；⑥抗氧自由基。值得注意的是，作者所在实验室与其他实验室发现，川芎嗪、山莨菪碱、姜黄素和肉桂酸对于血管内皮细胞的 NF-κB 核转位及 TF 诱导性表达具有抑制作用。所有这些值得在临床进一步深入研究。

〔王丽惠　李晓菲　黄程辉〕

参考文献

[1] 李家增，贺石林，王鸿利. 临床血栓病学［M］. 上海：上海交通大学出版社，2014：9

［2］邵钫钰，冯娟，王宪. 抗磷脂抗体引起血管内皮细胞功能紊乱的机制及其病理生理意义［J］. 生理科学进展，2018，49（03）：172-176

［3］马军，吴一龙，秦叔逵，等. 中国肿瘤相关静脉血栓栓塞症预防与治疗专家指南［J］. 中国实用内科杂志，2015，35（11）：907-920

［4］李晓强，张福先，王深明. 深静脉血栓形成的诊断和治疗指南（第3版）［J］. 中国血管外科杂志，2017，9（04）：250-257

［5］中华医学会呼吸病学分会肺栓塞与肺血管病学组，中国医生协会呼吸医生分会肺栓塞与肺血管病工作委员会，全国肺栓塞与肺血管病防治协作组. 肺血栓栓塞症诊治与预防指南（2018）［J］. 中华医学杂志，2018（14）：1060-1087

［6］中华医学会心血管病学分会，中华心血管病杂志编辑委员会. 急性ST段抬高型心肌梗死诊断和治疗指南［J］. 中华心血管病杂志，2015，43（5）：380-393

［7］中华医学会血液学分会血栓与止血学组. 弥散性血管内凝血诊断中国专家共识［J］. 中华血液学杂志，2017，（5）：361-363

［8］Kapoor S，Opneja A，Nayak L. The role of neutrophils in thrombosis［J］. Thrombosis Research，2018，170：87-96

［9］Brinkmann V. Neutrophil Extracellular Traps in the Second Decade［J］. Journal of innate immunity，2018：1-8

［10］Litvinov RI，Weisel JW. Role of red blood cells in haemostasis and thrombosis［J］. ISBT Science Series，2017，12（1）：176-183

［11］Wu X，Zhang L，Miao Y，et al. Homocysteine causes vascular endothelial dysfunction by disrupting endoplasmic reticulum redox homeostasis［J］. Redox Biology，2018，20：46-59

［12］Iba T，Levy JH. Inflammation and thrombosis：roles of neutrophils，platelets and endothelial cells and their interactions in thrombus formation during sepsis. Journal of Thrombosis and Haemostasis，2018，16（2）：231-241

［13］Badimon L，Pena E，Arderiu G，et al. C-Reactive Protein in Atherothrombosis and Angiogenesis［J］. Frontiers in Immunology，2018，9：430

［14］Yago T，Liu Z，Ahamed J，et al. Cooperative PSGL－1 and CXCR2 signaling in neutrophils promotes deep vein thrombosis in mice［J］. Blood，2018，132（13）：1426-1437

［15］Falanga A，Russo L，Milesi V，et al. Mechanisms and risk factors of thrombosis in cancer［J］. Critical Reviews in Oncology/Hematology，2017，118：79-83

［16］Streiff MB，Agnelli G，Connors JM，et al. Guidance for the treatment of deep vein thrombosis and pulmonary embolism［J］. Journal of Thrombosis and Thrombolysis，2016，41（1）：32-67

［17］Levi M. Pathogenesis and diagnosis of disseminated intravascular coagulation［J］. International Journal of Laboratory Hematology，2018，40：15-20

［18］Ito T，Kakihana Y，Maruyama I. Thrombomodulin as an intravascular safeguard against inflammatory and thrombotic diseases［J］. Expert opinion on therapeutic targets，2016，20（2）：151-158

［19］Papageorgiou C，Jourdi G，Adjambri E，et al. Disseminated Intravascular Coagula-tion：An Update on Pathogenesis，Diagnosis，and Therapeutic Strategies［J］. Clin Appl Thromb Hemost，2018，24：8s-28s

第十四章　老年血液病神经系统的损害和处理

老年人由于生理功能上的逐渐老化，身体各器官以及健康情况的逐渐衰退，应变能力降低，机体的修复能力减弱。当遭遇疾病时，相关脏器的功能容易出现障碍，临床症状和后遗症增多，当血液系统疾病影响到神经系统时，将会出现一系列的临床表现。鉴于中枢神经系统功能比较复杂，病变可能涉及一个或多个功能区，因而导致临床症状重叠、交错，病情较为复杂。常见的中枢各功能区功能受损情况，包括中枢神经系统受累和中枢血管系统受累。

一、中枢神经系统受累的临床表现

（一）颅内病变甚至颅内占位性病变

白血病、淋巴瘤、多发性骨髓瘤和朗格汉斯组织细胞增生症等血液系统疾病均可向颅脑转移和浸润，形成颅脑的病变，若病情未得到早期治疗，病变不断扩大，可逐渐形成颅内占位性病变，诱发脑水肿和颅内压增高，使中枢神经受压，并出现一系列的受压症状和体征。最常见的症状是逐渐加剧的头昏、头痛，伴恶心呕吐，呕吐不因进食而诱发，呕吐可呈喷射性，与头痛的剧烈程度有关。其临床症状要根据脑实质受压的不同部位、是否优势半球等而定。若形成占位性病变可导致颅内压增高，最后形成脑疝，甚至诱发脑危象，威胁生命。现将几个主要脑叶的主要功能区受累后的临床表现简述如下（图 14 - 1）：

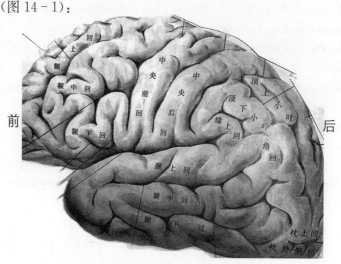

图 14 - 1　大脑半球左侧面观

1. 额叶 主要功能包括运动性活动，随意运动，部分共济运动，语言表达，判断、预见和精神活动等。现只介绍主要部位受损后其临床表现：

（1）若病变累及中央前回的运动区，可出现失语和对侧肢体偏瘫；若病变累及中央前回的上 1/3 时，可出现对侧下肢抽动和瘫痪；累及中 1/3 时，可有对侧上肢抽动和瘫痪；累及下 1/3 时，可出现对侧头面部和眼部的抽动和瘫痪。

（2）若病变累及优势半球侧：①额上回后部可出现对侧半身肌肉突发痉挛发作，头和眼向对侧转动；②额中回后部可出现失写症；③额下回后部可出现运动性失语；④额叶底部可出现嗅觉障碍或病变侧视神经萎缩，而病变对侧可出现视神经乳突水肿，称为 Forster-Kenndy 综合征；⑤累及额叶前部额桥——小脑束可出现对侧共济失调，特别是累及双侧额叶时，可出现精神症状，表现为人格改变，表情淡漠，生活工作缺乏主动性，并有定向力、计算力、记忆力障碍。

2. 颞叶 主要功能区比较复杂，归纳起来涉及语言、记忆认知、位听平衡、精神行为、内脏运动和嗅觉等方面，受损后其临床表现：

（1）颞上回后部和缘上回为听觉语言中枢，该区受累，可出现感觉性失语，即答非所问，如问患者，你头痛吗？答：我尚未进食，不能听懂问话内容。

（2）颞叶后分与顶枕叶交界处的缘上回、角回为阅读和命名中枢，受累可出现失读和命名性失语。

（3）颞中回深部的颞横回为听觉中枢，但接受两侧的听觉信号，若两侧颞叶病变才会出现皮质性耳聋。

（4）颞叶内侧的梨状回包括海马钩回和海马旁回，若病变累及钩回可导致"钩回发作"；即嗅到极不愉快的气味如臭鸡蛋味，腐败尸体味，腥臭味等先兆，最后癫痫发作。若海马萎缩可致记忆障碍，海马钙化可致"颞叶癫痫"和自动症。

（5）颞前端病变可出现幻嗅，后端病变可导致幻视，颞叶病变可以诱发精神活动异常，若波及内脏皮质中枢可影响呼吸、血压、瞳孔和胃肠功能。

3. 顶叶 主要功能有躯体感觉，语言文字，图像结构，时空定位等。比如中央后回感觉中枢，主要包括躯体的痛温触压觉、体像觉、空间识别觉、视觉等，受损后其临床表现：

（1）中央后回受累，有对侧的深浅感觉障碍，痛温触压觉障碍；

（2）触觉倒错，即触觉刺激患侧认为刺激健侧；触觉失认，即闭眼时不能辨别手中物体的形状、大小、重量，也不知道是何物；触觉滞留，当触觉刺激离开后，仍维持触觉刺激存在。

（3）体像障碍：①偏瘫失认症，否认自己有偏瘫，甚至否认偏瘫肢体是自己的；②偏瘫失注，虽有偏瘫，却漠不关心，好像与自己无关一样；③偏身失存，感觉到自己失去偏侧身，认为瘫痪肢体已经失去；⑤手指失认；⑥左右不能分辨症；⑦自体遗忘症，对有无肢体瘫痪不能辨认。

（4）失结构症：对物体的空间结构失去组合排列的能力，缺乏立体概念。

（5）顶肌萎缩，病变对侧肢体可见肌萎缩，多见于上肢的近端，并常常伴有手的青紫、皮肤变薄、局部发凉、排汗障碍。

（6）共济失调：步态蹒跚。

（7）视觉障碍，病变累及视觉通路可出现视物变形、滞留、失认和病变对侧下 1/4 象限性盲等。

4. 胼胝体　胼胝体是连接两侧大脑半球的连合纤维，还包括前连合和海马连合，位于半球的底部，在左右的半球正中矢状切面上，从前至后分为嘴部、膝部、体部和压部，其主要功能是将左右大脑半球间的信息予以沟通，与学习语言、记忆、精神、人格等功能相关。它受损后其临床表现为：①前 1/3 受累可发生各型失语症，面肌和舌肌的运用困难，注意力不集中，记忆低下，表情淡漠等精神症状；②中 1/3 处受累，可发生典型的偏身失用；③后 1/3 受累可出现偏盲、语言障碍、嗜睡和共济失调。

（二）中枢血管系统受累的临床表现

1. 中枢血管系统出血　特发性血小板减少性紫癜、原发性血小板增多症、弥散性血管内凝血、白血病侵犯脑膜和脑实质等均可导致脑出血、蛛网膜下腔出血、脑室内出血等。脑出血后在颅内可形成颅内血肿，其临床表现与颅内占位性病变的临床表现大致相同。在处理上应积极治疗原发病，控其向前发展，加上降颅内压、防治脑水肿、止血和保护血管等措施，防止发生颅高压危象，以免危及患者生命。

2. 中枢血管系统栓塞　血液病继发脑血管栓塞的疾患种类繁多，一般包括：①凝血系统障碍，如异常纤维蛋白原血症；抗凝系统障碍的疾病，如抗凝血酶及纤溶系统障碍所致异常纤溶酶原血症。②血液高凝状态，包括弥散性血管内凝血的高凝状态期，多发性骨髓瘤，骨髓增生异常综合征等。③高血黏变，包括红细胞异常增多症，白血病的"高白期"等。

上述各类血液病均可导致脑缺血发生，从而引起一系列的脑神经系统功能障碍。脑部血液供应主要来源于颈内动脉系和椎基底动脉系，脑的前 3/5 的血液供应来自前者，脑的后 2/5 的血液供应来自后者，当颅内疾患导致脑血液供应障碍时，两大脑半球间的血运，可通过连接颈动脉系统和椎基底动脉系统之间的脑底动脉环即 Willis 环来调节。

以下简要讨论脑动脉系统的解剖（图 14-2）和脑缺血性疾病的临床表现。

（1）颈内动脉：在甲状软骨上缘旁颈总动脉分出颈内、外动脉，颈内动脉全程分为颅外段和颅内段，颅外段全长无分支，入颅后穿岩骨颈动脉管，经过海绵窦，穿出硬脑膜，移行于颈内动脉膝段处分出眼动脉，在视交叉外侧分出大脑中动脉和大脑前动脉。颈内动脉供应脑幕上大片区域的血运，包括额、顶、部分枕颞、基底节、内囊、间脑前半部和眼部。该动脉梗死后，由于它有广泛的侧支吻合，故脑受累软化区、不等于其供血区，Willis 环是重要的侧支循环装置。据临床研究统计颈内动脉栓塞，大约有 1/3 的患者临床无症状，常见的症状是短暂的头痛和对侧轻偏瘫、失语、抽搐和对侧半身感觉异常等。

（2）大脑前动脉：在视交叉外侧的脑底部的水平位向中线行走，近中线处，两侧

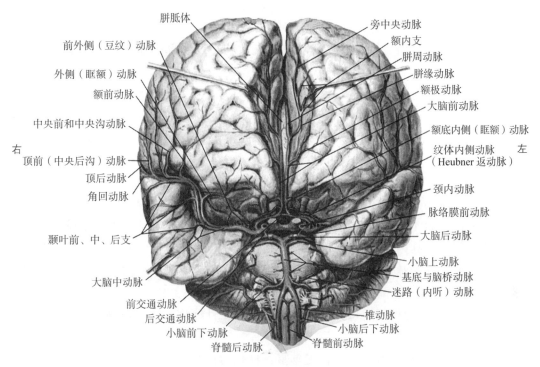

图 14-2　脑动脉三面观

大脑前动脉弯向上方进入大脑纵裂，再沿胼胝体沟向后，与大脑后动脉的末梢支吻合。全程共分为 5 段，即水平段、上行段、膝段、胼周段和终段。其中水平段由后外到前内横越视神经时，左右大脑前动脉之间以横支相连称前交通动脉，该动脉继续向上向后，在大脑内侧面大脑镰下方，发出多条皮质支供应半球内侧面，即额极、额顶内侧面和上外侧凸面的血运，其中央支命名和分组不甚统一，在其近端发出数条小支进入相关的脑实质，在前交通动脉前或后附近发出一条基本衡定的 Heubner 返动脉，从其起点向后外返回，在前穿质附近入脑实质，为外囊、豆状核、尾状核供血。大脑前动脉梗死较为少见，若在近侧段梗死，临床不会出现任何症状，因为其远侧段的供血，可通过前交通支，获得对侧的前交通动脉供血。只有在前交通动脉和 Heubner 返回动脉之间梗死，通常才会有明显症状，典型的是对侧中枢性偏瘫，并感觉障碍、下肢为重，额性共济失调，排尿障碍和出现精神症状，即表情淡漠、注意力不集中、记忆力下降等。

　　（3）大脑中动脉：该动脉在视交叉外侧，由颈内动脉分出后，近乎水平位，向外方行走，进入前穿质至侧裂窝时，发出多条小的中央分支，称为内侧和外侧豆纹动脉，主要给壳核、尾状核、内囊和屏状核供血。主干继续向前行至外侧裂处，由前下斜向后上分出多条皮质支，供应大脑外面的血运。它的全程共分为 5 段，即水平段、回转段、侧裂段、分叉段和终段，分支供应大脑外侧面的皮质，但额极和枕叶则由大脑前和大脑后动脉供血。该动脉比大脑前和大脑后动脉供应范围广，若主干在起始处全梗死，则中央支和皮质支供血终断，导致病变对侧中枢性偏瘫和感觉障碍，对侧同向偏盲，发生在优势半球则另加失语、失用、失认等。

（4）大脑后动脉：它是基底动脉的终末支，由后交通动脉将它分成内侧和外侧部，它的皮质支继续向外后方行走分出数支，供应大脑半球后部的血运。中央支分为后内侧支和后外侧支，共有数条小支，供应脑干一部分，大脑脚内侧、颞后面、海马、丘脑一部分和视放射一部分的血运。大脑后动脉梗死一般不会引起全供血区的软化变性，因为它与大脑前动脉和大脑中动脉之间有广泛的吻合，若出现障碍，通常是对侧同向偏盲、失读、失认，对侧感觉减退，丘脑性疼痛，舞蹈性手足徐动，小脑性共济失调等。

（5）椎动脉：从锁骨下动脉第一段发出，向上穿行于第六颈椎横突孔到第一颈椎各椎的横突孔从第一颈椎横突孔穿出后，绕行于第一颈椎侧块颈动脉沟上，经枕骨大孔入颅，全程分为 4 段，前 3 段在颅外，第 4 段在颅内。当一侧锁骨下动脉近端闭塞时，导致同侧椎动脉内压力高于锁骨下动脉的压力，使椎动脉血液反流，称锁骨下动脉盗血综合征。椎动脉重要分支有脊髓前动脉、脊髓后动脉和小脑后下动脉，其梗死后临床可见：

1）当脊髓前动脉梗死后可致病变侧上下肢痉挛性瘫痪，病变对侧深感觉障碍，痛温觉正常。

2）脊髓后动脉梗死后，因吻合支丰富，梗死后症状不明显。

3）小脑后下动脉梗死后症状较多：①延髓背外侧面梗死软化出现眩晕、吞咽困难、声音嘶哑、同侧面部和对侧半侧身痛温觉障碍；②眼震和共济运动失调；③呃逆、呕吐、Horner 征等。

（6）基底动脉：两侧的椎动脉经枕骨大孔入颅后，在脑桥下缘与对侧椎动脉汇合成基底动脉，基底动脉在斜坡和脑干之间上行，其主要分支有脑桥支、内听动脉、小脑前下动脉、小脑上动脉和大脑后动脉等 5 支。基底动脉各支梗死的症状为：

1）脑桥支：为基底动脉至脑桥的许多小分支的总称，共分 3 组。①旁中央动脉若梗死，出现同侧展神经麻痹，对侧肢体偏瘫，若两侧病变，双瞳缩小，出现四瘫、高热、呼吸困难甚至昏迷；②短旋动脉若梗死，出现同侧面神经、展神经麻痹，对侧偏瘫和 Horner 征；③长旋动脉若梗死，出现同侧小脑性共济失调，对侧半身深浅感觉障碍、眼震，甚至昏迷。

2）内听动脉：为一细长分支，在桥延沟外端，与面神经、位听神经伴行进入内耳道，若部分梗死可导致蝉鸣样高调耳鸣，若完全梗死则丧失听力。

3）小脑前下动脉：从基底动脉下段发出，向下外方行走到内耳门附近，分成 2 支，内侧支向下行与小脑后下动脉的分支吻合。外侧支围绕绒球形成一个袢，与小脑上动脉和小脑后下动脉的分支吻合。其具体供血范围包括：①小脑半球前下面；②脑桥被盖尾侧部；③脑桥臂下部；④小脑下脚绳状体；⑤第四脑室外侧孔附近，梗死极为少见，因为其吻合支丰富。

4）小脑上动脉：在基底动脉近终点处发出，紧邻大脑后动脉，动眼神经从上述两动脉间穿行，该动脉至中脑外侧，绕大脑脚靠近四脑室，在结合臂上方，经小脑前上缘到四叠体后部。沿途发出 4 支分支，即内侧支、中间支、外侧支和缘支，最大的缘支与小脑下动脉分支吻合。其余各支到小脑上面呈扇形分布，终止于小脑上面。该动脉梗死少见，若梗死则有同侧小脑性共济失调，对侧偏身感觉障碍，同侧面部感觉障碍，同侧展神经麻痹，耳聋以及 Horner 综合征。此外该动脉易出血，常见于老年人，来势急，症状凶险，进展快，很快昏迷，给临床诊断抢救带来很大困难。

（7）脑底动脉环：即 Willis 环：由两侧的大脑前、中、后以及前交通支和双侧后交通支组成，位于脑底面，蝶鞍上方的脚间池内，为一多角形的动脉环，环内有视交叉、灰结节、漏斗和乳头体，根据临床需要分为Ⅳ型，即正常型、变异型、发育不良型和混合型。是脑动脉的重要吻合通路，脑血流调节装置之一，两侧血液不相混合，但在某一血管阻塞，则对侧的同名血管扩大增粗，调节血流量。该脑底动脉环有两类分支，即中央分支和皮质分支（图 14 - 3）。

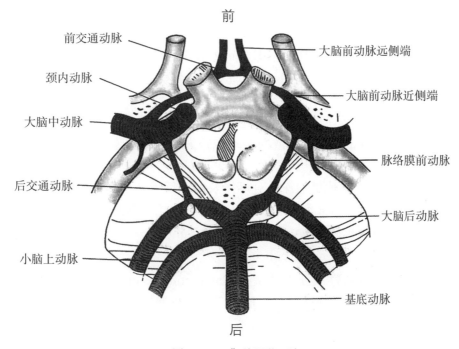

图 14 - 3　典型 Willis 环

1）中央分支发自脑底动脉环，在大脑前、中、后动脉的近端，垂直穿入脑实质，供应间脑、纹状体和内囊，都是终末动脉，互相间无吻合，因此这些动脉梗死时，其支配区域就会发生软化，甚至坏死。

2）皮质分支在进入软脑膜处形成一个自由吻合的血管浅丛，由浅丛再发出较小的终动脉，呈直角进入皮质，因此当某支血管梗死时，邻支的血液可以有一定的代偿，故局部脑组织的软化有所减轻。

（三）症状性精神障碍

脑部或躯体器质性疾病导致脑功能紊乱而致的精神障碍。就老年性血液系统疾病而言，常见的有中枢神经系统白血病、中枢神经系统恶性淋巴瘤、过敏性紫癜和血栓性血小板减少性紫癜、贫血等疾患。其临床表现轻者是记忆障碍、头晕、头痛、失眠、兴奋、心烦、坐立不安、恐惧、错觉、幻觉、幻视和幻听等等；重者除有轻者的症状外尚可出现精神委靡不振、对周围事物毫无兴趣、智力低下、人格改变、偏瘫、失语，甚至出现意识障碍，如嗜睡、蒙眬或昏迷等。

（四）意识障碍

血液系统疾病如多发性骨髓瘤、白血病以及出血性疾病的病例在颅内形成占位性病变，导致颅内压增高，当颅内压增高到颅内的代偿耗尽时，患者可发生脑危象，此时患者的意识状况将从意识清楚发展至意识模糊，病情继续恶化至浅昏迷，甚至深昏迷。传统对意识障碍的认识，分为 5 个阶段：

1. 意识清楚　如正常人。

2. 意识模糊　对外界的各种反应能力减低、语言与合作能力减低、表情淡漠、迟钝、嗜睡、语言有时错乱、定向障碍，不能辨别时间、地点和人物；烦躁不安、尿失禁。

3. 浅昏迷　无语言反应，呼之不应，问之不答。对疼痛刺激敏感，痛刺激时能用手做简单的防御动作或做回避动作。检查时双瞳孔等大，光反应灵敏，各项生命体征尚平稳。

4. 昏迷（或称中度昏迷）　在浅昏迷的基础上加深，无语言对答反应，对疼痛的刺激反应迟钝，对刺痛的防御动作或回避动作缺失，可一侧瞳孔散大，光反应迟钝或消失，尿潴留或尿失禁。

5. 深昏迷　比中度昏迷更加深，对疼痛及各种反射基本均消失，双侧瞳孔散大，光反应消失，角膜反射也可能消失，生命体征包括血压、脉搏、呼吸开始有变化或紊乱。至此仍未获有效和积极抢救，必将威胁生命。

（五）继发性癫痫（secondary epilepsy）

继发性癫痫又称症状性或获得性癫痫（symptomatic or acquired epilepsy）。老年人患血液系统疾病如：①白血病、淋巴瘤、多发性骨髓瘤、浸润或转移入脑；②弥散性血管内凝血（DIC）致颅内出血（血肿或蛛网膜下腔出血）；③各种血液系统疾病均可导致脑血管栓塞。上述各种病灶诱发癫痫，其临床情况分述如后。

1. 病变在一侧大脑半球有先兆诱发的癫痫　该癫痫称为部分性发作并按有无意识障碍可分：

（1）无意识障碍：又称简单部分性发作。其包括：①运动性发作，只涉及身体的某一部位的活动异常如肌强直，肌阵挛，语言中断；②感觉性发作，表现为体表的某一部位的感觉异常。

（2）有意识障碍：又称复杂部分性发作。其包括：①单纯意识障碍；②意识障碍加自动症（自动症的表现是吞咽、咀嚼、躯体和四肢扭动、手摸索、无目的的走动等）。

2. 病变在双侧大脑半球无先兆　其引起的癫痫发作则称为全面发作，其中包括：

（1）强直阵挛性发作：表现为意识丧失、跌倒、全身骨骼肌持续收缩、眼球上翻、咬肌收缩、尖叫一声，持续 10~20 秒进入阵挛期并伴有呼吸暂停、血压升高、双瞳孔散大、口唇发绀，短暂间歇后又再次或多次发作。然后转入发作后期，此期患者尚有短暂阵挛、牙关紧闭、小便失禁，历时 5～10 分钟逐渐清醒，醒后常有头痛，全身肌酸痛、嗜睡等不适。

（2）失神发作：表现为动作突然中止、凝视、呼之不应。

（3）强直发作：表现为全身肌肉强直，并强烈持续收缩。

（4）阵挛发作：表现为肢体有节律性地抽动。

（5）肌阵挛发作：表现为部分肌群或全身肌肉短暂、快速收缩。

（6）痉挛发作：表现为躯干肌，双侧肢体突然而短暂强直性屈曲，或伸展性收缩，或发作性点头，时间约数秒。

（7）失张力发作：表现为双侧部分肌肉或全身肌肉突然丧失张力，患者跌倒于地，持续数秒或十几秒。

（六）椎管、脊髓和周围神经受累

老年人患血液系统疾病如：①白血病病变累及硬脊膜和脊髓实质，多发性骨髓瘤转移到椎管内、椎骨和脊髓，在椎管内形成占位性病变；②血卟啉病致使体内血卟啉代谢紊乱，中枢神经和周围神经出现脱髓鞘斑块，神经元消失或空泡形成，引出一系列的中枢神经和周围神经受累的临床神经系统症状；③血友病、免疫性血小板减少性紫癜、过敏性紫癜等疾病均可引起脊髓、脊髓蛛网膜下腔出血，也可形成血肿，进而形成椎管内占位性病变。其临床表现为：

（1）脊髓受压迫而出现的一系列的痛温触觉障碍，受累部位以下的脊髓可发生完全性或不完全性的脊髓横贯损害，损害在颈段则出现完全性和不完全性四肢瘫痪，损害在胸腰段则出现双下肢完全性和不完全性截瘫，表现肌肉萎缩、感觉障碍和早期出现神经根受刺激的症状，即神经根痛（图 14-4）。

（2）脊髓的蛛网膜下腔出血，若有血肿形成，也可导致颅内压增高，脑疝形成。其

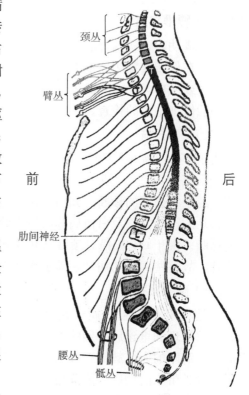

前　　后

图 14-4　脊髓侧面观

表现为头痛、呕吐、视力减退、神志障碍甚至威胁生命。其后遗症常常可致交通性脑积水，使患者残废。

（3）周围神经受累：表现为神经根性的病变累及神经根、出现神经根性疼痛；神经丛性的病变累及神经丛，疼痛可向下放射，且范围较广泛；神经干性病变，疼痛将是在整条神经的通路上；神经末梢受累表现为相关部位麻木、感觉减退，也可为手套

式、袜套式的感觉障碍。

二、血液病神经系统损害的诊断

老年人患血液系统疾病，并发脑缺血性疾病，根据病史、症状、体征以及相关的辅助检查，一般均可作出正确的诊断。在诊断中还需注意下列临床症状：①头痛、一侧肢体偏瘫、失语，可考虑另一侧中央前回附近的病灶；②头痛、视力障碍、视野有双颞侧偏盲，可考虑为鞍区病变；③头痛、一侧肢体轻瘫、有形体感觉障碍，可疑为另一侧顶叶病变；④头痛伴有走路不稳、闭目站立摇晃或倾倒、走一字路不能，应考虑为后颅凹病变；⑤肩背痛、颈以下皮肤痛觉减退、四肢瘫痪为不完全性或完全性，应考虑为颈髓受累；⑥腰骶痛、腰以下皮肤痛觉减退、双下肢不完全性或完全性截瘫，应考虑为腰段脊髓受累。

除此之外，应根据实际病情，再进行下列有关方面的检查，以便确诊。

（一）腰椎穿刺

穿刺成功后，送脑脊液的常规、生化和特殊检查。如细胞学、蛋白电泳或免疫球蛋白等。在作腰椎穿刺后重点要了解：①有无颅内压增高；②脑脊液常规检查中有无颅内出血或颅内炎症方面的表现；③特殊检查，若疑为脑膜白血病，可将取出的脑脊液离心后做细胞学的检查。

（二）CT 扫描

由于 CT 扫描的无创性、简便、迅速、敏感性比普通 X 线检查高，故已基本上取代神经系统的 X 线普通照片检查，广泛应用于诊断各科神经系统的疾患，也应用于血液病神经系统损害的诊断。如白血病、多发性骨髓瘤、淋巴瘤等对神经系统的浸润灶和转移灶的诊断，以及白血病弥散性血管内凝血、脑血管阻塞引起的颅内出血和脑梗死的诊断。由于 CT 扫描对颅后窝和脑底部病变的显像受骨的干扰较大，致扫描的效果不佳，故这些区域的病灶，需加作增强扫描。

（三）磁共振扫描

它是利用人体内 H 质子在磁场和射频中被激发产生的共振信号，经过计算机放大、图像处理和重建后得到的磁共振图像，对人体无放射性的损害，并能提供多层次、多方位、清晰的人体解剖三维图像，即有冠状位、矢状位和水平横轴位的图像，图像中没有颅骨带来的伪影，能清晰地显示颅后窝、脑干和颅底的图像，可以清楚地显示病变的位置、大小、形态及与周围组织的结构关系，对脑白质和灰质的对比度非常鲜明，对椎管内病变显示更为优越。故广泛地应用于对临床神经系统疾病的诊断，也能清楚地显示血液系统疾病对神经系统损害的诊断，如白血病、淋巴瘤、多发性骨髓瘤对颅内的浸润和转移，各种血液病引起的颅内出血和梗死等均能清晰地显示出来。但对颅内的急性出血，仍以 CT 扫描最迅速、敏感和效佳。

（四）脑电图

脑电图是搜集微弱的脑生物电并放大后检查了解脑电活动的技术，对因血液病的病变引起脑细胞异常放电、形成特殊的波形，有独特的诊断价值。而癫痫样放电在脑电图中表示为尖波、棘波、棘慢综合波、多棘波、尖慢综合波等，可以作为癫痫发作诊断的重要辅助检查资料。

三、老年血液病对神经系统损害的治疗

（一）颅内压增高的处理

老年人患血液系统疾病导致颅内占位性病变、脑水肿、脑出血以及脑梗死等，除积极给予病因治疗外，根据颅内疾患的特点，还应遵循以下原则：限制输液量，积极脱水和降颅内压，使患者处于轻度失水状态，并保持生命体征平稳、电解质正常，严密动态观察生命体征的变化，有变化的即时处理，并注意下列几点：

1. 限制输液量　怎样才能使机体处于轻度失水，而电解质还处于正常状态？①患者的体征是眼眶轻微凹陷，面色微显苍白，清醒患者微口渴。一般而言每日的静脉输液量应小于不显性失水量与尿量的总和，成人控制在 1500 ～ 2000 mL，大约是 30 mL/(kg・d)；②每日查电解质，根据结果即时调整过低或过高的电解质；③只输等渗的葡萄糖盐水，避免单纯输葡萄糖，更不宜输高渗葡萄糖，因葡萄糖分解后生成水，会加剧脑水肿；④避免贫血，维持血糖和血压正常。

2. 脱水剂的应用

（1）甘露醇（Mannital）：是目前降低颅内压的一线首选药，属于高渗脱水利尿药，即提高血浆渗透压，利用血浆渗透压与脑组织的渗透压差，使脑内的水分迅速转移到血液循环中，通过肾小球过滤，肾小管不重吸收的特性达到强烈利尿、脱水。要求 30 分钟以内将药液静滴完，使血浆渗透压迅速提高，造成与脑组织明显的渗透压差，而达到迅速脱水和降颅内压，静滴完后 20 分钟左右起作用，2～3 小时脱水作用最强，维持 6～8 小时。根据笔者医院经过动物实验和临床实践，30 多年来一直使用小剂量静滴用药，效果理想，具体方案是 20% 甘露醇 100～125 mL，静脉滴注每 8～12 小时 1 次。在使用甘露醇时必须注意：①据报道甘露醇可引起实验动物渗透性肾病，临床上有因使用甘露醇后导致急性肾衰竭的病例报道，故老年患者在使用甘露醇前应做肾功能检查，在用药的过程中应定期复查肾功能。一旦发现肾功能异常，要立即采取有力措施，调整甘露醇的用量，甚至撤除甘露醇，改用呋塞米 20～40 mg，每日 2 次或每 8 小时 1 次，加入血白蛋白 10 g（50 mL）每日 2 次或每 8 小时 1 次，或改用其他对肾无损害的治疗方案。②老年血液病患者常伴有心脑血管功能障碍，使用甘露醇后，可引起血容量增加，加重心脏负担而导致心衰，故一方面要注意脑部病变的变化，同时还要密切观察心脏情况，必要时应同时使用强心药物，保护心脏功能。

（2）甘油果糖：属于渗透性脱水剂，利用提高血浆渗透压，形成血浆与脑组织之间的渗透压梯度达到脱水的作用。但它与甘露醇有不同之处：①进入体内后可释放热能，比等量的葡萄糖的热能稍高；②对肾脏无损害，肾功能不全的患者也可使用；③它能通过正常和病灶区的血脑屏障进入脑内，迅速被氧化成磷酸化基质，改善脑微

循环，增加缺氧缺血脑的血流量，改善代谢功能；④其脱水作用温和而持久，且无反跳作用，只适于慢性颅内压增高患者的长期用药；⑤静滴速度要慢，每分钟 2 mL，静滴速度过快可能发生溶血，出现血红蛋白尿或血尿。据统计其发生率为 1% 左右，一旦发生，停药后反应即可消失，恢复后可继续使用；⑥用法：静滴 200～500 mL。每日 1～2 次。

（3）呋塞米（Furosemide）：是强效对肾髓袢抑制性利尿药，促进肾排钠、氯和水分的大量排出而降颅内压，故长期反复用药可出现低钠、低氯、低钾血症。静注后 2～5 分钟，口服 20～30 分钟发生利尿作用，0.5～1.5 小时发挥最大效应，持续 4～6 小时。即使肾小球滤过率发生障碍时，呋塞米也能奏效。通过全身脱水改善脑水肿，降低颅内压。特别适用于有颅内压增高并伴有肺水肿、心力衰竭、肾衰竭的患者。呋塞米与甘露醇合用可减少甘露醇的用量，延长间隙时间，防止反跳现象。当老年人伴心功能不全时，先用呋塞米 15～20 mg 静脉滴注，待脱水利尿短时后，血容量适当减少，再给甘露醇 100～125 mL 脱水，可以预防因使用甘露醇脱水而增加血容量导致心衰之虞。也可以用呋塞米，加血浆或人血白蛋白静脉滴注，提高血浆渗透压和维持正常血容量，达到脱水降颅内压的目的，主要在肾功能不全、不宜使用甘露醇降颅内压时，此方案将成为首选。

（4）糖皮质激素的应用：其作用之一是抗脑水肿，从而降低颅内压。

〔机制〕 ①加强和调整血-脑屏障功能，降低毛细血管通透性；②稳定脑细胞膜离子通道，维持膜对 Na^+、Ca^{2+} 等离子的主动运转和正常分布；③减少脑脊液的分泌；④利尿；⑤清除自由基，抑制脑细胞膜脂质过氧化反应，从而减轻脑水肿。

〔剂量〕 在剂量的使用方面国内尚无统一的意见，①有人主张大剂量冲击疗法，地塞米松的首次剂量可用到 5 mg/kg，只用药 3～5 日。②一般的剂量疗法，为多数学者认可，即地塞米松口服 0.75～1.5 mg，3 次/d；静脉注射 5～10 mg，2～3 次/d，短期应用，症状改善要即时停药。

（二）脑缺血性疾病的处理

本病一般来说需要关注短暂性脑缺血发作、脑梗死和脑栓塞等 3 个内容：

1. 短暂性脑缺血发作（transien tischemic attack，TIA） 老年人出现 TIA（最新定义是局部脑、脊髓或视网膜缺血，导致一过性神经功能障碍，且无急性梗死证据），虽说病情轻，仍需高度关注，应请神经内科、影像学科和介入学科医生作专业诊疗评估，查明 TIA 发病的原因，做好该病的相关检查，如血压、血糖、血小板、血脂、肝肾功能和心电图等等，根据病情可选择 CT 或 MRI 扫描，查清发病原因，方好决定下一步的处理，选择抗凝、抗血小板聚集或静脉抗凝治疗中的哪一项。

2. 脑梗死 老年人脑梗死（其定义是局部脑组织血供缺乏而发生坏死）有着多种不同原因，不同发病机制，使脑部血供障碍，缺血、缺氧，导致局部脑组织受损，若处理不及时甚至造成永久性的损害。该病的确诊，应首选 MRI 平扫、增强和弥散。必要时再加作磁共振波形图（MRS）、单光子发射计算机断层显像（SPECT）、正电子发射断层显像（PET）。还应了解血常规，特别是血小板计数及其功能、血糖、肝肾功能、血压、心电图等项目是否正常，对不正常的项目抓紧时间予以调整纠正。其治疗原则是：调整血压，防治并发症，防止病情进展，缩小梗死范围，救活受伤的脑细胞。对面积巨大的脑梗死区，应积极有效地减轻脑水肿，降低颅内压，甚至进行必要的开颅手术，避免脑疝形成，挽救生命。关于药物保守治疗方面，应根据患者的病情、体质、就诊时间的早晚、用药的选择，因人而异，辨证论治，措施如下：

（1）一般处理：发病后应卧床休息，注意呼吸道通畅，观察生命体征的变化，保持水电解质的平衡，监测心肾功能的改变，防止压疮，注意营养和进食状况。以上是基础治疗，不容勿视。

（2）调整血压：稳定脑灌注压，血压应维持病前所测的水平，如果不清楚，应维持在（160～180）/（100～110）mmHg 左右。这是过渡期，待病情逐渐稳定，1 周左右，血压应调整到＜140/90 mmHg 的水平。

（3）抗凝治疗：当血管内凝血阻塞血流通道，发生于动脉将会引起动脉供血区的缺血甚至坏死，又称脑梗死。抗凝治疗就是抑制凝血酶或凝血因子的作用，加强抗凝过程，阻止凝血或血栓形成。目前临床上常用药：

1）肝素钠：在体内外均有抗凝血作用，可延长凝血时间、凝血酶原时间和凝血酶时间。该药通过激活抗凝血酶Ⅲ而发辉抗凝血作用。

〔用法〕　静脉滴注：①首剂 5000 U 加入 100 mL 0.9％氯化钠注射液中，在 30～60 分钟内滴完，需要时可每隔 4～6 小时重复 1 次，5000 U/次，每日总量可达 25000 U；②每日 10000～20000 U 加入 1000 mL 0.9％氯化钠注射液中，20 滴/min，维持一整天。

〔注意事项〕　①用药期间，必须测定部分活化凝血酶原时间（APTT）。若 APTT＞90 秒超过正常值的 3 倍，提示用药过量，应停止静脉输液，1 小时后复查 APTT 调整剂量。若发现有出血应及时停药。②老年人，根据输液前体格检查的结果，适当地减少剂量，严密观察及时处理。

2）华法林：为香豆素类口服的抗凝血药，其作用机制是竞争性拮抗维生素 K 的作用。口服易吸收。

〔用法〕　口服，第 1 日 5～20 mg；次日起，用维持量，2.5～7.5 mg/d。

〔注意事项〕　①用药期间，必须定时测定凝血酶原时间，维持在 20～30 秒，凝血酶原活性值应控制在正常值的 25％～40％，凝血酶原时间超过 30 秒，凝血酶原活性降至正常值的 15％以下或发现出血，必须立即停药，重者可口服维生素 K 4～20 mg。②停药后 6 小时，复查凝血酶原时间是否恢复到安全水平，否则还可输入新鲜全血或血浆或凝血酶原复合物。

（4）抗血小板治疗：某些老年患者，做溶栓治疗和抗凝治疗的条件不具备，根据大量的临床实践报道，提示可以给予抗血小板治疗：

〔用法〕　①阿司匹林：第 1 日 300 mg，1 次/d。用药 1～2 周后，1 次/d，75 mg 小剂量维持，观察后效。②氯吡格雷：第 1 日 300 mg 一次口服，以后用维持量，75 mg/次，1 次/d。

3. 脑栓塞：该病的定义是异物（固体、液体、气体）沿血液循环进入脑动脉，造成血流阻塞而产生脑梗死。其病因不同于脑梗死，临床症状大致相同，此处不重赘。

（三）症状性精神障碍的处理

老年人患血液系统疾病如贫血、白血病、淋巴瘤、多发性骨髓瘤等而导致精神障碍，主要由于毒素作用，神经递质改变，酸碱平衡紊乱，能量供应不足和营养障碍等而影响脑功能，导致神经系统功能紊乱而伴发的精神障碍，这些精神障碍是躯体疾病临床症状表现的一部分，故称为症状性精神病，其处理有：

1. 病因治疗　多数患者在解除病因后，症状自动消失。

2. 对症治疗　对有严重焦虑和失眠的患者，给予对症处理。

（1）抗焦虑：焦虑是指缺乏明显原因的内心情绪波动，坐立不安，甚至恐惧。解除此状态，常用药物有：

1）阿普唑仑：为新型苯二氮䓬类（BDZ 类）药物，其药理作用同地西泮，其抗焦虑作用为地西泮的 10 倍，还具有抗抑郁、镇静、催眠、抗惊和肌肉松弛作用，口服吸收快而完全。0.4 mg，3 次/d。老人剂量减半。

2）劳拉西坦：为短效 BDZ 类药物，可刺激杏仁核，抗焦虑作用为地西泮的 5 倍，口服吸收良好而迅速，生物利用度 90%，主要用于治疗严重焦虑、精神抑郁性焦虑和焦虑状态，还可用于催眠、抗癫痫、紧张性头痛和化疗时止呕，1～2 mg，3 次/d。

3）坦度螺酮：属于氮䓬螺酮类药物，可选择性地激活脑内 5-HT 受体的密度下调，用于各种神经症所致的焦虑状态，即广泛性焦虑。用法：口服，10 mg，3 次/d，老人剂量减半。

（2）催眠：失眠乃是入睡困难、睡时短、多梦或称睡眠周期紊乱。保证患者有充足睡眠的药物：

1）艾司唑仑：为短效 BDZ 类催眠药，其催眠作用是硝西泮的 4 倍，可明显调整好睡眠周期紊乱。口服吸收快、不良反应少，用于各种类型的失眠。因催眠作用强，还可用于抗焦虑、广谱抗癫痫和麻醉前给药。口服剂量为睡前 1～2 mg。

2）佐匹克隆：为环吡咯酮类的第三代催眠药，其催眠作用比 BDZ 强，口服生物利用度为 80%，睡前口服剂量为 7.5 mg，老人剂量减半。用药时间不超过 4 周，可间隔用药。

3）唑吡坦：为咪唑吡啶类催眠药，作用类似 BDZ，具有较强的催眠作用，还有镇静、抗焦、抗惊等作用，易入睡，少觉醒，延长睡眠时间，提高睡眠质量，口服吸收好，不良反应少。睡前口服剂量为 10 mg，老人剂量减半。

（3）缓解头痛：头痛是指颅底以上的部分，体表位，即眉弓以上至颅后窝枕骨大孔与颈交界以上这一范围，就本节而言，显然是颅内病变牵扯、侵害颅内的相关结构，在治疗上应给予有针对性的对症处理，比如是颅内压增高应给予降颅内压的脱水治疗，小量出血应止血。根据实际情况还可加一些常规止痛药如非甾体解热镇痛药：①双氯芬酸钠 75 mg/次，1 次/d；②布洛芬（芬必得）0.3 g/次，2 次/d；③罗通定片 60 mg/次，3 次/d，等等。

（4）神经细胞活化剂：老年人的记忆力、注意力、判断力、认知力和计算力逐渐减退，希望得到一定程度改善。现介绍一些改善脑代谢和扩张脑血管药如下。

1）奥拉西坦：为新一代改善脑代谢药，属于新型吡咯烷酮类，可促进磷酰胆和磷酰乙醇胺合成，提高大脑中 ATP/ADP 的比值，使脑内蛋白质和核酸的合成增加，促进脑代谢，口服吸收迅速，半衰期 3～5 小时。0.8 g/次，2 次/d。

2）银杏叶提取物：促进脑组织代谢，降低血小板聚集，清除自由基，扩张脑血管，改善微循环。口服，40～80 mg/次，3 次/d。

3）胞磷胆碱：为核苷衍生物。能改善脑细胞代谢，促进脑功能恢复，改善脑血管阻力，增加脑血流量，激活脑干网状结构的功能，促醒，口服吸收缓慢但完全，0.2 g/次，3 次/d。5～10 日为 1 个疗程，维持剂量 0.1 g/次，3 次/d。

（四）椎管、脊髓和周围神经受累的处理

1. 椎管占位性病变和脊髓内占位性病变　就血液系统疾病而言，其占位性病变多半是由于肿瘤的浸润或转移，或出血性疾病所致的血肿压迫，这些疾病的治疗原则是：应在脊髓横贯损害双下肢未完全瘫痪，四肢肌力未到 0 级以前，尽早施行椎管减压和病灶清除，截瘫恢复才有希望。若肌力已到 0 级并超过 72 小时，即使立即行椎管减压手术，肢体截瘫也难恢复。

术后还应继续给予脱水、消除神经组织水肿、止血等治疗，恶性肿瘤患者应辅以放疗、化疗等。

2. 脊髓的蛛网膜下腔出血　①首先对症处理：止血、改善病变周围水肿、防止和改善因出血而致血管痉挛；②因脊髓蛛网膜下腔出血而致颅内压增高，应积极脱水降颅压，以及预防和治疗血管痉挛；③在上述保守治疗的同时给予除因治疗，如出现脊髓压迫症状，有脊髓横贯损害的表现，应早期施行椎管减压手术，避免脊髓功能的不可逆损害。

3. 周围神经受累的处理　①在周围神经根和神经丛受累时临床上表现以疼痛为主，在治疗上可用止痛、镇静剂再加选择使用磁疗、激光、普鲁卡因离子导入、超声波和皮神经电刺激等可以获得比较好的症状缓解。②神经末梢受累时，可用维生素 B_1、维生素 B_{12}，并加上选择性地使用理疗可取得好的效果。

（五）意识障碍的处理

意识障碍提示患者已处于危急状态，一切治疗活动均以紧急抢救为原则。有条件的医院应将患者转入重症监护病房（ICU），没有条件的医院要对患者的生命体征由监护人员进行 24 小时的严密人工监护。首先要掌握患者生命体征的变化，对病情严重程度作出基本估价，对威胁生命的主要症候进行紧急抢救，比如颅内压增高、脑水肿，则按前面治疗的方法进行抢救；呼吸道不通畅，因昏迷引起舌根后坠，或喉痰不能咳出，估计患者不会在短时间内苏醒，则应尽早实施气管切开，避免呼吸道不畅威胁生命。待病情和生命体征平稳，立即开始对原发病的治疗。经过上述的处理绝大部分患者并不会马上苏醒，昏迷还会持续一段时间。老年人心、肝、肾、肺均处于亚健康状态，功能减退，预防这些重要器官并发症的发生非常重要，经验和教训告诉人们不少老年人患病后原发病并未威胁生命，而是因并发症的发生而致残或致死。

在昏迷期间精心的护理，是预防并发症的重要措施之一，包括：①注意生命体征即神志、瞳孔、呼吸、脉搏、血压和体温的变化，是得到合理及时治疗的重要措施。②保证呼吸道通畅，及时清除喉痰；③及时、尽早、安全地插好胃管、鼻饲，一方面可以了解是否有上消化道出血的并发症，给予必要的药物，还可以减少静脉输液，并维持水电解质平衡；另一方面可以提供和改善营养状况。④置潴留导尿管，保证患者泌尿道通畅、清洁、不感染。⑤每日口腔清洁。⑥每2小时翻身1次，防止压疮。

抢救治疗的结果：与生命体征受损的程度、原发病及对脑和脑干损害的情况、昏迷的深浅、持续时间的长短等综合因素相关。

（六）癫痫的处理

癫痫的治疗，目前以药物治疗为主，药物治疗的目的是力争无不良反应的情况下，完全控制临床发作，使患者保持或恢复原有的生理、心理状态和生活工作能力。接受药物治疗的患者约有80％可控制发作，另外约20％左右通过药物治疗仍未能控制发作，成为药物难治性癫痫。

引起老年血液病癫痫发作常见的血液病是：①白血病、淋巴瘤、多发性骨髓瘤等病的颅内浸润和转移时诱发；②血友病、弥散性血管内凝血、特发性血小板减少性紫癜等可引起颅内出血而诱发；③由于上述病因导致脑缺血、缺氧、脑水肿、颅内压增高而诱发。因此临床工作中要通过神经系统的详细体查和有关的辅助检查，找到癫痫的原发病，尽早予以治疗。

【癫痫发作的分类】 癫痫必须有明确的分类诊断，主要根据临床表现和脑电图，再加上 MRI 平扫和增强。其分类为：

1. 全面发作 表现为无先兆的失神，双侧性的抽搐，脑电图为双侧大脑半球多灶性同步放电，其中还包括强直阵挛性发作、失神发作、强直发作、阵挛发作、肌阵挛发作、痉挛、失张力发作。

2. 部分性发作 初始有先兆，无失神，单侧半球脑电图放电。其中还包括简单部分性发作；复杂部分性发作，即简单部分性发作后出现失神；继发全面发作。

【癫痫发作的治疗】 首先必须明确其分类。①全面发作。一线药：丙戊酸钠，拉莫三嗪，托吡酯；二线药：左乙拉西坦，氯硝西泮；若错用卡马西平，奥卡西平，苯巴比妥，加巴喷丁可能加重病情。②部分性发作。一线药：卡马西平，丙戊酸钠，奥卡西平，拉莫三嗪；二线药：左乙拉西坦，加巴喷丁，托吡酯。

1. 卡马西平 （Carbamazepine，CBZ） 国外商品名 Tegretal。300～1200 mg/d，可以小剂量 100 mg 开始，3 次/d；逐渐加大到 200 mg，3 次/d。该药口服胃肠道吸收缓慢，用药后4～8小时达药物浓度高峰，半衰期为12～35小时，如剂量适当，口服要1～4小时才达到有效血浓度，有效血浓度为3～7 mg/mL，＞8 mg/mL易出现中毒症状。常见的不良反应有嗜睡、眩晕、胃肠道症状、白细胞减少等，过量可有共济失调、复视，应注意血常规、肝功能和肾功能。

2. 丙戊酸钠 （Sodium Valproate） 为一种不含氮的广谱抗癫痫药，可用于全面性发作和部分性发作的一线用药，其抗癫痫的机制尚未完全明确，可能与以下机制有关：①增加脑内抑制性神经递质氨酪酸（GABA）的浓度；②增强突触对 GABA 的反应，使神经元的抑制加强；③抑制脑内兴奋性氨基酸神经递质的分泌，该药口服几乎全部迅速吸收，1～4 小时血浆浓度达到高峰，血浆浓度为 50～100 μg/mL。其半衰期为 8～15 小时，每日用量为 400～1200 mg，分 3 次服，其毒性及不良反应轻微而短暂，常见早期多为恶心、呕吐、嗜睡、震颤和脱发等。

3. 拉莫三嗪 本品为电压敏感性钠通道阻滞药，可抑制兴奋神经递质谷氨酸的放电，阻断癫痫放电，但又不影响正常神经兴奋传导，口服吸收快而全，生物利用度为 98%，可用于癫痫的全面性和部分性发作，本品与其他抗癫痫药合用会改变其代谢、此处只介绍单独口服使用量 25 mg/次，1 次/d，以后每 2 周可增加 50 mg，一般需要 6～8 周，直至达到最佳效果，维持量为 100～200 mg/d，不良反应有头痛、头昏、嗜睡、视物模糊、共济失调等。

4. 奥卡西平 本品为卡马西平的 10-酮基的类似物，是一种前体药，在体内大部分被代谢为有活性的 10-羟基代谢物（MHD）。药理作用和临床疗效与卡马西平相似。其药理作用可能在于阻断脑细胞的钠通道的电压依赖，从而稳定过渡兴奋的神经细胞膜，抑制神经元的重复放电，并可降低经突触传递的兴奋冲动，另外本品和 MHD 能使钾离子内流增加，对钙通道也有调节作用，故有助于抗癫痫。本品口服易吸收，药物的 90% 以代谢物形式从肾脏排出，4% 从粪排出，老年人 MHD 血浆峰浓度和时间曲线面积（AUC）值比年轻人高 30%～60%。该药为抗癫痫部分性发作的一线药和难治性癫痫的辅助治疗药。

口服开始剂量为每日 300 mg，以后可逐渐增加剂量至 600～2400 mg 以达到满意效果，若每日剂量超过 2400 mg 则不良反应会增加。主要不良反应是头晕、头痛、全身乏力、嗜睡。其他少见反应有共济失调、复视、眼震、肠胃功能紊乱、皮疹、易怒、白细胞减少等

5. 左乙拉西坦 该药为吡咯烷酮衍生物，抗癫痫作用机制尚不清楚。实验研究提示，该药可抑制海马癫痫样突发放电，而对正常神经元兴奋性无影响，提示该药可能选择性地抑制癫痫样突发放电和超同步性的发作癫痫。可用于全面性发作和部分性发作的二线治疗。

不良反应常见的有头晕、嗜睡、乏力。其次是焦虑、易怒、错乱、幻觉、精神异常，如企图自杀、脱发、全血细胞减少等。

口服初始剂量 500 mg，2 次/d，根据病情 2～4 周后每次可加 500 mg，2 次/d。最大量每次可达 1500 mg 以内，2 次/d。

6. 托吡酯 为天然单糖基右旋果糖硫化物。体外研究证实它为一种抗癫痫药，作用机制可能为：①选择性阻断电压依赖的钠通道，限制反复放电；②作用于 GABA 受体增强其神经抑制作用；③降低谷氨酸的神经兴奋作用。

本品口服吸收迅速，不受食物影响，主要作为癫痫的全面性肌阵挛发作的一线用药，全面性和部分性发作的二线治疗用药，初始剂量每晚 25～50 mg，然后每周可增

加 1 次，每次增加 25 mg，通常有效剂量为 200～300 mg/d。该药的不良反应主要是头晕、疲劳、眼震、情绪不稳、共济失调。

7. 氯硝西泮 该药属于苯二氮䓬类（BDZ 类），能加速神经细胞的氯离子内流，使细胞超极化，使神经细胞兴奋性降低，故抗惊厥作用比较强，为地西泮的 5 倍，具有较好的抗癫作用，口服吸收良好，脂溶性高，易通过血脑屏障，此外还具有抗焦虑、催眠和中枢性肌肉松弛作用。

适用于抗癫痫全面性发作的二线治疗药物，尤其对肌阵挛发作疗效最佳。口服初始剂量为 0.5 mg/次，2 次/d，2～4 周内根据病情逐渐加量到 4～8 mg/d。癫痫持续状态将 4 mg 加入 250 mL 的生理盐水中静脉滴注，滴速要缓慢，以能控制抽搐发作为度。

常见的不良反应是嗜睡，头晕、头痛、乏力、不安和行为障碍，长期用药有耐受性和依赖性。

8. 加巴喷丁 该药为人工合成的氨基酸，结构和氨酪酸（GABA）相似，它随 Na^+ 通道，透过血脑屏障，到达相关的脑组织，如大脑皮质、海马、小脑等，影响神经细胞的氨基酸运转，而起到明显抗癫痫作用。

本品口服易于吸收，在体内不分解代谢，以原形经肾排出，与其他抗癫药如丙戊酸钠、卡马西平、苯妥英钠等相互不干扰。可作为癫痫部分发作的二线用药。口服第 1 日 300 mg，睡前服；第 2 日 300 mg，2 次/d；第 3 日 300 mg，3 次/d。以后服药剂量根据疗效而定。多数患者在每日用药量达 900～1800 mg 生效。

常见的不良反应有轻微的嗜睡、头晕、疲劳和共济失调。少见的有遗忘、抑郁、烦躁。罕见的有白细胞减少、血管炎、过敏反应等。

【抗癫痫治疗注意事项】

1. 早期治疗 药物抗癫痫治疗如应用得当 80% 以上的患者可取得好的效果。故一旦确诊，应尽早治疗以防止脑损伤加重，防止癫痫发作引起皮质神经元的不可逆的缺氧性损害。但以下情况可暂缓给药治疗：①首次发作有明显的环境因素、脑电图检查正常；②发作稀少，每年发作一次；③只有一次癫痫发作。

2. 分类与剂量 癫痫是一组多因素所致的综合征，目前药物治疗只是控制其癫性发作，不能治疗其发病原因，在药物治疗时应注意：①发作分类必须准确，以免选药错误；②药物治疗初始剂量从小剂量开始，逐渐增加，达到完全控制发作不能超过最大的耐受量。

3. 合理选药 使用单一药物抗癫痫，是药物治疗应遵守的基本原则，用某一单药已达最大治疗耐受量仍无效，可换另一单药，换另一单药已达最大治疗耐受仍无效，则应考虑合理的多药治疗。

要根据发作的类型选择高效、低毒、价廉的药物。例如，全部性发作病例而用部分性发作的药物卡马西平、奥卡西平则可能使病情加重。

4. 关于撤药 药物治疗后完全无发作 2～5 年，可考虑逐步撤停抗癫痫药，速度应该缓慢，一般是每月减 1 次最低的口服量，比如每月卡马西平减 100 mg，丙戊酸钠减 200 mg，拉莫三嗪减 100 mg 等。有些器质性病因的患者，往往需要终身服药。

多药联合治疗的患者，减量的药物，每次只能减一种药，且是半衰期短的药。撤完第一种药后，至少观察1个月以上，无发作再撤第二种药。撤药过程中，或撤药后，出现发作，应立即停止撤药，并恢复服药，剂量恢复到发作前的用药量。

5. 复查和观察药物毒性 抗癫痫药有一定的副作用，且用药时间比较长，每3个月必须定期检查肝肾功能和血尿常规，以便即时了解发现药物的毒性及不良反应，并及时作抗癫痫药的血浓度监测，防止药物过量引起毒性反应。

老年人由于血清白蛋白浓度下降，α酸糖蛋白水平增加和肝微粒酶活力降低，因此用药时应特别注意药物的选择和剂量的多少，以防加重毒性及不良反应。

6. 关于停药 应根据临床症状和脑电图检查结果来决定，其条件是：①大发作、局限性发作完全控制3年以上。小发作控制在1年以上；②精神运动性发作很少可以完全缓解，多半需要终身服药；③正值青春期，应持续服药到青春后期，才考虑停药；④停药不当可导致诱发癫痫持续状态；⑤大发作、局限性发作减药过程不少于1年，小发作不少于半年，每1~2个月减少用药量的1/16~1/12。联合用药的先减去半衰期比较短的药物，停药期间或停药后复发，要立即重新给药治疗。

〔秦天森〕

参考文献

[1] 张冬月，韩徽. 我国脑卒中流行现状及危险因素研究进展 [J]. 世界最新医学信息文摘，2018，18（80）：122-123

[2] 罗峥，张蔚，赵梅珍，等. 1010例脑血管疾病患者死因分析 [J]. 心血管防治，2018，18（3）：226-229

[3] 曾兰兰，喻志祥，朱橙枝，等. 低分子右旋糖酐改善脑部微循环治疗急性期出血性脑血管病的临床研究 [J]. 当代医学，2018，24（3）：62-64

[4] 宗爽. 氯吡格雷用于脑血管狭窄支架置入术后的疗效观察 [J]. 中国处方药，2018，16（3）：95-96

[5] 焦永平，党冬丽. 阿司匹林肠溶片防治缺血性脑血管疾病的效果 [J]. 北方药学，2018，15：（5）：123

[6] 刘勇，宋毫，王启章，等. 急性重症脑卒中伴意识障碍临床观察 [J]. 临床医药，2018，（4）：72-74

[7] 张艳. 神经内科癫痫病40例患者的临床治疗效果 [J]. 世界最新医学信息文摘，2015，15（56）：36

[8] 赵云清. 托吡酯单药治疗成人新诊断癫痫的临床疗效与不良反应临床与实践 [J]. 中外医学研究，2013，（16）：86

[9] 张毅. 有关老年性癫痫的临床特征与治疗分析 [J]. 临床合理用药，2015，8：（10）：117-118

[10] 蓝松，黄晶，郑春妮，等. 老年性癫痫的临床分型治疗效果及长期预后影响因素的临床研究 [J]. 深圳中西医结合杂志，2015，25（5）：127-128

[11] Harrison XB, Xiao Y, Zhao X, et al. Early identification of cerebrovascular events in patients presenting with vertigo or digginess [J]. Int J Stroke, 2016, 11 (16): 64-67

[12] Mangla R, Kolar B, Almast J, et al. Border zone infarcts: pathophysiologic imagine characteristics [J]. Radiographics, 2011, 31: 1201-1204

第十五章　老年血液病的护理

当人进入老年期，机体各器官也逐渐出现老化征象，这是由于机体组织器官自然衰退、机体内环境稳定性不佳、新陈代谢发生紊乱及机体免疫功能下降等原因所致。老年人的血液、骨髓造血功能、凝血功能以及免疫器官也会发生种种变化。老年血液病患者症状常较重，加之年龄大，护理安全隐患较多，因此，老年血液病患者的护理更成为治疗的重要组成部分，也是治疗成功的主要环节之一。

一、贫血的护理

健康老年人的红细胞和血红蛋白数量与健康年轻人的正常值大致相同，但受许多因素的影响，如文化程度高低，居住卫生条件的好坏，是否定期健康体检，生活是否有规律，经济条件的好坏，是否有人赡养等。贫血最常见的症状有皮肤黏膜苍白、活动后呼吸困难、心悸、气促、头昏、耳鸣、食欲减退、疲倦乏力。老年人贫血起始缓慢，症状隐匿或不典型，有的多无自觉症状和体征，尤其是高龄老人。因此，老年人贫血的护理除了一般的常规护理外，更要注重以下几方面的护理：

（一）一般护理

1. 常规护理　保持室内空气新鲜，有充足的阳光照射，注意防寒保暖。对老年人应当定期全面进行体检，早期发现贫血及寻找病因，一旦确诊按个体差异精心治疗、细心护理，方可早期治愈。

2. 保持身心休息、限制活动　贫血严重者或急性贫血者应卧床休息，专人护理，做好生活护理，注意不要突然起床或自蹲位站立，以避免昏厥跌倒。轻中度贫血或慢性贫血者，可下地活动，但必须根据患者情况如原有身体状况，灵活掌握活动量。在制订睡眠、休息及活动计划时，让患者参与，以便取得合作。

3. 饮食护理　老年患者咀嚼功能差，消化能力下降，食欲欠佳，存在素食、偏食等饮食结构不合理的情况，护理人员应做好饮食护理，通过饮食调节和改善患者的贫血状况，均衡营养，保证含铁食物摄入，指导患者进食高蛋白、高铁物质及高维生素食物，可适量进食一些铁强化食物、酸味食物，促进铁的吸收，避免进食高糖、高脂肪、产气过多或辛辣的食物，但应注意不要盲目补铁，避免发生铁中毒现象；限制大豆、茶叶、可可、咖啡及某些含有鞣酸或酚的蔬菜。对于食欲欠佳患者可给予促胃肠动力药。溶血性贫血患者应避免饮食中一切可能发生溶血的因素，巨幼细胞贫血患者应多食用新鲜蔬菜、水果及动物内脏等。

4. **吸氧**　严重贫血者应给予吸氧，按常规做好吸氧的护理，防止交叉感染。

（二）用药护理

老年患者的记忆力以及视力等各项身体功能均有所下降，护理人员应多次提醒患者用药，必要时送药到口，并告知其用药方法、不良反应以及注意事项，确保正确按医嘱服药：

（1）服用铁剂要交代患者在餐后服用，口服液体铁剂时，患者要使用吸管，避免使牙齿染黑。

（2）餐后即刻饮浓茶会影响铁的吸收，因为茶叶中含鞣酸，与铁结合形成不易吸收的物质，饮茶时间在餐后两小时较适宜。

（3）按医嘱使用预防消化性溃疡药物，减少医源性红细胞丢失。

（4）观察患者有无服用影响凝血或增加出血的药物，如华法林、阿司匹林、氯吡格雷以及凝血酶抑制剂等，并及时汇报医生予以停用。

（5）静脉输液时输液的量不宜过多且输液的速度不宜过快，以免发生心力衰竭。

（三）输血护理

输血前必须仔细核对患者的姓名、血型和交叉配合血单，并检查血袋是否渗漏，血液颜色有无异常。输血时严格执行无菌操作及查对制度，输血过程中要严密观察患者有无不良反应，检查体温、脉搏、血压及尿的颜色等。输血速度建议：前15分钟，$1\sim2$ mL/min（$60\sim120$ mL/h），随后在可以耐受情况下尽快输；完成输注的时间不应超过4小时。然而，对于有循环超负荷倾向的患者，需较慢输注（可结合减少输血量以保证4小时以内的输注要求）和适当给予利尿药。输血完毕后，血袋应保留24小时，以便必要时进行实验室复查。严重贫血患者每千克体重每小时输入量不超过1 mL，否则可引起心衰而危及生命。

（四）心理护理

老年人体弱，承受力差，更需要亲人的关爱。长期慢性贫血患者可能存在抑郁、焦虑，急性贫血者因发病较急可产生紧张、恐惧。医护人员要了解患者存在不健康心理状态及社会支持系统中家属、亲友参与疾病的认识及对患者的态度，便于护理人员提供帮助。

（五）出院指导

向患者及亲属说明贫血的原因，讲述疾病的知识、治疗方法及其时间，坚持治疗的必要性，恢复期需要注意的问题等，为出院做好准备。

二、出血的护理

多数老年血液病患者伴有血小板数目的减少，且随着机体衰老，血小板的功能也有所下降，血小板黏附功能不佳，血块收缩减退，胶原对血小板聚集下降、血小板因子Ⅲ释放放缓。老年人易患动脉粥样硬化，可以激活血小板，被激活的血小板也可触发动脉血栓形成。出血倾向是血液病的常见表现，由于血小板数量减少或功能异常，血管壁脆性增加及凝血因子减少或缺乏，造成凝血功能障碍，出血部位常见于皮肤黏膜、深部组织、关节腔、内脏出血等，严重时可发生颅内出血。出血护理要点如下。

（一）一般护理

1. 心理护理　关心体贴患者，消除孤独和恐惧感，以免加重出血。

2. 观察全身状况及出血情况　测量血压、心率，注意意识状态清醒安静或烦躁不安。观察出血部位、持续时间、出血量及化验结果，如血小板计数、出凝血时间等及出血是否停止。广泛急性出血，多见于弥散性血管内凝血、急性白血病及急性再生障碍性贫血；局限皮肤黏膜缓慢出血多见于慢性再生障碍性贫血、免疫性血小板减少症。皮肤出血多位于四肢，应注意观察两侧肢体出血部位是否对称。鼻出血需了解每次的量及出血次数。内脏出血要了解出血量。血小板计数<20×10^9/L，患者一旦出现头痛、恶心、呕吐，应想到脑出血的可能，对出血情况进行密切观察。

3. 休息活动指导　指导患者保持情绪稳定，注意劳逸结合，有出血倾向时，应卧床休息，避免情绪激动，勿用力排便，避免剧烈活动，预防外伤。病情有所缓解的患者若下地活动须有监护人陪同或护士指导。

4. 饮食指导　给予软食、流质，对消化道出血的患者暂禁食，并向患者讲解原因，避免硬质食物，禁食生冷、辛辣食品，对过敏性紫癜的患者禁食疑似过敏的食物，注意营养搭配合理。

5. 防止出血

（1）在血小板减少期为防止牙龈出血和口腔黏膜损害，应暂停刷牙或用软毛牙刷刷牙，洗浴或活动时，防止用力揉擦或碰撞而致皮肤出血和外伤。

（2）治疗药物宜口服，避免肌内注射，尽量避免手术，防止外伤。预防用药方面因有多种药物可以引起过敏性紫癜，所以要指导患者用药。

（3）不要用手挖鼻痂或用牙签剔牙，防止黏膜损伤出血。

6. 预防感染　对于病原菌来说血液是很好的培养基，大多数出血性疾病的患者需预防感染，因此应保持患者病室环境清洁，空气新鲜，做好保护性隔离，应与感染性患者分室居住，保持床单和衣服的清洁、干燥、平整，防止受凉，加强皮肤与口腔护理，严格常规消毒工作，防止交叉感染。

7. 了解家族史、过敏史　某些出血性疾病与遗传因素有关，如血友病、血小板无力症等，故应了解家族有否类似出血患者；患者对药物、食物有无过敏史，可能对过敏性紫癜的诊断有一定的帮助。

（二）特殊护理

1. 皮肤出血的护理　定期检查皮肤有无出血点或瘀斑，肢体皮下或深层组织出血可抬高肢体，以减少出血，深部组织血肿也可应用局部压迫方法，促进止血。剪短指甲、避免搔抓皮肤。保持皮肤清洁，定期擦洗。尽量少用注射药物，必须用时，在注射后需用消毒棉球充分压迫局部，直至止血。

2. 鼻出血的护理　鼻出血量少，可指导患者鼻中隔方向捏紧两侧鼻翼持续 10 分钟或用 1∶1000 肾上腺素棉球填塞鼻腔压迫止血，或使用冰袋放在前额部冷敷促使血管收缩以达到止血的目的。如果出血不止，可请耳鼻咽喉科医生用鼻腔填塞条或明胶海绵做后鼻孔填塞术压迫止血。术后 3 日可轻轻取出鼻腔填塞条，若仍然出血，需更换鼻腔填塞条再填塞。

3. 颅内出血的护理 一旦发生颅内出血，患者常进入昏迷，紧急处理如下：

（1）应即刻将患者平卧位，头偏向一侧，随时吸出呕吐物或口腔分泌物，保持呼吸道通畅。

（2）开放静脉，按医嘱给予脱水药、止血药或输浓血小板液。

（3）观察并记录患者意识状态、瞳孔的大小、血压、脉搏及呼吸频率、节律。消化道出血时应记录出血量，并详细记录病情。

4. 眼底出血 一旦发生眼底出血，患者会突然诉说视物模糊，情绪急躁紧张，此时应让患者卧床休息，并通知医生给予迅速处理，遵医嘱给予止血药或输新鲜血液，做好患者生活护理，嘱不要揉擦眼球，以免引起再出血。并向患者解释此表现是眼底出血所致，经治疗过几日会逐渐痊愈。

同时根据出血的不同机制，补充凝血因子或血小板，输血浆、冷沉淀或血小板。

（三）出院指导

向患者及亲属说明以上处理的必要性，并教会他们具体护理方法，以便取得积极配合。并向他们讲解出血的病因、出血表现、出血危害，预防出血的措施，指导患者及家属学会基本常规护理。

三、感染的护理

老年人的白细胞吞噬能力下降，且中性粒细胞中各种酶活力低，一些粒细胞对炎症的化学趋向性也差。因此，老年人患感染性疾病时，白细胞数增高不像年轻人那样明显或白细胞数正常，而杆状核增加。老年血液病患者如急性白血病、多发性骨髓瘤等，由于粒细胞减少且质量发生改变，或化疗、放疗而使机体防御功能降低或免疫功能低下，易发生感染，常见感染部位如皮肤、口腔黏膜、消化道、肛周、泌尿道及呼吸道等。其护理要点如下：

（一）提高无菌意识

（1）病区严格落实环境消毒措施，病房定时通风换气，保持适宜温度及湿度，定期检查病区空气菌落指标。医护人员严格规范无菌操作，提高无菌意识，减少医源性感染的发生。患者及陪护均需佩戴口罩，减少探视人员和次数，探视时严格遵守规定，穿好防护服，禁止患者相互随意串病房而增加交叉感染的机会。做好相关防护工作的宣传教育，增强家属及陪护人员预防感染的意识和配合程度。

（2）对可能存在感染的患者实施床旁隔离，并做好标识，对病情危重或免疫功能极为低下的患者做好保护性隔离，有条件应住层流室。

（3）做好餐具的消毒工作。患者与亲属应采取分餐制，以避免发生交叉感染。

（4）保持个人卫生，勤洗澡，勤换衣，剪指甲，会阴和肛门每日彻底清洗，如有肛周感染者，每次便后用 1∶5 000 高锰酸钾坐浴 30 分钟左右，肛周脓肿者可用庆大霉素保留灌肠治疗，女患者每日 2 次冲洗会阴部。

（二）严密监测患者的体温变化

一旦发现患者出现发热的症状，应及时向医生报告，并按医嘱应用抗生素等药物对其进行对症支持治疗，同时密切观察患者的生命体征变化及降温的效果，指导患者多饮水、注意保暖。

高热患者头部冷敷或冰袋置于两侧颈动脉部位，以降低颅内温度，补充足够量液体，注意电解质及酸碱平衡。

（三）保证休息和睡眠

适当限制活动量，促进机体免疫力增强。

四、口腔护理

随着年龄增长，口腔各组织部分逐渐老化，血液病患者应用大剂量激素及化疗药物易引起口腔感染，常见部位为咽及扁桃体、颊部、舌面及舌下、牙龈。口腔护理分为三个阶段，即化疗前期、化疗中期、化疗后期。

（一）化疗前期的口腔护理

以预防为主，指导患者保持口腔清洁，嘱患者多饮水；有义齿者，要注意勤清洗，保持义齿清洁；密切观察口腔情况，早发现早治疗；清晨、餐前、餐后及时漱口。

（二）化疗中期的口腔护理

（1）漱口液的选择：漱口液是防治口腔溃疡最为简便最有效的方法之一，漱口时常规采用中性 1∶5000 呋喃西林溶液、复方氯己定、制霉菌素、2％～4％碳酸氢钠等溶液交替使用。

（2）雾化吸入：两性霉素 B 加 0.9％氯化钠溶液。

（3）小剂量紫外线照射。

（三）化疗后期口腔溃疡护理

1. 轻度口腔溃疡　局部用药可增加药物浓度，并在溃疡面形成一层保护膜，减少局部刺激疼痛，有冰硼散、甲紫和碘甘油等；局部吹氧疗法，即用 5～6 L/min 氧气直接吹至溃疡面，疗效较为明显。

2. 中度口腔溃疡　经 7～10 日轻度口腔溃疡不能愈合，且又加重，疼痛加剧，加强口腔护理；药物喷喉法，用高速气流从雾化器喷出药物，进入气管及肺泡，通常为庆大霉素、地塞米松；补充维生素 B_2 可以减少溃疡的发生，在患者难以进食时，可辅助补充，给予支持治疗；讲解各种漱口液的用法，每日由责任护士与患者沟通，使其保持良好的情绪，积极配合治疗。

3. 重度口腔溃疡　大面积溃疡，黏膜脱落，给予 1∶5000 呋喃西林溶液、复方氯已定、制霉菌素、2%～4%碳酸氢钠、康复新液等溶液交替使用；重组表皮生长因子喷涂溃疡表面，促进皮肤与黏膜创面组织修复，加速创面肉芽组织生成和上皮细胞增殖，从而缩短创面的愈合时间，促进愈合及止痛作用。用0.5%～1%普鲁卡因溶液含漱或利多卡因凝胶涂抹口腔黏膜，减轻疼痛；细致的口腔护理及耐心的解释能起到良好的心理治疗效果。

五、化疗的护理

化疗药物不但可引起全身反应，也可引起局部反应，易感染，易出血，对心、肝、肾等多脏器产生损害，以致出现各种并发症。护理要点如下：

（一）一般护理

（1）心理护理：化疗药物可能引起恶心、呕吐、脱发等症状，给予安慰，告诉患者不要因此而恐慌，治疗结束后症状可缓解。

（2）宜进食营养丰富、清淡可口、易消化、不带骨刺的食物，禁食坚硬及辛辣食品，以免损害口腔及消化道黏膜。

（3）注意休息，少活动，不宜出入人群集中场所，因化疗期间全血细胞减少，机体消耗大，对于多发性骨髓瘤的患者更要注意，以免发生病理性骨折。

（4）化疗期间要大量饮水，每日饮水量达3000 mL以上，以稀释尿液，防止高浓度尿酸析出而发生肾结石和出血性膀胱炎。并可清洁口腔，防止口腔感染。

（5）保持病室清洁，限制探视，防止交叉感染。注意个人卫生，保持皮肤清洁，防止皮肤感染。每日早、晚擦身。早起、晚睡、餐前后用0.9%氯化钠溶液含漱。

（6）工作人员必须严格执行无菌操作规范。

（7）大剂量化疗期间密切观察患者的血常规变化。

（二）输液护理

（1）严格掌握输液速度，建立有效的静脉通路。选择血管时尽量选用粗、直、弹性较好的血管，由远心端向近心端，由背侧向内侧，左右臂交替使用的原则，避免在循环不良侧的肢体进行输注，避免反复穿刺同一部位，输液时可相对抬高该侧肢体，以增加静脉回流。

（2）化疗药物外渗的处理：发生外渗或疑有外渗时，首先立即停止输入药液，并接注射器抽出3～5 mL血液，再对渗出部位的组织进行封闭处理，越早越好，临床上常用0.9%氯化钠溶液10 mL＋地塞米松5 mg＋利多卡因2 mL封闭，有阻止药物与组织细胞结合，阻断局部恶性传导的作用，因此降低化疗药物的毒性，减少局部损伤，减轻疼痛。在化疗药物外渗的3日内，局部冰敷，30 s/次，3次/d，可降低化疗药物的毒性而减轻对组织细胞的损害；可使用复方七叶皂苷钠凝胶涂抹、生土豆片外敷、舒康博水凝胶敷贴外贴。

六、外周中心静脉导管的护理

外周中心静脉导管（peripherally inserted central catheters，PICC）是将外周中心静脉导管由肘窝静脉沿血管送入上腔静脉（SVC）的一种方法，已发展成为一种方便、有效、安全的置管技术。属于临床常用血管介入技术，操作简单方便，保留时间长，在全胃肠外营养、化疗患者中应用广泛。恶性血液病患者在治疗期间，需长期反复静脉用药，为了减轻患者反复置管的痛苦，采取 PICC 置管，穿刺简单方便，可长时间留置，无需反复穿刺，相应减轻患者穿刺痛苦，提高患者化疗依从性，同时 PICC 的应用，减少了患者穿刺并发症的发生，使患者可安全地接受化疗。而在 PICC 置管化疗期间，为了提高患者置管成功率，必须要加强患者置管期间的护理措施，预防置管并发症的发生，提高患者化疗安全性。

（一）置管前护理

置管前，需加强患者及亲属健康宣教，告知患者置管的必要性、安全性、有效性及可能出现的并发症，讲解置管目的、方法、优点、注意事项、配合措施等，给予必要的心理护理，缓解患者不良情绪，提高患者置管治疗依从性。

（二）置管后基础护理

患者置管 24 小时内，需更换敷贴，密切注意穿刺皮肤情况，若穿刺局部渗血、渗液等，需立即更换敷料，清洁周围皮肤，维持局部皮肤的清洁干燥，每周定时更换贴膜和肝素帽。严格按照无菌操作规范，于导管方向由近到远揭去贴膜，以免带出导管。

（三）日常护理

穿刺后使用小冰袋冰敷穿刺点，止血消肿；告知患者及亲属 PICC 置管一侧手臂不可过度活动，避免提重物。PICC 置管外露部分不可随意摆弄，以免损坏导管或将其拉出体外。置管侧手臂不可包扎止血带，禁止盆浴、沐浴，以塑料保鲜膜包裹患肢并贴紧，才可洗澡。

（四）并发症护理

1. **静脉炎** 因血管机械性刺激、导管型号选择不当、置管技术不当及穿刺侧肢体过度活动等导致，因此置管时应轻柔、缓慢操作，根据患者实际情况选择合适型号、材质的导管，穿刺侧肢体避免过度活动，由技术娴熟的医生操作；若发生静脉炎，适当抬高患肢，局部热敷，以多磺酸黏多糖乳膏（喜疗妥）涂抹外部皮肤，若症状未好转需立即拔管。

2. **感染** 表现为周围皮肤红肿热痛，甚至是脓性分泌物等，因此需严格按照无菌操作规范，置管前充分洗手，消毒隔离，减少不必要人员走动。病房环境清洁、消毒，及时更换贴膜。对感染者需及时换药，予以莫匹罗星软膏涂抹。

3. **渗血** 穿刺点渗血是置管常见现象，置管前需评估患者凝血功能，置管 24 小时限制肢体活动，以沙袋压迫局部 30 分钟，减少血肿、渗血的发生。若局部渗血后，需及时更换敷贴，严格实施无菌操作。

〔肖 红 李 晶〕

参考文献

[1] 徐丽娜. 整体护理用于老年缺铁性贫血护理的效果观察 [J]. 当代医学，2016，22 (09)：115-116

[2] 龚德辉. 急性出血性疾病患者的临床观察与护理 [J]. 中国医药指南，2015，13 (09)：261-262

[3] 张玉婷. 针对性护理干预对老年恶性血液病患者院内感染的影响分析 [J]. 中华保健医学杂志，2018，20 (01)：57-60

[4] 周娟. 临床护理在肿瘤患者化疗中的应用体会 [J]. 齐齐哈尔医学院学报，2015，36 (12)：1845-1846

[5] 赵婷媛，梅俊辉，尹杰，等. 老年恶性血液病患者行化疗致不良反应分析与护理 [J]. 中国临床保健杂志，2012，15 (03)：307-308

[6] 周亚红. 老年血液病患者的口腔护理 [J]. 中华医院感染学杂志，2010，20：40-43

[7] 吴珍珍. 恶性血液病患者行 PICC 管化疗的护理分析 [J]. 医学理论与实践，2016，29 (03)：392-393

索引 I　中英文索引

阿尔茨海默病　　　　　　　　Alzheimer disease，AD

阿克拉霉素　　　　　　　　　Aclarubicin，ACR

阿来组单抗　　　　　　　　　Campath-1H

阿仑单抗　　　　　　　　　　Alemtuzumab

阿霉素　　　　　　　　　　　Adriamycin，ADM

阿那格雷　　　　　　　　　　Anagrelide

阿柔比星　　　　　　　　　　Aclarucibin，ACR

阿糖胞苷　　　　　　　　　　Cytarabine，Ara-C

阿替普酶　　　　　　　　　　Alteplase

阿托珠单抗　　　　　　　　　Obinutuzumab

阿扎胞苷　　　　　　　　　　Azacitidine，AZA

艾曲波帕　　　　　　　　　　Eltrombopag

艾代拉利司　　　　　　　　　Idelalisib

安西他滨　　　　　　　　　　Ancitabine

安吖啶　　　　　　　　　　　Amsacrine

氨基末端-脑钠素原　　　　　　amino terminal pro brain natriuretic peptide，NT-proBNP

氨基己酸　　　　　　　　　　6-aminocaproic acid，EACA

氨甲苯酸　　　　　　　　　　aminomethylbenzoic acid，PAMBA

氨肽素　　　　　　　　　　　Ampeptide Element

奥比妥珠单抗　　　　　　　　Obinutuzumab

奥法木单抗　　　　　　　　　Ofatumumab

白介素　　　　　　　　　　　Interleukin，IL

白膜　　　　　　　　　　　　buffy coat

白色血栓　　　　　　　　　　pale thrombus

白消安　　　　　　　　　　　Busulfan

白血病　　　　　　　　　　　leukemia

苯丙酸诺龙　　　　　　　　　Nandrolone Phenpropionate

苯丁酸氮芥　　　　　　　　　Chlorambucil

吡喃阿霉素　　　　　　　　　　　Pirarubicin，THP

表阿霉素　　　　　　　　　　　　Epirubicin，EPR

表观遗传学改变　　　　　　　　　epigenetic alterations

冰冻红细胞　　　　　　　　　　　frozen red blood cell frozen

冰冻血小板　　　　　　　　　　　frozen platelet rich plasma，FPRP

丙酸睾酮　　　　　　　　　　　　Testosterone Propionate

病毒性肝炎相关性再生障碍性贫血　hepatitis associated aplastic anemia，HAAA

博来霉素　　　　　　　　　　　　Bleomycin

博纳吐单抗　　　　　　　　　　　Blinatumomab

部分细胞遗传学反应　　　　　　　partial cytogenetic response，PCyR

C 反应蛋白　　　　　　　　　　　C reactive protein，CRP

长春地辛　　　　　　　　　　　　Vindesine，VDS

长春新碱　　　　　　　　　　　　Vincristine，VCR

超声　　　　　　　　　　　　　　ultrasound，US

超氧化物歧化酶　　　　　　　　　superoxide dismutase，SOD

成分输血治疗　　　　　　　　　　blood component therapy

成人呼气窘迫综合　　　　　　　　adult respiratory distress syndrome，ARDS

程序化细胞死亡　　　　　　　　　programmed cell death，PCD

重组人促红细胞生成素　　　　　　Recombinant Human Erythropoietin，rhEPO

重组人促血小板生成素　　　　　　Recombinant Human Thrombopoietin，rhTPO

重组人活化凝血因子　　　　　　　Recombinant Human Activated Clotting Factor

重组水蛭素　　　　　　　　　　　recombinant hirudin

重组组织型纤溶酶原激活剂　　　　recombinant tissue-type plasminogen activator，r-tPA

出血性膀胱炎　　　　　　　　　　hemorragic cystitis，HC

纯红细胞再生障碍性贫血　　　　　pure red cell aplasia，PRCA

磁共振脑血管造影　　　　　　　　magnetic resonance angiography，MRA

磁共振显像　　　　　　　　　　　magnetic resonance imaging，MRI

磁敏感加权成像　　　　　　　　　susceptibility weighted imaging，SWI

次要细胞遗传学反应　　　　　　　minor cytogenetic response，mCyR

CT 血管造影　　　　　　　　　　computed tomography angiography，CTA

促红细胞生成素　　　　　　　　　erythropoietin，EPO

促黄体素　　　　　　　　　　　　luteinizing hormone，LH

促甲状腺激素释放激素　　　　　　thyrotropin-releasing hormone，TRH

促甲状腺激素　　　　　　　　　　thyroid stimulating hormone，TSH

促肾上腺皮质激素　　　　　　　　adrenocorticotrophic hormone，ACTH

促性腺激素释放激素　　　　　　　gonadotrophin releasing hormone，GnRH

醋酸泼尼松　　　　　　　　　　　Prednisone Acetate

醋酸去氨加压素　　　　　　　　　desmopressin acetate

催乳素　　　　　　　　　　　　　prolactin，PRL

达那唑	Danozol
达沙替尼	Dasatinib，DA
大颗粒淋巴细胞白血病	large granule lymphocytic leukemia，LGL
带状疱疹病毒	varicella-zoster virus，VZV
单倍体造血干细胞移植	haploidentical hematopoietic stem cell transplantation，Haplo-HSCT
单采浓缩粒细胞	granulocytes-pheresis
单采血小板	platelets-pheresis
单纯疱疹病毒	herpus simlpex virus，HSV
单个核细胞	mononuclear cell，MNC
单光子发射计算机断层显像	single-photon emission computed tomography，SPECT
单克隆免疫球蛋白相关肾损害	monoclonal gammopathy of renal significance，MGRS
氮甲	Formylmerphalan
蛋白 C	protein C，PC
蛋白激酶 C	protein kinase C，PKC
蛋白酶激活受体	protease activated receptor，PAR
蛋白内稳态丧失	loss of proteostasis
蛋白 S	protein S，PS
蛋白质 Z 依赖性蛋白酶抑制剂	protein Z-dependent protease inhibitor ZPI
导管接触性溶栓	catheter-directed thrombolysis，CDT
D-二聚体	D-Dimer
低分子肝素	low molecular weight heparin，LMWH
低分子右旋糖酐	low molecular dextran
低密度脂蛋白胆固醇	low density lipoprotein-cholesterol，LDL-C
地塞米松	Dexamethasone
地西他滨	Decitabine，DAC
靛玉红	Indirubin
端粒缩短	telomere attrition
多巴胺	Dopamine，DA
多发性骨髓瘤	multiple myeloma，MM
多柔比星	Doxorubicin，ADM
多药耐药	multidrug resistance，MRD
多药耐药基因	multidrug resistance gene，mdr-1

EB 病毒	EB virus，EBV
EB 病毒编码小 RNA	EB virus encoded small RNA，EBER
恶性淋巴瘤	malignant lymphoma，ML
恶性贫血	pernicions anemia

恩西地平	Enasidenib
儿童难治性血细胞减少	refractory cytopenia of childhood，RCC
2,3-二磷酸甘油酸酯	2,3-bisphosphonatooxy propanonate，2,3-BPG

反应氧体系	reactive oxygen species，ROS
放线菌素 D	Dactinomycin
非霍奇金淋巴瘤	non Hodgkin lymphoma，NHL
非清髓造血干细胞移植	non-myeloablative stem cell transplantation，NST
非溶血性发热性输血反应	non-hemolytic feberile transfusion reactions，NHFTRs
非重型再生障碍性贫血	non-severe aplastic anemia，NSAA
肥大细胞增多症	mastocytosis
肺动脉造影	magnetic resonance pulmonary angiography，MRPA
肺栓塞	pulmonary embolism，PE
酚磺乙胺	Etamsylate
氟达拉滨	Fludarabine
辐照红细胞	red blood cells irradiated
福莫司汀	Fotemustine
富含血小板血浆	platelet rich plasma，PRP

肝窦阻塞综合征	sinusoid obstruction syndrome，SOS
肝静脉闭塞病	hepatatic veno-occlusive disease，VOD
肝素辅因子	heparin cofactor，HC
肝素诱导的血小板减少	heparin-induced thrombocytopenia，HIT
肝素钠	heparin sodium
甘磷酰芥	Glyfosfin
干扰素	Interferon
干细胞耗竭	stem cell exhaustion
干细胞因子	stem cell factor，SCF
高分辨磁共振成像	high resolution magnetic resonance imaging，HRMRI
高密度脂蛋白	high-density lipoprotein，HDL
高迁移率蛋白 1	high mobility group box1，HMBG1
高三尖杉酯碱	homoharrigtomine，HHT
供者淋巴细胞输注	doner lymphocyte infusion，DLI
谷胱甘肽过氧化酶	glutathione peroxidase，GSH
骨髓	bone marrow，BM
骨髓纤维化	myelofibrosis，MF
骨髓增生异常综合征	myelodysplastic syndrome，MDS
骨髓增生异常综合征,不能分类	myelodysplastic syndrome unclassifiable，MDS-U

骨髓增生异常/骨髓增殖性肿瘤	myeloplastic/myeloproliferative neoplasma，MDS/MPN
骨髓增殖性疾病	myeloproliferative disease，MPD
冠状动脉旁路移植术	coronary artery bypass grafting，CABG
灌注加权成像	perfusion weighted imaging，PWI
国际预后评分系统	International Prognostic Scoring System，IPSS
国际预后指数	international progonostic index，IPI
国际正常化比值	international normalized ratio，INR
过氧化氢酶	catalase，CAT

核糖核酸	ribonucleic acid，RNA
红色血栓	red thrombus
红细胞沉降率	erythrocyte sedimentation rate，ESR
红细胞分布宽度	red blood cell distribution width，RDW
红细胞内铁蛋白	erythrocyete ferritin，EF
红细胞平均体积	erythrocyte mean corpuscular volume，MCV
红细胞平均血红蛋白量	mean corpuscular hemoglibin，MCH
红细胞平均血红蛋白浓度	mean corpuscular hemoglobin concentration，MCHC
红细胞生成卟啉症	erythropoietic protophyria，EPP
红细胞生成素	erythropoien，EPO
红细胞游离原卟啉	free erythrocyte protoporphyrin，FEP
红系集落形成单位	colony forming unit-erythrocyte，CFU-E
红系爆式集落形成单位	burst forming unit-erythroid，BFU-E
环孢素	Cyclosporin A，CsA
环磷酰胺	Cyclophosphamide，CTX
环状铁粒幼细胞增多性难治性贫血	refractory anemia withringed sideroblasts，RAS
呼吸窘迫综合征	respiratory distress syndrome，RDS
琥珀酸亚铁	Ferrous Succinate
华法林	warfarin
华氏巨球蛋白血症	Waldenstrom's macroglobulinemia，WM
混合血栓	mixed thrombus
活化部分凝血活酶时间	activated partial thromboplastin time，APTT
活化蛋白C	actived protein C，APC
活化蛋白C抵抗	activated protein C resistance，APCR
活化凝血时间	activated clotting time，ACT
活化人凝血酶原复合物	activated prothrombin complex concentrate，apcc
霍奇金病	Hodgkin disease
霍奇金淋巴瘤	Hodgkin lymphoma，HL
获得性免疫缺陷综合征	acquired immune deficiency symdrome，AIDS
获得性血友病A	acquired hemophilia A，AHA

肌苷	Lnosine
肌酸激酶同工酶 MB	Creatine Kinase-MB，CK-MB
基因组不稳定性	genomic instability
激素替代治疗	hormone replacement therapy，HRT
极重型再生障碍性贫血	very severe apalastic anemia，VSAA
急性白血病	acute leukemia，AL
急性白血病未分化型	acute undifferentiated leukemia，AUL
急性淋巴细胞白血病	acute lymphoblastic leukemia，ALL
急性脑梗死	acute cerebral infarction，ACI
急性髓系白血病	acute myelogenous leukemia，AML
急性心肌梗死	acute myocardial infarction，AMI
急性移植物抗宿主病	acute graft versus host disease，aGVHD
急性再生障碍性贫血	acute apalastic anemia，AAA
急性早幼粒白血病	acute promyelocytic leukemia，APL
急性造血功能停滞	acute arrest of hemopoiesis，AAH
急性卒中 Org10172 治疗试验	Trial of Org 10172 in Acute Stroke Treatment，TOAST
疾病累积评分	cumulative illness rating scale，CIRS
记忆 T 淋巴细胞	memory T cells
计算机断层摄影肺血管造影	computed tomographic pumonary angiography，CTPA
计算机体层摄影	computed tomography，CT
继发性癫痫	secondary epilepsy
甲氨蝶呤	Methrotrexate，MTX
甲泼尼龙	Methylprednisolone
甲氧芳芥	Methoxymerphalan
甲状旁腺激素	parathyrin，PTH
甲状腺结合球蛋白	thyroid binding globulin，TBG
甲状腺素	hyroxine，T_4
减低剂量预处理方案	reduced-intensity conditioning，RIC
健康状态好	good health
降钙素	calcitonin，CT
精氨酸加压素	arginine vasopressin，AVP
经颅多普勒	transcranial doppler，TCD
经皮冠状动脉介入治疗	percutaneous transluminal coronary intervention，PCI
经皮机械性血栓清除术	percutaneous mechanical thrombectomy，PMT
经外周静脉置入中心静脉导管	peripherally inserted central catheters，PICC
静脉血栓栓塞	venous thromboembolism，VTE
静脉 X 线造影术	contrast venography，CV
巨核细胞集落形成单位	colony forming unit-megakaryocyte，CFU-Meg，CFU-MK
巨幼细胞贫血	megaloblastic anemia，MA

卡巴克络	Carbazochrome
卡莫司汀	Carmustine
抗利尿激素	antidiuretic hormone，ADH
抗淋巴细胞球蛋白	anti-lymphocyte glubin，ALG
抗磷脂抗体	antiphospholipid antibodies，APA
抗磷脂综合征	antiphospholipid antibody syndrome，APS
抗凝血酶	antithrombin，AT
抗人球蛋白试验	Coombs test
抗纤溶酶	antiplasmin，AP
抗心磷脂抗体	anticardiolipin antibody，ACA
抗胸腺细胞球蛋白	antithymocyte globulin，ATG
抗原提呈细胞	antigen-presenting cell，APC
抗阻容积扫描	impedance plethysmography，IPG
可溶性纤维蛋白单体复合物	soluble fibrin monomer complex，SFMC
克拉屈滨	Cladribine

来那度胺	lenalidomide
狼疮抗凝物	lupus anticoagulant，LA
酪氨酸激酶的抑制剂	tyrosine kinase inhibitor，TKI
冷沉淀	cryoprecipitate，Cryo
冷凝集素综合	cold agglutitin syndrome，CAS
粒-巨噬细胞集落刺激因子	granulocyte and macrophagecolong stimulating factor，GM-CSF
粒细胞集落刺激因子	granulocyte-colony stimulating factors，G-CSF
利伐沙班	Rivaroxaban
利可君	Leucogen
利妥昔单抗	Rituximab
镰状血红蛋白病	sickle cell hemoglobinopathy
链激酶	streptokinase，SK
淋巴因子激活的杀伤细胞	lymphokine-activated killer cell，LAK
磷脂酰肌醇聚糖 A	phosphatidylinositol A，PIG-A
硫鸟嘌呤	Thioguanine，6-TG
硫酸氯吡格雷	Clopidogrel Hydrogren Sulfate
硫酸去氢异雄酮	dehydroisoandrosterone sulfate，DHEAS
硫唑嘌呤	Azathioprine
芦可替尼	Ruxolitinib
卵泡刺激素	follicle-stimulating hormone，FSH
罗米司亭	Romiplostim

洛莫司汀	Lomustine

吗替麦考酚酯	Mycophenolate Mofetil，MMF
麦考酚酸	Mycophenolic Acid，MPA
慢性白血病	chronic leukemia，CL
慢性粒细胞白血病	chronic myelocytic leukemia，CML
慢性粒-单核细胞白血病	chronic myelomonocytic leukemia，CMML
慢性淋巴细胞白血病	chronic lymphocytic leukemia，CLL
慢性嗜酸粒细胞白血病非特指型	chronic eosinophilic leukemia, not otherwise specified,，CEL, NOS
慢性移植物抗宿主病	chronic graft versus host disease，cGVHD
慢性中性粒细胞白血病	chronic neutrophilic leukemia，CNL
毛细胞白血病	hairy-cell leukemia，HCL
美国东部肿瘤协作组	Eastern Cooperative Oncology Group，ECOG
美国国立卫生研究院	National Institutes of Health，NIH
美国国立综合癌症网络	National Comprehensive Cancer Network，NCCN
弥漫性肺泡出血	diffuse alveolar hemorrhage，DAH
弥散加权成像	diffusion-weighted imaging，DWI
弥散性血管内凝血	disseminated intravascular coagulation，DIC
米哚妥林	Midostaurin
米托蒽醌	Mitoxantrone，MIT
免疫球蛋白 M	immunoglobulin M，IgM
免疫抑制治疗	immunosuppressive therapy，IST
膜连蛋白	annexin

难治性贫血	refractory anemia，RA
难治性贫血伴原始细胞增多	refractory anemia with excess blasts，RAEB
难治性贫血伴原始细胞增多转化型	refractory anemia with excess blasts in transformation，RAEB-t
难治性血细胞减少伴单系发育异常	refractory cytopenia uniparental dysplasia，RCUD
难治性血细胞减少伴多系增生异常	refactory cytopenia with multilineage dysplasia，RCMD
难治性血小板减少	refractory thrombocytopenia，RT
难治性中性粒细胞减少	refractory neutropenia，RN
脑钠素	brain natriuretic peptide，BNP
内稳态	homeostasis
内因子	intrinsic factor，IF
尼洛替尼	Nilotinib，NI
年龄调整国际预后指数	age adjusted international prognostic index，aaIPI
年轻红细胞	young red blood cell
尿激酶	urokinase，UK

尿激酶原   pro-urokinase，Pro-UK
尿激酶型纤溶酶原激活剂   urokinase-type plasminogen activator，u-PA
凝血酶   thrombin
凝血酶活化纤溶抑制物   thrombin-activatable fibrinolysis inhibitor，TAFI
凝血酶-抗凝血酶复合物   thrombin-antithrombin complex，TAT
凝血酶调制蛋白   thrombomodulin，TM
凝血酶原复合物   prothrombin complex concentrate，PCC
凝血酶原时间   prothrombin time，PT
浓缩红细胞   red cell concentrated，RCC
浓缩粒细胞   granulocytes concentrated
浓缩血小板   platelet concentrated，PC

喷司他丁   pentostatine，DCF
硼替佐米   Bortezomib
平均血小板体积   mean platelet volume，MPV
P-糖蛋白   P-glycoprotein，Pgp

脐带血移植   cord blood transplantation，CBT
前列腺素 I₂   prostaglandin I_2 PGI_2
潜质未定的克隆性造血   clonal hematopoiesis of indeterminate potential，CHIP
嵌合抗原受体 T 淋巴细胞   chimeric antigen receptor T cell，CART
羟基脲   Hydroxyurea，HU
羟甲基戊二酸单酰辅酶 A   hydroxymethyl glutarate monoacyl coenzyme A，HGM-CoA
5-羟色胺   hydroxytryptamine，5-HT
侵袭性真菌病   invasive fungal disease，IFD
氢化可的松   Hydrolortisone
氢化泼尼松   Hydroprednisone
情节记忆   episodic memory
巯嘌呤   Mercaptopurine，6-MP
1-去氨基-8-D-精氨酸加压素   1-deaminization-8-D-arginine vasopresin，DDAVP
去甲肾上腺素   norepinephrine，NE
去甲氧柔红霉素   Idarubicin，IDA
去冷沉淀血浆   cryoprecipitate reduced plasma，CRP
去氢异雄酮   dehy-droepindrosterone，DHEA
11-去氢血栓烷 B₂   11-Dehydro-thromboxane，11-DH-TXB2
曲克芦丁   troxerutin
全身放疗   total body irradiation，TBI
缺铁性贫血   iron deficiency anemia，IDA

人间充质干细胞	human mesenchymal stem cells, hMSCs
人类白细胞抗原	human leucocyte antigen, HLA
人类免疫缺陷病毒	human immunodeficiency virus, HIV
人凝血因子	Human Blood Coagulation Factor
人纤维蛋白原	human fibrinogen
人血白蛋白	Human Serum Albumim
溶血性尿毒症综合征	hemolytic uremic syndrome, HUS
柔红霉素	Daunorubicin, DNR
乳酸脱氢酶	lactic dehydrogenase, LDH
乳酸亚铁	Ferrous Lactate
瑞替普酶	Reteplase, rPA

三碘甲状腺原氨酸	triiodothyronine, T_3
三磷酸脱氧胸苷	deoxythymidine triphosphate, d-TTP
三氧化二砷	arsenic trioxide, As_2O_3
沙利度胺	Thalidomide
鲨肝醇	Batyli Alcohol
深静脉血栓形成	deep venous thrombosis, DVT
神经酰胺	ceramide
肾上腺素	epinephrine, E
肾小球滤过率	glomerular filtration rate, GFR
生存时间长	living long
生活质量	quality of life
生长激素	growth hormone, GH
生长激素释放激素	growth hormone releasing hormone, GHRH
生长静止综合征	somatopause syndrome
十一酸睾酮	Testosterone undecanonate
世界卫生组织分型预后积分系统	WHO classification-based Prognostic Scoring System, WPSS
首次医疗接触	first medical contact, FMC
输血后紫癜	post-transfusion purpura, PTA
输血相关急性肺损伤	transfusion related acute lung injury, TRALI
输血相关移植物抗宿主病	transfusion associated graft versus host disease, TA-GVHD
数字减影血管造影	digital subtraction angiography, DSA
双嘧达莫	Dipyridamole
水蛭素	hirudin
丝裂原活化蛋白激酶	mitogen activated protein kinase, MAPK
丝裂原活化细胞外信号调节激酶	mitogen activated extracellular signal regulated kinase, MEK

司坦唑醇	Stanozolol
酸溶血试验	Ham test
酸性鞘磷脂酶	acid sphingomyelinase，ASMase
随机对照试验	randomized controlled trial，RCT

Toll 样受体	Toll like receptor，TLR
T 淋巴细胞受体	T cell receptor，TCR
碳酸锂	Lithium Carbomate
糖蛋白	glycoprotein，GP
糖化磷脂酰肌醇	glycosylphosphatidylinositol，GPI
套细胞淋巴瘤	mantle cell lymphoma，MCL
特发性肺炎综合征	idiopathic pneumonia syndrome，IPS
体外光疗	extracorporeal photopheresis，ECP
替罗非班	Tirofiban
替奈普酶	Tenecteplase，TNK-tPA
替尼泊苷	Teniposide，VM-26
同基因造血干细胞移植	syngeneic hematopoietic stem cell transplantation，syn-HSCT
同型半胱氨酸	homocysteine，Hcy
同种异体免疫	alloimmunization
透明血栓	hyaline thrombus
脱氧核糖核酸	desoxyribonucleic acid，DNA

外周血	peripheral blood，PB
外周血造血干细胞	peripheral blood stem cell，PBSC
外周血造血干细胞移植	peripheral blood stem cell transplatation，PBSCT
完全缓解	complete remission，CR
完全血液学反应	complete hematologic response，CHR
完全细胞遗传学反应	complete cytogenetic response，CCyR
微粒	microparticle，MP
微小残留病变	microresidual disease MRD
微小细胞遗传学反应	mini cytogenetic response，miniCyR
微血管体系	microvasculature
维 A 酸	Tretinoin，ATRA
维生素 K 拮抗剂	vitamin K antagonists，VKA
未成熟细胞前体细胞异常定位	abnormal localization of immature precursor，ALIP
未致敏 T 淋巴细胞	naive T cells
无病生存	disease-free survival，DFS
无进展生存期	progression-free-survival，PFS

无事件生存	event-free survival，EFS

洗涤红细胞	washed red cell，WRC
细胞程序性死亡受体 1	programmed cell death 1，PD-1
细胞凋亡	apoptosis
细胞毒 T 淋巴细胞	cytotoxic T lymphocyte，CTL
细胞间黏附分子	intercellular adhesion molecule，ICAM
细胞间通讯改变	altered intercellular communication
细胞衰老	cellular senescence
细胞因子诱导的杀伤细胞	cytokine-induced killer，CIK
细胞遗传学反应	cytogenetic response，CyR
纤溶酶-抗纤溶酶复合物	plasmin-antiplasmin complex，PAP
纤溶酶原活化抑制物	plasminogen activator inhibitor 1，PAI-1
纤维蛋白降解产物	fibrin degradation products，FDP
纤维蛋白肽 A	fibrinopepide-A，FPA
纤维蛋白肽 B	fibrinopepide-B，FPB
纤维蛋白相关标志物	fibri-releted marker，FRM
纤维蛋白原	fibrinogen，FIB
腺苷二磷酸	adenosine diphosphate，ADP
S-腺苷甲硫氨酸	s-adenosyl methionine，SAM
线粒体低毒兴奋效应	mitohormesis
线粒体功能异常	mitochondrial dysfunction
小檗胺	Barbmine
小淋巴细胞淋巴瘤	small lymphocytic lymphoma，SLL
效应器蛋白酶受体	effector protease receptor，EPR
心肌肌钙蛋白	cardiac troponin，CTn
心肌肌钙蛋白 I	cardiac troponin I，CTnI
心肌肌钙蛋白 T	cardiac troponin T，CTnT
心钠素	atrial natriuretic peptide，ANP
新鲜冰冻血浆	fresh frozen plasma，FFP
雄激素	Androgen，Adr
悬浮红细胞	red cells suspension
血管内皮细胞	vascular endothelial cell，VEC
血管内皮细胞蛋白 C 受体	endothelial protein C recptor，EPCR
血管细胞黏附分子	vasular cell adhesion molecule，VCAM
血管性痴呆	vascular dementia，VaD
血管性血友病	von Willebrands disease，vWD
血管性血友病因子	von willebrand factor，vWF
血红蛋白	hemoglobin，Hb
血凝酶	haemocoagulase

血清铁　　　　　　　　　　　　　serum iron，SI
血清铁蛋白　　　　　　　　　　　serum ferritin，SF
血栓后综合征　　　　　　　　　　post-phlebitic syndrome，PTS
血栓前体蛋白　　　　　　　　　　thrombus precursor protein，TPT
血栓烷 A_2　　　　　　　　　　　thromboxane A_2，TXA_2
血栓性血小板减少性紫癜　　　　　thrombotic thrombocytopenic purpura，TTP
血细胞比容　　　　　　　　　　　hematocrit，Hct
血小板第 4 因子　　　　　　　　　platelet factor 4，PF4
血小板活化因子　　　　　　　　　platelet activating factor，PAF
血小板聚集功能试验　　　　　　　platelet agglutination test，PAgT
血小板黏附功能试验　　　　　　　platelet adhesion test，PAdT
血小板球蛋白　　　　　　　　　　thromboglobulin，TG
血小板生成素　　　　　　　　　　thrombopoientin，TPO
血小板生存时间　　　　　　　　　platelet survival time，PLS
血小板输注无效　　　　　　　　　platelet refratoriness
血小板选择素　　　　　　　　　　platelet selectin，PS
血小板选择素糖蛋白配体　　　　　platelet selectin-glycoprotein，PS-GP
血小板衍生的生长因子　　　　　　platelet derived growth factor，PDGF
血液学改善　　　　　　　　　　　hematologic improvement，HI
血友病　　　　　　　　　　　　　hemophilia

延续性血栓　　　　　　　　　　　propagating thrombus
盐酸丙卡巴肼　　　　　　　　　　Procarbazine Hydrochloride
盐酸氮芥　　　　　　　　　　　　Cholrmethine Hydrochloride
氧化鸟苷　　　　　　　　　　　　oxidation of guanosine
药/时曲线下面积　　　　　　　　　area under the curve，AUC
药物不良反应　　　　　　　　　　adverse drug reaction，ADR
药源性疾病　　　　　　　　　　　drug induced disease
叶酸　　　　　　　　　　　　　　Folic Acid
一磷酸脱氨胸苷　　　　　　　　　thymidine phosphate，TMP
一氧化氮　　　　　　　　　　　　nitric oxide，NO
伊布替尼　　　　　　　　　　　　Ibrutinib
伊马替尼　　　　　　　　　　　　Imatinib，IM
依替巴肽　　　　　　　　　　　　Epifibatide
依托泊苷　　　　　　　　　　　　Etoposide，VP16
胰岛素样生长因子　　　　　　　　insulin-like growth factor，IGF
异环磷酰胺　　　　　　　　　　　Ifosfamide，IFO
遗传性出血性毛细血管扩张症　　　hereditary hemorrhagic telangiectasia，HHT
遗传性骨髓衰竭综合征　　　　　　inherited bone marrow failure syndromes，IBMFs
遗传性球形红细胞增多症　　　　　hereditary spherocytosis，HS

遗传性血色沉着病   hereditary hemochromatosis

移植物抗白血病   graft versus leukemia，GVL

移植物抗宿主病   graft versus host disease，GVHD

移植物抗肿瘤   graft versus tumor，GVT

异基因骨髓移植   allogeneic bone marrow transplantation，allo-BMT

异基因外周血造血干细胞移植   allogeneic peripheral blood stem cell transplantation，allo-PBSCT

异基因造血干细胞移植   allogeneic hematopoietic stem cell transplantaion，allo-HSCT

意义未定的克隆性血细胞减少   clonal cytopenias of undetermined significance，CCUS

意义未定的特发性病态造血   idiopathic dysplasia of unknown significance，IDUS

意义未定的特发性血细胞减少   idiopathic cytopenias of undetermined significance，ICUS

意义未明的单克隆免疫球蛋白病   monoclonal gammopathy of undetermined significance，MGUS

营养感应失调   deregulated nutrient sensing

游离 T_3 free triiodothyronine，FT_3

游离 T_4 free hyroxine，FT_4

鱼精蛋白   protamine sulfate

语义记忆   semantic memory

幼稚前体细胞异常定位   abnormal localization of immature precursor，ALIP

幼淋细胞白血病   prolymphocytic leukemia，PLL

原发性骨髓纤维化   primary myelofibrosis，PMF

原发性免疫性血小板减少症   immune thrombocytopenia，ITP

原发性血小板增多症   essential thrombocythemia，ET

运钴胺   transcolobalamin，TC

运铁蛋白饱和度   transferrin saturation，TS

载脂蛋白 A   apoliprotein A，ApoA

再生障碍性贫血   aplastic anemia，AA

藻酸双酯钠   alginic sodium dieste

造血干细胞   hematopoietic stem cell，HSC

造血干细胞移植   hematopoietic stem cell transplantation，HSCT

造血细胞生长因子   hemopoietic growth factors，HGFs

真性红细胞增多症   polycythemia vera，PV

阵发性冷性血红蛋白尿   paroxysmal cold hemoglobinuria，PCH

阵发性睡眠性血红蛋白尿   paroxysmal nocturnal hemoglobinuria，PNH

正电子发射计算机断层扫描   positron emission tomography，PET

直接抽吸技术   a direct aspiration first technique，ADAPT

直接抗人球蛋白试验   direct antiglobulin test，DAT

直接口服抗凝血药   direct oral anticoagulants，DOACs

治疗性白细胞单采   therapeutic leukocytes apheresis

治疗性红细胞单采   therapeutic red cell apheresis

治疗性粒细胞单采   therapeutic granulocytes apheresis

治疗性淋巴细胞单采	therapeutic lymhocytes apheresis
治疗药物监测	therapeutic drug monitoring，TDM
治疗性血细胞单采和置换	therapeutic hemocytes apheresis and exchange
治疗性血小板单采	therapeutic platelets apheresis
中国弥散性血管内凝血诊断积分系统	Chinese DIC scoring system，CDSS
中性粒细胞碱性磷酸酶	neutrophil alkaline phosphatase，NAP
中性粒细胞绝对数	absolute neutrophil count，ANC
中性粒细胞外诱捕网	neutrophil extracellular traps，NETs
肿瘤坏死因子 α	tumor necrosis factor-α，TNF-α
肿瘤浸润淋巴细胞	tumor infilatrating lymphocyte，TIL
重型再生障碍性贫血	severe aplastic anemia，SAA
重症监护室	Intensive Care Unit，ICU
主要分子学反应	major molecular response，MMR
自身免疫性溶血性贫血	autoimmune hemolytic anemia，AIHA
自然杀伤细胞	natural killer cell，NK cell
自体骨髓移植	autologous bone marrow transplantation，auto-BMT
自体外周血造血干细胞移植	autologous peripheral blood stem cell transplantation，auto-PBSCT
自体造血干细胞移植	autologous hematopoietic stem cell transplantation，auto-HSCT
总胆固醇	total cholesterol，TC
总生存期	overall survival，OS
总铁结合力	total iron binding capacity，TIBC
组织型纤溶酶原激活剂	tissue-type plasminogen activator，t-PA
组织因子	tissue factor，TF
组织因子途径抑制物	tissue factor pathway inhibitor，TFPI
最佳长寿	optimal longevity
左旋苯丙氨酸氮芥	Melphalan
左旋门冬酰胺酶	L-Asparaginase，L-ASP
左旋眯唑	Levamisole

索引Ⅱ 缩略语英中文索引

AA	aplastic anemia	再生障碍性贫血
AAA	acute aplastic anemia	急性再生障碍性贫血
AAH	acute arrest of hemopoiesis	急性造血功能停滞
aaIPI	age adjusted international prognostic index	年龄调整国际预后指数
ACA	anticardiolipin antibody	抗心磷脂抗体
ACI	acute cerebral infarction	急性脑梗死
ACR	Aclarubicin	阿柔比星
ACT	activated clotting time	活化凝血时间
ACTH	adrenocorticotrophic hormone	促肾上腺皮质激素
AD	Alzheimer disease	阿尔茨海默病
ADAPT	a direct aspiration first technique	直接抽吸技术
ADH	antidiuretic hormone	抗利尿激素
ADM	Adriamycin	多柔比星（阿霉素）
ADP	adenosine diphosphate	腺苷二磷酸
ADR	adverse drug reaction	药物不良反应
Adr	Androgen	雄激素
aGVHD	acute graft versus host disease	急性移植物抗宿主病
AHA	acquired hemophilia A	获得性血友病 A
AIDS	acquired immune deficiency symdrome	获得性免疫缺陷综合征
AIHA	autoimmune hemolytic anemia	自身免疫性溶血性贫血
AL	acute leukemia	急性白血病
ALG	anti-lymphocyte glubin	抗淋巴细胞球蛋白
ALIP	abnormal localization of immature precursor	粒系未成熟前体细胞异常定位
ALL	acute lymphoblastic leukemia	急性淋巴细胞白血病
allo-BMT	allogeneic bone marrow transplantation	异基因骨髓移植
allo-HSCT	allogeneic hematopoietic stem cell transplantaion	异基因造血干细胞移植
allo-PBSC	allogeneic peripheral blood stem cell transplantation	异基因外周血造血干细胞移植
AMI	acute myocardial infarction	急性心肌梗死
AML	acute myelogenous leukemia	急性髓系白血病
ANC	absolute neutrophil count	中性粒细胞绝对数

ANP	atrial natriuretic peptide	心钠素
AP	accelerate phase	加速期
	antiplasmin	抗纤溶酶
APA	antiphospholipid antibodies	抗磷脂抗体
APC	activated protein C	活化蛋白C
APC	antigen presenting cell	抗原呈递细胞
apcc	activated prothrombin complex concentrate	活化人凝血酶原复合物
APCR	activated protein C resistance	活化蛋白C抵抗
APL	acute promyelocytic leukemia	急性早幼粒细胞白血病
ApoA	apolipoprotein A	载脂蛋白A
APS	antiphospholipid antibody syndrome	抗磷脂综合征
APTT	activated partial thromboplastin time	活化部分凝血活酶时间
Ara-C	Cytarabine	阿糖胞苷
ARDS	adult respiratory distress syndrome	成人呼气窘迫综合征
ASCT	autologous stem cell transplantation	自体造血干细胞移植
ASMase	acid sphingomyelinase	酸性鞘磷脂酶
As$_2$O$_3$	arsenic trioxide	三氧化二砷
AT	antithrombin	抗凝血酶
ATG	antithymocyte globulin	抗胸腺细胞球蛋白
ATRA	Retinoic Acid	维A酸
AUC	area under the curve	药/时曲线下面积
AUL	acute undifferentiated leukemia	急性白血病未分化型
auto-BMT	autologous bone marrow transplantation	自体骨髓移植
auto-HSCT	autologous hematopoietic stem cell transplantation	自体造血干细胞移植
auto-PBSCT	autologous peripheral blood stem cell transplantation	自体外周血造血干细胞移植
AVP	arginine vasopressin	精氨酸加压素
AZA	Azacitidine	阿扎胞苷

BFU-E	burst-forming unit erythrocyte	红系爆式集落形成单位
BM	bone marrow	骨髓
BNP	brain natriuretic peptide	脑钠素
BP	blast phase	急变期
2,3-BPG	2,3-bisphosphonatooxy propanonate	2,3-二磷酸甘油酸酯

C

CAA	chronic aplastic anemia	慢性再生障碍性贫血
CABG	coronary artery bypass grafting	冠状动脉旁路移植术
CAR-T	chimeric antigen receptor T cell	嵌合抗原受体T淋巴细胞

CAS	cold agglutitin syndrome	冷凝集素综合征
CAT	catalase	过氧化氢酶
CBT	cord blood transplantation	脐带血移植
CCUS	clonal cytopenias of undetermined significance	意义未定的克隆性血细胞减少
CCyR	complete cytogenetic response	完全细胞遗传学反应
2-CDA	Cladribine	克拉屈滨
CDSS	Chinese DIC scoring system	中国弥散性血管内凝血诊断积分系统
CDT	catheter-directed thrombolysis	导管接触性溶栓
CEL，NOS	chronic eosinophilic leukemia，not otherwise specified	慢性嗜酸粒细胞白血病 非特指型
CFU-E	colony forming unit-erythrocyte	红系集落形成单位
CFU-GM	colony forming unit-granulocyte-monocyte	粒系-巨噬系集落形成单位
CFU-Meg	CFU-MK colony forming unit-megakaryocyte	巨核细胞集落形成单位
cGVHD	chronic graft versus host disease	慢性移植物抗宿主病
CHIP	clonal hematopoiesis of indeterminate potential	潜质未定的克隆性造血
CHR	complete hematologic response	完全血液学反应
CIK	cytokine-induced killer	细胞因子诱导的杀伤细胞
CIRS	cumulative illness rating scale	疾病累积评分
CK-MB	Creatine Kinase-MB	肌酸激酶同工酶 MB
CLL	chronic lymphocytic leukemia	慢性淋巴细胞白血病
CML	chronic myelocytic leukemia	慢性粒细胞白血病
CMML	chronic myelomonocytic leukemia	慢性粒-单核细胞白血病
CMV	cytomegalovirus	巨细胞病毒
CNL	chronic neutrophilic leukemia	慢性中性粒细胞白血病
CNSL	central nervous system leukemia	中枢神经系统白血病
CP	chronic phase	慢性期
CR	complete remission	完全缓解
CRCs	concentrated red cells	浓缩红细胞
CRP	cryoprecipitate reduced plasma	去冷沉淀血浆（冷上层血浆）
CRP	C reactive protein	C 反应蛋白
Cryo	cryoprecipitate	冷沉淀
CsA	Cyclosporin A	环孢素
CT	calcitonin	降钙素
	computed tomography	计算机体层摄影
CTA	computed tomography angiography	CT 血管造影
CTL	cytotoxic T lymphocyte	细胞毒性 T 淋巴细胞
CTn	cardiac troponin	心肌肌钙蛋白
CTnI	cardiac troponin I	心肌肌钙蛋白 I
CTnT	cardiac troponin T	心肌肌钙蛋白 T
CTPA	computed tomographic pumonary angiography	计算机断层摄影肺血管造影
CTX	Cyclophosphamide	环磷酰胺
CV	contrast venography	静脉 X 线造影术

CyR	cytogenetic response	细胞遗传学反应

DA	Dopamine	多巴胺
	Dasatinib	达沙替尼
DAC	Decitabine	地西他滨
DAH	diffuse alveolar hemorrhage	弥漫性肺泡出血
DAT	direct antiglobulin test	直接抗人球蛋白试验
DCF	Pentostatine	喷司他丁
DDAVP	1-deaminization-8-D-arginine vasopresin	1-去氨基-8-D-精氨酸加压素
DFS	disease-free survival	无病生存
DHEA	dehy-droepindrosterone	去氢异雄酮
DHEAS	dehydroisoandrosterone sulfate	硫酸去氢异雄酮
11-DH-TXB2	11-Dehydro-thromboxane	11-去氢血栓烷 B2
DIC	disseminated intravascular coagulation	弥散性血管内凝血
DLI	doner lymphocyte infusion	供者淋巴细胞输注
DNA	desoxyribonucleic acid	脱氧核糖核酸
DNR	Daunorubicin	柔红霉素
DOACs	direct oral anticoagulants	直接口服抗凝血药
DSA	digital subtraction angiography	数字减影血管造影
d-TTP	deoxythymidine triphosphate	三磷酸脱氧胸苷
DVT	deep venous thrombosis	深静脉血栓形成
DWI	diffusion-weighted imaging	弥散加权成像

E

E	epinephrine	肾上腺素
EACA	6-aminocaproic	氨基己酸
EBER	EB virus encoded small RNA	EB 病毒编码小 RNA
EBV	EB virus	EB 病毒
ECOG	Eastern Cooperative Oncology Group	美国东部肿瘤协作组
ECP	extracorporeal photopheresis	体外光疗
EF	erythrocyete ferritin	红细胞内铁蛋白
EFS	event-free survival	无事件生存
EPCR	endothelial protein C recptor	血管内皮细胞蛋白 C 受体
EPI	Epirubicin	表柔比星（表阿霉素）
EPO	erythropoietin	促红细胞生成素
EPP	erythropoietic protophyria	红细胞生成卟啉症
EPR	effector protease receptor	效应器蛋白酶受体
ESR	erythrocyte sedimentation rate	红细胞沉降率
ET	essential thrombocythemia	原发性血小板增多症

FDP	fibrin degradation products	纤维蛋白降解产物
FEP	free erythrocyte protoporphyrin	红细胞游离原卟啉
FFP	fresh frozen plasma	新鲜冰冻血浆
FIB	fibrinogen	纤维蛋白原
FL	refractory follicular lymphoma	难治性滤泡性淋巴瘤
FMC	first medical contact	首次医疗接触
FPA	fibrinopepide-A	纤维蛋白肽 A
FPB	fibrinopepide-B	纤维蛋白肽 B
FPRP	frozen platelet Rich plasma	冰冻血小板
FRM	fibri-related marker	纤维蛋白相关标志物
FSH	follicle-stimulating hormone	卵泡刺激素
FT_3	free triiodothyronine，	游离 T_3
FT_4 free	hyroxine，	游离 T_4

G-CSF	granulocyte-colony stimulating factors	粒细胞集落刺激因子
GFR	glomerular filtration rate	肾小球滤过率
GH	growth hormone	生长激素
GHRH	growth hormone releasing hormone	生长激素释放激素
GM-CSF	granulocyte and macrophagecolong stimulating factor	粒-巨噬细胞集落刺激因子
GnRH	gonadotrophin releasing hormone	促性腺激素释放激素
GSH	glutathione peroxidase	谷胱甘肽过氧化酶
GP	glycoprotein	糖蛋白
GPI	glycosylphosphatidylinositol	糖化磷脂酰肌醇
GVHD	graft versus host disease	移植物抗宿主病
GVL	graft versus leukemia	移植物抗白血病
GVT	graft versus tumor	移植物抗肿瘤

HAAA	hepatitis associated aplastic anemia	病毒性肝炎相关性再生障碍性贫血
Haplo-HSCT	haploidentical hematopoietic stem cell transplantation	单倍体造血干细胞移植
Hb	hemoglobin	血红蛋白
HC	hemorragic cystitis	出血性膀胱炎
	heparin cofactor	肝素辅因子
HCL	hairy-cell leukemia	毛细胞白血病

Hct	hematocrit	血细胞比容
Hcy	homocysteine	同型半胱氨酸
HDL	high-density lipoprotein	高密度脂蛋白
HGFs	hemopoietic growth factors	造血细胞生长因子
HGM-CoA	hydroxymethyl glutarate monoacyl coenzyme	羟甲基戊二酸单酰辅酶 A
HHT	hereditary hemorrhagic telangiectasia	遗传性出血性毛细血管扩张
	homoharrigtomine	高三尖杉酯碱
HI	hematologic improvement	血液学改善
HIT	heparin-induced thrombocytopenia	肝素诱导的血小板减少
HIV	human immunodeficiency virus	人类免疫缺陷病毒
HL	Hodgkin lymphoma	霍奇金淋巴瘤
HLA	human leucocyte antigen	人类白细胞抗原
HMBG1	high mobility group box1	高迁移率蛋白 1
hMSCs	human mesenchymal stem cells	人间充质干细胞
HRMRI	high resolution magnetic resonance imaging	高分辨磁共振成像
HRT	hormone replacement therapy	激素替代治疗
HS	hereditary spherocytosis	遗传性球形红细胞增多症
HSC	hematopoietic stem cell	造血干细胞
HSCT	hematopoietic stem cell transplantation	造血干细胞移植
HSV	herpus simlpex virus	单纯疱疹病毒
5-HT	hydroxytryptamine	5-羟色胺
HU	hydroxyurea	羟基脲
HUS	hemolytic uremic syndrome	溶血性尿毒症综合征

I

IAT	indirect antiglobulin test	间接抗人球蛋白试验
IBMFs	inherited bone marrow failure syndromes	遗传性骨髓衰竭综合征
ICAM	intercellular adhesion molecule	细胞间黏附分子
ICU	Intensive Care Unit	重症监护室
ICUS	idiopathic cytopenias of undetermined significance	意义未定的特发性血细胞减少
IDA	Idarubicin	去甲氧柔红霉素
	iron deficiency anemia	缺铁性贫血
IDUS	idiopathic dysplasia of unknown significance	意义未定的特发性病态造血
IF	intrinsic factor	内因子
IFD	invasive fungal disease	侵袭性真菌病
IFO	Ifosfamide	异环磷酰胺
IGF	insulin-like growth factor	胰岛素样生长因子
IgM	immunoglobulin M	免疫球蛋白 M
IL	Interleukin	白介素
IM	Imatinib	伊马替尼
INR	international normalized ratio	国际正常化比值

IPG	impedance plethysmography	抗阻容积扫描
IPI	international progonostic index	国际预后指数
IPS	idiopathic pneumonia syndrome	特发性肺炎综合征
IPSS	International Prognostic Scoring System	国际预后评分系统
IST	immunosuppressive therapy	免疫抑制治疗
ITP	idiopathic thrombocytopenic purpura	特发性血小板减少性紫癜
IVIG	intravenous immunoglobulin	静脉注射免疫球蛋白

LA	lupus anticoagulant	狼疮抗凝物
LAK	lymphokine-activated killer cell	淋巴因子激活的杀伤细胞
L-ASP	L-Asparaginase	左旋门冬酰胺酶
LDH	lactic dehyodrogenase	乳酸脱氢酶
LDL-C	low density lipoprotein-cholesterol	低密度脂蛋白胆固醇
LGL	large granule lymphocytic leukemia	大颗粒淋巴细胞白血病
LH	luteinizing hormone	促黄体素
LMWH	low molecular weight heparin	低分子肝素
LPE	lymphoplasmapheresis	淋巴血浆置换

MA	megaloblastic anemia	巨幼细胞贫血
MAPK	mitogen activated protein kinase	丝裂原活化蛋白激酶
MCH	mean corpuscular hemoglibin	红细胞平均血红蛋白量
MCHC	mean corpuscular hemoglobin concentration	红细胞平均血红蛋白浓度
MCL	mantle cell lymphoma	套细胞淋巴瘤
MCV	erythrocyte mean corpuscular volume	红细胞平均体积
mCyR	minor cytogenetic response	次要细胞遗传学反应
MDR	multidrug resistance	多药耐药
mdr-1	multidrug resistance gene	多药耐药基因
MDS	myelodysplastic syndrome	骨髓增生异常综合征
MDS/MPN	myeloplastic/myeloproliferative neoplasma	骨髓增生异常/骨髓增殖性肿瘤
MDS-U	myelodysplastic syndrome unclassifiable	骨髓增生异常综合征，不能分类
MEK	mitogen activated extracellular signal regulated kinase	丝裂原活化细胞外信号调节激酶
MF	myelofibrosis	骨髓纤维化
MGRS	monoclonal gammopathy of renal significance	单克隆免疫球蛋白相关肾损害
MGUS	monoclonal gammopathy of undetermined significance	意义未明的单克隆免疫球蛋白病
MHC	major histocompatibility complex	主要组织相容性抗原
miniCyR	mini cytogenetic response	微小细胞遗传学反应

MIT	Mitoxantrone	米托蒽醌
ML	malignant lymphoma	恶性淋巴瘤
MM	multiple myeloma	多发性骨髓瘤
MMF	Mycophenolate Mofetil	吗替麦考酚酯
MMR	major molecular response	主要分子学反应
MNC	mononuclear cell	单个核细胞
MP	microparticle	微粒
6-MP	Mercaptopurine	巯嘌呤
MPA	Mycophenolic Acid	麦考酚酸
MPD	myeloproliferative disease	骨髓增殖性疾病
MPV	mean platelet volume	平均血小板体积
MRA	magnetic resonance angiography	磁共振脑血管造影
MRD	microresidual disease	微小残留病变
MRI	magnetic resonance imaging	磁共振显像
MRPA	magnetic resonance pulmonary angiography	磁共振肺动脉造影
MTX	Methrotrexate	甲氨蝶呤

NA	not available	不能获知
NAP	neutrophil alkaline phosphatase	中性粒细胞碱性磷酸酶
NCCN	National Comprehensive Cancer Network	美国国立综合癌症网络
NE	norepinephrine	去甲肾上腺素
NETs	neutrophil extracellular traps	中性粒细胞胞外诱捕网
NHFTRs	non-hemolytic feberile transfusion reactions	非溶血性发热性输血反应
NHL	non Hodgkin lymphoma	非霍奇金淋巴瘤
NI	Nilotinib	尼洛替尼
NIH	National Institutes of Health	美国国立卫生研究院
NK	cell natural killer cell	自然杀伤细胞
NO	nitric oxide	一氧化氮
NOS	not otherwises specified	一氧化氮合成酶（非特指型）
NSAA	non-severe aplastic anemia	非重型再生障碍性贫血
NST	non-myeloablative stem cell transplantation	非清髓性造血干细胞移植
NT-proBNP	amino terminal pro brain natriuretic peptide	氨基末端-脑钠素原

| OS | overall survival | 总生存期 |

P

| PAdT | platelet adhesion test | 血小板黏附功能试验 |

PAF	platelet activating factor	血小板活化因子
PAgT	platelet agglutination test	血小板聚集功能试验
PAI	plasminogen activator inhibitor	纤溶酶原活化抑制物
PAMBA	aminomethylbenzoic acid	氨甲苯酸
PAP	plasmin-antiplasmin complex	纤溶酶-抗纤溶酶复合物
PAR	protease activated receptor	蛋白酶激活受体
PAS	primary antiphospholipid syndrome	原发性抗磷脂综合征
PB	peripheral blood	外周血
PBSC	peripheral blood stem cell	外周血造血干细胞
PBSCT	peripheral blood stem cell transplatation	外周血造血干细胞移植
PC	platelet concentrated	浓缩血小板
	protein C	蛋白 C
PCC	prothrombin complex concentrate	凝血酶原复合物
PCD	programmed cell death	程序化细胞死亡
PCH	paroxysmal cold hemoglobinuria	阵发性冷性血红蛋白尿
PCI	percutaneous coronary intervention	经皮冠状动脉介入治疗
PCyR	partial cytogenetic response	部分细胞遗传学反应
PD-1	programmed cell death 1	细胞程序性死亡受体 1
PDGF	platelet derived growth factor	血小板衍生的生长因子
PE	pulmonary embolism	肺栓塞
Pred	Prednisone	泼尼松
PET	positron emission tomography	正电子发射计算机断层扫描
PF4	platelet factor 4	血小板第 4 因子
PFS	progression-free-survival	无进展生存期
PGI_2	prostaglandin I_2	前列腺素 I_2
Pgp	P-glycoprotein	P-糖蛋白
PICC	peripherally inserted central catheters	经外周静脉置入中心静脉导管
PIG-A	phosphatidylinositol A	磷脂酰肌醇聚糖 A
PKC	protein kinase C	蛋白激酶 C
PLL	prolymphocytic leukemia	幼淋细胞白血病
PLS	platelet survival time	血小板生存时间
PMF	primary myelofibrosis	原发性骨髓纤维化
PMT	percutaneous mechanical thrombectomy	经皮机械性血栓清除术
PNH	paroxysmal nocturnal hemoglobinuria	阵发性睡眠性血红蛋白尿
PRCA	pure red cell aplasia	纯红细胞再生障碍性贫血
PRL	prolactin	催乳素
Pro-UK	pro-urokinase	尿激酶原
PRP	platelet rich plasma	富含血小板血浆
PS	protein S	蛋白 S
	platelet selectin	血小板选择素
PS-GP	platelet selectin-glycoprotein	血小板选择素糖蛋白配体
PT	prothrombin time	凝血酶原时间

PTA	post-transfusion purpura	输血后紫癜
PTH	parathyrin	甲状旁腺激素
PTLD	post-transplantation lymphoprotiferative disease	移植后淋巴组织增殖性疾病
PTP	posttransfusion purpura	输血后紫癜
PTS	post-phlebitic syndrome	血栓后综合征
PV	polycythemia vera	真性红细胞增多症
PWI	perfusion weighted imaging	灌注加权成像

RA	refractory anemia	难治性贫血
RAEB	refractory anemia with excess blasts	难治性贫血伴原始细胞增多
RAEB-t	refractory anemia with excess blasts in transformation	难治性贫血伴原始细胞增多转化型
RAS	refractory anemia with ring sideroblasts	环状铁粒幼红细胞增多性难治性贫血
RCC	red cell concentrated	浓缩红细胞
	refractory cytopenia of childhood	儿童难治性血细胞减少
RCMD	refactory cytopenia with multilineage dysplasia	难治性血细胞减少伴多系增生异常
RCT	randomized controlled trial	随机对照试验
RCUD	refractory cytopenia uniparental dysplasia	难治性血细胞减少伴单系发育异常
RDS	respiratory distress syndrome	呼吸窘迫综合征
RDW	red blood cell distribution width	红细胞分布宽度
RIC	reduced-intensity conditioning	减低剂量预处理方案
rhEPO	recombinant human erythropoietin	重组人促红细胞生成素
rhTPO	recombinant human thrombopoietin	重组人促血小板生成素
RN	refractory neutropenia	难治性中性粒细胞减少
RNA	ribonucleic acid	核糖核酸
ROS	reactive oxygen species	反应氧体系
rPA	Reteplase	瑞替普酶
RR	relative risk	相对危险度
RT	refractory thrombocytopenia	难治性血小板减少症
rt-PA	recombinant tissue-type plasminogen activator	重组组织型纤溶酶原激活剂

SAA	severe aplastic anemia	重型再生障碍性贫血
SAM	s-adenosyl methionine	S-腺苷甲硫氨酸
SCF	stem cell factor	干细胞因子
SCID	severe combined immunodeficiency disease	重症联合免疫缺陷病
SF	serum ferritin	血清铁蛋白
SFMC	soluble fibrin monomer complex	可溶性纤维蛋白单体复合物
SI	serum iron	血清铁

SK	streptokinase	链激酶
SLL	small lymphocytic lymphoma	小淋巴细胞淋巴瘤
SOD	superoxide dismutase	超氧化物歧化酶
SOS	sinusoid obstruction syndrome	肝窦阻塞综合征
SPECT	single-photon emission computed tomography	单光子发射计算机断层显像
SWI	susceptibility weighted imaging	磁敏感加权成像
syn-HSCT	syngeneic hematopoietic stem cell transplantation	同基因造血干细胞移植

T

T_3	triiodothyronine	三碘甲状腺原氨酸
T_4	hyroxine	甲状腺素
TAFI	thrombin-activatable fibrinolysis inhibitor	凝血酶活化纤溶抑制物
TA-GVHD	transfusion associated graft versus host disease	输血相关移植物抗宿主病
TAT	thrombin-antithrombin complex	凝血酶-抗凝血酶复合物
TBI	total body irradiation	全身放疗
TBG	thyroid binding globulin	甲状腺结合球蛋白
TC	total cholesterol	总胆固醇
	transcolobalamin	运钴胺
TCD	transcranial doppler	经颅多普勒
TCR	T cell receptor	T 淋巴细胞受体
TDM	therapeutic drug monitoring	治疗药物监测
TF	tissue factor	组织因子
TFPI	tissue factor pathway inhibitor	组织因子途径抑制物
TFR	treatment free remission	无治疗缓解
TG	thromboglobulin	血小板球蛋白
6-TG	Thioguanine	硫鸟嘌呤
THP	Pirarubicin	吡喃阿霉素
TIBC	total iron binding capacity	总铁结合力
TIL	tumor infilatrating lymphocyte	肿瘤浸润淋巴细胞
TKI	tyrosine kinase inhibitor	酪氨酸激酶抑制剂
TLR	Toll like receptor	Toll 样受体
TM	thrombomodulin	凝血酶调制蛋白
TMP	thymidine phosphate	一磷酸脱氨胸苷
TNF-α	tumor necrosis factor-α	肿瘤坏死因 α
TNK-tPA	Tenecteplase	替奈普酶
TOAST	Trial of Org 10172 in Acute Stroke Treatment	急性卒中 Org10172 治疗试验
t-PA	tissue-type plasminogen activator	组织型纤溶酶原激活剂
TPE	therapeutic plasma exchange	血浆置换
TPO	thrombopoientin	血小板生成素
TpT	thrombus precursor protein	血栓前体蛋白
TRALI	trnsfusion related acute lung injury	输血相关急性肺损伤

TRH	thyrotropin-releasing hormone	促甲状腺激素释放激素
TRM	transplantation related mortality	移植相关死亡率
TS	transferrin saturation	运铁蛋白饱和度
TSH	thyroid stimulating hormone	促甲状腺素
TTP	thrombotic thrombocytopenic purpura	血栓性血小板减少性紫癜
TXA_2	thromboxane A_2	血栓烷 A_2

U

UK	urokinase	尿激酶
u-PA	urokinase-type plasminogen activator	尿激酶型纤溶酶原激活剂
US	ultrasound	超声

V

VaD	vascular dementia	血管性痴呆
VCAM	vasular cell adhesion molecule	血管细胞黏附分子
VCR	Vincristine	长春新碱
VDS	Vindesine	长春地辛
VEC	vascular endothelial cell	血管内皮细胞
VKA	vitamin K antagonists	维生素 K 拮抗剂
VM-26	Teniposide	替尼泊苷
VOD	hepatatic veno-occlusive disease	肝静脉闭塞病
VP16	Etoposide	依托泊苷
VSAA	very severe apalastic anemia	极重型再生障碍性贫血
VTE	venous thromboembolism	静脉血栓栓塞
VWD	Von Willebrands disease	血管性血友病
vWF	Von Willebrand factor	血管性血友病因子
VZV	varicella-zoster virus	带状疱疹病毒

W

WM	Waldenstrom's macroglobulinemia	原发性巨球蛋白血症（华氏巨球蛋白血症）
WPSS	WHO classification-based Prognostic Scoring System	WHO 分型预后积分系统
WRC	washed red cell	洗涤红细胞

Z

ZPI	protein Z-dependent protease inhibitor	蛋白质 Z 依赖性蛋白酶抑制剂

图书在版编目（CIP）数据

老年血液病诊疗学 / 谢兆霞等主编. — 长沙 ： 湖南科学技术
出版社，2021.5
ISBN 978-7-5710-0922-9

Ⅰ．①老… Ⅱ．①谢… Ⅲ．①老年人－血液病－诊疗 Ⅳ．①R552

中国版本图书馆 CIP 数据核字(2021)第 048143 号

LAONIAN XUEYE BING ZHENGLIAO XUE
老年血液病诊疗学

主　　编：谢兆霞　秦　群　贺石林
总 策 划：张碧金
责任编辑：李　忠
出版发行：湖南科学技术出版社
社　　址：长沙市芙蓉中路一段 416 号泊富国际金融中心
网　　址：http://www.hnstp.com
湖南科学技术出版社天猫旗舰店网址：
　　　　　http://hnkjcbs.tmall.com
邮购联系：本社直销科 0731-84375808
印　　刷：长沙德三印刷有限公司
　　　　（印装质量问题请直接与本厂联系）
厂　　址：长沙市宁乡高新区金洲南路 350 号亮之星工业园
邮　　编：410604
版　　次：2021 年 5 月第 1 版
印　　次：2021 年 5 月第 1 次印刷
开　　本：787mm×1092mm　1/16
印　　张：26
字　　数：564 千字
书　　号：ISBN 978-7-5710-0922-9
定　　价：98.00 元